普通高等教育中医药类"十三五"规划教材
全国普通高等教育中医药类精编教材

中医正骨学

(第2版)

(供中医骨伤专业、中西医临床医学专业用)

主 编
莫 文

副主编
王建伟 叶 洁 卢 敏 李振华
宋 敏 陈长贤 陈兆军

主 审
施 杞

上海科学技术出版社

图书在版编目（CIP）数据

中医正骨学 / 莫文主编. -- 2版. -- 上海 : 上海科学技术出版社, 2021.3
普通高等教育中医药类“十三五”规划教材 全国普通高等教育中医药类精编教材
ISBN 978-7-5478-5235-4

Ⅰ. ①中… Ⅱ. ①莫… Ⅲ. ①中医伤科学－中医学院－教材 Ⅳ. ①R274

中国版本图书馆CIP数据核字(2021)第030299号

中医正骨学(第2版)
主编 莫 文

上海世纪出版(集团)有限公司
上海科学技术出版社 出版、发行
(上海钦州南路71号 邮政编码 200235 www.sstp.cn)
常熟市华顺印刷有限公司印刷
开本 787×1092 1/16 印张 19.5
字数 480 千字
2012年12月第1版
2021年3月第2版 2021年3月第1次印刷
ISBN 978-7-5478-5235-4/R·2252
定价：60.00元

普通高等教育中医药类"十三五"规划教材

全国普通高等教育中医药类精编教材

专家指导委员会名单

普通高等教育中医药类“十三五”规划教材
全国普通高等教育中医药类精编教材

编审委员会名单

编委会名单

主　编

莫　文　（上海中医药大学）

副主编

王建伟　（南京中医药大学）
卢　敏　（湖南中医药大学）
宋　敏　（甘肃中医药大学）
陈兆军　（北京中医药大学）
叶　洁　（上海中医药大学）
李振华　（长春中医药大学）
陈长贤　（福建中医药大学）

主　审

施　杞　（上海中医药大学）

编　委　（以姓氏笔画为序）

王上增　（河南中医药大学）
石　瑛　（上海中医药大学）
邬学群　（上海中医药大学）
李　勃　（上海中医药大学）
李念虎　（山东中医药大学）
陈日高　（成都中医药大学）
葛鸿庆　（广州中医药大学）
方　锐　（新疆医科大学）
田君明　（广西中医药大学）
刘爱峰　（天津中医药大学）
李华南　（江西中医药大学）
何帮剑　（浙江中医药大学）
顾海潮　（云南中医药大学）
熊　勇　（湖北中医药大学）

学术秘书

许金海　（上海中医药大学）

前言

新中国高等中医药教育开创至今历六十年。一甲子朝花夕拾，六十年砥砺前行，实现了长足发展，不仅健全了中医药高等教育体系，创新了中医药高等教育模式，也培养了一大批中医药人才，履行了人才培养、科技创新、社会服务、文化传承的职能和使命。高等中医药院校的教材作为中医药知识传播的重要载体，也伴随着中医药高等教育改革发展的进程，从少到多，从粗到精，一纲多本，形式多样，始终发挥着至关重要的作用。

上海科学技术出版社于1964年受国家卫生部委托出版全国中医院校试用教材迄今，肩负了半个多世纪的中医院校教材建设和出版的重任，产生了一大批学术深厚、内涵丰富、文辞隽永、具有重要影响力的优秀教材。尤其是1985年出版的全国统编高等医学院校中医教材(第五版)，至今仍被誉为中医教材之经典而蜚声海内外。

2006年，上海科学技术出版社在全国中医药高等教育学会教学管理研究会的精心指导下，在全国各中医药院校的积极参与下，组织出版了供中医药院校本科生使用的“全国普通高等教育中医药类精编教材”(以下简称“精编教材”)，并于2011年进行了修订和完善。这套教材融汇了历版优秀教材之精华，遵循“三基”“五性”“三特定”的教材编写原则，同时高度契合国家执业医师考核制度改革和国家创新型人才培养战略的要求，在组织策划、编写和出版过程中，反复论证，层层把关，使“精编教材”在内容编写、版式设计和质量控制等方面均达到了预期的要求，凸显了“精炼、创新、适用”的编写初衷，获得了全国中医药院校师生的一致好评。

2016年8月，党中央、国务院召开了新世纪以来第一次全国卫生与健康大会，印发实施《“健康中国2030”规划纲要》，并颁布了《中医药法》和《〈中国的中医药〉白皮书》，把发展中医药事业作为打造健康中国的重要内容。实施创新驱动发展、文化强国、“走出去”战略以及“一带一路”倡议，推动经济转型升级，都需要中医药发挥资源优势和核心作用。面对新时期中医药“创造性转化，创新性发展”的总体要求，中医药高等教育必须牢牢把握经济社会发展的大势，更加主动地服务和融入国家发展战略。为此，精编教材的编写将继续秉持“为院校提供服务、为行业打造精品”的工作要旨，在全国中医院校中广泛征求意见,多方听取要求,全面汲取经验,经过近一年的精心准备工作,在"十三五"开局之年启动了第三版的修订工作。

本次修订和完善将在保持"精编教材"原有特色和优势的基础上,进一步突出"经典、精炼、新颖、实用"的特点,并将贯彻习近平总书记在全国卫生与健康大会、全国高校思想政治工作会议等系列讲话精神,以及《国家中长期教育改革和发展规划纲要(2010—2020)》《中医药发展战略规划纲要(2016—2030年)》和《关于医教协同深化中医药教育改革与发展的指导意见》等文件要求,坚持高等教育立德树人这一根本任务,立足中医药教育改革发展要求,遵循我国中医药事业发展规律和中医药教育规律,深化中医药特色的人文素养和思想情操教育,从而达到以文化人、以文育人的效果。

同时,全国中医药高等教育学会教学管理研究会和上海科学技术出版社将不断深化高等中医药教材研究,在新版精编教材的编写组织中,努力将教材的编写出版工作与中医药发展的现实目标及未来方向紧密联系在一起,促进中医药人才培养与"健康中国"战略紧密结合起来,实现全程育人、全方位育人,不断完善高等中医药教材体系和丰富教材品种,创新、拓展相关课程教材,以更好地适应"十三五"时期及今后高等中医药院校的教学实践要求,从而进一步地提高我国高等中医药人才的培养能力,为建设健康中国贡献力量!

教材的编写出版需要在实践检验中不断完善,诚恳地希望广大中医药院校师生和读者在教学实践或使用中对本套教材提出宝贵意见,以敦促我们不断提高。

全国中医药高等教育学会常务理事、教学管理研究会理事长

胡鸿毅

2016年12月

编写说明

中医正骨学是一门运用中医学的理论与治法防治骨折、脱位的课程，是中医学的重要组成部分，也是高等中医院校骨伤专业主干课程。本课程的目的和任务是使学生在学习中医学各门基础课程的基础上，了解与掌握中医骨伤科的基本理论，常见骨折和脱位的发病机制、诊断和治疗方法，为今后从事骨伤专科临床工作夯实基础。本教材根据全国中医药高等教育学会教学管理研究会的教材编写基本要求，坚持正本清源、突出中医药特色、守正创新、强调临床实用性等原则，经编委会充分讨论后确定本课程教学大纲、教学内容和编写体例，在此基础上编写了本教材。

本教材突出“经典、精炼、新颖、实用”的特点，注重学生中医辨证思维和临床实践能力的培养。编写思路上延续了前版教材在传统与现代、理论与实践、中医与西医、继承与发扬等方面有机整合、深度融合的思路，进行进一步的修订和完善，全书共11章。第一章介绍了中医正骨学发展简史；第二章和第三章分别介绍了骨折和脱位的病因病机、分类、诊断与治疗等内容；第四章至第十章按照不同部位介绍常见骨折、脱位的病因病机、诊断与鉴别诊断、辨证论治、预防与调护等内容；第十一章介绍了儿童骨折及脱位的特点、诊断和治疗原则等。编写过程中注重把握中医骨伤科学特点，突出中医药特色及优势，同时也介绍了部分骨折、脱位的临床常用分类方法和手术原则，充实现代医学知识，拓宽学生的视野。

本书编写分工：第一章中医正骨学发展简史由莫文执笔；第二章骨折概论由莫文执笔；第三章脱位概论由莫文、石瑛执笔；第四章肩、上臂骨折及脱位由卢敏、方锐执笔；第五章肘、前臂骨折及脱位由宋敏、叶洁、葛鸿庆、陈日高执笔；第六章腕、手部骨折及脱位由何帮剑、田君明执笔；第七章髋、大腿骨折及脱位由王建伟执笔；第八章膝、小腿骨折及脱位由顾海潮、邬学群、熊勇执笔；第九章踝、足骨折及脱位由陈兆军、邬学群、王上增执笔；第十章躯干骨折及脱位由陈长贤、李念虎、刘爱峰、李勃执笔；第十一章儿童骨折及脱位由李振华、李华南执笔；全书由莫文、许金海统稿、审核和修改，施杞主审。

本教材在编写过程中得到了全国各高等中医药院校的支持，更得到了上海科学技术出版社和前版教材编委会的大力支持与帮助，在此对他们辛勤的付出和为本版教材奠定的良好基础表示衷心的感谢！

在编写过程中，我们虽然一直尽心尽力、精雕细琢，但由于水平有限，教材中难免有不足和疏漏之处，敬请各院校师生和广大读者在使用中及时提出宝贵意见，以便今后进一步修改提高。

《中医正骨学》编委会

2020 年 10 月

目录

第一章　中医正骨学发展简史

导学

(1) 掌握中医正骨学在各个历史时期的主要成就。

(2) 熟悉中医正骨学的主要发展历史。

(3) 了解中医正骨学具有悠久的历史，是在我国各族人民与外伤疾患长期斗争中创造和发展起来的一门独立学科，是中医学的重要组成部分。

中医正骨学是研究防治骨折、脱位等损伤的一门临床科学，是中医骨伤科学的重要组成部分，古代属“折疡”“金镞”等范畴，历史上中医正骨有“金疡”“接骨”“正骨”“伤科”等不同称谓。中医正骨学历史悠久，是我国劳动人民长期与创伤疾病做斗争中创造发展起来的，并逐渐形成的具有中国医学特色理论体系和治疗方法的一门学科。

第一节　萌芽时期

一、远古时期

早在100多万年前，当时人类为了求得生存，在获取食物的劳动和生产中，与自然抗争、与野兽搏斗、部落之间的征战等，不可避免发生外伤，于是在损伤疼痛、肿胀处抚摸按压以减轻症状，经过从无意识的反应到有目的的反复实践，逐渐摸索出一些能医治创伤疾病的方法和一些简易的理伤按摩手法。

二、商代

商代(公元前1600—公元前1046)冶炼技术有了很大的发展，金属器具广泛地用于生产劳动和战争中，同时也促进了医疗工具的变革，金属的刀针逐渐取代了砭石。据《韩非子》记载，古人“以刀刺骨”，当时已经把“刀”作为骨科手术工具了。商代后期，我国汉字发展逐渐成熟，甲骨文是我国较早的文字，根据记载，当时对人体部位已经有了基础认识、定位和命名，并以人体体表部位来记述疾病，骨伤科疾病有“疾手”“疾肘”“疾骨”“疾胫”“疾止”等。

三、周代

在周代(公元前1046—公元前256)我国有了医政机构的设置和医学分科。《周礼》把医生分为食医、疾医、疡医和兽医4科,其中疡医就是外科、骨伤科医生,其工作职责是“掌肿疡、溃疡、金疡、折疡之祝药、削杀之齐”,这是医学史上最早的医学分科。蔡邕注:“皮曰伤,肉曰创,骨曰折,骨肉皆绝曰断。”把损伤分为4种不同类型。

第二节 基础理论形成期

一、春秋战国至汉代

春秋战国至汉代时期(公元前770—公元220)是中医学隆盛的时期。随着社会政治、经济、文化的显著发展,学术思想非常活跃出现了“诸子蜂起,百家争鸣”的局面,我国医学也有很大发展,骨伤科基础理论初步形成。在临证医学不断发展的基础上,对医药的临床实践经验进行总结,并提高到理论,出现了中医学的经典著作《内经》《难经》《神农本草经》《伤寒论》,确立了中医学的理论体系,奠定了我国医药学发展的基础。《内经》比较全面、系统地阐述了人体解剖、生理、病理、诊断、治疗等基本理论。《灵枢·经水》记载:“若夫八尺之士,皮肉在此,外可度量切循而得之,其死可解剖而视之。”《灵枢·骨度》对人体头颅、躯干、四肢各部骨骼的长短、大小、广狭标记测量的尺寸。《灵枢·经筋》论述了附属手十二经脉的筋肉系统。《素问·缪刺论篇》记载:“人有所堕坠,恶血留内……此上伤厥阴之脉,下伤少阴之络。”《内经》阐发的肝主筋、肾主骨、脾主肌肉、气伤痛、形伤肿等基础理论,一直指导着伤科临床医疗实践,也奠定了中医正骨学的理论基础,还论述了骨病的病因病机。《吕氏春秋·季春纪》认为:“流水不腐,户枢不蠹,动也。形气亦然,形不动则精不流,精不流则气郁。”主张采用运动锻炼法治疗足部“痿痹”,为后世应用动静结合治疗骨科疾病理论奠定了基础。1973年湖南长沙马王堆出土的医帛书《五十二病方》记载了金伤、刃伤、外伤出血等多种外伤疾病,以及止痛、止血药物和洗涤创伤或感染伤口的治疗方法。该书载录中药247种,方剂283首,其中治伤方17首,治伤痉方6首,治痈疽方22首。帛画《导引图》还绘有导引练功图等。《足臂十一脉灸经》和《阴阳脉死候》有“折骨绝筋”和“折骨裂肤”等记载,说明当时对筋骨损伤和开放性骨折已有一定的认识。西汉时期,名医淳于意有两则完整的伤科病案记载:一则是堕马致伤,一则是举重致伤。病例中有主诉、病史及治疗经过。成书于东汉时期的《神农本草经》中记载中药365种,用于骨伤科的约有100种药物。汉代名医华佗既能用方药、针灸治病,更擅长手术,发明了麻沸散,施行于剖腹术、死骨剔除术,并创立了五禽戏,指出体育锻炼的作用和重要性。

二、魏晋隋唐五代

这一时期(220—960)是我国历史上战乱频繁、骨伤科疾病多发的时期,因而积累了大量的临床经验,医学的发展趋向专科化,骨伤科在诊断和治疗技术方面都有了显著提高,成为一个专门学科。

晋代葛洪所著《肘后救卒方》记载了颞下颌关节脱位的整复方法:“令人两手牵其颐已,暂推之,急出大指,或咋伤也。”这是世界上最早记载的颞下颌关节脱位手法整复方法。该书还记载了夹板(竹板)固定法治疗四肢骨折,指出固定后患肢不要转动,以免骨折重新移位,同时夹缚松紧要适宜。《外台秘要》卷二十九载有:“肘后疗腕折……烂捣生地黄熬之,以裹折伤处。以竹片夹裹之,令遍病上。急缚勿令转动。”

南北朝时期,龚庆宣著《刘涓子鬼遗方》,对金疮、痈疽疾病等用外消、内托、排脓、生肌、灭瘢等治法,收载的治疗金疮跌仆方剂计有34首之多,被认为是我国现存最早的外科学专著。

隋代巢元方所著《诸病源候论》是我国现存最早的病源证候学专著,论述1 739种病候。该书已将伤科病列为专章,其中有《金疮病诸候》23论,《腕伤病诸候》9论,对创伤骨折及其并发症的病源、证候做了深入的论述,对骨折的处理提出了较多合理的治疗方法。《金疮病诸候》论述了金疮化脓感染的病因与病理,提出清创疗法要做到早期清创,清创要彻底,正确分层缝合,正确包扎,为后世清创术奠定基础。若已化脓则须清除碎骨,伤口不宜再缝,亦不宜再敷膏药。《金疮筋急相引痛不得屈伸候》和《金疮伤筋断骨候》记载了血液循环障碍、神经麻痹、运动障碍的症状,指出开放性损伤要在伤后立即进行缝合,断裂的骨块亦可用线缝合固定,这是有关骨折内固定的最早记载。《箭镞金刃入肉及骨不出候》指出开放性骨折应在除去异物及碎骨后敷药,否则创口难愈合。《金疮久不瘥候》论述了伤口久不愈合,脓流不止,是由于伤处有碎骨或异物存在,必须敞开伤口,取出异物,方能使伤口愈合。《附骨疽候》提出成人的髋关节、膝关节和儿童的脊椎、膝关节是附骨疽的好发部位,指出化脓性骨感染分为附骨痈肿(急性)和附骨疽(慢性)两种类型。739年,陈藏器在《本草拾遗·赤铜屑》中写道:“赤铜屑主折伤,能焊人骨,及六畜有损者,细研酒服,直入骨损处,六畜死后,取骨视之,尤有铜屑,可验。”此后,铜类药物在接骨药处方中被广泛采用,成为接骨方剂中必不可少的药物。

唐代孙思邈所著《备急千金要方》《千金翼方》是中医临床百科全书,也总结了骨伤科常用药物,介绍了人工呼吸、止血、镇痛等疗法,记录了颞下颌关节脱位整复采用蜡疗和热敷等外治法。

蔺道人所著《仙授理伤续断秘方》是我国现存最早的骨伤科专书,分述骨折、脱位、内伤三大类证型,总结了骨折的治疗为复位、夹板固定、功能锻炼和药物治疗。指出复位前要用手摸伤处,弄清骨折移位情况,然后采用拔伸、捺正等方法整复移位。骨折复位后,将软布垫放在肢体上,再用适合肢体外形的杉树皮夹板固定。其对筋骨并重、动静结合的理论有更进一步的阐发。书中指出:“凡曲转,如手腕脚凹手指之类,要转动……时时为之方可。”对开放性骨折的治疗、处理方法比隋代更进一步,用经过煮沸消毒的水将污染的伤口和骨片冲洗干净,然后快刀进行扩创,将断骨复位,用清洁的“绢片包之”,“不可见风着水”。该书还首次记载了髋关节脱位,将髋关节脱位分为前脱位和后脱位两类,采用手牵足蹬法整复髋关节后脱位;利用杠杆原理,采用“椅背复位法”整复肩关节脱位。对内伤的治疗,采用“七步”治疗法,提出了伤损按早、中、晚三期治疗的方案。该书还重点介绍了骨折损伤内外用药经验,书中载方40余首,用药的方法有洗、贴、糁、揩及内服法,为骨伤科辨证、立法、处方用药奠定了基础。蔺道人的骨折疗法,反映了他的整体观念、动静结合、辨证论治的治疗思想。这种治疗观点以及他所运用的整复、局部外固定和练功、内外用药四大治法处理骨折,成为后世中医治疗骨折的基本观点和方法。

第三节 诊疗技术进步期

一、宋元时代

宋元时代(960—1368)在隋唐五代医学的基础上,出现了百家争鸣的局面,加速了医学的发展,促进了中医骨伤科的进步。宋代设立"太医局",医事制度分为9种,其中有疮肿兼折疡科和金镞兼书禁科。张杲在《医说》中介绍对骨折损伤后膝、踝关节功能障碍采用脚踏转轴及以竹管搓滚舒筋等练功方法来促进功能恢复,并采用切开复位治疗胫骨多段骨折。法医家宋慈所著《洗冤集录》是一部经典的法医学专著,其中记载了人体各部位损伤的致伤原因、症状及检查方法。

元代"太医院"设十三科,其中包括"正骨科"和"金镞兼疮肿科"。危亦林所著《世医得效方》系统地整理了元代以前的骨伤科成就,并在其基础上有所创新和发展,使骨折和关节脱位的处理原则和方法更臻完善,指出复位前先服麻药,"待其不识痛处,方可下手"。麻药的用量根据患者年龄、体质及发病情况而定,按照患者麻醉程度逐渐增减,麻药起作用后即停用,不可过量使用。危亦林是世界上第一个采用悬吊复位法治疗脊柱骨折的医家,其著作中指出:"凡挫脊骨不可用手整顿,须用软绳从脚吊起,坠下身直,其骨使自归窠,未直则未归窠,须要坠下,待其骨直归窠,然后用大桑皮一片,放在背皮上,杉树皮两三片,安在桑皮上,用软物缠夹定,莫令屈,用药治之。"这也是最早的脊柱外固定的雏形。该书把髋关节脱位分为前脱位和后脱位,指出髋关节是杵臼关节,并把踝关节骨折脱位分为外翻、内翻两型,按不同类型施用不同复位手法,指出:"须用一人拽去,自用手摸其骨节,或骨突出在内,用手正从此骨拽归外,或骨突向外,须用力拽归内,则归窠;若只拽不用手整入窠内,该人成疾。"李仲南在《永类钤方》中,首创过伸牵引加手法复位治疗脊柱屈曲型骨折,其方法是:伤者俯卧门板上,以双手攀门板一端,医者两人牵拉双足,抬起,一医者用手按压骨折处。该书提出"有无黏膝"体征作为髋关节前后脱位的鉴别,至今仍有临床价值。

二、明清时代

明清时代(1368—1911)在总结前代成就的基础上,骨伤科理论得到不断充实、提高,出现许多有成就的医学家,撰写大量骨伤科专著,形成不同学派。明初,太医院设有十三科。骨伤科分为"接骨"和"金镞"两个专科,到隆庆五年(1571)改名外科和正骨科(又名正体科)。明代《金疮秘传禁方》记载了检查骨擦音以诊断骨折的方法。对开放性骨折,要把穿出皮肤已被污染的骨折端切除,以防感染。永乐四年(1406),朱橚等编著的《普济方》辑录了骨科方药1 256首,是15世纪以前治伤方书的总汇。书中强调手法整复的重要性,并运用"伸舒揣捏"法整复前臂双骨折和胫腓骨骨折;对桡骨远端伸直型骨折创用"将掌向上,医用手撙损动处,将掌曲向外捺令平正"的整复手法,采用夹板超腕关节固定;并介绍了用抱膝圈固定法治疗髌骨骨折。薛己著《正体类要》2卷,上卷记述正体治疗大法19条,记载治疗内伤验案64则;下卷介绍治疗诸伤方72首。该书强调整体疗法,在序中提出"肢体损于外,则气血伤于内,营卫有所不贯,脏腑由之不和"的论点,阐明了伤科疾病局部与整体的辩证关系。王肯堂所著《疡医准绳》是医学丛书《证治准绳》的一部,对治疗创伤的方药进行归纳整理，其立法方药一直为后世所遵循。该书对骨折有较精辟的论述，如对肱骨外科颈骨折采用不同位置固定，若向前成角畸形，则用手巾悬吊腕部置于胸前；若向后成角，则用布悬吊腕部置于背后。此外，又把髌骨损伤分为脱位、骨折两类，骨折又可分为分离移位和无移位两种，有分离移位者复位后用竹箍扎好，置膝于半伸屈位。

清代吴谦等著《医宗金鉴·正骨心法要旨》，系统地总结清代以前的骨伤科经验，对人体各部位的骨度、损伤的治法详细描述，既有理论，又重实践，图文并茂。该书把正骨手法归纳为摸、接、端、提、推、拿、按、摩八法，运用手法治疗腰腿痛等伤筋疾患。对胸腰椎骨折脱位，采用攀索叠砖法复位，并在腰背骨折处垫枕，保持脊柱过伸位，维持其复位效果。此外，还首次记述和应用了多种外固定器具。如采用通木固定脊柱中段损伤，采用腰椎固定下腰损伤，四肢长骨干骨折则采用竹帘、杉篱固定等。钱秀昌著《伤科补要》较详细论述了骨折、脱位的临床表现及诊治方法，如采用屈髋屈膝拔伸回旋法整复髋关节后脱位。该书还载有医疗器具固定图说、周身各部骨度解释、骨伤科脉诊及大量的方剂。沈金鳌著《沈氏尊生书·杂病源流犀烛》，发展了骨伤科气血病机学说，较详细阐述了内伤病因病机、辨证论治。胡廷光所著《伤科汇纂》论述各种损伤的证治，记载了骨折、脱位、筋伤的检查复位法。赵竹泉著《伤科大成》亦系统详细地描述了各种损伤证治，并附有很多治验病案。

19 世纪初，中医治疗骨折的丰富经验已经开始被广泛推广。1807 年日本人二宫献彦将学习中医正骨的经验编成《中国接骨图说》，全书分为接骨总论、正骨图解和接骨经验方 3 个部分。并绘有整骨 15 母法及 36 子法的骨折整复手法图及说明绘图，描述了当时中医整复骨折的手法和用旋转复位法治疗颈椎、腰椎损伤的技术。

1840 年鸦片战争后，中国沦为半封建半殖民地社会，中医学术受到严重挫折，中医正骨学面临危机，中医骨伤科学赖师授家传才得以保存下来，而不至灭绝。此期间骨伤科学著作甚少，伤科疗法散存于民间。

第四节　中医骨伤科的繁荣期

中华人民共和国成立后，党和政府制订了中医政策，全国各地一些著名中医骨伤科医家的经验得到了总结和继承，中医正骨学得到全面的发展。中医骨伤科也从分散的个体开业形式向集中的医院形式过渡。1958 年以后，全国各地相继成立了中医院，中医院多设有骨伤科，不少地区还建立骨伤科医院。北京、天津、上海、洛阳等地建立了骨伤科研究所和骨科创伤中心，标志着中医骨伤科不仅在医疗实践方面而且在基础理论与科学研究方面都取得一定进展。

自 20 世纪 50 年代开始，全国各省市普遍建立中医学院与中医学校。部分中医学院成立中医骨伤系，除招收大学本科生外，逐步培养了骨伤专业硕士、博士研究生。我国骨伤科工作者系统整理了中医学治伤手法，总结老中医经验，相继出版了《正骨疗法》(石筱山)和《平乐郭氏正骨法》《刘寿山正骨经验》《魏指薪治伤手法与导引》《林如高正骨经验》等著作。方先之、尚天裕等对牵引器械进行改进，对夹板材料进行测定，开展中草药促进骨折愈合实验研究，总结提出“动静结合、筋骨并重、内外兼治、医患合作”的骨折治疗原则，使多数新鲜骨折可以用不加重局部损伤的手法复位，不超过关节的夹板局部外固定及患者主动功能锻炼的方法治疗，取得了骨折愈合快、关节功能恢复好、患者痛苦少和并发症少等良好效果。

20 世纪 70 年代，中西医结合治疗开放性骨折感染、脊柱骨折、关节内骨折、陈旧性骨折取得了成功的经验，治疗慢性骨髓炎、慢性关节感染也获得了一定效果。1986 年中华中医药学会骨伤科学会成立，中医正骨学术交流日益频繁，一方面推广传统、有效的医疗方法，另一方面利用现代科学技术与手段深入研究骨伤疾病的疗效机制。

进入 21 世纪以来，电镜、电生理、免疫组织化学、生物力学、同位素、电子计算机断层扫描、磁共振等现代科学技术已在骨伤科的基础研究与临床医疗中广泛应用。中医正骨方法日益得到推广应用，并不断取得创造性进展，受到国际学术界的重视和承认，对世界医学科学做出了一定的贡献。

第二章 骨 折 概 论

导学

(1) 掌握骨折的病因病机、骨折的分类、骨折的诊断、骨折的愈合过程、骨折的治疗原则。

(2) 熟悉骨折的并发症、影响骨折愈合的因素及处理方法。

(3) 了解骨折的急救,开放性骨折、多发性骨折的诊断与治疗。

骨或骨小梁的连续性中断称为骨折。骨折的概念,我国医家早有认识,甲骨文已有“疾骨”“疾胫”“疾肘”等病名,《周礼·天官》记载了“折疡”;《灵枢·邪气藏府病形》记载了“折脊”;马王堆汉墓出土的医籍也有“折骨”的记载。骨折这一病名出自唐代王焘《外台秘要》。

第一节 骨折的病因病机

一、骨折的病因

造成骨折的原因主要有外力作用和人体内在病理因素两种。

(一) 外力作用

外力可分为直接暴力、间接暴力、肌肉牵拉力和持续累积损伤 4 种。不同的外力形式所致的骨折,其临床特点各异。

1. 直接暴力　骨折发生于外来暴力直接作用的部位,如火器伤、机器绞轧伤、碰撞打击伤所引起的骨折,多呈横形或粉碎性骨折,常合并明显的软组织损伤。如为开放性骨折,骨折断端与外界交通形式多为由外向内穿破皮肤,容易导致感染。若发生在前臂或小腿,两骨骨折部位多在同一平面。

2. 间接暴力　骨折发生在远离外来暴力作用的部位,间接暴力包括传达暴力、扭转暴力等,骨折多为斜形或螺旋形。如跌倒时手掌触地,因间接暴力可在桡骨下端、桡尺骨、肱骨髁上或肱骨近端等部位发生骨折,这类骨折软组织损伤相对较轻。如为开放骨折,骨折断端与外界交通形式多为由内向外穿破皮肤,感染率较低。若发生在前臂或小腿,则两骨骨折的部位多不在同一个平面。

3. 肌肉牵拉力　肌肉牵拉暴力是指急剧而不协调的肌肉收缩所引起的肌肉附着处骨块的撕脱。这类骨折的好发部位为髌骨、尺骨鹰嘴、肱骨内上髁、肱骨大结节、胫骨结节、第5跖骨基底部、髂前上棘等处。

4. 持续累积损伤　长期反复的震动或循环往复的疲劳运动，可使骨内应力集中积累，造成慢性损伤性骨折。如新兵长途强行军可导致第2跖骨颈或腓骨下端骨折，操纵机器震动过久可致尺骨下端骨折，这种骨折多无移位或移位不多，但愈合较慢。

（二）病理因素

病理性骨折的概念常见于先天性成骨不全(脆骨病)、维生素D缺乏病(佝偻病)、骨软化症、甲状旁腺功能亢进症、骨髓炎、骨囊肿、骨巨细胞瘤、骨肉瘤、转移性肿瘤侵犯骨骼及骨质疏松等，病变发展到一定程度，骨质遭到严重破坏时，即便是轻微外力，亦可导致骨折。

骨折的发生，还可由于年龄、健康状况、解剖部位、结构、受伤姿势、骨骼是否原有病变等内在因素的差异，而产生各种不同类型的损伤。骨质的松质部和密质部交接处，静止段和活动段交接处是外伤骨折的好发部位。同一形式的致伤暴力，因年龄不同而伤情各异。例如，同是跌倒时手掌撑地致伤，暴力沿肢体向上传导，老年人因肝肾不足、筋骨脆弱，易在较疏松的桡骨下端、肱骨外科颈处发生骨折；儿童则因骨膜较厚，骨骼中的胶质较多而易发生青枝骨折或裂纹骨折或出现肱骨髁上骨折等。不同的致伤暴力常又有相同的受伤机制，如屈曲型脊椎压缩骨折可因从高处坠下，足跟着地时由于身体向前屈而引起，亦可因建筑物倒塌，重物自头压下或击中背部而发生，但两者都具备同一内在因素，即脊柱处于过度强力屈曲位。因此，致伤外力是外因，而受伤机制则是外因和内因的综合作用。

二、骨折的移位

骨折移位的程度和方向，既与暴力的大小、方向、作用点及搬运情况等外在因素有关，又与肢体远侧端的重心、肌肉附着点及其收缩牵拉力等内在因素有关。骨折移位方式有下列5种，临床上可同时存在(图2-1)。

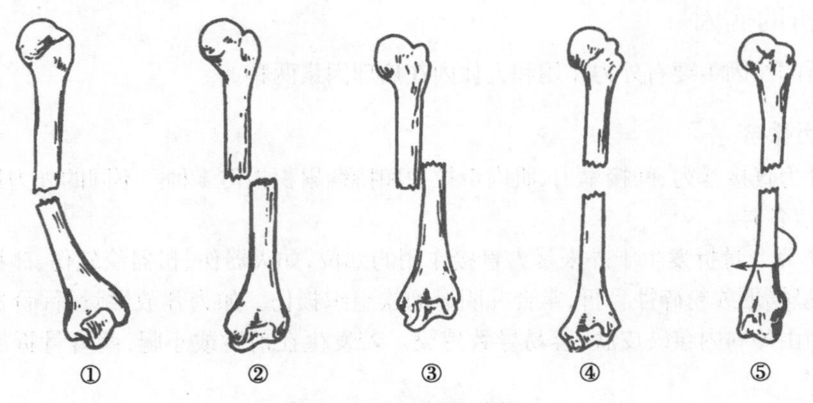

图2-1　骨折的移位

①成角移位；②侧方移位；③短缩移位；④分离移位；⑤旋转移位

1. 成角移位　指两骨折段的轴线交叉成角，以角顶的方向称为向前、向后、向外或向内成角。

2. 侧方移位　指两骨折端相对移向侧方，四肢按骨折远端的移位方向称为向前、向后、向内或向外侧方移位。脊柱则以上位椎体移位的方向来分。

3. 短缩移位　指骨折端互相重叠或嵌插，骨的长度因而缩短。

4. 分离移位　指两骨折端互相分离，使肢体的长度增加，分离移位多由肢体的重力或牵引造成。

5. 旋转移位　指骨折端绕骨的纵轴而旋转。旋转移位可使相邻关节的运动平面发生改变，使其功能活动发生严重障碍。骨折的移位，可以单一存在，也可同时合并存在。

第二节　骨折的分类

对骨折进行分类，是决定治疗方法和掌握其发展变化规律的重要环节。骨折的分类方法很多，同一病例根据骨折前后的变化和骨折局部的病变，可有不同的分法。常见有如下分类方法。

一、根据骨折是否与外界相通分类

1. 闭合性骨折　指骨折处皮肤或黏膜未破裂，或虽有破裂，但骨折断端与外界不相通。

2. 开放性骨折　指骨折处皮肤或黏膜破裂，骨折端通过破裂处与外界相通。某些闭合骨折的断端已经穿破肌肉和深筋膜，对皮肤造成直接压迫而引起坏死和剥离，称为潜在性开放性骨折。有些开放性骨折易被误为闭合性骨折，如耻骨骨折合并尿道损伤、骶尾骨骨折合并直肠损伤等。

二、根据骨折的稳定程度分类

1. 稳定骨折　指复位后经适当外固定不易发生再移位者，如裂纹骨折、青枝骨折、嵌插骨折等。特点是治疗容易，预后好，畸形愈合、延迟愈合或不愈合等合并症较少。

2. 不稳定骨折　指复位后易于发生再移位，如斜形、螺旋、多段、粉碎性骨折。此类骨折复位固定相对比较困难，预后一般比稳定骨折差。

三、根据骨折的损伤程度分类

1. 单纯性骨折　指无并发重要血管、神经、肌腱或脏器损伤者。

2. 复杂性骨折　指并发重要血管、神经、肌腱或脏器损伤者。

3. 不完全骨折　指骨小梁的连续性仅有部分中断，此类骨折多无移位。

4. 完全骨折　指骨小梁的连续性完全中断，管状骨骨折后形成远近两个或两个以上的骨折段，此类骨折多发生移位。

四、根据骨折的形状分类

1. 横断骨折　指骨折线与骨干纵轴接近垂直(图 2－2)。

2. 斜形骨折　指骨折线与骨干纵轴相交成锐角(图 2－2)。

3. 螺旋骨折　指骨折线呈螺旋形(图 2－2)。

4. 粉碎性骨折　指骨碎裂成 3 块以上或骨折线为 2 条以上者。骨折线呈“Y”形或“T”形时，又

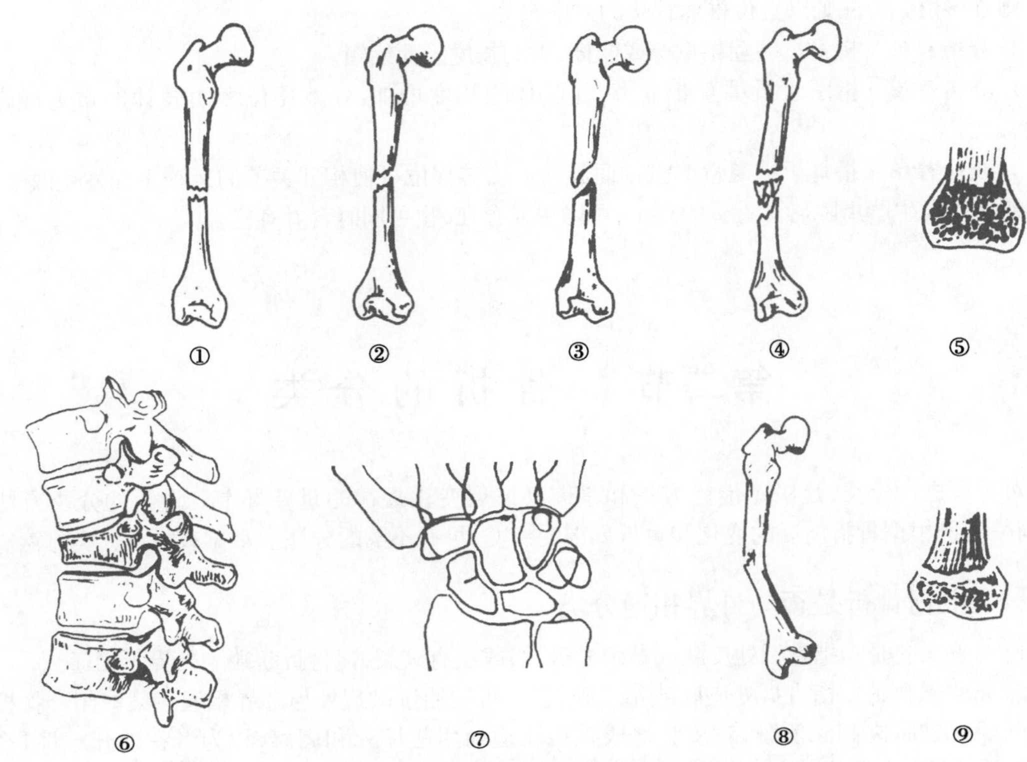

图 2-2　骨折的形状分类

① 横断骨折；② 斜形骨折；③ 螺旋骨折；④ 粉碎性骨折；⑤ 嵌插骨折；⑥ 压缩骨折；⑦ 裂缝骨折；⑧ 青枝骨折；⑨ 骨骺分离

称 Y 型或 T 型骨折(图 2-2)。

5. 嵌插骨折　发生在干骺端松质骨和密质骨交界处，密质骨嵌插在松质骨内。常发生在股骨颈和肱骨外科颈等处(图 2-2)。

6. 压缩骨折　松质骨因压缩而变形，如椎体和跟骨骨折(图 2-2)。

7. 裂纹骨折　骨折间隙呈裂纹或线状，常见于颅骨、肩胛骨、掌骨骨折(图 2-2)。

8. 青枝骨折　多见于儿童，仅有部分骨质和骨膜被拉长、皱褶或破裂，骨折处有成角、弯曲畸形，与青嫩的树枝被折断时的情形相似(图 2-2)。

9. 骨骺分离　发生在骺板部位，使骨骺与骨干分离，常见于儿童和青少年(图 2-2)。

五、根据骨折后的时间分类

1. 新鲜骨折　指骨折端的血肿尚未完全吸收，尚未形成纤维骨痂包裹者。一般在伤后 2～3 周内(小儿除外)的骨干骨折属于此类。

2. 陈旧骨折　指骨折断端间已有纤维组织或骨痂包裹者。多属伤后 2～3 周后的骨折。

六、根据受伤前骨质是否正常来分

1. 外伤性骨折　指骨质结构正常，因外力作用而产生骨折者。

2. 病理性骨折　指骨质原已有病变(如骨质疏松、骨结核、骨肿瘤)，经轻微外力而产生骨折者。

第三节 骨折的诊断

骨折的诊断是治疗的先导。为了防止只顾骨折局部,不顾患者全身;只顾浅表损伤,不顾深部创伤;只顾一处损伤,而忽略多处复杂损伤,必须对患者的受伤史、全身情况、局部情况进行全面的了解、分析、综合,做必要的理化检查,通过辨证得出及时、准确、全面的诊断,以防漏诊、误诊。

一、病史

询问病史对指导检查、及时诊断、迅速制订治疗方案是十分重要的,在询问时需注意以下问题。

1. 暴力的大小、方向和作用部位　根据伤者职业及损伤环境,借以判断可能受伤的部位、程度以及是否合并其他损伤。

2. 受伤的时间　尤应注意受伤时间,做到及时抢救,改善预后。对开放伤口暴露的时间必须问清,以决定是否缝合伤口及扩创的范围。从受伤时间和肢体肿胀的程度可以估计出血量,断肢的时间长短对能否再植成活有极重要的影响。另外,对于骨盆骨折等有并发症的复杂骨折,了解受伤与进食、排尿的时间关系,在判断脏器损伤方面有较重要的参考价值。

3. 伤后的全身情况变化　应注意了解有无昏迷、呕吐、呼吸困难或腹痛等;有无合并颅脑或胸腹部损伤。

4. 伤后肢体的功能情况　对不能活动或感觉障碍的肢体,应了解现场急救情况、转送方式和伤情变化,对截瘫患者尤应注意。

5. 伤后处理　如采用止血带种类及时间,肢体是否恰当制动,曾否注射止痛剂、破伤风抗毒素,以及创口的包扎。

6. 既往重要疾患　如心脏病、高血压、糖尿病、出血性疾患、肿瘤、结核、癫痫、内分泌疾患等。

7. 陈旧性损伤　应询问既往治疗方法、肢体固定情况、功能锻炼情况、有无感染,以及患者存在的困难和要求。

二、临床表现

(一) 全身情况

一般无并发症的单纯性骨折,全身症状不甚明显或不严重,只是由于局部有瘀血停聚,积而化热,体温略高,兼或有口干、心烦、尿赤便燥、失眠多梦、脉浮数或弦紧、舌质红、苔黄厚腻等。

严重的创伤和骨折可发生休克,多见于股骨、脊椎、骨盆等骨折及大关节脱位。外伤所引起的休克,多因失血、剧痛、精神遭受严重刺激和重要器官如心、肺、肝、脑的功能障碍所致。较严重的骨折患者应尽快做相应检查,以明确诊断。

(二) 局部情况

1. 一般症状

(1) 疼痛和压痛:骨折后,由于骨断筋伤,脉络受损,恶血留内,气血凝滞,阻塞经络,不通则痛,故常出现不同程度的疼痛、压痛和纵轴叩击痛等。除有脊髓损伤造成截瘫或感觉神经功能丧失的疾病,骨折处均有不同程度的疼痛及压痛,其特点为环形压痛,在移动患肢时疼痛加剧。当患肢经妥善固定后,疼痛可以减轻并渐至消失。

在触摸时,骨折处有局限性压痛,借此可以准确判定骨折的部位及范围。尤其对不完全性骨折和嵌入骨折,局限性环形压痛对诊断更有意义。

(2) 局部肿胀、瘀斑和皮肤擦破伤:骨折后,由于脉络受伤,筋骨折断,骨髓、骨膜和周围软组织损伤,血管破裂出血,离经之血外溢肌肤,组织水肿,损伤部可出现肿胀。2～4 日内水肿达到最高峰。在张力最大时,局部皮肤可发亮,并可产生张力性水疱。水肿可引起静脉和淋巴回流障碍,从而使肿胀加剧。如骨折处出血量大,肌膜完整又不能外溢,或因折端压迫,循环受阻,可使肌筋膜室内压力继续增高,影响动脉血的灌流,从而造成缺血、缺氧,严重者可导致肌肉坏死,引发缺血性肌挛缩。当骨折部的瘀血溢到皮下,会出现皮肤瘀斑。血肿沿撕裂的肌膜和筋膜向皮下组织松弛部扩散,在数日之后,由于血红蛋白分解,使皮肤变色,形成青紫或青黄色的瘀斑。

(3) 功能障碍:骨折后,肢体出现功能障碍、丧失活动能力是常见症状。其原因是多方面的,如剧烈疼痛、肌肉反射性痉挛;肌肉失去附着或失去骨骼的杠杆作用;神经、血管、肌肉、肌腱等组织的破坏等。这几种原因可部分存在,亦可同时出现。个别骨折,如儿童的青枝骨折和成人的嵌入性骨折,可无明显运动功能丧失。这是因为骨的连续性尚部分存在,其杠杆作用仍能部分维系的缘故。

2. 骨折的特征

(1) 畸形:骨折后,因暴力、肌肉收缩、肢体重量等可使骨折端发生不同程度和不同方向的移位,如短缩、成角、侧方移位、旋转、隆起、凹陷等畸形。某些骨折往往有特定的畸形,如桡骨下端骨折向背侧、向桡侧移位时(伸直型骨折)呈餐叉样畸形或刺刀样畸形。

(2) 异常活动:骨干部无嵌入的完全性骨折,可出现似关节一样的可动性,这是由于骨的连续性丧失后所呈现的异常活动。

(3) 骨擦音:指骨折端互相摩擦、碰撞所发出的粗糙声音或感觉。这种症状,往往在局部检查时,用手触摸骨折处可感觉到。由于骨膜上的神经十分丰富,骨摩擦时会给患者增加痛苦并加重损伤,故不应为检查有无骨擦音而随意活动患肢。

畸形、异常活动和骨擦音是骨折的三大特有体征,具有明确的诊断价值。

三、临床检查

1. 望诊　望诊对于骨折检查有很大帮助。医生在询问病史的同时,要仔细观察患者的姿势、步态、面部表情和局部情况。如果表情痛苦、出冷汗、面色苍白、四肢发冷、呼吸短促、口唇青紫,应考虑休克的存在。对于受伤局部的望诊也非常重要。

2. 触诊(摸诊)　用两手拇、示二指沿其骨骼轮廓触摸,并仔细辨认硬度、弹性、连续性、温度、手感,由表及里,由浅及深,以便发现损伤的部位和程度。

3. 测量　确定测量肢体的骨突出标记点,以卷尺对照测量患、健肢的长度、周径,在骨折诊断和并发症辨认上有重要意义。

4. 血管神经检查　在骨折诊断中,要特别注意伤肢远端浅表动脉及患肢的神经功能(浅深部感觉、运动等),注意发现血管和神经损伤。如肱骨干骨折并发桡神经损伤,股骨下 1/3 骨折并发腘动脉损伤等。

四、影像学检查

X线、CT、MRI等检查是骨折诊断的重要手段之一，其不仅能对骨折存在与否加以确认，而且还能显示骨折类型、移位方向、骨折端形状等局部变化。在X线检查时应注意以下几方面。

(1) X线片必须能清楚地显示出软组织和骨质的界线。X线透视比较方便、及时，且可以在应力下发现裂纹骨折，可以作为初筛，明确诊断还需要摄片。

(2) 对骨折或关节脱位患者或不易确诊的病例，均应摄受损部位正侧位片。必要时摄健侧进行对比。对特殊部位的骨折，如颈椎齿突骨折、髋臼后上缘骨折等还应酌摄开口位或其他特殊角度的照片。

(3) 拍摄四肢骨干，应至少包括上下一个关节；前臂及小腿骨折，往往两条骨的骨折线不在同一平面，最好拍骨的全长片，以免漏诊。

(4) 必须与临床检查相结合，以便做出正确诊断。有些骨折，如腕舟骨骨折、跖骨疲劳骨折、股骨颈无移位骨折等，当时X线片可能显示不出骨折线，2周后应再行X线摄片检查，由于断端骨质吸收，便可见到明显的裂纹。

(5) 儿童四肢靠近骨骺的损伤，有时不易确定有无骨折及移位，需拍摄健侧肢体相应部位的照片，以资对照。

(6) 在手法整复时，有时需要采用X线透视，以检查骨折复位情况。但必须严格实行防护措施，避免在射线下长时间的徒手整复，以防止引起放射性损伤。

第四节　骨折的并发症

机体遭受创伤，除发生骨折外，还可能引起全身或局部的并发症。并发症的存在可能影响骨折的处理和预后，有的并发症甚至可能威胁患者生命。因此，正确、妥善地处理并发症在骨折的治疗中是很重要的。

一、早期并发症

(一) 全身并发症

1. 休克　多为创伤直接造成和失血所致的休克及感染中毒性休克，应及时进行止痛、止血、输氧、输血、输液等抗休克治疗及对因处理。

2. 脂肪栓塞　尽管少见，却是骨折所特有的严重并发症，一般不易做出早期诊断，一旦发现往往难以挽救。脂肪栓塞发生的原因是由于骨折断端伴有静脉断裂，静脉壁的破裂处未能完全闭合，骨髓腔内的脂肪滴进入破裂静脉形成脂肪栓子。栓塞的发生时间通常在伤后数小时到数日，部位通常是发生在肺和脑，症状轻微者常被忽略，临床表现主要为昏迷、休克，甚至突发死亡。肺栓塞的急性症状类似急性肺水肿，脑栓塞能引起严重的脑部症状，体格检查时可发现患者胸壁和结膜下有出血点。为了避免发生脂肪栓塞，对于骨折患者应妥善进行固定、转送，争取早期治疗。

3. 挤压综合征　人体四肢或躯干等肌肉丰富的部位遭受重物(如石块、土方等)长时间的挤压,在挤压解除后出现身体一系列的病理生理改变,临床上主要表现为以肢体肿胀、肌红蛋白尿、高血钾为特点的急性肾功能衰竭。由于内伤气血、经络、脏腑,患者还可出现头目昏沉、食欲不振、面色无华、胸闷腹胀、大便秘结等症状,积瘀化热可表现发热、面赤、尿黄、舌红、苔黄腻、脉频数等,严重者心悸、气急,甚至发生面色苍白、四肢厥冷、汗出如油等脱证(休克)。如不及时处理,后果常较为严重,甚至导致患者死亡。

(二)局部并发症

1. 感染　多见于开放性骨折,特别是由外向内损伤的开放骨折,伤口污染严重,常有异物存留。若不及时、彻底清创,很容易发生感染,甚至出现骨髓炎、败血症等。

2. 血管损伤　暴力的挤压、撕裂、骨折端的刺戳都可能引起血管损伤。如肱骨髁上骨折引起的肱动脉损伤,股骨髁上骨折引起的腘动脉损伤,骨盆骨折引起的髂部大血管破裂或撕裂等。血管损伤不仅易导致肢体坏死,而且易造成失血性休克,甚至死亡。因此,一定要及时采取正确的处理措施。动脉损伤通常有下列 3 种情况:① 开放性骨折合并动脉破裂则鲜血从伤口喷射而出;② 由于骨折端刺伤血管壁,引起搏动性血肿或损伤性动脉瘤或动静脉瘘;③ 由于骨折端压迫或刺激,可发生血管痉挛,使血流不畅或引起缺血性肌挛缩与血栓形成。

3. 骨筋膜间室综合征　由于损伤后,间室内肌肉出血、肿胀,使间室内容物体积增加,但受限于骨筋膜的约束,不能向周围扩张,增加间室内淋巴、静脉回流的阻力,静脉压增高,使毛细血管内压力增高,渗出增加,造成间室内压力进一步升高,形成恶性循环,压迫肌肉、血管、神经,导致肌肉坏死、神经麻痹等一系列症状、体征。后期经过肌化形成瘢痕组织,逐渐挛缩成特有的缺血性肌挛缩畸形。多发生在小腿、前臂、手掌、中前足等具有多个筋膜间室的肢体部位,常见于肱骨髁上骨折、胫骨上端骨折、尺桡骨骨折。

(1) 临床症状:患肢深部出现广泛而剧烈的进行性灼痛,局部组织张力增高,轻轻触碰即会产生疼痛、被动牵拉痛,受累区域感觉过敏或迟钝;晚期因神经功能丧失而无疼痛。两点分辨觉消失和轻触觉异常出现较早,早期脉搏和毛细血管充盈一般正常,肌内压持续升高超过收缩压后可致无脉。但临床上,血压正常的患者肌内压很少能超过收缩压,因此即使发生骨筋膜室综合征也依然能触及脉搏。

(2) 诊断依据:结合外伤病史,若患者出现 5P 症时,尤其需要注意该病的可能,即疼痛(pain)或由疼痛转为无痛(painless)、皮肤苍白(pallor)、感觉异常(paresthesia)、麻痹(paralysis)和无脉(pulselessness)。并可通过测量组织内压来辅助诊断。

(3) 治疗:强调早期发现,早期治疗。一旦确诊,需要进行早期彻底切开,直达受损间室,使间室内迅速减压,毛细血管达到再灌注,从而改善局部血液循环,防止肌肉和神经出现坏死。切开后,切口保持开放状态,延迟闭合。后期可通过减张缝合或植皮闭合伤口,创面需要预防破伤风和气性坏疽的产生。同时运用抗生素预防感染,联合甘露醇、呋塞米、维生素 C 及地塞米松等药物治疗,高压氧也可作为一种辅助治疗方法。如出现肢体坏死,可考虑清除局部坏死组织,必要时行截肢术。

4. 神经损伤　骨折时,由于挤压、挫伤、牵拉、摩擦及外固定压迫,会造成附近的神经损伤。如肱骨干中下 1/3 骨折合并桡神经损伤;腓骨头骨折合并腓总神经损伤,引起其所支配的部分运动和感觉障碍。对上述闭合性骨折移位合并神经损伤者,须及时将骨折复位,以解除压迫和牵拉。这样,随着骨折愈合,神经可逐渐恢复。若不见恢复,可择期进行神经探查、松解、移位、切除吻合或神经移植术等。

5. 脏器损伤 由于暴力所致或骨折端刺戳,可并发脏器损伤。

(1) 肺损伤:开放性或闭合性肋骨骨折均可造成肺实质、胸膜或肋间血管破裂,由此可引起张力性气胸、血胸或血气胸。

(2) 肝、脾脏破裂:当两胁部受到外伤,在发生肋骨骨折的同时,也有可能并发肝、脾脏破裂,导致严重的内出血和休克。

(3) 膀胱、尿道、直肠损伤:骨盆骨折时,由于暴力挤压、折端尖刺伤,常常引起尿道撕裂,膀胱损伤,甚至伤及直肠、阴道等。

(4) 脑、脊髓损伤:颅骨骨折和脊柱骨折时,常常合并脑和脊髓损伤,造成脑挫裂伤或颅内血肿和脊髓受压或撕裂,从而危及生命或遗留截瘫。

二、晚期并发症

(一) 全身并发症

1. 坠积性肺炎 为长期卧床或用石膏固定老年患者的常见并发症。由于长期卧床,肺功能减弱,痰涎积聚,咳痰困难,易引起呼吸道感染,有的因之危及生命。为此,对长期卧床的患者,应鼓励其多做深呼吸及鼓励咳嗽排痰,并在不影响患肢固定的情况下加强患肢的功能活动,以便及早离床活动。

2. 褥疮 脊柱骨折合并截瘫者或其他骨折需要长期卧床时,可在骨骼突出部(如股骨大转子、骶骨、跟骨、踝部等处)发生褥疮。这是由于局部受压,组织因血液供给障碍,以致坏死,溃疡形成,经久不愈,有时还能发生感染,引起败血症。

3. 泌尿系感染和结石 脊柱骨折合并截瘫者,因长期留置导尿管,很容易引起上行感染,发生化脓性膀胱炎或肾盂肾炎。

(二) 局部并发症

1. 骨化性肌炎 由于损伤严重或复位手法粗暴,深部肌肉内的血肿和被撕裂剥离的骨膜下血肿,彼此沟通,渗入肌纤维之间。血肿机化后,通过骨膜化骨的诱导,逐渐变为软骨,游离的钙质进入机化后的肌肉中。一般在早期的 X 线片只显示出云雾状边界不清的骨化阴影,经过数个月,阴影逐渐清晰、缩小,边缘分明。

2. 关节僵硬 骨折后引起附近关节僵硬的因素,通常有以下 4 种。① 长时间的固定(石膏或夹板等),未能及时早期功能锻炼,致使关节囊挛缩。② 关节腔内积液,积血吸收不良,形成结缔组织粘连。③ 长期制动,肌肉发生废用性萎缩。④ 关节内有骨片、软骨片或骨折线进入关节。

3. 缺血性骨坏死 骨折后,骨折段的血液供给可因骨折而被切断,也可因血管的栓塞或血栓形成而失养,从而造成缺血性骨坏死。常见于股骨颈骨折晚期股骨头坏死及手舟骨骨折近侧端骨坏死等。

4. 骨生长畸形 多见于儿童或青少年骨折。骨骺损伤在发育过程中可出现生长阻滞或各种畸形,如肱骨髁上骨折的肘内翻畸形。

三、临床思辨

骨折等损伤诊断的正确与否,与正确的临床思辨密切相关,临床工作是一个不断发现问题和分析、解决问题的过程。临床思辨是临床实践工作的灵魂，就是从患者的描述中提炼，从详细的体格检查中分析，从众多的结果中思考，从既往的理论中得到答案的过程。

在对不同患者诊查过程中，往往临床症状与体征有相似之处，医师容易出现思维惯性，也就是会借鉴其他相同患者的诊断依据对另一个患者进行诊断性排除，而不是排除性诊断。这样就容易出现误诊或漏诊。随着各种辅助检查方法、技术的提高及普及和诊疗仪器的完善，医师的诊断更应该避免越来越依赖影像学检查而忽视或忽略体格检查，避免仅仅重视影像学资料的分析，而忽略体格检查阳性指征的发现，忽视对患者全身病情的仔细观察与判断。

临床思辨活动中强调实践第一的原则及坚持客观原则。在诊疗工作中，病史的采集是至关重要的，对于创伤患者，受伤史中的暴力大小、暴力方向、暴力作用点，局部皮肤损伤的情况，是否有昏迷、呕吐、呼吸障碍、胸腹疼痛、大小便异常等必须通过认真仔细的询问才能获得。不能仅仅考虑骨折、脱位的诊断，同时还要充分认识到软组织损伤的存在，充分认识到复合伤及合并伤的存在，认识到神经、血管损伤的可能，认识到新鲜损伤与陈旧骨折、脱位同时存在的可能，这样才能准确做出判断，及时有效地实施治疗。

第五节　骨折的愈合过程

骨折的愈合是一个“瘀去、新生、骨合”的过程。骨折的愈合分两种类型：通过内塑形的一期或直接愈合；通过骨痂形成的二期或间接愈合。

直接愈合仅发生在绝对稳定固定时，它是骨单位重建的生物过程。间接愈合发生于相对稳定固定时，其与胚胎学中骨的发生非常相似，同时包括膜内成骨和软骨成骨，在骨干骨折时，其特点是骨痂形成。

骨折的愈合过程一般分为炎性期、修复期和塑形期三个阶段(图2-3)。但是，这些分期并不是截然分开的，在炎性期就开始了修复过程，在修复时也存在着塑形的过程。分期只是将整个愈合过程的组织学特征做了集中的反映。

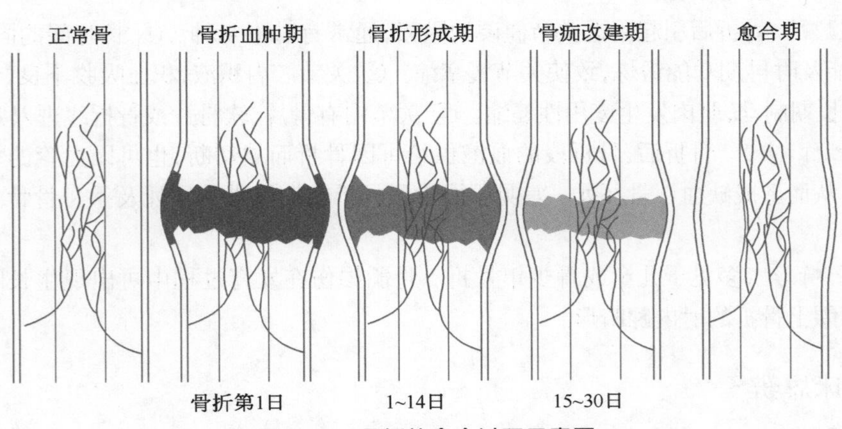

图2-3　骨折的愈合过程示意图

一、炎症期

骨折后，骨本身受到损伤，周围的骨膜、肌肉也被撕裂，很多跨过骨折线的血管也随之断裂，局部出血聚集在髓腔、骨折断端间和被掀开的骨膜下，经过 4～5 h 后，出血开始凝结。由于骨折端的血运被阻断，部分骨细胞坏死，断端出现一个骨坏死区，因此在骨折的早期阶段，断端间不能直接愈合，而是由活骨附着部的组织增殖形成桥梁与坏死处连接。断端间的坏死组织很快引起一个急性的炎症反应，首先是广泛的血管扩张和血液渗出，导致骨折局部急性肿胀，急性炎症细胞、多形核白细胞和巨噬细胞向骨折处迁移。急性炎症反应期约为 1 周。

二、修复期

修复期的第一阶段是血肿机化期，一般需要 2～3 周。血肿在骨折的固定方面可能起不到很大的力学作用，但它可以作为一个纤维支架使修复细胞在其基础上完成任务。参与骨折愈合的细胞是间充质干细胞，它在修复过程中可能形成胶原、软骨或骨，这取决于它们的显微内环境及局部应力状态。事实上，伤后 24 h 内，断端骨外膜就开始增生肥厚，骨外膜内层(生发层)细胞增多，产生骨样组织，并形成新生骨，即膜内化骨。新生骨紧贴在骨皮质表面，越靠近骨折线越多，呈斜坡式，称外骨痂。在外骨痂形成的同时，髓腔内的骨内膜也以同样方式产生新骨，称内骨痂。这些细胞是通过周围血管侵入的肉芽组织进入血肿内的。早期为纤维骨痂，由纤维组织、软骨及不成熟的纤维软骨构成。纤维骨痂很快包绕骨折端，使骨折端逐渐变得稳定。这一过程又称“早期骨痂反应”。在有利的条件下，骨痂可继续形成，进入第二阶段，即“外部桥梁骨痂”阶段。而在不利的条件下，这种反应在数周内即可消退。

在第二阶段，骨折局部的应力状态及环境因素的诱导机制都对桥梁骨痂的形成有重要影响。血肿机化后，外周的成骨细胞或成软骨细胞迅速涌入骨折端间隙，占据原血肿的部位，并形成桥梁骨痂。桥梁骨痂与内外骨痂和断端的坏死骨相连接，在骨折处就产生了一个呈梯度的物质变化，在骨折中心含有血肿，血肿周围是松软的纤维软骨，软骨岛的外周是塑形较好的软骨。在软骨的外层是新生骨。这样，在骨折处就连续产生了一个在横断面的层次结构：力学性能最差的位于中心，力学性能最好、塑形能力最好的位于外周。

当内外骨痂和桥梁骨痂完全融合，其强度足以抵抗肌肉收缩和重力时，骨折已达临床愈合，一般需 4～8 周。

三、塑形期

骨折后的塑形阶段是一个相当长的时期，骨折临床愈合后，骨痂继续增多，密度不断加大，最后髓腔被骨痂充满，骨折已达到骨性愈合，并且按照“结构与其力学需要相适应”的定律，开始塑形改建。塑形期的基本过程是成骨细胞和破骨细胞的协调活动。破骨细胞在骨基质上穿一个管，随后有一条血管长入管腔，与成骨细胞形成一个新的哈佛系统，网状骨就为真正的皮质骨所取代。根据功能的需要，不必要的骨被移去，在沿肢体力线的方向形成新的骨结构。

目前认为，控制、调节这一细胞活动过程是依靠局部的电活动。与所有的压电晶体一样，当一个骨承受应力时，产生压电效应，在其受拉的一侧(凸侧)产生正电荷，局部伴有破骨活动；在其受压的一侧(凹侧)产生负电荷，局部伴有成骨活动。这一生物物理原则对于骨结构的影响是相当复杂的，可能是骨内晶体结构承受应力所产生的电流对细胞活动产生了直接的影响。

骨折的愈合过程还受骨坏死程度的影响，如果坏死广泛，愈合过程将延长。坚强内固定有其优点，可允许患者早期进行功能活动，但是这种固定使骨折最快的愈合方式——外骨痂的连接受到了限制。理想的骨折固定方法应该使骨折固定得安全、舒适，不影响外骨痂的形成。如果把固定的坚强性和安全性统一起来，就可能实现这种理想的固定。

松质骨与皮质骨的间接愈合不同，松质骨的愈合不出现大量的骨痂，炎症期过后，膜内化骨作用成为骨形成的主导，这是由于松质骨血供丰富，且骨骺端的固定通常为坚强固定。

四、骨折的临床愈合标准和骨性愈合标准

掌握骨折临床愈合和骨性愈合的标准，有利于确定固定的时间、练功计划和辨证用药。

1. 骨折的临床愈合标准　① 局部无压痛，无纵向叩击痛。② 局部无异常活动。③ X线片显示骨折线模糊，有连续性骨痂通过骨折线。④ 功能测定。在解除外固定情况下，上肢能平举1 kg重物达1 min，下肢能连续徒步行走3 min，并不少于30步。⑤ 连续观察2周骨折处不变形，则观察的第1日即为临床愈合日期。

以上2、4两项的测定必须慎重，以不发生变形或再骨折为原则。

2. 骨折的骨性愈合标准　① 具备临床愈合标准的条件。② X线片显示连续骨小梁通过骨折线。

第六节　影响骨折愈合的因素

骨折的愈合是由相关细胞来完成的，几乎所有的内源性和外源性因素都可影响到细胞的代谢，促进或延迟骨折的愈合。

一、局部因素

1. 损伤程度　有大块骨块缺损的骨折或软组织损伤严重，断端形成巨大血肿者，骨折的愈合速度就较慢。骨痂的形成主要来自外骨膜和内骨膜，故骨膜的完整性对骨折的愈合有较大影响。骨膜损伤严重者，骨折的愈合也较困难。

2. 骨折的类型　骨折累及的是皮质骨还是松质骨，其愈合的速度有着明显的差别。松质骨愈合较快，这可能是由于其接触面大，血运好，血管容易长入。皮质骨的愈合过程复杂，受外部影响因素多，如果整复质量高，对位好，固定合理，可通过板样的外骨痂愈合；如果整复差，对位不良，固定不合理，则断端常出现絮状骨痂，且愈合时间长。

3. 固定情况　固定在骨折愈合过程中所起重要作用不容忽视，任何不适当的内、外固定，都可延迟愈合或不愈合。反复手法整复，加重折端周围软组织损伤，使尖锐的骨端变钝，均可使骨折端接触的不良因素加重；这些都能干扰骨折愈合的第一阶段，使骨折周围的再生毛细血管易被撕裂，外骨痂失去其早期稳定作用。整个愈合过程的固定都有不稳定因素存在，即容易造成骨折不愈合，形成假关节。

4. 骨折端的接触　由于整复不良或固定不当，使骨折端仍有成角、移位、分离，这些都易造成

骨折不愈合或迟缓愈合，当折端内嵌入有软组织时，亦同样存在此问题，导致迟缓愈合或不愈合。

5. *特殊暴力*　当骨折由特殊暴力，如高压电或枪弹所致时，由于折端内被高温或(和)大电流所伤，软组织坏死严重，修复能力较低，易造成骨折不愈合或迟缓愈合。

6. *不恰当的活动*　不合理的早期活动，特别是不利于骨折愈合的活动，如前臂双骨折的旋转前臂、肱骨干骨折的前臂左右摇摆、桡骨下端骨折的背伸、桡偏活动，这些都不利于骨折愈合，易使刚形成的纤维骨痂或菲薄的骨性骨痂撕断而造成骨折不愈合或迟缓愈合。

7. *断端血供不足*　组织的再生需要足够的血液供给，骨折后血供良好的松质骨部的骨折愈合较快，而血供不良部位的骨折则愈合速度缓慢，甚至发生迟缓愈合、不愈合或缺血性骨坏死。例如，胫骨干的下 1/3 血供主要依靠由上 1/3 进入髓腔的滋养动脉，故下 1/3 部骨折后，远端血供差，愈合时间长。股骨头的血供主要来自关节囊和圆韧带的血管，故股骨颈骨折头下型，血供破坏明显，股骨头缺血性坏死的发生率较高。手舟骨的营养血管由掌侧结节处和背侧中央部进入，手舟骨腰部骨折后，因近段的血供较差，愈合往往较迟，甚至不愈合。如果有数段骨折的话，愈合速度也较慢。

8. *感染*　感染对骨折愈合的影响主要是在处理开放伤口并有骨折时，忽视了对骨折的固定，而使骨折迟缓愈合或因金属内固定物的存在而影响愈合过程。

9. *病理因素*　骨病和肿瘤造成的病理骨折在处理好局部病灶的前提下，骨折是可以愈合的。但恶性肿瘤患者的预后往往不良。

10. *关节内骨折*　发生关节内骨折时，关节滑液中含有纤维蛋白溶酶，它可使骨折早期的血凝块溶解，延迟骨折的第一期修复过程。与缺血性坏死的骨折一样，骨折虽能够愈合，但比关节外骨折所遇到的困难要大得多。

二、全身因素

1. *年龄*　骨折愈合速度与年龄关系密切。青少年的骨折愈合快，塑形能力强。老年人骨质疏松，代谢水平低，骨折愈合慢，且容易发生再骨折。

2. *健康情况*　身体总是动员一切力量促进骨折愈合的。身体强壮，气血旺盛，对骨折愈合有利；反之，慢性消耗性疾病，气血虚弱，如糖尿病、重度营养不良、钙代谢障碍、骨软化症、恶性肿瘤或骨折后有严重并发症者，则骨折愈合迟缓。

3. *激素及药物等的影响*　临床和实验研究均证实，激素可以影响骨折愈合的速度，影响多能间质细胞向成骨细胞的分化，抑制骨基质的连接。实验证明，生长激素可以促使骨折愈合。甲状腺素、降钙素、胰岛素、维生素 A、维生素 D、同化激素在实验条件下都有促进骨折愈合的作用。

4. *运动和骨折的局部应力状态*　有神经损伤的肢体骨折愈合慢，这可能与骨折端的应力刺激减少有关。合理的功能锻炼可以加快骨折愈合的速度。

第七节　骨折的治疗原则

整复、固定、功能锻炼和内外用药是治疗骨折的四个基本步骤。在治疗骨折时，必须在继承中医学丰富的传统理论和经验的基础上,结合现代自然科学(如生物力学和放射学等)的知识,贯彻固定与活动统一(动静结合)、骨与软组织并重(筋骨并重)、局部与整体兼顾(内外兼治)、医疗措施与患者的主观能动性密切配合(医患合作)的治疗原则,辩证地处理好骨折治疗中的复位、固定、功能锻炼、内外用药的关系。尽可能做到骨折复位而不增加局部损伤,固定骨折而不妨碍肢体活动,从而促进全身气血循行,增强机体的新陈代谢,使骨折的愈合与功能恢复齐头并进,获得使患者痛苦少、骨折愈合快的效果。

一、早期的正确复位

肢体以关节为枢纽,以骨骼为支架,通过肌肉的收缩活动而进行运动。当肢体受到强大暴力或因肌肉强烈收缩而造成骨折后,骨折端因受外力作用和肌肉牵拉而发生移位,肢体亦失去骨骼的支架作用而不能正常活动。因此,在治疗骨折时,首先要进行复位,把移位的骨折端重新对位,以恢复骨骼的支架作用。骨折对位越好,支架越稳固,肢体功能就越能顺利地恢复。

绝大多数骨折,正确地运用手法整复,能够达到解剖或接近解剖位置的满意对位。这既减轻了患者的痛苦,又为骨折的迅速愈合和肢体功能的顺利恢复提供了有利的条件。在手法整复时,要做到稳、准、轻、巧、活,以免骨膜继续撕裂,局部血运受到破坏,给骨折愈合过程带来不利影响。

临床经验证明,凡是经过多次复位的病例,因骨折端受挫变钝及周围软组织受损严重,骨折在固定中容易再移位,骨折愈合日期相对延长。反之,能一次就顺利复位的病例,骨折愈合往往较快。

二、可靠的固定

施加于身体外部的固定物称外固定物,施加于身体内部的固定物称内固定物。其有多种类型,各有其优缺点和不同的适用范围。

西医学认为,骨折必须固定上下关节,即只要肢体一处骨折,必须把整个肢体固定起来。这种长期广泛的外固定方法,表面上看来稳定可靠,实际上却难以达到预期的固定效果。石膏固然可以塑形,但当石膏硬结后,就形成一个坚硬的外壳,它与肢体之间会有一定空隙。在早期肿胀消退或晚期肌肉萎缩以后,两者之间的空隙就更明显。肢体是有生命力的活动机体,无论采用哪种外固定,都不能使肢体一点不动。石膏固定后,当肌肉收缩活动时,外固定不能随着肢体一起收缩活动,骨折部的上下关节也被固定,更增加了骨折部的剪力,骨折往往容易在石膏固定内变位。这样,不但会造成骨折畸形愈合,还能引起一系列的并发症。

中医治疗从整体功能出发,在骨折整复固定后,强调功能活动。用夹板固定骨折局部,骨干骨折部的上下关节仍能活动。所用的外固定用具(木板、竹片、压垫等)质轻而具有一定的弹性,借着药膏的柔韧黏着力和布带约束力的作用,可使外固定和骨折部的肢体紧密地贴合在一起。肢体活动时,外固定亦随着肢体一起活动,骨折远段肢体重力对骨折部所产生的剪力,大部分被骨折部的上下关节所吸收。同时,扎带捆扎时的压力、肌肉收缩活动所产生的内在动力和骨折部所放置的压垫压力,还可通过木板的杠杆作用,作用到骨折断端,维持骨折在整复后的位置不变。对一些原来复位并不理想、遗留有轻度成角和侧方移位的骨折,还可以逐渐纠正。同时,沿着骨干纵轴而进行的肌肉收缩活动在骨折两端间产生一种生理性对向挤压力量,使骨折端持续接触,紧密嵌插,为骨痂“会师”创造有利条件。因此,从肢体功能出发,只固定骨折部的夹板局部外固定方法是一个比较理想的方法,只要适应证选择恰当,外固定材料应用合理,骨折端在固定过程中较少发生再移位。但是夹板固定前期要密切观察,随时根据情况调整。

（一）夹板

夹板是我国应用最广的骨折外固定物，是用厚 3～5 mm 的经蒸煮的柳木板或松木板或杉树皮等制成，适合于不同肢体部位。使用时先用衬垫包扎于肢体上，加用适当的固定垫(压垫)，做骨折外固定。一般夹板的长度不超过该段肢体的上下关节，少数部位需用超关节夹板固定。夹板外固定的优点是取材方便，简便易行，一般不需固定上下关节，便于早期功能锻炼。同时可利用功能锻炼时肌肉的收缩力，使肢体直径增大、夹板和固定垫与肢体间的压力增大，产生固定力和一定程度的侧方挤压力，对骨折进行有效的固定，并有一定程度的逐渐矫正侧方移位的作用。

1. 夹板固定的作用机制　夹板局部外固定是从肢体的生理功能出发，根据肢体运动学的原理，通过布带对夹板的约束力，压垫对骨折断端防止或矫正成角畸形和侧方移位的效应力，充分利用肢体肌肉收缩活动时所产生的内在动力，使肢体内部动力因骨折所致的不平衡重新恢复到平衡。其固定的原则是：① 应用力量相等而方向相反的外固定力抵消骨折端的移位倾向力；② 以外固定“装置”的杠杆来对应于肢体的内部杠杆；③ 通过外固定装置和患者的自觉活动与努力，可以把肌肉收缩活动由使骨折移位的消极因素转变为维持固定、矫正残余畸形的积极因素。

2. 夹板固定的适应证和禁忌证

(1) 适应证：① 四肢闭合性骨折(包括关节内及近关节内经手法整复成功者)；② 股骨干骨折因肌肉发达收缩力大，须配合持续牵引；③ 四肢开放性骨折，创面小或经处理闭合伤口者；④ 陈旧性四肢骨折运用手法整复者。

(2) 禁忌证：① 较严重的开放骨折；② 难以整复的关节内骨折；③ 难以固定的骨折，如髌骨、股骨颈、骨盆骨折等；④ 肿胀严重伴有水疱者；⑤ 伤肢远端脉搏微弱，末梢血液循环较差，或伴有动脉、静脉损伤者。

3. 夹板固定的形式　目前最常用的局部外固定形式有以下 7 种。

(1) 夹板局部外固定：适用于一般骨干骨折，如肱骨干骨折，桡、尺骨干骨折，桡骨远端骨折，胫腓骨中段骨折等。

(2) 超关节夹板固定：适用于关节面完整的关节内骨折或接近关节的干骺端骨折，如肱骨外髁颈骨折、肱骨髁上骨折、股骨转子间骨折、股骨髁上骨折、胫骨上端骨折、踝部骨折等。

(3) 夹板局部外固定或超关节夹板固定结合骨牵引：夹板局部外固定适用于骨折部软组织多，肌拉力强的股骨干骨折，不稳定(斜形、螺旋、粉碎)的胫腓骨干骨折；超关节夹板固定结合骨牵引，适用于关节面已遭受破坏的关节内骨折，如肱骨髁间骨折、踝部粉碎骨折。

(4) 活动夹板弹性抱膝带或抱膝圈固定：适用于髌骨骨折。

(5) 木板分骨垫固定：适用于掌、跖骨干骨折。

(6) 小竹片或小木板或铝板固定：适用于指、趾骨骨折。

(7) 弹力带骨盆兜固定：适用于骨盆骨折。

4. 夹板的材料与制作要求　夹板是局部外固定的主要用具，应具备可塑性强、一定的韧性、弹性好 3 种性能。夹板材料根据临床应用及力学测定而选用，在华北、西北以柳木为宜，东北亦可用椴木，南方可用杉树皮，选择顺直少节的木材，锯成长宽适宜木料，先用水煮，阴干后，按照各部位骨折所用夹板的规格要求，用切板机或用锯切成夹板坯子，四角边缘用刨子刨光打圆。需要塑形者，再将坯子用热水浸湿，用压板机或用酒精灯烘烤煨曲成所需形状，内粘毡垫，外套外套，配合成套，包捆备用。

5. 固定垫与扎带　固定垫选用质地柔韧的毛头纸折叠而成，能维持一定形状，又有一定的支持力,能吸水,可散热,对皮肤又无刺激作用,有时也可以用棉垫或纱布垫代替,常用者有以下 9 种形状。① 平垫:适用于肢体平坦的部位,多用于骨干部。② 塔形垫:适用于关节凹陷处,如肘、踝关节。③ 梯形垫:适用于肢体斜坡处,如肘后部、踝部。④ 高低垫:适用于锁骨或复位后固定不稳的桡、尺骨骨折。⑤ 抱骨垫:呈半月状,用于髌骨骨折。现用绒毡剪成,比纸垫柔软。⑥ 葫芦垫:适用于桡骨头脱位。⑦ 横垫:用于桡骨下端骨折。⑧ 合骨垫:用于下桡尺关节分离。⑨ 分骨垫:用于前臂桡尺骨骨折,掌、跖骨骨折。一般在固定垫内放一金属窗纱,分骨垫中心穿一根铅丝,以便在 X 线透视或摄片时识别固定垫位置是否正确。

扎带宽 1.5~2 cm,用双层白布或 4~6 层绷带缝成,大腿用宽厚扎带,上肢用窄薄扎带。

6. 夹板外固定的应用

(1) 小夹板及纸垫的选用:对每个骨折的外固定用具,应根据骨折部位、类型,按照患者肢体的长短、粗细,选用适合的夹板及纸垫,一定要大小适度、形状合宜。如遇特殊情况,备制的夹板、纸垫不合适时,可临时改制,不要勉强凑合。

(2) 固定步骤:

1) 外敷药:骨折复位后,在骨折部敷好消肿药或用消肿药浸出液湿透纱块。敷药的范围要大一些,尤其是在关节附近的骨折,一般要包括关节远端部分肢体在内。外敷药要摊平,不要薄厚不均。如皮肤有擦伤,或已形成水疱,应在消毒后放空水疱,涂地榆膏。

2) 放置纸垫:将选好的纸垫准确地放在肢体的适当部位,用粘膏两条固定在绷带外面。

3) 安放夹板:按照各部骨折的具体要求,依次安放选好的夹板。

4) 捆绑布带:医者用四条布带捆绑夹板。先捆中间两道,近侧端一道留在最后。然后再调整中间两道捆绑布带。捆绑时,两手先将布带双折对齐,平均用力缠绑 2 周,在肢体外侧面的木板上打外科双结。切忌一手用力从一头紧抽。最后检查布带的松紧度,是否能不费力地在夹板上面上下移动 1 cm。

5) 如需要附长板加固者,可置于小夹板的外层,以绷带包缠。

最后经 X 线检查,认为复位满意、固定物位置适宜后,可将夹板固定的注意事项向患者及家属交待清楚。

7. 夹板固定后的注意事项和护理

(1) 搬运患者时,要注意防止因肢体重力而致骨折重新移位。

(2) 抬高患肢,以利肿胀消退。

(3) 密切观察伤肢的血运情况,特别是固定后 3~4 日更应注意观察肢端皮肤颜色、温度、感觉及肿胀程度。如发现肢端肿胀、疼痛、温度下降、颜色变紫、麻木、伸屈活动障碍并伴剧烈疼痛者,应及时复诊。切勿误认为是骨折引起的疼痛,否则有发生压疮、缺血性坏死等的可能。

(4) 注意经常检查扎带的松紧度,一般在复位 3 日内,因复位的继发损伤、部分浅静脉受阻、局部损伤性反应,患肢功能活动未完全恢复,夹板内压力有上升趋势,应每日将布带放松一点,保持 1 cm 左右的上下移动度,以后夹板内压力日渐下降,布带会变松,应每日捆紧一点;2 周后肿胀消退,夹板内压力即趋向平稳。

(5) 定期到医院进行 X 线检查,了解骨折是否发生再移位。尤其是不稳定的骨折,最初 1 周,在有条件时可透视两次或拍 X 线片复查。如骨折有变位或固定垫及夹板有移位,应及时调整。

(6) 2 周后 X 线检查位置良好,骨折部已有纤维粘连而不致变位者,可在助手牵引下去除药膏,重新固定。以后每周门诊复查 1 次,直至骨折临床愈合,骨折达到临床愈合标准即可解除外固定。

(7) 及时指导患者进行合理的功能锻炼,医患合作,方能取得良好的治疗效果。

(二) 石膏绷带

石膏绷带外固定是另一种固定方法,至今仍广泛应用,它可根据身体不同部位进行塑形固定。石膏干固后较牢固,又因具有微孔可以透气,对皮肤没有或较少不良刺激,适合于手术后固定和各种骨折的固定。石膏固定是通过固定骨折部的上下关节,由整个肢体表面均匀加压,把肢体固定在一定位置,控制肌肉的收缩活动,以达到对骨折端进行固定的目的。其缺点是固定范围需包括骨折处的上下关节,不利于功能锻炼,且干固后,当肢体肿胀消除时,肢体表面与石膏之间常留有空隙。

1. 用法　使用时将石膏卷或石膏片平放在40℃左右的温水桶内,根据桶的大小每次可放1～3个。待气泡出净后,以手握其两端,横向挤去多余的水分,即可使用。为了保护骨突出部的皮肤和其他软组织不被压伤,在坚硬的石膏壳里面需放些衬垫,常用的衬垫有衬里(毡子、棉花、棉纸等)。

2. 石膏固定的注意事项

(1) 纱布垫和粘膏条尽可能都要纵行放置,禁用环行绷带包扎及贴环形粘膏条,以免肢体血运受阻,发生血液循环障碍。

(2) 肢体或关节必须固定在功能位或所需要的特殊位置。

(3) 在石膏未干时,扶持肢体时要尽量用手掌,忌用手指,否则会形成压迹凹陷。

(4) 包扎石膏绷带不宜过紧,也不要过松,过紧可造成压迫性皮肤溃疡及缺血性肌挛缩、神经麻痹或肢体坏死;过松则起不到应有的固定作用。

(5) 四肢石膏固定应将指趾远端露出,以便观察指趾血运、知觉和活动能力。

(6) 石膏固定完毕后,可采用彩色铅笔在石膏管型上注明上石膏和去石膏日期,以及其他注意事项。有伤口的应将伤口位置标明,或将开窗位置划好,同时可将骨折部位画在石膏管上。

3. 石膏的开窗、切开和拆除　切割石膏常用的工具有长柄石膏剪、短柄石膏剪、石膏刀、石膏锯、撑开器、电锯等。

为了解决局部压迫或进行换药,可在石膏管上开窗,根据压迫部位或伤口位置把开窗范围准确地划在石膏上,再用石膏刀、锯或电锯沿划线切割,到达衬垫时即停止,注意勿伤及皮肤。管型石膏的切开一般都是纵行切开,可在其背面、掌面或两侧进行。

4. 石膏固定的方法

(1) 前臂石膏托:固定范围从前臂上1/3至掌横纹,手指需要固定的须将石膏抚向远端延长。固定位置是将石膏托放在掌侧,前臂要旋前或呈中立位,腕关节30°背伸位,拇指对掌位,掌指关节功能位。操作时先测量由前臂上1/3到掌横纹的长度,然后做成8～10层的石膏片,上面敷以石膏棉纸,再用绷带固定。

(2) 长臂石膏托:固定范围从腋下至掌横纹。位置在肘关节屈曲90°,腕关节背伸30°,前臂中立或旋后位。石膏托可放在伸侧或屈侧。

(3) 短腿石膏托:固定范围从小腿上1/3至超过足尖1～2 cm,一般放在小腿的后方。踝关节90°,足中立位,趾伸直位。按长度制成厚10～14层的石膏片。

(4) 长腿石膏托:固定范围从大腿上1/3到超过足尖1～2 cm,一般均放在下肢的后方。托的厚度为14～16层的石膏片。另外,只上过石膏托的肢体,还可以分别上管型石膏,如前臂管型石膏、长臂管型石膏、短管型石膏及长腿管型石膏。固定范围及肢体位置与石膏托相同,但注意下肢管型石膏固定时，足背部不应超出跖趾关节，膝关节应在约165°微屈位。

5. *石膏固定后的注意事项和护理*

(1) 抬高已上好石膏的肢体，以减少或避免肢体肿胀。

(2) 注意患肢血运，经常观察指趾皮肤的颜色和温度，并与健侧比较。如发现指趾部发绀、苍白、温度降低，则应将石膏立即剪开进行处理。

(3) 经常检查指趾的运动能力及皮肤知觉，以免神经受压或血运障碍。

(4) 注意局部压迫症状，即局部持续性疼痛，如时间过久则可引起皮肤坏死和溃疡。发现后应及时开窗减压或更换石膏。

（三）牵引技术

牵引是应用力学的作用力与反作用力的原理，对抗软组织的紧张和回缩，使骨折或脱位得以整复，预防和矫正畸形。牵引多施用于肢体或脊柱，分滑动牵引、固定牵引等。

1. *滑动牵引*　有滑动皮肤牵引及骨牵引及骨盆兜、头部牵引等，现多于夹板局部外固定的早期使用。

(1) 皮肤牵引：适用于10岁以下的儿童及老年人肌肉力量较弱，骨折无移位或移位较轻者。

(2) 骨牵引：用不锈钢针穿过骨体，通过牵引弓、绳子及滑车进行牵引。适用于一切有移位的成人骨折。

1) 骨牵引部位：最常用的上肢为尺骨鹰嘴突，下肢为股骨髁上、胫骨结节及跟骨结节。

2) 骨牵引用具：① 局部麻醉和手术切开用具；② 穿针用具，如手摇钻、钉锤；③ 牵引针和牵引弓，骨圆针和细钢针。前者多用于下肢，后者用于上肢，如掌骨、鹰嘴突、股骨下端或胫骨上端。牵引时，应用特制的牵引弓将针的两端拉紧，增加其紧张力，以承担牵引的重量。骨圆针适用于骨质疏松的部位如跟骨，细钢针适用于骨质较致密的部位如尺骨鹰嘴处。

3) 穿针部位：多在肢体骨骼的一端骨质坚强部位进针施行牵引，穿针部位应防止针进入关节腔，注意切勿损伤血管、神经，对于小儿勿损伤骨骺。① 尺骨鹰嘴牵引：是由内向外进针，应防止进针时损伤尺神经。在鹰嘴尖端向远侧一个半横指，与距尺骨嵴1 cm画线交点处。② 股骨下端牵引：是由内向外进针，应防止进针时损伤股动脉。在髌骨上缘2 cm处或内收肌结节上二横指处。③ 胫骨结节牵引：是由外向内进针，应防止进针时损伤腓总神经。在胫骨结节向后一横指处。④ 跟骨牵引：是由内向外穿针，应防止进针时损伤胫后动脉。在内踝顶点下2 cm，再向后2 cm垂直线的顶点处，或内踝顶点下3 cm垂直线顶点处。

4) 操作方法：常规备皮，剃去毛发，用0.5%碘伏消毒皮肤，铺消毒巾单，定好点后，施行1%利多卡因局部浸润麻醉，针尖深达骨膜进行麻醉，麻醉毕，用手向上拉紧皮肤，以刀尖或牵引针穿破皮肤，将装在手摇钻上的牵引针穿入深达骨膜，此时医者瞄准牵引针的方向，使牵引针与骨干长轴垂直，与关节面平行，或按要求与关节面成一定角度穿针，徐徐旋转手钻摇把，使针逐渐穿过骨皮质，当达对侧骨皮质时将皮肤向上拉紧，注射局麻深达骨膜，继续向外穿针，以手指压于皮肤而使之穿破皮肤，然后用纱布保护两侧钢针处伤口，用粘膏条固定。最后用牵引弓固定钢针两端，旋转牵引弓两侧的螺丝使钢针拉紧，再用带橡皮塞的小瓶插于两针端，以防刺伤肢体及割破衣被。置患肢于牵引架上，按骨折的类型、体重放置适当的牵引重量。

5) 注意事项：① 注意检查牵引弓的螺丝钮应当拧紧，以免滑脱；② 调整床位高低，注意牵引的力线，调整好牵引方向和角度；③ 根据骨折类型及整复方法而选择牵引方法，把患肢放在合适的体位;④ 密切观察患者全身情况,加强护理,防止褥疮发生。

2. 固定牵引　对于一些不稳定性胫腓骨骨折,可在对抗牵引下,手法整复骨折。按照两针距离在内外侧夹板的相应部位钻孔。固定时将钢针套入夹板,并用螺丝将钢针固定在夹板外面,防止钢针弯曲,避免骨折再移位。4～6 周后骨折部已稳定,拔去钢针.继续夹板固定,直至骨折愈合。

3. 其他牵引

(1) 颌枕带牵引:适用于颈椎骨折与脱位移位不大、颈椎病或痉挛性斜颈等,如要更大力量牵引者,则以骨牵引为宜。

(2) 骨盆悬吊牵引:适用于对位比较良好的耻骨骨折、髂骨翼骨折块向外移位、耻骨联合处分离、严重的骶髂关节分离等。

4. 托板和支架　当要做牵引、固定时,或手术、复位后,为了把肢体固定在一定位置上,常使用一些用金属、木材、竹料或皮革等做成各种形状的托板和支架,如铁丝托板、木托板、牵引架、宽腰带、钢背心、皮背心和弹力骨盆兜等,以供在不同情况下使用。

(四) 内固定

应根据骨折的类型选用钢丝、克氏针、普通钢板螺钉、锁定钢板螺钉、髓内钉、椎弓根螺钉等。

切开整复内固定应严格掌握其指征:① 有利于骨折愈合,如股骨颈骨折的闭合复位加压螺钉内固定。② 有助于简化治疗,如同一肢体多发骨折、脱位内固定治疗,既消除了各个损伤在治疗上的相互干扰,又便于护理。③ 便于合并血管、神经损伤的修复。在手术当时,先固定骨折,使其恢复稳定,以利血管或神经的修复,并可使其在术后不致因骨折移位造成再度的损伤。④ 有利于减少后遗症发生的机会,如关节内骨折,通过手术解剖复位并固定后,尽早进行功能锻炼,晚期发生创伤性关节炎的机会将大为减少。⑤ 有助于少数不适于长期卧床的患者早期离床活动。⑥ 经闭合复位不能取得功能复位者。

上述各类情况并非绝对的,也不只限于此,关键在于具体情况具体分析,充分权衡手术的得失再行决定。

三、练功活动

整复和固定为骨折愈合创造了有利条件,骨折能否迅速愈合,其中关键之一在于及时恰当的练功活动。

1. 练功活动对骨生理及骨折愈合的影响　骨组织由骨细胞和骨基质,包括胶原纤维和钙盐所组成。在正常生理条件下,血浆的总钙量平均每分钟和体液钙及骨钙交换一次。当全身及局部的功能活动因疾病或其他原因受到抑制时,骨钙与体液钙及血浆钙间的交换即发生负平衡。久之,则导致全身性或局部性骨质疏松。因为骨小梁中结合的钙不能单独释出,必须在骨质破坏时,骨钙才能释放出来。因此,骨质疏松意味着一部分骨小梁的“总崩溃”,而不是单纯脱钙。静止及缺乏功能活动是造成骨质疏松和骨组织修复能力失常的一个重要因素,而练功活动是提高骨折组织修复能力的最有效措施。

2. 练功活动对肢体血运的影响　骨折整复固定后,及时地进行肢体的练功活动,可以发挥肌肉对血液循环的“水泵”样作用(肌肉泵)。肌肉收缩时,组织间压力增高,推动静脉回流;舒张时压力减低,更多的动脉血通过毛细血管床流向静脉,促进了肢体软组织和骨内的血液循环,血液量显著增加。肌肉活动时所产生的代谢产物如乳酸等,能使局部血管扩张,肌肉内备用血管开放,保证更多的血流通过。多年来,血管的成骨作用受到人们的极大重视,血液循环时不仅回收了骨折局部的代谢产物,而且带来了成骨所必需的氧及其他物质。在充足的氧供应下,骨折局部的间叶细胞的数量增多,骨基质的形成和钙化亦得到保证,新骨即能迅速形成。

3. 练功活动对关节的影响　关节内滑膜在其抵止部反折形成皱褶,容易彼此粘着。而关节活动时,由于滑液的不断循环,可以防止粘连。关节囊挛缩是造成关节僵硬的主要原因;关节附近的血肿机化,在各层组织之间形成瘢痕组织,也能影响关节活动。只要关节在治疗中能正常活动,关节囊就不易挛缩,在关节活动中形成的瘢痕也较松软,不致影响关节活动。

4. 练功活动对骨折端的影响　持续性的生理压力可以促进骨组织的生成,加速骨折愈合。局部外固定方法不用机械加压,可充分发挥患者的主观能动作用。受伤肢体在局部外固定装置的控制下,能及时地进行功能锻炼,沿着骨干长轴,骨折周围的肌肉能比较合乎生理状态地一紧一松,则上下关节能比较自如地一伸一屈,在骨折线之间产生一种骨组织增生所需要的生理应力。这就说明了局部外固定对骨痂的产生在量、质和速度上均有促进作用。

四、辨证用药

1. 内服药　一般分早、中、晚3期。早期以活血化瘀为主,中期以接骨续筋为主,晚期以补气养血、健壮筋骨为主。

2. 外用药　有消肿止痛、接骨续筋、舒筋活络等作用。早期可敷消肿药膏;骨折已初步愈合能够变位时,可用熏洗药;骨折已临床愈合,而关节活动受限、肌肉僵硬、肌腱粘连时用洗药或熨药。中医治疗骨折不但要注意局部,也要注意整体辨证,内外用药。

附:骨折治疗计划

在整复骨折或脱位前,必须拟定手术前计划、治疗及康复计划,包括以下内容。

一、正确评估

首先应根据患者受伤史、临床表现、症状、体征及影像学资料明确诊断、分型及中医辨证,制定术前计划(操作计划),决定手法复位或手术要点及注意事项。为了治疗骨折、脱位,必须事先收集尽可能多的信息。X线片是诊断的主要依据,应在治疗前拍摄包含受伤部位远近端邻近关节在内的清晰的正侧位片。但是当普通X线片仍不能提供足够的信息,往往就需要借助CT或MRI等影像技术在治疗前重建骨折、脱位部位的三维影像,以帮助医生完成有效的治疗前计划。

进行术前计划,可以帮助医生对于各种可行的治疗选择进行仔细的评估,更好地评价手法治疗(或手术治疗)的利弊,在与患者及家属进行治疗前知情谈话时,才可能充分讨论各种不同治疗方法的利弊。

二、治疗前准备

根据损伤部位程度不同进行人员安排,决定医者及助手。根据整复难易程度决定施术辅助设备，如牵引带等。同时，还应该为整复过程中发生可预见的并发症准备器械或设备，如为老年患者施术时应准备心血管意外应急设备、急救药品等。做好麻醉药皮试，以及与患者及其家属的沟通及书面认可。根据损伤控制理论及原则，充分考虑伤者的生命体征及是否合并其他伤害，在其他伤情不危及生命的前提下，可以进行骨折或脱位的闭合整复或手术开放整复。

三、器材准备

1. *手法整复*　棉垫、无纺布、捆扎带、相应规格的夹板、注射器等。

2. *手术整复固定*　手术剪刀等常规器械，适应损伤部位的内固定器械（钢板、螺钉、髓内钉、人工关节等）。应与X线片等影像学资料进行模板比对，以选择合适的内固定材料或内植入物。

四、麻醉

根据患者年龄、既往身体情况、身体耐受情况及施术部位与麻醉师协商决定分别或联合施行血肿内麻醉、局部浸润麻醉、神经阻滞麻醉、硬膜外阻滞麻醉或全身麻醉等。

五、施术

1. *手法*　根据术前商定的方法由医者及助手按骨科手法原则进行手法整复。整复成功后予以维持状态下行小夹板固定或制动固定（脱位）或内植入物固定。

2. *手术*　损伤部位按手术操作原则进行操作及固定，同时在手术过程中可以根据骨科手法技巧，运用器械进行骨折的整复及相应的固定。

六、治疗后处理及康复计划

整复结束后应注意观察患者生命体征及肢体远端血运及感觉情况。告知患者及其家属术后注意事项。康复计划应在术前一并完成，并根据施术过程中的具体情况，待术后调整后按计划指导患者进行被动及主动的康复。

第八节　骨折的畸形愈合、延迟愈合和不愈合

骨骼具有较强的自身修复能力，骨折后通过一系列的修复过程，骨骼可完全恢复骨折部原有的结构和功能。但由于骨折损伤的部位、程度、患者的自身状况及治疗不当，则有可能会出现骨折的畸形愈合、延迟愈合或不愈合。随着现代经济的发展、交通的发达，高能量损伤与日俱增，骨折畸形愈合、延迟愈合与不愈合的发生率也处于一种上升态势，但医学技术的进步对此类疾病的干预能力也大大提高。

一、骨折的畸形愈合

骨折愈合处的远近骨折断端对线对位不佳，成角、旋转或重叠而造成肢体的功能障碍与外观

的明显畸形,即"非功能位愈合",称为骨折畸形愈合,多见于四肢长骨、干骺端、关节内、骨骺骺板等部位。若骨折虽有某种程度的错位,但仍在功能复位的范围之内,这种错位愈合的骨折不能称为畸形愈合,如儿童股骨干骨折只要对线良好,侧方移位达 1/2 都可接受。

1. 产生原因　骨折的畸形愈合多由失治、误治所致,如未得到整复和固定,或复位不佳,未达到该部位复位的最低标准;内外固定选择不当,固定不充分,不能有效控制骨折断端稳定性,或未能准确判断骨折愈合情况,过早去除固定及不适当的活动、负重等,使骨折端再移位而引起。另外,临床上还有一些不可预测或避免的因素,如严重的骨和软组织损伤、儿童生长期骨骺损伤造成骨骺发育异常(过度生长、畸形生长、生长停滞)等。

2. 临床表现　骨折畸形愈合在临床上除了外观的明显畸形外,还主要表现为肢体的功能障碍,如骨折端重叠愈合可造成肢体短缩畸形,若为双下肢不等长又会继发骨盆倾斜、脊柱侧弯、腰背肌劳损;关节内及近关节部骨折畸形愈合可使关节功能活动受限,如前臂的旋转及下肢的屈伸,后期容易继发创伤性关节炎;以及畸形愈合导致的肢体肌肉运动不协调、步态失常、迟发性神经炎(肱骨外上髁骨折致肘外翻畸形)、自发性肌腱断裂等。

3. X 线片征象　显示骨折端有重叠、旋转、成角移位且已在畸形位置愈合。

4. 处理方法　如发生在儿童期(不超过 14 岁),畸形愈合又较轻者,除旋转及严重的成角畸形外,常能在日后的发育过程中自行矫正,如儿童股骨干向前外成角 20°、向后成角 5°～10°和－10°旋转畸形、下肢短缩 2 cm 等可不必进行处理;但畸形严重,影响肢体功能者,如儿童畸形大于上述角度的、成人下肢短缩超过 2 cm 以上,则无论患者的年龄大小,均可考虑及早矫正畸形。若伤后时间短、骨折愈合不坚固者,可以在麻醉下试行手法折骨,将已畸形愈合的骨折端重新折断,将陈旧骨折变为新鲜骨折,然后即可按新鲜骨折再予手法整复、有效外固定、骨牵引等措施来处理;若伤后时间长,骨折愈合已很坚固,不能用手法将其折断者,应考虑手术截骨矫形、肢体延长术等治疗,但应注意在畸形最严重并兼顾有利于骨折愈合的部位进行截骨,以矫正肢体力线及平衡双下肢长度;儿童矫形时要考虑生长发育的特点,避免损伤骨骺,出现迟发型畸形;关节畸形愈合者,应进行近关节截骨,以纠正力线,保留关节功能;继发创伤性关节炎者,应视关节活动功能和软组织条件而行人工关节置换术或关节融合术。在此过程中,一定要注意内外固定的选择、术后合理的药物干预和恰当的功能锻炼。在最大限度恢复功能的前提下,尽量选择简单方便和效果可靠的治疗方法。

5. 预后　骨折畸形愈合后往往会影响患肢的功能,其程度与畸形愈合的部位、程度、年龄等因素密切相关。

二、骨折的延迟愈合和不愈合

骨折经治疗后,已超过同类骨折正常愈合的最长期限,骨折处局部仍有肿胀、压痛、纵轴叩击痛、异常活动、功能障碍者,称为骨折的延迟愈合。如后继治疗恰当,骨折仍可能愈合。骨折不愈合则是指超过该类骨折正常愈合时间的数倍,骨折端仍未愈合,骨折处的细胞活动及愈合进程已完全停止,骨折断端出现萎缩、硬化、骨髓腔封闭等。除非采取有效干预措施,否则骨折处将无法连接,也称骨不连。前者表明骨折愈合的速度缓慢,后者则反映骨折愈合的功能发生障碍。常见部位为股骨颈头下,手舟骨腰部,胫骨中、下 1/3 交界处和距骨颈等。

1. 产生原因

(1) 全身因素:患者的年龄、性别、体质、全身营养状况;或存在多发性创伤;或合并其他疾病,如糖尿病、钙代谢障碍、骨软化症、恶性肿瘤等。

(2) 局部因素：① 骨折局部存在剪力、扭转力等不良应力干扰；骨折断端间有缺损，或有软组织嵌入，或复位不良引起骨折断端分离。② 骨折局部的血供不良，若血供减少则骨折愈合速度变慢，血供严重障碍或完全丧失则易发生延迟愈合、不愈合，甚至缺血性骨坏死等。③ 软组织或骨膜损伤严重。④ 开放性骨折合并局部感染、多发性骨折或多段骨折。

(3) 治疗因素：主要是人为的干扰或技术因素，如骨折断端复位不够理想、反复粗暴的手法整复、手术切开复位致软组织破坏和骨膜广泛剥离、过度牵引、内固定选择不当或外固定力不足及内外固定不牢固等。而骨折复位和固定后，负重太早或采取不恰当的功能锻炼，也可引起。

2. 临床表现　骨折延迟愈合患者骨折断端仍有疼痛、肿胀，局部触压痛，纵轴叩击痛阳性及异常活动等。不愈合患者表现为患肢持续性疼痛，不稳定，活动无力，肿胀及压痛明显，骨折处有假关节形成，存在异常活动。

3. X线表现　骨折延迟愈合的X线片征象为骨痂出现少而晚(部分因固定不佳所致的延迟愈合，局部反见骨痂增多)，骨折端呈“绒毛状”表现，骨折断端虽无硬化现象，但骨折间隙由肉芽组织或不成熟的骨组织填充，故骨折线仍存在且有轻度脱钙影像。

骨折不愈合可有肥大性和萎缩性两种表现，前者为骨端硬化，骨髓腔封闭，周围有肥大增生骨痂，但不连续；后者为骨端萎缩吸收，骨质疏松，断端互相分离，无明显增生骨痂。骨折断端硬化且髓腔封闭，最终可形成杵臼样假关节。若为感染性骨不愈合可呈现骨髓炎的X线片征象。

4. 处理方法　首先针对病因进行治疗，消除妨碍骨折愈合的因素，为骨折愈合创造良好的条件。若为过度牵引造成骨折断端分离者，宜立即减轻牵引重量，结合主动锻炼及纵向叩击患肢，使骨折端嵌插或紧密接触，促使纤维骨痂向骨性骨痂转变。若为固定不当者，只要骨折对位尚好，可以利用局部外固定，有效地控制骨折断端的扭转及成角活动，结合积极的功能锻炼，充分发挥自身肌肉的内在动力稳定骨折，使骨折断端间紧密接触、持续嵌插，促进长期延迟愈合的骨折获得骨性愈合。

感染引起的迟缓愈合，只要保持伤口引流通畅，应用有效的抗生素和中药控制感染，骨折是可以愈合的。

手术及其他治疗，骨折端加压内固定适用于肥大性骨不连的治疗；穿针加压外固定适用于感染性骨不连的治疗；植骨术(包括自体骨、异体骨、人工骨等)诱导和促进成骨，适用于无或有少量骨痂形成的萎缩性骨不愈合的治疗；电刺激治疗、诱导成骨及体外冲击波等对骨折延迟愈合或不愈合均有治疗作用。

药物的使用，如生长因子、骨形态生长蛋白系列和成纤维细胞生长因子、血小板衍化生长因子等；中医药对骨折不同时期的辨证论治，活血化瘀类中药注射液的应用，都有益于促进骨痂生长。

第九节　骨折的急救

骨折是最常见的外伤之一，完整的骨折救治过程应包括现场急救处理、医院手术、术后康复这几个基本环节。可以说，在每一个治疗环节，都需要正确的决策和思维方法，否则将影响到医疗质量、医疗安全,甚至恶化医患关系。而骨折的初期抢救恰当与否,直接关系患者的生命安全和康复,特别是现场急救和运送更是至关重要,处理不当,会加重损伤,造成难以挽回的损失。对于骨折合并其他部位损伤,且伤情较重的复合伤患者应采取以下急救程序。

一、抢救生命

骨折的现场急救要有整体观念,要处理好局部和全局的关系,与对待其他急诊患者一样,根据受伤过程,通过简单观察和重点检查,即可迅速了解病情,按照轻重缓急的顺序进行诊治处理,可参照多发伤的检诊程序、急救程序进行诊治。严重创伤现场急救的首要原则是抢救生命,如患者有休克征象,就要判定休克发生的原因,特别是有无重要内脏损伤和内出血,以抗休克为首要任务,注意保暖,条件许可者即行输血、输液,补充血容量。骨折方面首先要考虑有无骨盆骨折和股骨干骨折,其次是脊柱骨折和四肢多发骨折;开放性骨折者伤口处可有大量出血,一般用敷料加压包扎止血。对颅脑复合伤而处于昏迷的患者,应保持其呼吸道通畅,及时清除口咽部异物;有意识障碍者可针刺水沟、百会等穴位以促其清醒。如发现患者心跳、呼吸已经停止或濒于停止,应立即进行胸外心脏按压和人工呼吸。上述有生命危险的骨折患者,应快速送往医院救治。

二、伤口处理

伤者如为轻度闭合骨折尚未肿胀时,可使用冰袋、冰块或冷冻剂在骨折部位进行局部冷敷处理,防止肿胀,固定后送医院处理。开放性骨折伤口若无明显的活动性出血者,可用消毒纱布或干净布单包扎伤口,明显的伤口表面异物要去除,以防局部继续被污染;有条件者,在包扎前先用过氧化氢、高锰酸钾等消毒液和凉开水清洗伤口,做初期清创处理后再包扎固定。对伤口处外露的骨折断端、肌肉等组织,切忌将其送回伤口内,以免将细菌和异物带进伤口深部而引起感染,条件允许时可用生理盐水和消毒液冲洗伤口、骨折断端后,用无菌敷料或干净布单暂时包扎,待送到医院后再做进一步处理;如将错位的骨折或脱位的关节现场复位,应予以标记,并在转送时向接诊医生说明情况。对出血伤口或大面积软组织撕裂伤,应立即用急救包、绷带等予以压迫包扎,可达到止血的目的;如遇出血严重,不便或不能压迫止血的部位,如大腿开放性骨折等,应该用止血带或布条等环扎肢体近心端,立即送往医院,且不断与伤者交流,防止其失血过多引起昏迷、休克甚至死亡。如果采用布带、绳子捆扎止血时,必须记录扎带的时间,不宜超过 1 h,以免时间过长导致肢体缺血坏死,一般每 1 h 需放松止血带至少 5 min。总之,及时而妥善的伤口处理,能达到压迫止血、减少感染、保护伤口的目的。

三、有效固定

现场急救时,将骨折的肢体妥善固定,可减少患者的疼痛及周围组织的再损伤,也便于搬运和转送。但急救时的固定是暂时的,应力求简单而有效,不要求对骨折准确复位;开放性骨折有骨端外露者更不宜复位,而应原位包扎固定。急救现场固定时,若备有特制的夹板最为妥当,否则就地取材,如树枝、木棍、木板、手杖或硬纸板等都可作为固定器材。一般选用比骨折部位稍长的固定物,以固定住骨折处上下两个关节或不使断端处错动为准,捆绑时要松紧适宜;如无适当固定物,可用布带直接将伤肢绑在伤员身体上,上肢骨折可绑在躯干上,下肢骨折可同健肢固定在一起。固定时要防止皮肤受压损伤,四肢固定要露出指、足尖,固定完成后及转运过程中要严密观察血液循环。

四、适当止痛

严重外伤后，骨折会使人疼痛难忍，特别是多发性骨折容易导致伤者发生疼痛性休克。因此，若条件允许应酌情给予必要的止痛药，可口服止痛药，也可视伤者具体情况注射吗啡 10 mg 或哌替啶 50 mg。但有脑、胸部损伤者不可注射吗啡，以免抑制呼吸中枢。

五、安全转运

经以上现场救护后，应将患者迅速、安全地转运到医院救治。全身状况良好的上肢骨折患者可由他人陪护到医院就诊；下肢骨折不论轻重，均用担架抬送，不宜行走。若是头颅损伤、颈椎骨折，患者应取平卧位，头部放正并固定良好，不使头部摇动，尽快脱离现场；若救治不当可使脊髓颈段受损，发生高位截瘫，严重时导致呼吸抑制而危及生命。若是胸腰部脊柱骨折，搬运时要多人同时缓缓用力平托，或置于木板或硬材料担架上进行转运；因不恰当的搬运可能损伤脊髓神经，发生下肢瘫痪。若为骨盆骨折，宜取平卧位，宽布带绑扎骨盆及髋部，防止搬运时摇动骨折处，加重损伤和出血。总之，搬动前需确认患者情况，以免造成骨折端对周围组织的二次伤害；转运途中更要注意保持平稳、动作轻柔，防止震动和碰撞伤肢，注意患者保暖，保持呼吸道畅通。

第十节 开放性骨折

开放性骨折是指覆盖骨折部位的皮肤及皮下软组织损伤破裂，使骨折断端和外界相通者。随着工业和交通业的快速发展，意外事故的发生率也是有规律地逐渐增长，高能量损伤的与日俱增，所造成的开放性骨折发病率也日趋增加，病理变化更加复杂、治疗更为困难，已成为创伤骨科的常见病、多发病。主要致伤原因依次为车祸、工伤、坠落伤、刀砍伤、枪伤等，好发部位依次为胫腓骨、股骨、尺桡骨、踝关节、肱骨、尺骨鹰嘴等，且骨骼和软组织的创伤均很严重。因此，开放性骨折的治疗必须在预防感染的基础上，保留受伤肢体的完整功能。

一、分类

开放性骨折的分类很重要，它关系着治疗方法的选择、预后判断与评估。Gustilo Anderson 的分类系统，根据伤口的大小、污染程度、软组织和骨骼损伤的特点，进行综合分型，具有较好的概括性，且对预后的判断有着较准确的评估。此分类法是目前国际上公认的最常用的方法之一(表 2-1)。

表 2-1 开放性骨折分类

类 型	伤 口	污染程度	软组织损伤	骨 损 伤
Ⅰ	$<$1 cm	清洁	轻	简单，轻度粉碎
Ⅱ	$>$1 cm	中度	中度，部分肌肉损伤	中度粉碎性骨折
Ⅱa	一般$>$10 cm	重	严重，有碾压	多为粉碎性，但软组织可覆盖骨折端

续 表

类 型	伤 口	污染程度	软组织损伤	骨 损 伤
Ⅱb	一般>10 cm	重	软组织缺损严重，通常需要软组织重建手术	骨折覆盖差，多样化，可能存在中度或严重的粉碎
Ⅱc	一般>10 cm	重	非常严重软组织缺损并伴有需要的血管损伤，可能需要软组织重建手术	骨折覆盖差，多样化，可能存在中度或严重的粉碎

另外，常用于临床上的还有AO分类法及国内王亦璁分类法、朱通伯分类法等各种不同的分类方法，但不论如何分类，都是为了更好地指导临床治疗。因此，只有准确地掌握开放性骨折临床上的不同特点，才能为合理的治疗做出正确的指导。

二、治疗

开放性骨折治疗的最终目标是尽可能早和全面地恢复肢体和患者的功能，故必须防止感染、修复软组织、获得骨愈合、避免骨不连、建立早期的关节运动和肌肉康复。处理原则是争取时间，抓紧清创，把已经污染的伤口变成近似清洁的伤口，把开放性骨折转变为闭合性骨折。具体方法包括彻底清创、骨折的处理、软组织缺损的处理及抗毒素、抗生素的应用等几个主要方面。

1. *彻底清创* 清创是治疗开放性骨折的基础，彻底清创是预防感染的关键。清创的目的是清除开放性骨折伤口内的异物和失活的组织，以减少细菌的污染。清创术之前通过一般性处理，清洁伤口边缘及创口的污染，对污染的新鲜开放性骨折，在细菌繁殖和侵入组织的潜伏期内(伤后6～8 h)施行清创术，清创时应由外而内，由浅及深，彻底清除染菌的创面、失活的组织和异物(尽量将皮下脂肪清除)，清洗干净后将创口闭合，关闭伤口时皮肤缝合切忌过紧。一般在8 h以内的新鲜伤口经过彻底清创闭合术后，绝大多数可以一期愈合；在8 h以后，感染的可能性增大，24 h后感染就难以避免了，因而必须努力争取在6～8 h内施行清创闭合术，可以有效避免和减少感染发生的概率；在8～24 h的创口仍可做清创术，但早期是否闭合应根据创口情况而定；超过24 h的创口通常不宜做清创术，因为这时细菌已大量繁殖，创口已感染，清创可破坏已形成的肉芽组织屏障使感染更加扩散，有害无益，可敞开创口换药，清除明显坏死组织和异物，使引流通畅，并密切观察，根据情况再决定处理方法。现代清创术特别强调应用大量生理盐水反复冲洗或喷射脉冲法技术冲洗创面，利用其强大的冲洗力，可使异物和污染物松动，容易清除，清创效果要比其他方法好。冲洗后创口还可酌情使用氯已定、过氧化氢溶液浸泡冲洗，以利于进一步杀灭致病菌，消除污染源。

2. *骨折的处理* 骨折固定是治疗开放性骨折的中心环节。骨折固定的好处有消除骨折端对皮肤及软组织的威胁，减少污染扩散的机会，便于重要软组织(血管、神经、肌腱)损伤的处理，便于闭合伤口、消灭创面，维持骨折复位的稳定性，为晚期处理打下基础。开放性骨折易发生感染和坏死，因此处理要求迅速，尽量减少对组织的二次损伤，固定方法应以简单、迅速、有效为原则。在临床实际操作中骨折固定方法的选择，还需根据患者全身状况、局部伤情及骨折类型来判断。内固定方法由于操作复杂，对污染较严重的患者，感染的发生率也将因内固定术而大大增加；外固定器操作具有方法简便、创伤小、固定可靠、易调节且便于局部创面的处理，故在开放性骨折固定中具有独特的优势；如Ⅰ型骨折可考虑Ⅰ期闭合伤口、骨折内固定；Ⅱ型和Ⅲ型骨折应优先考虑选用外固定器行骨折外固定。

3. 软组织缺损的处理　对于开放性骨折，尤其是软组织损伤严重有皮肤及肌肉缺损者，是创伤骨科的难题，治疗既要想方设法闭合创面，避免伤口感染和骨髓炎的发生，又要尽量恢复肢体的原有功能及皮肤、软组织的外观形态，防止各种并发症的发生。可根据伤口的污染程度、污染时间、清创效果、软组织缺损大小等具体情况，酌情选用Ⅰ期减张切口闭合创面、层厚皮片移植闭合创面、肌皮瓣(桥式肌皮瓣、游离背阔肌皮瓣等)移植闭合创面、负压封闭引流(VSD)、Ⅱ期植皮或皮瓣转移修复缺损创面。

4. 抗毒素和抗生素的应用　对开放性骨折，早期给予破伤风抗毒血清注射，同时合理应用抗生素对治疗及预防伤口感染有重要作用。抗生素的作用是杀灭残余的病原微生物且抑制它们生长，使机体能依靠自身的保护机制去清除它们；应用抗生素的前提是做好清创，切忌把防止伤口感染完全寄希望于大量使用抗生素，要防止滥用。应用原则是早期使用，选择对革兰阳性与阴性(G+和G－)细菌有控制作用的抗生素，要足量、联合、广谱使用有协同作用的抗生素，若条件允许，最好根据伤口细菌培养和药敏试验结果应用。同时，根据实验室检查及全身症状，如无明显全身感染征象，则可减少全身抗生素用量，在局部充分应用抗生素(抗菌素PMMA药珠、抗生素溶液灌洗伤口)，可明显增加伤口局部的抗生素浓度，提高疗效，从而减少药物对人体的毒副作用，减少耐药菌株的产生，降低治疗费用。

临床上中医药辨证论治多以清热解毒、活血祛瘀为组方原则，内服方药有五味消毒饮、黄连解毒汤、龙胆泻肝汤等；外用药有野菊花煎液、2%～20%黄柏溶液、蒲公英煎剂等，供创口或感染伤口湿敷洗涤应用。

第十一节　多发性骨折

由于工业、交通及高层建筑业的快速发展，使致伤机会增加，多发性骨折的发生率与日俱增，且受伤者多为青壮年，已引起医疗界的高度重视。一般将人体分为24个部位：头面、胸、骨盆、脊柱各为1个部位；双侧肩、肱骨干、肘、尺桡骨干、腕手；双侧髋、股骨干、膝、胫腓骨干、踝足。凡伤及上述2个或2个以上部位者称为多发性骨折。临床上按骨折发生的部位，可分为躯干骨折加肢体骨折、同一肢体的多发性骨折和不同肢体的多发性骨折3类，其特点是损伤部位多、伤情复杂、病情紧急、全身情况差、并发症多，而及时、准确、有效的抢救治疗和护理措施是降低致残致死率等创伤后危重并发症的关键，故加强创伤救治系统的建设意义重大。需注意同一部位内多处骨折，如多根肋骨骨折、耻骨骨折、坐骨骨折等，或由同一外力机制造成损伤如踝关节骨折合并腓骨近端骨折、孟氏骨折、盖氏骨折等，不计为多发性骨折。

一、病因病机

1. 交通事故伤　随着现代交通业的发展，致伤率日渐增高，成为多发性骨折的首要病因。其损伤机制复杂，多由于车辆撞击或急刹车等原因致伤，属于高能量损伤，可见于各年龄段人群。直接暴力作用于局部可造成肢体冲撞伤、挤压伤，以下肢股骨干或胫、腓骨干骨折等最为多见；或患者跌倒或撞击于另一物体上，可发生头颅、上肢、胸部及骨盆等多处损伤。其临床特点为伤情严重，休克发生率及病死率高，最常见的合并伤为胸及颅脑损伤。

2. 重物压砸伤　多因劳动中不慎或意外塌方砸伤等外力致伤，患者多为青壮年劳动者。致伤部位多见于脊柱及下肢，以足踝部、胫腓骨和股骨干骨折为主，其次为肋骨骨折和骨盆骨折。因此，救治时应注意有无脊柱骨折及截瘫，在解脱和搬运过程中防止发生或加重脊髓损伤。其临床特点为截瘫发生率高，最常见的合并伤为胸部及脊髓损伤。

3. 高处坠落伤　多因安全措施不当、高空作业失足坠落所造成。当由高处坠落时，多数为足踝部先着地，地面的反作用力向上传导，造成典型的足踝—下肢—脊柱—颅脑传导性连锁损伤。坠落点越高，坠落时速度越大，所引起的损伤部位也越多，伤势也越严重；若坠落时用双手支撑着地，则导致双上肢骨折和颌面部损伤；若头颅或胸腹部直接着地，则多当场死亡。最常见的损伤部位依次为足踝、脊柱和股骨，最常见的合并伤为颅脑和脊髓伤。

4. 机器损伤　主要致伤原因为肢体被卷入运转机器的滚轴、齿轮和传送带中，造成多发性、复合性骨关节损伤，多为青年工人或农民。损伤部位主要为上肢，当手、手套或衣袖被机器绞入后，随即将前臂、上臂绞入，造成典型的同一肢体多发性骨折，其中以尺桡骨和肱骨骨折最常见，偶可伤及胸部。一般软组织损伤非常严重，最常见的合并伤为周围神经和血管损伤，且合并有较为严重的皮肤撕脱伤。

5. 生活伤　多发生于老年人，由于行动不慎跌倒致伤。引起典型的桡骨远端骨折及同侧股骨粗隆间骨折或股骨颈骨折，一般合并伤少见。

6. 自然灾害　如地震、泥石流、山体滑坡等导致受害者多发性骨折及合并其他脏器的损伤，易并发挤压综合征，甚至窒息死亡。

二、并发症及合并损伤

多发性骨折的主要并发症早期为休克及脂肪栓塞，晚期为成人型呼吸窘迫综合征及多器官功能损害。

1. 休克　占多发性骨关节损伤的 1/4 以上，其主要因素是失血过多，如骨盆和股骨干骨折、严重开放性骨折，多处骨折失血总量过多亦可引起。

2. 脂肪栓塞　常见于骨盆及较粗大的长管状骨骨折，尤以包括这些部位的多发性骨折更为多见。

3. 脑、脊髓损伤　颅脑损伤是合并损伤中最常见的损伤，以坠落伤的发病率最高，多为颅底骨折合并脑挫裂伤，表现为意识障碍；脊髓损伤中以压砸伤发生率最高，表现为不同平面的部分或完全性截瘫。

4. 肺部损伤　以交通伤和压砸伤发生率最高，主要是肋骨骨折损伤肺及胸膜，继发血胸、气胸或血气胸，表现为进行性呼吸困难。

5. 周围神经损伤　多发于上肢神经损伤。

6. 泌尿系统损伤　为骨盆骨折的主要继发损伤，大多数为尿道及膀胱损伤。

7. 主要血管损伤　常见于开放性骨折，此外为筋膜间隔区压力增高引起的血运障碍。

8. 腹腔脏器损伤　常见于交通伤及坠落伤，在伴有骨折的同时，肝、脾、肾、肠道均可发生损伤破裂。

三、处理原则和方法

1. 原则　多发性骨折是严重的直接暴力或高能量损伤，常危及患者生命，待其生命体征平稳后，骨科医生所面临的问题是重建其完整肢体，并使患者肢体功能得到最大限度的恢复。救治处理原则可归纳为：抢救生命、保存肢体、恢复功能。救治分为三个阶段，即在现场和转运途中进行的院前急救、在急诊科室进行的院内急救和由骨科病房或ICU负责的专科治疗。

2. 复位和固定方法

(1) 脊柱、骨盆骨折合并肢体骨折的处理方法：完全性脊髓损伤后，其内部变化进展迅速，因此应尽快在6～24 h整复骨折脱位，恢复椎管的矢状径，解除脊髓压迫，为脊髓的功能恢复提供条件。选择手法或手术尽早复位，根据脊髓损伤的类型、全身状况与技术条件决定是否选择内固定。严重骨盆骨折有1/3～1/2合并出血休克及盆腔脏器损伤，应尽早复位。脊髓损伤致截瘫合并下肢骨折，下肢骨折应采用坚强的内固定，不用或少用外固定以便对患者的护理。

(2) 同一肢体多发性骨折的处理方法：又分为两种。① 骨干骨折合并关节骨折：如股骨干骨折合并髋、膝关节骨折中，股骨干骨折的处理是关键，条件允许以带锁髓内钉固定为佳，这样便于及早开始上下关节及肢体的活动锻炼。髋、膝关节的骨折多选用内固定，以利于骨折解剖复位、早期功能锻炼和损伤关节面的磨造。② 同一肢体多发骨干骨折：如股骨干合并胫腓骨干骨折，此类骨折又称“漂浮膝损伤”，根据情况选择内、外固定和牵引等方法。肱骨合并尺桡骨骨折中，尺桡骨骨折的处理是关键，根据移位的严重程度及复位后稳定情况，选用夹板或石膏外固定以及内固定治疗。

(3) 不在同一肢体的多发性骨折：可根据各个骨折的情况，若为单纯的骨折，分别选择闭合复位外固定或切开复位内固定。对于复杂的多发性骨折应尽量行内固定治疗，以减少骨折的并发症。总之，随着多发性损伤的日益增多和医疗技术的不断提高，尤其是内固定技术的日新月异，在临床上处理多发性骨折时一般先内固定、后外固定；先髓内、后髓外固定；先大骨干骨折、后其他骨折固定。在积极抢救休克的前提下，尽早复位固定大的长骨干骨折，可以减少脂肪栓塞及成人型呼吸窘迫综合征(ARDS)的发生。

3. 药物治疗　应根据多发性骨折的损伤程度及早、中、晚三期辨证治疗，做好围手术期用药，内、外用药和单一骨折的治疗相同。

4. 康复锻炼　对多发性骨折，因其具有全身情况差、多处损伤疼痛、组织损伤范围广等不利条件，故特别强调早期介入康复治疗的重要性。在骨折的早、中、后期，医患合作，尤其要发挥患者的主观能动性，科学合理地进行康复锻炼，尽最大可能减少骨折的并发症、后遗症，最大限度恢复患者肢体的功能，促使患者身心全面恢复，重返社会，提高生活质量。

四、预防

多发性骨折多为意外事故所致，一旦发生，危害极大，给患者、家庭及社会带来沉重负担，所以应针对病因，积极预防，高度重视。首先要提倡文明驾驶，遵守交通规则，严防交通事故发生；其次要做好提高安全意识，做好劳动保护，降低意外事故发生率；三是积极应对老龄化社会的到来，大力防治骨质疏松及各种眼、耳等疾病，避免摔倒致各类骨折的发生；最后，应加强创伤救治系统的建设，完善各类急救保障体系，使多发伤患者能在最短时间获得最佳的救治效果。

第三章　脱位概论

导学

(1) 掌握脱位的概念、分类、诊断和治疗。
(2) 熟悉脱位的病因病机与并发症。

脱位古称脱骱，又名脱臼，即构成关节的骨端关节面脱离正常位置，引起功能障碍者。古人很早就对脱位有所认识，历代有脱臼、出臼、脱骱、脱髎等多种称谓。汉墓马王堆出土的医籍《阴阳十一脉灸经》记载了"肩以脱"，即肩关节脱位。晋代葛洪著《肘后救卒方》记载了"失欠颔车"(《备急千金要方》作颊车)，即颞下颌关节脱位，其创制的口腔内复位法，是世界首创，至今仍采用。唐代蔺道人著《仙授理伤续断秘方》首次描述了髋关节脱位，将其分为"从档内出"(前脱位)和"从臀上出"(后脱位)两种类型，利用手牵足蹬法进行复位，并介绍了"肩胛骨出"(肩关节脱位)的"椅背复位法"。唐代蔺道人《仙授理伤续断秘方》，首先描述了肩关节脱位和髋关节脱位各有前后脱位两大类型，名曰"出臼"。清代杨时泰《本草述钩元》载："盖骨之上下相合处，有臼有杵，使脱臼之骨未归其窠。"对脱位有了较明确的定义。

本章重点讨论创伤性脱位，常发生在人体活动范围较大的关节，临床上以肩、肘、髋关节脱位较为常见。上肢关节结构一般较下肢关节薄弱，因此上肢脱位较下肢者多见。

第一节　脱位的病因病机

一、病因

(一) 外因

外因主要表现为暴力，分为直接暴力与间接暴力。其中，以间接暴力造成关节脱位较为多见，如跌仆、挤压、扭转、冲撞、坠落等损伤。由于这些暴力作用的作用力相等、方向相反，产生相对运动，当外力达到一定程度，使构成关节的骨端越出正常范围，即产生脱位。例如，患者侧向跌倒，上肢外展外旋，手掌向下撑地，身体的重量对地面强烈冲击，地面的反作用力由掌面沿肱骨纵轴向上传达到肱骨头，肱骨头可能冲破肩关节囊薄弱的前壁，引起肩关节前脱位。

（二）内因

1. 与年龄、体质、性别、职业有关　如年老体衰，肝肾亏损，筋肉松弛，易发生颞下颌关节脱位；幼儿，桡骨头发育不全，头颈直径几乎相等，环状韧带松弛，易发生桡骨头半脱位；由于工作、活动的环境差异，成年人脱位多于儿童，男性多于女性，体力劳动者多于脑力劳动者。

2. 与解剖结构和力学特点有关　如肩关节，头大盂小、浅，关节活动范围大，在其活动过程中，易受杠杆外力作用而发生脱位。

3. 与病理因素有关　先天性关节发育不良，较易发生脱位，如先天性髋关节脱位；关节本身的病变，如化脓性关节炎、骨关节结核，因破坏了关节的韧带、关节囊、骨端结构，关节失稳，可发生病理性脱位；由于治疗的原因致关节囊及周围韧带修复不全、松弛，易发生习惯性脱位。

二、病理因素

关节在外力作用下之所以发生脱位，是由于稳定关节的因素如关节囊、韧带等遭到损伤所致。

（一）关节囊撕裂

脱位时，关节囊往往有破裂，关节囊的薄弱点最容易被撕裂，致使骨的一端从关节囊破口处突出，有时较小的撕裂孔将脱出的骨端套住，形如纽扣。如膝关节脱位时，关节囊裂孔可套住一侧股骨髁妨碍复位。

（二）韧带损伤

常因限制其脱位的骨端韧带被部分或完全撕裂。但也有例外，如踝关节脱位时往往将一侧踝骨撕脱，而保全了该侧的韧带。若韧带一旦被撕裂，产生脱位的条件即已形成，但却不一定发展成为脱位。所以，当发现有明确的韧带损伤表现时，必须注意其潜在的脱位趋势。如踝关节内外侧副韧带断裂时，X线片上关节关系可以是正常的，若被动使之内外翻投照时，就可以显示出其潜在的脱位。

（三）关节关系的改变

1. 脱位后关节面对合关系改变　组成关节各骨的关节面，失去正常的对合关系，可部分脱出或完全脱出。

2. 脱位后伴有骨折发生的种类

(1) 相应关节面的对撞造成骨折：如肩关节前脱位合并肱骨头骨折、髋关节后脱位合并股骨头或髋臼后上缘骨折、髋关节中心脱位合并髋臼底骨折。

(2) 脱位合并撕脱骨折：如肩关节前脱位合并肱骨大结节撕脱骨折、肘关节后脱位合并尺骨冠状突骨折。

(3) 骨折合并脱位：如尺骨鹰嘴骨折合并肘关节前脱位、距骨骨折合并脱位，是先骨折而后继发脱位。

(4) 脱位合并邻近部位的骨折：如髋关节脱位合并股骨颈骨折、肩关节脱位合并肱骨外科颈骨折，这种情况多系较大的复杂暴力所致，可能是同时造成，但显然不会是先骨折后脱位。

第二节 脱位的分类

准确知道脱位的类型,就能选择恰当的手法,及时进行整复,从而减少患者的痛苦,所以掌握脱位的分类具有重要意义。常用的脱位分类方法有以下几种。

一、按脱位的病因分类

按病因分类可分为外伤性脱位、病理性脱位、习惯性脱位、先天性脱位。

1. 外伤性脱位　是因暴力作用于正常关节引起的脱位,临床上最常见。常由明显的直接暴力或间接暴力引起,临床表现典型,发病突然,疼痛剧烈。

2. 病理性脱位　因关节结构被病变破坏后发生的脱位。例如,关节结核或化脓性关节炎所致的脱位,有原发病的症状和继发关节脱位。

3. 习惯性脱位　创伤性关节脱位经复位后,两次或两次以上复发者为习惯性脱位,多见于肩关节和髌骨。常因第一次脱位后治疗不当,以致关节囊松弛,易因轻微创伤而复发;或外伤不明显,而是在关节活动时,由于肌肉收缩使原来已不稳定的关节突然发生脱位。

4. 先天性脱位　因胚胎发育异常,导致先天性骨关节发育不良而发生的脱位,如小儿先天性髋关节脱位、先天性髌骨脱位。

二、按脱位的方向分类

按方向分类分为前脱位、后脱位、上脱位、下脱位及中心性脱位。如肩关节脱位时按脱位后肱骨头所在的位置可分为前脱位、后脱位。髋关节脱位时,按股骨头所在位置可分为前脱位、后脱位及中心性脱位。四肢及颞下颌关节脱位以远端骨端移位方向为准,脊柱脱位则以上段椎体移位方向而定。

三、按脱位的时间分类

按时间分类分为新鲜脱位和陈旧脱位。一般来说,脱位在 3 周以内者为新鲜脱位,发生在 3 周以上者为陈旧脱位。但因人、因关节而异,如肩关节脱位 3 周以上仍多能复位,而肘关节脱位后 10 日以上就很难整复。所以,单纯以时间为界是不全面的,对不同关节脱位、不同年龄的患者,应区别对待。

四、按脱位程度分类

1. 完全脱位　指组成关节的各骨端关节面完全脱出,互不接触。

2. 不完全脱位　又称半脱位,即组成关节的各骨端关节部分脱出,部分仍互相接触。

五、按是否伴有合并症分类

1. 单纯性脱位　指无合并症的脱位。

2. 复杂性脱位　指脱位合并骨折，或血管、神经、内脏损伤者。

六、按关节脱位是否有创口与外界相通分类

1. 闭合性脱位　指关节脱位无创口与外界相通。
2. 开放性脱位　指关节脱位有创口与外界相通。

第三节　脱位的诊断

本节主要叙述外伤所致的各类脱位的一般症状及特有体征，以新鲜脱位和陈旧脱位为例。脱位的特有体征并结合X线片，是诊断的最主要依据。

一、新鲜关节脱位的诊断

1. 一般症状

(1) 疼痛和压痛：关节脱位时，关节囊和关节周围的软组织往往有撕裂性损伤，从而使脉络受损，气血凝滞，瘀血留内，阻塞经络，因而局部出现不同程度的疼痛，活动时疼痛加剧。单纯关节脱位的压痛一般较广泛，不像骨折的压痛点明显。

(2) 肿胀：关节脱位时，关节周围软组织损伤，血管破裂，筋肉出血和组织液渗出充满关节囊内外，继发组织水肿，因而在短时间内出现肿胀。单纯性关节脱位，肿胀多不严重，且较局限。合并骨折时，多有严重肿胀。

(3) 功能障碍：由于损伤致关节脱位，发生关节结构失常，关节周围肌肉损伤，出现反射性肌肉痉挛，加之疼痛，患者精神紧张，或怕痛不敢活动，造成脱位关节的功能部分障碍或完全丧失。

2. 特有体征

(1) 关节畸形：关节脱位，使该关节的骨端脱离了正常位置，关节周围的骨性标志相互发生改变，破坏了肢体原有轴线，移位的骨端常可在异常位置扪及，肢体形态异常，因而发生畸形。若关节周围软组织较少，畸形较明显而易识别，如肩关节脱位后呈"方肩"畸形、肘关节后脱位可呈现靴样畸形。若关节周围软组织较多，如髋关节后脱位，则可出现患肢明显内旋、内收，髋、膝关节微屈，患侧足贴附于健侧足背上，即"粘膝征"。

(2) 关节盂空虚：关节脱位后，构成关节的一侧骨端部分，或完全脱离了关节盂，造成原关节外凹陷、空虚，表浅关节比较容易触摸辨别。如肩关节脱位后，肱骨头完全离开关节盂，肩峰下出现凹陷，触摸时有空虚感。

(3) 弹性固定：脱位后，骨端位置的改变，关节周围未撕裂的肌肉痉挛、收缩，可将脱位后的骨端保持在特殊位置上，在对脱位关节做任何被动运动时，虽然有一定活动度，但存在弹性阻力，当去除外力后，脱位的关节又回到原来的特殊位置，这种体征变化称为弹性固定。

3. X线检查　X线检查可明确诊断和鉴别诊断，以指导治疗。根据X线摄片显示情况，明确脱位方向、程度及是否合并骨折，制定相应的方法治疗，并可用于估计预后。

4. 诊断要点　根据病史，熟悉一般症状和特有体征，关节脱位不难做出初步诊断。一般来说，

临床上具有一般症状，加上特有体征1～3项，就可做出关节脱位的临床初步诊断，最后确诊，尚需X线摄片检查。

二、陈旧关节脱位的诊断

1. *病史* 新鲜关节脱位未得到及时治疗或者误治，脱位病程超过3周。

2. *症状与体征* 这类患者局部可无肿胀和疼痛，或已有部分代偿性功能活动，关节脱位的特有体征如弹性固定、关节畸形、关节盂空虚依然存在。由于脱位时间较长，患肢可出现筋肉萎缩、挛缩、关节粘连。

3. *影像学检查* X线检查可明确脱位的方向、程度，判断有无合并骨折，判断有无合并骨化性肌炎、缺血性骨坏死、骨质疏松等，必要时可行CT重建、MRI检查，全面了解是否合并骨折和关节周围肌肉、韧带等组织的损伤程度，对指导治疗有重要作用。

第四节 脱位的并发症

脱位的并发症是指组成关节的骨端移位引起的其他组织损伤。分为两种，一种是与脱位同时发生的损伤，称为早期并发症；另一种是脱位当时并未发生，而是在脱位整复以后逐步出现的损伤，称为晚期并发症。早期并发症若能及时发现，采取有效措施处理，则预后多佳。晚期并发症多发生在脱位的中后期，这种并发症的疗效很难达到满意程度，故应以积极预防为主。

一、早期并发症

1. *骨折* 多发生于关节邻近的骨端或关节盂的边缘骨折，可由以下因素引起。① 骨端的相互撞击，如髋关节后脱位并发髋臼后上缘骨折，或前脱位时股骨头前下方骨折等。② 肌肉强力收缩产生的撕裂性骨折，如肩关节脱位并发肱骨大结节撕脱性骨折。这类骨折块多不大，以整复脱位为主，随脱位整复则骨折也随之复位。亦有少数发生在脱位的同一肢体的骨干，如肩关节脱位合并肱骨干骨折、髋关节脱位合并股骨干骨折等，这类骨折常在关节脱位整复后再行骨折的整复。

2. *神经损伤* 多为脱位的骨端压迫或牵拉所致。如肩关节脱位时腋神经被肱骨头牵拉或压迫，髋关节后脱位时坐骨神经被股骨头压迫或牵拉等。这种神经损伤多为挫伤，极少造成神经断裂，一般在关节复位以后，随着压迫或牵拉因素解除，可在3个月左右功能逐渐恢复，不必手术治疗。若能证明关节脱位时神经已经完全断裂者，应早期施行神经探查吻合术，效果较好，晚期神经吻合术一般效果较差。

3. *血管损伤* 多为脱位的骨端压迫，牵拉关节周围的重要血管引起。牵拉的暴力较大可导致血管撕裂，骨端移位多可压迫动、静脉，造成血管挫伤。如肩关节前脱位伴发腋动脉挫伤，肘关节后脱位伴发肱动脉受压挫伤，膝关节脱位使腘动脉遭到挤压伤等。这类动、静脉损伤，多能随着关节的复位而逐渐恢复。复位成功后，肢体血运仍无改善，或发生大血管破裂者，应做急症处理，手术探查，或修补血管。若为老年患者，伴有动脉硬化症，可因动脉损伤而致血栓形成，影响患肢血液循环。也可辨证内服活血祛瘀中药，促进血液循环，预防血栓形成。

4. 感染　多因开放性脱位未及时清创或清创不彻底，引起创口与关节化脓性感染，创口往往带有泥土、碎屑或粪便等污染物，可发生特异性感染，如破伤风、气性坏疽等，严重者可危及生命，故应特别注意预防。预防感染最好的措施是及时彻底清创，同时应注意细菌的培养和抗生素应用，并及时注射破伤风抗毒素。

二、晚期并发症

1. 关节僵硬　脱位中后期，关节活动范围发生较严重障碍，称关节僵硬。由于关节内、外血肿机化后形成关节内滑膜反折等处粘连、关节周围组织粘连或瘢痕挛缩，导致关节运动严重受限，甚至僵硬不能屈伸活动。多因长期固定，或不注意患肢功能锻炼，静脉和淋巴液回流不畅，瘀血流注关节所致。治疗应注意动静结合，加强主动功能锻炼为主、辅以推拿按摩，必要时可施行手术松解。

2. 骨化性肌炎　关节脱位并发近关节骨折，或粗暴正骨手法，关节被动屈伸时，骨膜被剥离，骨膜下血肿与周围软组织血肿相贯通，随着血肿机化、钙化及骨样组织形成，可发生骨化性肌炎。暴力强大，损伤严重，骨膜下血肿易向被破坏的组织间隙扩散，亦可形成广泛的骨化性肌炎。最常见好发的部位是肘关节，其次是膝和肩等处。当骨化进展停止，有明显功能障碍者，可考虑手术切除骨块。

3. 创伤性关节炎　由于脱位时，关节软骨面被损伤，造成关节面不平整，或整复操作不当，关节之间关系未完全复原，日久导致部分关节面磨损，活动时引起疼痛，后期可发生关节退行性变和骨端边缘骨质增生，称创伤性关节炎，常见于下肢负重的髋、膝、踝关节。

4. 骨的缺血性坏死　脱位时，因暴力致关节囊撕裂，关节内、外的韧带亦可撕裂，这些组织内的血管，部分或全部遭受创伤，发生撕裂，或因损伤而痉挛，从而局部血流阻塞或不畅，骨的血液循环受到破坏，血液供应严重不足，发生骨缺血性坏死。如髋关节脱位时，股骨头圆韧带断裂，关节囊破坏等，可出现股骨头缺血性坏死。其好发部位有股骨头、月骨、距骨等，肱骨头、胫骨上端有时亦可发生。

5. 腱鞘炎　多因脱位时肌腱和腱鞘受牵拉摩擦引起。损伤后腱鞘充血、水肿，日久增厚粘连，形成腱鞘炎。如肩关节脱位后期可形成肱二头肌长头腱鞘炎，腕关节脱位时可并发桡骨茎突狭窄性腱鞘炎。

第五节　脱位的治疗

脱位治疗目的，是恢复受损关节的正常解剖关系及功能。早期、正确、无损伤的手法复位效果优良，日后可完全恢复关节的活动功能。若是延误时间或手法不得当，往往治疗效果较差。《圣济总录·诸骨蹉跌》说："凡坠堕颠仆，骨节闪脱，不得入臼，遂致蹉跌者，急须以手揣搦，复以枢纽。次用药调养，使骨正筋柔，营卫气血，不失常度，加以封裹膏摩，乃其法也。"应根据脱位的不同原因、类型决定治疗方案，以下按新鲜脱位和陈旧脱位详细分述。

一、新鲜脱位的治疗

归纳古今有名医家治疗脱位的经验,有以下治疗原则。

(一) 明确诊断

脱位与其他疾病的治疗相似,都应在明确诊断后治疗,这样针对性强,手法选择得当,易于一次复位成功。否则,诊断不明,骨端脱出的方向和位置不明确或合并骨折与否尚未清楚,贸然进行手法复位,不但成功率低,而且易产生合并症。

(二) 尽早治疗

在全身允许的情况下,采用手法整复,愈早愈好。一般尽早手法闭合复位,不仅可减少患者痛苦,而且复位亦容易成功。若时间较久,则产生关节周围肌肉挛缩,局部血肿机化形成瘢痕组织,关节腔为瘢痕组织所充填,关节周围软组织粘连,手法复位难于成功。

(三) 选择适当的麻醉方法

对于肌肉不很紧张,脱位时间在 6 h 以内的患者,也可不用麻醉,或仅给一定的止痛镇静剂即可进行复位。有些患者肌肉发达,或属复杂性脱位,为了减轻患者的疼痛,使痉挛的肌肉松弛,便于手法整复,可选择局部麻醉、神经阻滞麻醉、硬膜外麻醉,必要时可选用全麻。需注意的是,下肢肌肉力量较强,不用麻醉可能难于成功。

(四) 复位

1. *手法复位* 复位手法要早、稳、准、巧,正如《伤科汇纂·上髎歌诀》云"上髎不与接骨同,全凭手法与身功""法使骤然人不觉,患如知也骨已拢"。施行复位手法宜早不宜迟,应根据脱位的方向和骨端的所处位置,选用适当手法,制定整复方案,这是医者应遵循的原则。脱位整复操作时,助手应熟悉病变,了解手法操作步骤,密切配合医者施行手法,助手动作宜缓慢、轻柔、持续,切不可使用任何强大暴力,应充分利用杠杆原理,轻巧地将脱出的骨端通过关节囊裂口送回原位,力争复位一次成功,并结合理筋手法,理顺错乱的筋络,从而达到解剖复位。脱位整复手法大致有以下几类。

(1) 牵拉复位:通过医者与助手对抗牵引达到使脱位复位成功的目的。关节脱位,一般是关节重叠变位,个别肢体延长,也是关节头被嵌顿,不能回复原位,因此向远端或某一方向牵引,加上肌肉的挤压力,即可使关节头回复原位。在向远端牵引的过程中,应先顺畸形方向牵引(即顺势牵引),然后再逐步牵至所需要的位置。用力要稳、缓,逐渐加大牵引力,切忌强扭猛拉。

(2) 原路返回:按形成关节脱位的病理改变,使脱出的关节头由原路返回。例如,单纯性肘关节后方脱位,是由于肘关节在过伸位时尺骨鹰嘴受外力作用向上冲击,冠状突滑越滑车,进入鹰嘴窝而形成的。复位时先使关节伸直牵引,再过伸牵引,使冠状突离开鹰嘴窝越过滑车,屈曲肘关节,即可完成复位。

(3) 杠杆复位:固定近端,以脱位肢体的远端为力点,脱位关节囊为支点,通过旋转、内收、外展或伸屈等活动,利用杠杆作用,拉松阻碍骨端复位的肌群,使远侧端滑向近侧端,完成复位。应用此手法时,切忌用力粗暴,以免引起骨折和加重关节囊损伤。

(4) 松弛复位:在应用阻滞麻醉和肌肉松弛剂后,让患肢下垂,利用肢体的自身重量或配合重物向下持续悬吊牵引约 15 min,患肢即会感到疲劳,肌肉松弛而复位,如肩关节脱位的悬吊复位法。

手法复位不成功时,应认真分析病情,努力找出阻碍复位的原因,积极治疗。不要盲目反复整复,否则将造成关节周围软组织严重损伤、大量瘢痕组织形成、骨化性肌炎,甚至发生骨折。临床上脱位整复常见的失败原因有:手法选择失当,或未掌握手法复位的要点,操作不符合要求;或助手的不协调配合,或患者的肌肉发达而助手的牵引力不够,重叠移位未能矫正;或麻醉效果欠佳,肌肉松弛不够,或撕脱、游离骨片阻碍复位;或关节囊、肌腱等软组织被夹在关节之间,影响脱位的骨端回复原位。

2. 手术复位　多数新鲜脱位,通过手法可获得复位,若脱位不能闭合复位者,可视实际情况考虑切开复位。切开复位的适应证有:多次手法复位失败者;复杂性脱位,须行血管、神经探查者;脱位并发骨折,骨折片潜入关节腔内;脱位并发较大骨折,肌腱、韧带断裂复位成功后可能产生关节不稳定者;开放性脱位需要手术清创者。

(五)合理固定

固定是脱位整复后巩固疗效的重要措施之一。关节脱位整复后,破裂的关节囊、韧带等软组织并未恢复,这些组织的修复是以后功能恢复的关键,所以应将肢体固定在功能位或关节稳定的位置上,以减少出血,使损伤组织迅速修复,并可预防脱位复发和骨化性肌炎。我国历代医家对于关节脱位复位后的固定积累了丰富的经验,如《仙授理伤续断秘方》载:"凡肩胛骨出……曲着手腕,绢片缚之。"提倡用绢片屈肘位固定肩关节脱位。现代对脱位的固定一般用胶布、绷带、夹板、三角巾、托板、牵引带、石膏等固定器材,同时辅以适当活动。固定时间按脱位部位及并发症的程度而定,一般 3 周左右,不宜过长,否则易致软组织粘连而发生关节僵硬,影响治疗效果。

(六)主动练功

练功是恢复患肢功能的重要环节,应贯穿于脱位治疗的始末,并必须循序渐进,持之以恒。我国历代伤科医家对脱位整复后的练功都十分重视,如《世医得效方》指出必须"勿计工程,久当有效"。练功可促进血液循环,加快损伤组织的修复,预防肌肉萎缩、骨质疏松、脱钙及关节僵硬等并发症的发生。并可减少组织粘连,尽快恢复关节的正常功能。练功原则要遵循由健康关节到损伤关节、由单一关节到多个关节,活动范围由小到大、循序渐进,持之以恒。还应积极做自主的活动锻炼,早期以健康关节及肌肉舒缩活动为主;解除固定后,可逐步训练受伤关节,必要时可配合按摩推拿,促进关节功能恢复。练功活动既要抓紧进行,又要防止活动过猛,尤其要避免粗暴的被动活动。

(七)内外用药,辨证施治

关节脱位的药物治疗,分内服药和外用药两种。内服药物的应用,是以损伤的病理变化为依据,按早、中、后 3 期进行辨证论治。外用中药的选择,清代吴师机《理瀹骈文》云:"外治之理即内治之理;外治之药即内治之药,所异者法耳。"单纯性脱位按筋伤治疗,并发骨折时,复位后则应筋骨并重,以伤骨为主用药。

1. 初期　伤后 1～2 周内,患肢因肌肉、筋脉损伤,瘀血留内,阻塞经络,气血流通不畅,则肿胀疼痛,故应以活血祛瘀为主,佐以行气止痛,内服可选用活血止痛汤、肢伤一方、云南白药等,外用药则可选用活血散、散肿止痛膏等。

2. 中期　伤后 2～3 周,患肢肿胀疼痛消失或接近消失,瘀肿虽散而未尽,筋骨尚未修复,应以和营生新、接骨续筋为主。内服可选用壮筋养血汤、续骨活血汤,肢伤二方等,外用药可选用接骨续筋药膏、舒筋活络药膏等。

3. *后期*　受伤3周后，外固定已解除，肿胀消失，但筋骨愈合尚不牢固，因筋骨损伤，可内动肝肾，气血亏损，体质虚弱者应补气养血、补益肝肾、强筋壮骨。内服可选用补骨壮筋汤、壮筋养血汤、肢伤三方等，外用时可选用舒筋活血、通经活络的中药煎水熏洗，常用五加皮汤、海桐皮汤等。

二、陈旧脱位的治疗

脱位3周以上，未能整复者，属陈旧脱位。脱位日久，由于血肿机化，瘢痕组织充填于关节腔内，关节周围软组织已形成粘连，关节囊及肌肉、韧带已挛缩，造成手法复位的困难。近年来，由于中医疗法的发展，提高了对陈旧性外伤性脱位的手法整复率与疗效。但应根据患者年龄、脱位的时间、临床表现及解剖情况，严格掌握手法整复的适应证与禁忌证。

（一）治疗方法的选择

1. *手法复位*　青壮年患者，关节脱位在3个月以内，属单纯性陈旧脱位。脱位的关节有一定活动度，且无骨折、骨质疏松、损伤性骨化及神经损伤等并发症，但对工作影响较大，关节软骨面正常或接近正常，尚未并发创伤性关节炎。可采用舒筋活血药熏洗和推拿按摩舒筋活络手法或加用短时间(1周左右)持续牵引后，再试行手法复位，但忌用暴力，以免发生骨折。

2. *手术复位*　青壮年患者如有上述并发症，或手法复位未能成功，或关节纤维强直在非功能位置，关节软骨面正常或接近正常，可考虑手术切开复位。

3. *顺其自然，对症处理*　年老体弱患者，脱位已超过3～6个月，无神经、血管压迫症状和局部疼痛，关节功能尚可者，可顺其自然，不采用手法整复，以防其疏松的骨质断裂。若局部有酸痛者可用药物熏洗等方法治疗。

（二）手法复位的禁忌证

(1) 年老体弱患者，年龄超过60岁，有心血管疾患如高血压、心脏病等的患者。

(2) 关节脱位时间较长，超过3个月，瘢痕组织较多，关节粘连较重，闭合整复难以成功。

(3) 临床检查时，脱位的关节活动度极小且异常僵硬。

(4) X线片显示骨质普遍疏松，已有显著脱钙者。

(5) 关节脱位合并骨折，骨块已在畸形位置愈合者。

(6) 有神经损伤、血管损伤和损伤性骨化、感染等严重并发症者。

（三）手法复位的步骤

复位前应做全身和局部的详细检查，并根据X线片仔细研究其病理变化，确定治疗方法及步骤，充分估计治疗中出现的问题及制订防治措施。

1. *牵引舒筋*　处理陈旧关节脱位，不能像新鲜脱位那样采取一次性复位的方法，必须做好充分的准备，才能进行手法整复。由于脱位时间长，关节活动范围较小，关节周围肌肉丰厚(如髋关节)或软组织挛缩较明显者，应先行持续牵引1周左右，成人用骨牵引，儿童用皮肤牵引。在牵引的同时，配合舒筋活血的中药如上肢损伤洗方、下肢损伤洗方等，煎汤熏洗患部，每日3次，每次1 h。在熏洗间隙时间，用舒筋药水，如茴香酒、寻痛酊、麝香舒活灵或舒筋止痛水等，任选其一，外擦患处，辅以推拿按摩，每日3次，每次15～30 min。这一阶段的治疗目的在于舒筋活血，使挛缩的软组织逐渐松弛，粘连日趋缓解，直至脱位的骨端牵引到关节臼附近，为手法复位创造有利条件，此时可行X线检查以了解准备情况。若脱位时间短，关节活动范围较大，则牵引时间可缩短或不牵引。

2. *活动解凝* 根据脱位的时间、脱位的类型、不同的部位选择恰当的麻醉方法，在良好麻醉效果下，先充分地旋转拔伸，反复摇晃，然后进行受伤关节的屈伸、收展和旋转的被动活动，活动范围由小到大、由轻而重，动作稳健柔和而缓慢，使患部在各个方向的活动中松解关节与周围软组织的粘连和挛缩。施行手法时，由于杠杆作用原理，长管骨的关节端所受应力较大，加之粘连未完全松解和骨骼长期废用脱钙，如操之过急则可能造成骨折，故应耐心操作，有时需长达 1 h 左右，这一步骤是复位成功的关键。若发现某些表浅部位的筋腱挛缩尚不够松弛，如髋关节附近的内收肌腱与髂胫束等挛缩阻碍复位时，可做皮下筋腱切断术，使复位易于进行。

3. *整复脱位* 经上述手法后，患部筋肉粘连已得到松解，关节活动较充分时，可按照不同关节脱位，采用适当的手法进行复位，动作要温和，不能强用暴力，若手法复位不能成功，可考虑手术治疗或其他非手术疗法。

（四）固定与练功

复位成功后，应将患肢妥善固定在关节较稳定的位置，如肩关节内收位、肘关节屈曲位、髋关节伸直外展位。肩、肘关节可用绷带、三角巾固定，髋关节需用皮肤牵引。

复位后由于软组织肿胀可外敷活血散或用药酒浸润。初期未固定的关节应主动活动锻炼，受伤关节附近的肌肉也应做舒缩活动。2～3 周后解除固定，可逐步地锻炼受伤关节的活动，并配合中药熏洗与适当按摩。下肢需 3～4 周后患肢开始不负重行走，早期主动练功可避免肌肉萎缩、骨质疏松、筋腱挛缩、关节强直等并发症。

（五）其他治疗方法

对于陈旧脱位不是所有的都必须采用复位的方法来解决。例如，某些髋关节陈旧脱位，由于局部病理、解剖原因或患者年龄太大的关系等，不易或不应用手术复位，可用简单而易行的截骨术，来改善下肢负重能力，以争取到比较满意的功能。在手术中如发现关节软骨面已明显破坏及残缺，脱位的关节虽能复位，但术后功能恢复效果很不理想，甚至给患者遗留更大的困难。在这种情况下，应根据患者的职业、年龄和关节的具体条件，选择以下手术措施。

1. *关节融合术* 尤其适用于下肢，术后关节稳定有力不痛，因此对体力劳动的患者更为适用。

2. *关节切除或关节成形术* 多用于肘关节或髋关节，主要适用于不需繁重体力劳动的患者。关节可以保留一些活动，但力量和稳定性差。

3. *截骨术* 如髋关节陈旧脱位，有时可做股骨上端截骨术，以改善畸形并建立新的负重点。

4. *关节置换术* 适用于老年陈旧关节脱位，关节软骨破坏，或伴严重骨关节炎，或伴骨坏死的患者。

第四章　肩、上臂骨折及脱位

导学

(1) 掌握各疾病的病因病机及整复方法。
(2) 熟悉各疾病的固定方法。
(3) 了解各疾病的并发症。

第一节　锁骨骨折

锁骨细长弯曲,位置表浅,桥架于肩峰与胸骨间,是连接上肢和躯干之间唯一的骨性联系。锁骨有两个弯曲,内侧段向前突,外侧段向后突,从上方看呈“S”形,从前方看为平直结构。内侧段前上缘有胸锁乳突肌、前下缘有胸大肌附着,外侧段前下面有三角肌、前上面有斜方肌附着,锁骨与胸骨形成胸锁关节,并有强劲的韧带和关节囊为其提供稳定性。外侧锁骨远端和肩峰形成肩锁关节。锁骨具有较大的活动性,其活动主要通过胸锁关节,包括旋转、外展和屈曲,伴随肩胛骨在胸壁上的活动。锁骨下动脉和静脉从锁骨的后下方经过锁骨的中部。臂丛神经亦在锁骨后方通过,并包绕锁骨下血管。第1肋、胸膜、肺尖居于锁骨近端下方,这些结构都可能在高能量损伤中波及。

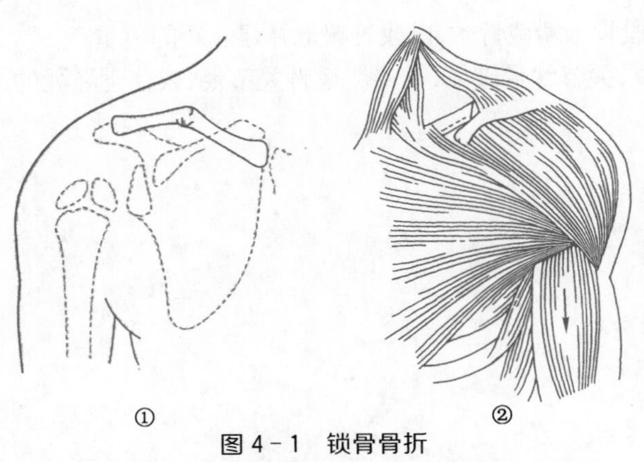

图4-1　锁骨骨折
① 幼年锁骨青枝骨折弩弓畸形;② 锁骨骨折近端向上、向后移位,远端向内、向下移位

【病因病机】

间接暴力和直接暴力均可造锁骨骨折,但多为间接暴力所致。间接暴力多见于滑跌时手或肘、肩部着地,冲击力经肱骨头或肩关节传递至锁骨,转化为弯曲或压缩载荷,并在锁骨中1/3处形成应力集中,引起骨折。暴力强大时,可引起粉碎性骨折,向下方移位的碎片有引起锁骨下血管或神经损伤的危险。骨折近断端受胸锁乳突肌牵拉,向上移位;远断端受三角肌、胸大肌及上肢重量牵拉,向下移位(图4-1)。

直接暴力较少见，可从锁骨前方或上方作用于锁骨，多引起锁骨外1/3横形或粉碎性骨折。婴幼儿因骨质柔韧，锁骨骨折多为青枝骨折，容易形成向上成角移位。

根据骨折部位，临床上常有以下3种类型。① 中1/3骨折：最常见，多由间接暴力引起，骨折多为横形或短斜形。② 外1/3骨折：较少见，多由直接暴力引起，骨折多为短斜形。③ 内1/3骨折：少见，移位与中1/3骨折相似。

【诊断与鉴别诊断】

1. 临床表现　伤后引起患侧上肢活动痛，疼痛局限于锁骨部或肩关节部，少数患者疼痛可累及上肢和手部。头部多向患侧倾斜，下颌偏向健侧，以松弛胸锁乳突肌的牵拉而减轻疼痛，并且常用健侧手掌托持患肘部，以减轻因上肢重量的牵拉而引起的疼痛。小儿常不能准确叙述痛点和受伤经过，而易漏诊。每因家长怀抱姿势不当，动其上肢或活动头部而引起啼哭。如触诊锁骨有压痛，即应考虑锁骨骨折。

2. 体征　可见局部肿胀，锁骨上、下窝变浅或消失，甚至有皮下瘀斑，骨折处异常隆起，患肩下垂并向前内侧倾斜，骨折处压痛明显。完全骨折者可于皮下摸到移位的骨折端，有异常活动和骨擦音，患侧上肢外展和上举活动受限。重叠移位者，从肩外侧至前中线的距离不等长，患侧较健侧可短缩1～2 cm。

3. 并发症　合并锁骨下血管损伤时，患侧上肢的尺桡动脉搏动减弱或消失，患肢血液循环障碍；合并臂丛神经损伤者，患肢麻木，感觉及反射均减弱或消失。

4. 影像学检查　多数在X线正位片即可显示骨折，如锁骨骨小梁、骨皮质中断或青枝骨折影；大多数横断骨折，有重叠或成角移位的影像；粉碎性骨折往往有分离移位。根据肩锁、胸锁关节的间隙异常，可以判断有无关节、韧带和附着肌肉的损伤(图4-2)。

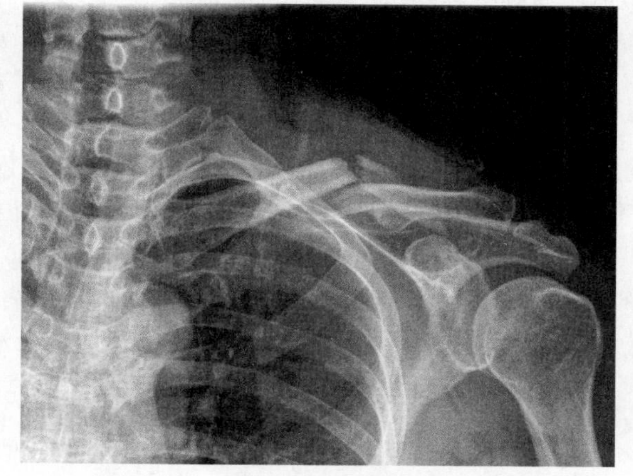

图4-2　锁骨中段粉碎性骨折X线片

5. 鉴别诊断　锁骨外1/3骨折与肩锁关节脱位均有肩外侧肿胀、疼痛，两者须加以鉴别。肩锁关节脱位者用力将锁骨外端向下按之可复位，松手后可隆起。X线片可见锁骨外端上移，关节间隙变宽。

【辨证论治】

锁骨骨折绝大多数可采用非手术方法治疗。儿童无移位骨折或青枝骨折，三角巾悬吊患肢1～2周。儿童有轻度移位或成角较大的骨折，行肩后伸位牵引，后“∞”字绷带固定2～3周。成人锁骨移位骨折，手法复位后，后“∞”字绷带或双圈固定4～6周。整复时切忌反复推按，不必强求解剖对位，粉碎性骨折尤需注意，以防发生意外。锁骨骨折愈合后留有畸形者，无碍上肢功能及外观，不需手术治疗。

1. 整复方法

(1) 膝顶复位法：患者坐凳上，挺胸抬头，双手叉腰，拇指向前。助手在背后一足蹬于凳缘上，

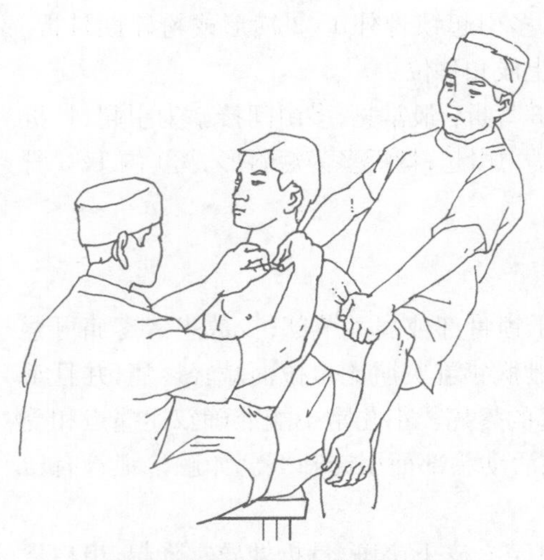

图 4-3 锁骨骨折整复方法

将膝部顶住患者背部正中,双手握其两肩外侧向背后徐徐拔伸,使患者挺胸,肩部后伸,以矫正骨折端重叠移位。医者立于患者前方,以两手拇、示、中三指分别捏住骨折近、远端,用提按手法矫正侧方移位(图 4-3)。

(2) 外侧牵引复位法:患者坐凳上,一助手站于健侧,双手绕患肢腋下抱住其身。医者用一手握患侧上肢,提至肩平,并向后上方拔伸牵引,另一手拇、示、中三指捏住骨折端,用捺正手法使之复位,再将患肢徐徐放下。亦可由另一助手向后上方牵引患侧上肢,医者以两手拇、示、中三指捺正复位。

(3) 仰卧复位法:患者仰卧床上,肩胛区用软枕垫高。助手按住健侧肩部向后压,医者一手按压患侧肩部向后、上、外,另一手拇、示、中三指在骨折端进行端提、捺正,使之复位。

(4) 穿腋法:患者坐凳上,医者立于患侧,以同侧前臂伸入患者腋下,手腕背伸,手的内缘顶住肩胛骨外缘,使肩部后伸,前臂用力上挎,同时用胸部顶住患肘而使患肘内收,利用杠杆作用,将骨折远端向外拔伸,以矫正重叠畸形,医者另一手拇指下按向上移位的骨折近端,使之复位。

2. 固定方法

(1) 后“∞”字绷带固定:骨折整复后,局部用高低垫、大平垫固定,双侧腋下用大棉垫保护,再用宽绷带从伤肩经上背部绕向对侧腋下至健侧肩前部,并返回背部,绕过伤肢腋下至肩部,如此反复包扎至牢固,然后用宽胶布沿上述路径固定一遍,以增强作用(图 4-4)。

(2) 双圈固定法:骨折近端用高低垫、大平垫固定后,用两个棉圈套于两肩部,在棉圈的前后方用布带捆扎固定,前方稍松,后方要紧。患侧棉圈的前面要压住骨折近端。双圈的前方用一条布带固定,防止圈滑动;后方用两条布带固定,保持肩背伸。前方的布带拉住患侧圈前面,压紧骨折近端,斜向下止于健侧圈下部。后方的布带尽量靠下方固定,以增强固定力量(图 4-5)。

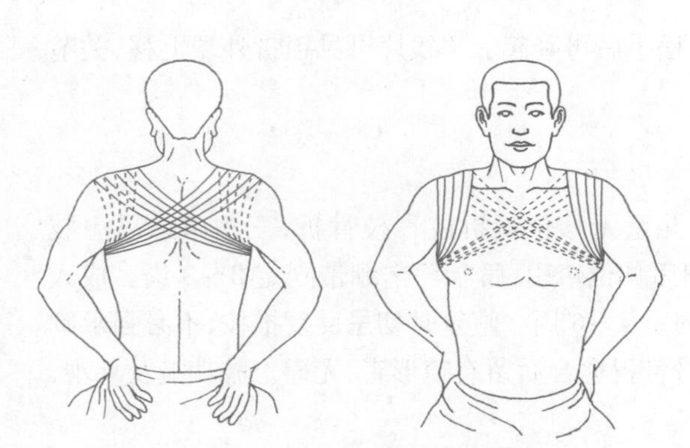

图 4-4 后“∞”字绷带固定法

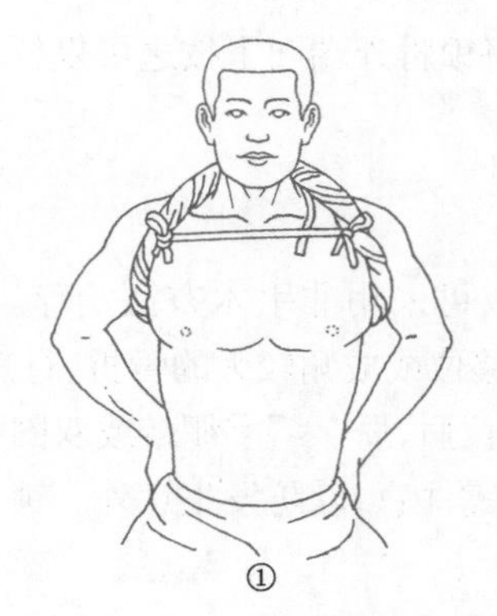

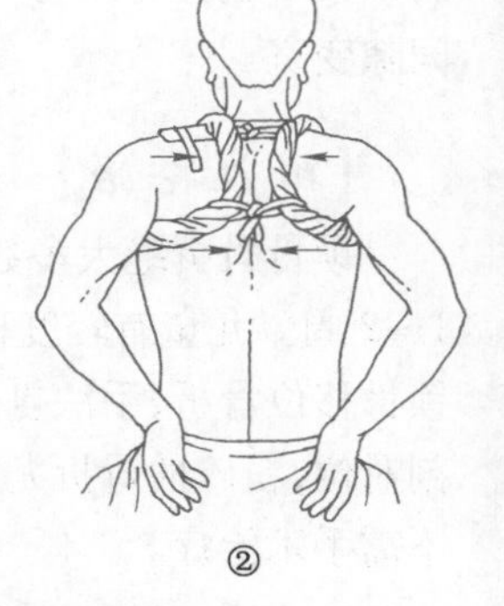

图 4-5 双圈固定法

① 患侧圈压在锁骨近端;② 背侧圈上、下布带收紧

3. *功能锻炼*　初期可做腕、肘关节屈伸活动和用力握拳活动，中后期逐渐做肩部练功活动，重点是肩外展和旋转运动，防止肩关节因固定时间太长而致功能受限。对于老年患者尤应注意在中后期加强练功活动，防止并发肩关节周围炎。

4. *药物治疗*　初期宜活血祛瘀、消肿止痛，可内服活血止痛汤或肢伤一方加减，外敷消瘀止痛药膏。中期宜接骨续筋，可内服新伤续断汤或肢伤二方，外敷接骨续筋药膏。中年以上患者，因气血虚弱，血不荣筋，易并发肩关节粘连，故后期宜着重养气血、补肝肾、壮筋骨，可内服六味地黄丸或肢伤三方，外贴坚骨壮筋膏。儿童患者骨折愈合迅速，如无兼症，后期不必用药。

5. *手术治疗*　锁骨骨折有轻度上下移位或重叠移位，愈合后对患肢功能无明显妨碍，一般不需行切开复位内固定手术。手术治疗适应证为：开放性锁骨骨折；经保守治疗后骨折出现不愈合；神经、血管受压及受损；成人锁骨远端骨折靠近肩锁关节；骨折端之间持续存在较宽的分离，经手法复位无法改变者；明显的畸形（移位>2 cm，短缩>2 cm）。主要手术方法包括髓内钉、钢板内固定等。要注意的是手术可能是造成锁骨骨折延迟愈合、不愈合的因素之一，手术时不要过度剥离骨膜。

【预防与调护】

骨折整复固定后，要经常检查外固定的松紧度。后“∞”字绷带、双圈固定后，如患肢有麻木、疼痛，皮肤苍白或发绀，桡动脉搏动减弱，则提示固定过紧，应及时松解，调整固定。如外固定松动，应及时加强固定。经外固定的患者，日间可下地适当活动，睡时为仰卧位，两肩胛骨间垫以窄枕使两肩后伸。骨折固定后即嘱患者做握拳、伸屈肘关节、双手叉腰、后伸肩部等活动。

第二节　肩胛骨骨折

肩胛骨位于胸廓后面，脊柱两旁相当于第2～7肋间。前方有胸廓的保护，后方有肌肉覆盖，是连接上肢和中轴骨的桥梁，当肩胛骨转动时，它可使上肢和肩部自如地活动。骨折发生率较低，仅占所有骨折的0.4%～1%，肩胛骨体部骨折预后较好，肩关节盂颈部骨折或关节内骨折发生肩部盂肱关节僵硬较常见。

【病因病机】

直接暴力是引起肩胛骨骨折最多见的原因，如硬物撞击或压轧、钝器打击肩胛部引起的骨折。直接暴力致伤时，压缩载荷较集中地作用于肩胛冈，使肩胛体与肋骨碰撞而致扁薄的肩胛体发生粉碎性骨折。间接暴力少见，跌倒时肩或肘部着地，暴力可传递至肩胛盂或颈部发生骨折。肌肉牵拉暴力，肱二头肌短头强烈收缩，可引起喙突撕脱骨折。

根据骨折部位，临床上常有以下5种类型。

1. *肩胛体骨折*　根据骨折线走行，又可分为T型、V型、粉碎性骨折。如暴力过大，尚可有肩胛骨颈嵌顿骨折、肋骨骨折或胸腔内脏器合并伤。

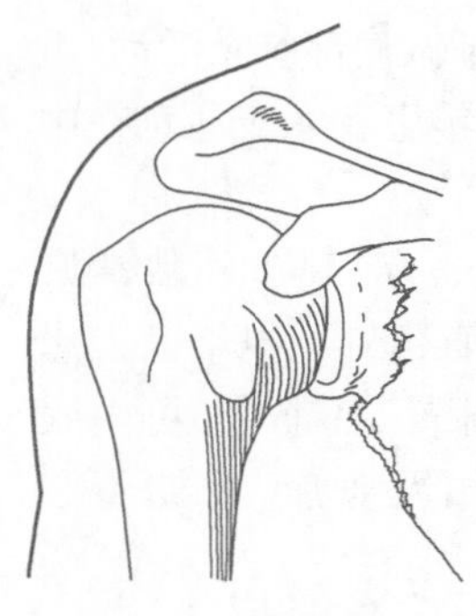
图4-6 肩胛骨颈嵌顿骨折

2. 肩胛盂骨折 骨折发生于肩胛盂上1/3部分者,可合并喙突根部骨折。骨折发生于盂中或下1/3部分者,可合并肩胛体外下缘骨折,骨折片多向内移位。

3. 肩胛颈骨折 骨折线由肩胛盂下缘贯通颈部直达喙突基底部。有嵌插者,多无明显移位。否则,远端受胸大肌的牵拉容易向前下移位。

4. 肩峰骨折 肩峰端骨折,骨折片与锁骨一同向上移位。肩峰基底部骨折,骨折片受三角肌及肢体重量牵拉,多向下移位。

5. 喙突骨折 单纯喙突骨折较少见,多合并于肩锁关节脱位或肩关节脱位。

【诊断与鉴别诊断】

1. 临床表现 伤后肩部剧痛,不能上举抬高,局部青紫肿胀,被动活动时疼痛加重。患者常以健手托住,患肢固定,保护患处。骨折处压痛,并有肩部塌陷、肩峰隆起、肩胛冈高突等畸形。

2. 体征 肩部剧痛、功能障碍。局部青紫肿胀,压痛明显。肩部塌陷、肩峰隆起畸形见于肩胛颈骨折,肩峰、喙突骨折时局部可查到骨擦音、骨折片异常活动。

3. 并发症

(1) 肩关节功能障碍:好发于肩胛骨体部骨折,容易引起肩胛胸壁关节粘连,进而影响到肩关节的活动。

(2) 创伤性关节炎:多见于肩胛盂窝、盂缘骨折。

(3) 肩袖损伤:其功能障碍将直接影响肩关节的稳定性,治疗上注意在骨折复位固定的同时应重建肩袖功能。

(4) 肩峰撞击征:肩峰骨折畸形愈合所致。

4. 影像学检查 X线正位片多能显示骨折部位、移位情况。必要时,可加摄肩部腋位片,以显示骨折片向前、后、旋转的移位情况。CT检查对诊断肩胛骨骨折非常重要,是临床上对于骨折分型和治疗的重要依据。

(1) 肩胛体骨折:因肩胛体部甚薄,无移位骨折其骨折线多不明显,容易漏诊,应重点观察,如肩胛骨内、外、上缘骨皮质是否连续,有无断裂。骨折移位时,肩胛骨边缘有阶梯状改变;骨折重叠时,则出现条状的致密白线(图4-7、图4-8)。

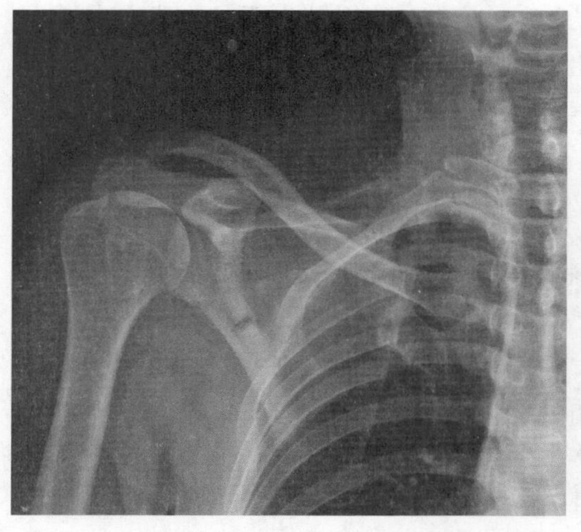
图4-7 肩胛体骨折合并多发肋骨骨折X线片

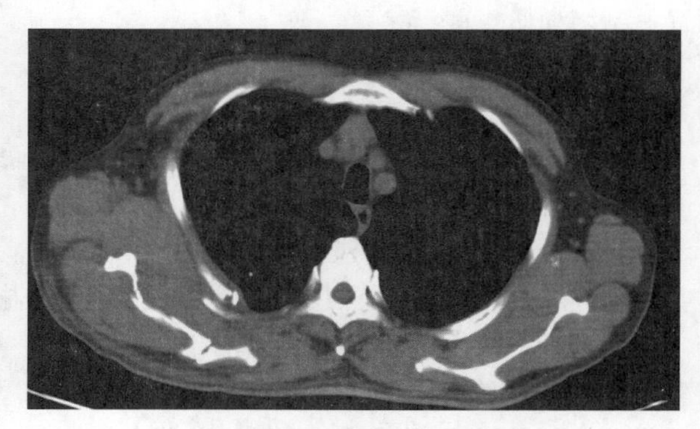
图4-8 肩胛体骨折CT检查

(2) 肩胛盂骨折：正位片可显示骨折部位及向内下方的移位；肩部腋位片可显示骨折片向前、后的移位。

(3) 肩胛颈骨折：正位片可显示骨折部位及嵌插移位；肩部腋位片可显示骨折片向前方旋转移位。

(4) 肩峰骨折：正位片显示肩峰端向上移位，基底部骨折则向下移位。

(5) 喙突骨折：并发于肩锁关节脱位时，多向上移位；并发于肩关节脱位时，多向下移位。

5. 鉴别诊断　肩胛骨骨折应与肱骨外科颈骨折、肩关节脱位相鉴别，并注意排除肋骨骨折及气血胸。

【辨证论治】

肩胛骨无移位骨折、轻度移位骨折和嵌插性骨折无须复位，三角巾悬吊患肢2～3周，尽早进行功能锻炼。有移位的肩胛体骨折、严重移位的肩胛颈骨折须行手法复位和固定。如手法复位不成功，必要时行手术治疗。对合并肋骨骨折或气胸、血胸的患者应及时处理。

1. 整复方法

(1) 肩胛颈骨折复位法：患者坐位或仰卧位，一助手固定患者躯干，另一助手牵患肢于展80°～90°位。医者一手卡住肩胛骨上缘，另一手置腋窝将肱骨头向上推顶，矫正骨折片向下移位，再由肱骨头前侧向后推挤，矫正向前移位。

(2) 喙突骨折复位法：喙突骨折不需特殊治疗。肩锁关节脱位或肩关节脱位整复后，喙突折片也多复位，即使稍有移位，对功能也无明显影响。

(3) 肩峰骨折复位法：肩峰端骨折向上移位，可采用按压手法整复。

2. 固定方法

(1) 肩胛颈骨折：术后经拍片证实，复位满意者，以三角巾悬吊伤肢于胸前即可。或将患肩置于外展70°位，行皮肤牵引3～4周。

(2) 肩峰骨折：肩峰局部放置大平垫，以肩肘环形胶布固定，并用三角巾悬吊伤肢3～4周。

3. 功能锻炼　无移位及轻度移位的肩胛骨各部骨折如肩胛体、肩胛颈、肩胛盂、肩峰、喙突骨折等，疼痛减轻后，即开始肩关节功能锻炼，防止肩关节粘连。

4. 药物治疗　早、中期伤处瘀肿严重者，可用宽胸汤加减内服，以散瘀消肿、行气止痛。后期，关节粘连者，用养血舒筋汤，以舒筋活络、滑利关节。

5. 手术治疗　有移位的肩胛体骨折、严重移位的肩胛颈骨折经手法复位失败，必要时可手术治疗。严重移位和不稳定的肩胛颈、肩峰骨折，可采用切开复位内固定。喙突基底骨折，明显移位，骨折片压迫神经血管束者，也应用手术治疗。关节盂骨折，引起肱骨头持续半脱位或复位不能维持的稳定者，也应手术治疗。

【预防与调护】

三角巾易松动，应及时调整，以保持固定作用。早期因局部疼痛，宜采用半坐卧位体位，以减轻局部压迫，缓解疼痛。肩胛骨骨折多能顺利愈合，但肩胛盂、颈及肩胛体骨折易诱发伤处粘连，影响肩关节活动。

第三节　肱骨外科颈骨折

肱骨外科颈位于解剖颈下 2～3 cm 处，为肱骨大结节、小结节移行为肱骨干的交界部位，是松质骨与密质骨的交界部位，在结构上是薄弱点，故容易发生骨折。解剖学上，有臂丛神经、腋血管在肱骨外科颈内侧经过。肱骨外科颈附近有大、小结节间沟，沟内有肱二头肌长头腱走行。骨折后，如不能恢复结节间沟的平整，将影响肩关节功能。

【病因病机】

间接暴力较多，如跌倒时手掌或肘部着地，暴力传导致肱骨外科颈处引起骨折。直接暴力致伤者较少见，如肩外侧受钝器打击或撞击于硬物上所造成的骨折。间接暴力致伤，暴力沿前臂、肱骨干传递至外科颈时，可转化为压缩或弯曲两种载荷。受伤时，如患肩处于中立位，则主要转化为压缩载荷，引起嵌插骨折；如患肩处于外展或内收位，则主要转化为弯曲载荷，骨折多有成角及一侧皮质挤压嵌插。因受伤体位及暴力的大小不同，骨折后的移位情况不同，临床上分为 4 种类型(图 4-9)。

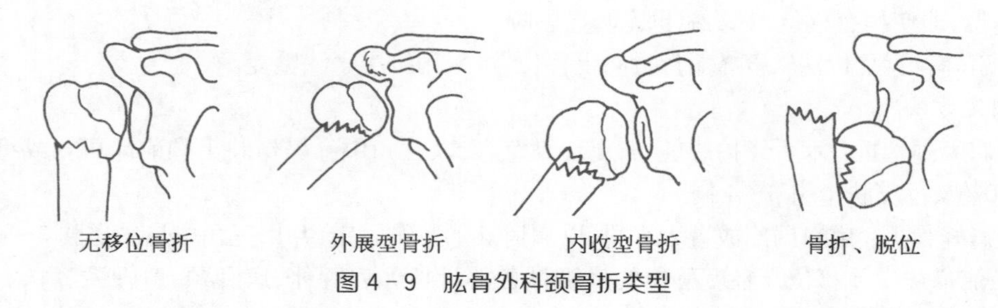

图 4-9　肱骨外科颈骨折类型

1. *无移位骨折*　如线形、裂缝骨折，多见于儿童或老人，常由较轻微的暴力引起。嵌插骨折因多无其他移位，亦可视作无移位骨折。

2. *外展型骨折*　骨折近段内收，远段外展，骨折处外侧皮质嵌插，形成向内成角。如有重叠移位，骨折远端多滑至近端的内侧，可伴有向前成角畸形。

3. *内收型骨折*　受伤时，患肩处于内收位。骨折近段外展，远段内收，向外成角，多有内侧皮质嵌插而外侧分离。如有重叠移位，骨折远端位于近端的外侧，可出现向前成角。

4. *肱骨外科颈骨折合并肩关节脱位*　患肩外展位受伤时，若遭遇十分强大的致伤暴力，外科颈骨折后，残余暴力尚可推挤肱骨头，冲破关节囊而造成肩关节前脱位，肱骨头多位于骨折端的内侧，且关节面向内下。

【诊断与鉴别诊断】

1. *临床表现*　伤后肩部疼痛、肿胀，患肢不能抬举，上臂内侧、腋下甚至前臂可见瘀斑，局部肿胀有时波及整个肩部及上臂，肩关节功能活动障碍，肱骨上端局部环形压痛和轴向叩击痛。外展型骨折肩部饱满，上臂内侧可见散在瘀斑，肩部下方稍呈凹陷，不呈现方肩畸形。内收型骨折肩部前侧有瘀斑，在上臂上段外侧可摸到突起的骨折端。

2. *体征*　无移位骨折，叩击患侧肘部，肱骨外科颈处出现疼痛；握患肘，内旋或外旋上臂，肱骨外科颈处出现疼痛。移位骨折，骨折处可扪得凹陷或突起，重叠移位者可扪得骨擦音及异常活动。合并肩关节脱位者，肩峰下凹陷，腋下可扪得肱骨头，弹性固定不典型，搭肩试验可为阴性。

3. *并发症*　高能量损伤可致腋动脉损伤，动脉造影可明确诊断，如果诊断明确则应尽早手术探查。骨折移位可引起臂丛神经损伤，也可因牵拉造成臂丛神经损伤，产生上肢放射性疼痛；骨折断端软组织嵌入，或不稳定骨折固定不牢固，可导致骨折不愈合。对骨折不愈合患者通常行植骨内固定术。

4. *影像学检查*　X线正位片可显示骨折部位、骨折类型、有无向内或向外的成角及侧方移位，穿胸侧位片可显示有无向前或向后的侧方移位及成角。必要时应行CT扫描重建，充分了解骨折的粉碎和移位程度，对于制定治疗方案十分重要(图4-10、图4-11)。

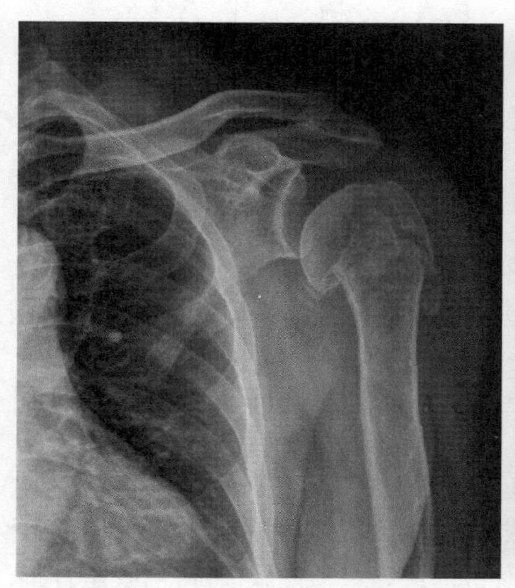

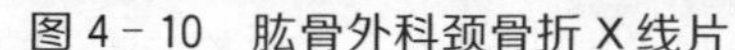

图4-10　肱骨外科颈骨折X线片

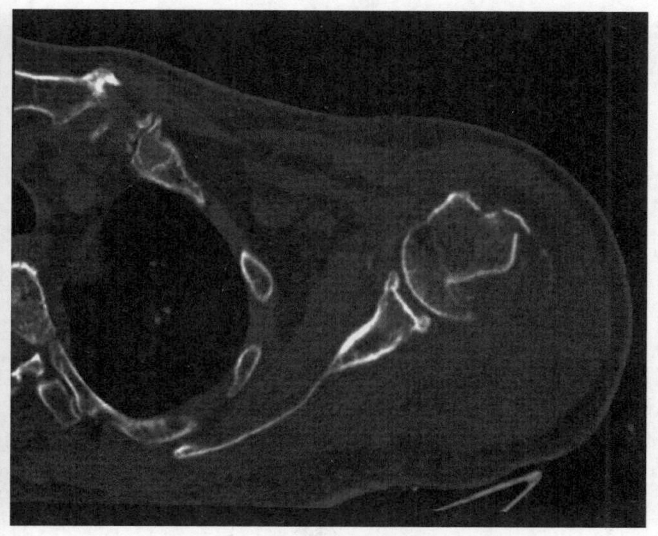

图4-11　肱骨外科颈骨折CT检查

5. *鉴别诊断*　肱骨外科颈无移位骨折应与肩关节扭挫伤相鉴别，合并肩关节脱位的外科颈骨折应与单纯肩关节脱位相鉴别，肩部正侧位X线片可资鉴别。

【辨证论治】

无移位的裂缝骨折或嵌插骨折不必复位，可外敷活血化瘀中药，三角巾悬吊伤肢于胸前2～3周即可。外展型骨折成角<25°，侧方移位<1/2者，不必复位，用薄棉垫置于骨折处，小夹板固定2～3周。固定期间，每日由夹板间隙浸入活血化瘀药酒，至棉垫润湿为度。移位严重的肱骨外科颈骨折手法整复后，超肩关节夹板固定4～6周。

1. *整复方法*

(1) 外展型骨折：患者坐位或仰卧位，患肘屈曲90°，前臂中立位。一助手用布单绕过腋窝拉向健肩做固定，另一助手握患肘做顺势牵引。医者双手环抱骨折部，两拇指按于骨折近端的外侧，其余四指置于远端内侧，协同用力，提按折端，此时远端助手在牵引下内收上臂至肘部达胸前，即可复位(图 4－12)。

(2) 内收型骨折：患者体位及远近端助手位置同外展型骨折。医者双拇指按压骨折部向内侧,其余各指环抱骨折远端使其外展,远端助手在牵引下外展上臂,使其复位。如骨折有向前成角移位,医者双手拇指置骨折远端后侧向前推,其余各指环抱角顶处向后挤按,远端助手在牵引下抬举上臂上举过头顶,使向前成角畸形得以矫正(图 4－13)。

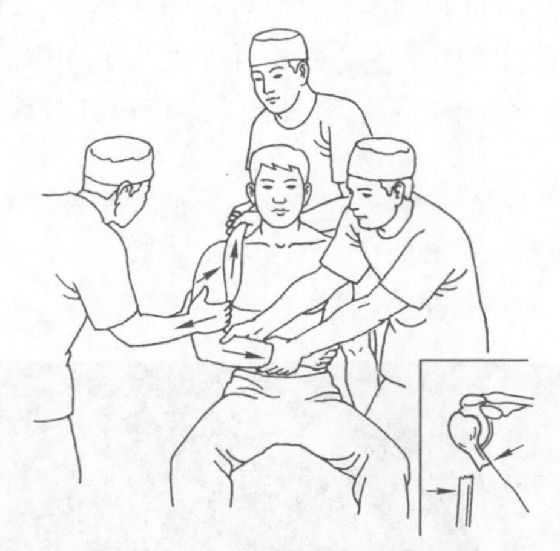

图 4－12 外展型骨折整复方法

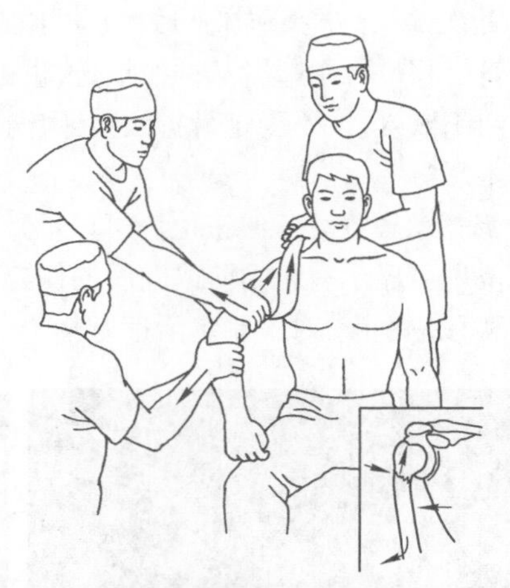

图 4－13 内收型骨折整复方法

(3) 肱骨外科颈骨折合并肩关节脱位：患者仰卧位,患肩外展 90°。近端助手用布单绕过腋下拉向健肩做固定,远端助手握患肢肘部做顺势牵引。医者双拇指按住肩峰,其余四指从患侧腋部的前、后侧伸入腋窝,向外上方顶挤肱骨头。远端助手在牵引下顺、逆时针方向转动上臂,并逐渐内收患肢。至出现入臼声后,医者双手固定骨折部,远端助手沿纵轴方向向近侧端推顶,使骨折嵌插。

2. *固定方法* 采用超肩关节小夹板固定。在助手维持牵引下,医者先用绷带包扎患者上臂,然后依次放置内外侧及前后侧夹板。外展型骨折,内侧板的蘑菇头顶住腋窝部;内收型骨折,蘑菇头置于肱骨内上髁的上部。有向前成角畸形者,在前侧夹板相当于成角处放一平垫。内收型骨折,在外侧夹板相当于成角处放一平垫。先用三条布带将骨干部夹板捆紧,再用长布带穿过前、外、后侧夹板顶部的布带环,做环状结扎,然后将布带绕至健侧腋下,垫上棉垫后打结(图 4－14)。夹板固定后,用布带或三角巾将伤肢悬吊于胸前。

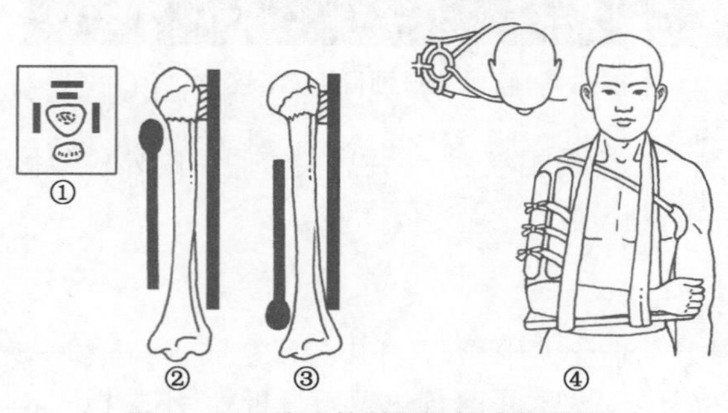

图 4－14 肱骨外科颈骨折夹板固定

3. *功能锻炼* 骨折复位和内固定后,应立即开始做适当功能活动,如肩部固定时间过长或锻炼不当、不及时,尤其是老年患者易产生肩部软组织粘连,致肩关节僵硬。骨折早期整复固定后,伤肢肿痛较甚,先练习五指用力伸展,再用力握拳,腕关节背伸、掌屈。1 周内可做耸肩运动,2～3 周内使伤肢自然下垂,身体略前倾,做小范围的划圈活动,早期运动范围可较小,随着肿痛消减,运动量逐渐加大。

4. *药物治疗* 骨折初期,伤处瘀肿严重、疼痛较甚者,可服用桃红四物汤。后期患肢重着、关节活动不利者，可服用养血舒筋汤。

5. 手术治疗　适用于手法复位失败，陈旧性骨折有明显移位，合并肩袖损伤，合并血管、神经损伤者。

【预防与调护】

(1) 骨折整复固定后，第1周每日检查1次小夹板松紧度，以后每2～3日检查1次，防止夹板压迫腋窝部血管、神经和夹板位置移动。

(2) 仰卧时，患侧上肢下面垫枕，以避免患肩前屈或后伸。

(3) 复位固定后，即可开始做握拳及腕、肘关节的伸屈活动；3周后，肩部可做轻微的功能锻炼，如耸肩和小幅度的外展、内收、前屈肩部等。

(4) 容易诱发患肩关节功能障碍，老年患者更容易发生。

第四节　肱骨大结节骨折

肱骨大结节是肱骨近端外侧的骨性隆起，系松质骨，为冈上肌、冈下肌、小圆肌的附着处。肱骨大结节朝向外侧，构成结节间沟的外壁，肱二头肌长头腱由结节间沟通过。肱骨大结节骨折是肱骨近端常见骨折之一，多见于成人。

【病因病机】

直接暴力和间接暴力均可造成肱骨大结节骨折，而以间接暴力所致者为多。根据骨折移位情况，可分为无移位骨折和有移位骨折两种类型。

1. 无移位骨折　多因直接暴力打击肱骨大结节部而造成骨折，骨折块大多粉碎，由于有肱骨骨膜相连，故无明显移位。

2. 有移位骨折　以间接暴力所致居多。跌倒时，上肢外展位手掌撑地，由于肩袖肌群(冈上肌、冈下肌、小圆肌等)的突然强力牵拉，使肱骨大结节发生撕脱骨折，骨折块比较小。但因受肩袖肌群牵拉，骨折块常向上移位至肩峰下；还常在肩关节前脱位或肱骨外科颈骨折时合并发生。肱骨大结节骨折，若骨折线波及结节间沟，日后可因结节间沟不平滑致使肱二头肌腱滑动受阻而造成慢性肩痛。肱骨大结节骨折易合并肩部软组织损伤，引起肩关节囊周围肌肉、韧带之间相互粘连，造成关节活动障碍。

【诊断与鉴别诊断】

1. 临床表现　伤后肱骨大结节部疼痛、肿胀，肩关节活动障碍，尤以肩外展及外旋为甚，且活动时疼痛加重。局部压痛明显，有移位骨折可扪及异常活动和骨擦音。合并肩关节前脱位者，有肩关节脱位的体征，但局部肿胀、疼痛均较单纯肩关节脱位为重。

2. 体征　无移位骨折，大结节处出现疼痛，肩关节周围肿胀；有移位骨折，骨折处可扪得凹陷或突起，可扪及骨擦音及异常活动。

3. 并发症

(1) 肩关节僵硬：由于固定时间长，缺乏有效功能锻炼，可造成肩关节周围软组织的粘连，肩关节活动功能障碍。

(2) 肩袖损伤：肩袖损伤将直接影响肩关节的稳定性，治疗上注意在骨折复位固定的同时应重建肩袖功能。

4. 影像学检查　无移位肱骨大结节骨折临床症状不明显，诊断比较困难，常易被误诊或漏诊，需依靠 X 线检查协助诊断。肩关节正位 X 线片可了解骨折移位况。

5. 鉴别诊断　无移位的肱骨大结节骨折，必须与肩部挫伤相鉴别。肩部挫伤系直接暴力所致，局部皮肤有擦伤、瘀斑，肿胀和压痛局限于着力部位，无环形压痛及纵向叩击痛。

【辨证论治】

无移位骨折可仅用三角巾悬吊患肢，不必手法整复，1 周后开始肩部自主练功活动，4 周后可随意活动。有移位骨折必须有良好的复位，早期进行练功活动，以免影响肩关节活动功能。合并外科颈骨折的肱骨大结节骨折，多无移位，无需特殊治疗。

1. 整复方法　患者坐位或仰卧位，在血肿内麻醉下进行整复。医者立于患侧，一手握住患侧肘部，将患肢徐徐外展、外旋，另一手置于患肩，拇指顺冈上肌、冈下肌自内向外下用力按压，使之复位。合并肩关节前脱位的大结节骨折，在整复肩关节脱位后，大结节也多可自行复位。若未复位须再复位，复位方法同前。

2. 固定方法　骨折复位后，用外展架固定肩关节于外展、外旋位，4 周后去除外固定。

3. 功能锻炼　骨折复位和内固定后，应立即开始做适当功能活动，如肩部固定时间过长或锻炼不当、不及时，尤其是老年患者易产生肩部软组织粘连，致肩关节僵硬。骨折早期整复固定后，伤肢肿痛较甚，先练习五指用力伸展，再用力握拳，腕关节背伸、掌屈。对于老年患者尤应注意在中后期加强练功活动，防止并发肩关节周围炎。

4. 药物治疗　与肱骨外科颈骨折相同。

5. 手术治疗　移位超过 5 mm 的大结节骨折可造成肩缝撞击和肩袖损伤，应考虑行切开复位。若大结节骨折块完整，可使用 1～2 枚拉力螺钉固定；若骨折块成粉碎性，可用张力带固定，关节镜技术在其治疗中亦具有积极作用。术后用三角巾悬吊，2 周后即进行肩关节练功活动。

【预防与调护】

复位固定后即应做伸屈指、掌、腕关节活动，以及用力握拳，以利于气血流通，使肿胀消退，但禁忌做肩关节外展和外旋活动。解除固定后，应加强肩关节各方向的练功活动，以促进肩关节功能恢复，避免关节僵硬、粘连而影响功能恢复。

附：肱骨近端骨折的分型

目前临床上常用 Neer 分型，Neer(1970)在 Codman(1934)分类的基础上进一步简练、概括，提出将肱骨近端分成四大块或四大部分，按其移位状况进行分类，受到较多学者的推崇。按照移位的情况(2 部分、3 部分或 4 部分)和主要骨块的移位情况分类。2 部分骨折类型按移位的那一块命名，其中 2 部分外科颈骨折移位分为嵌入、无嵌入和粉碎型 3 种类型；所有骨干移位和结节移位为 3 部分骨折。4 部分骨折类型指所有的骨折块均移位(图 4－15)。

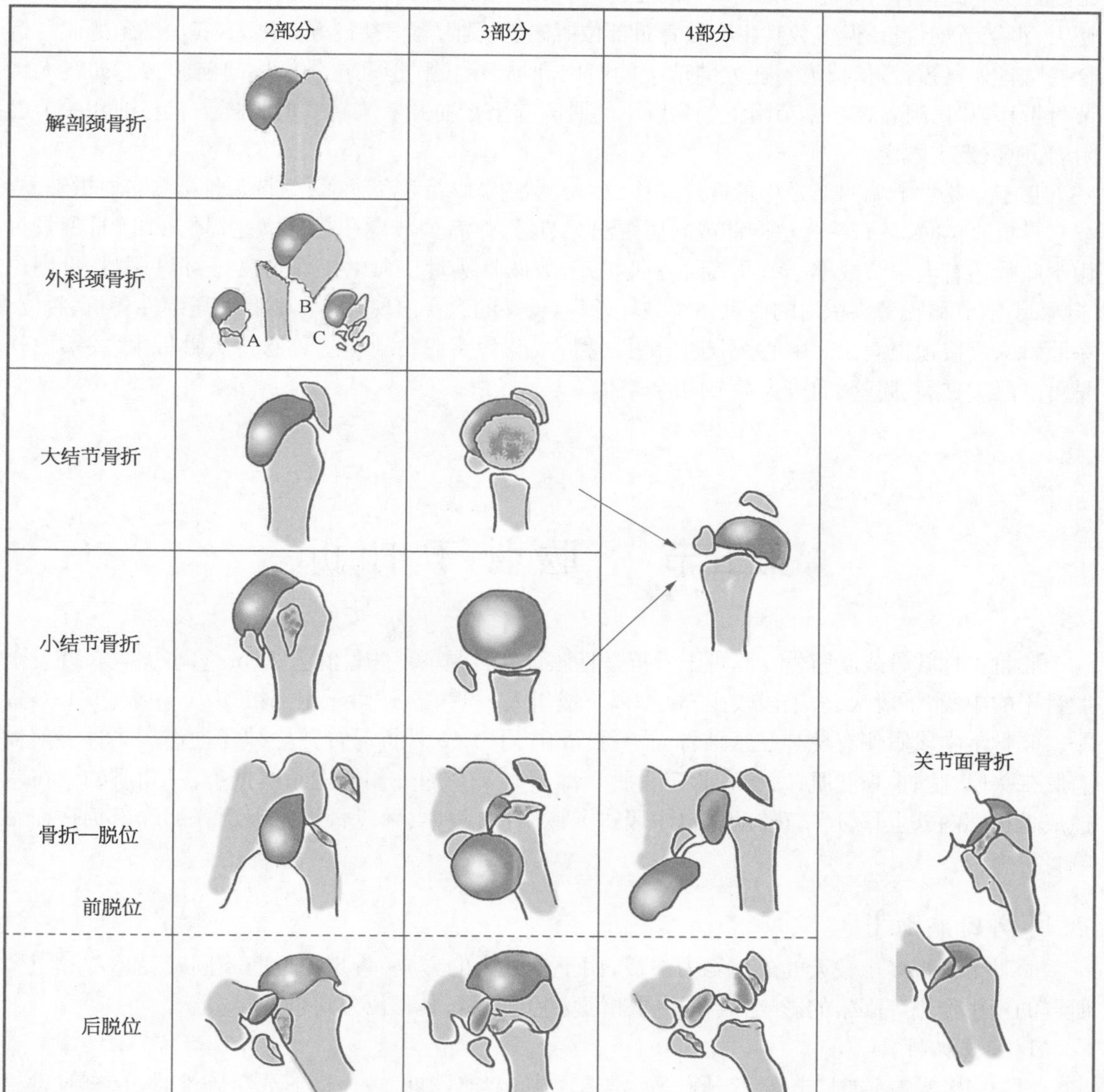

2部分
3部分
4部分
解剖颈骨折
外科颈骨折
B
A
C
大结节骨折
小结节骨折
关节面骨折
骨折—脱位
前脱位
后脱位

图 4－15　肱骨近端骨折 Neer 分类法

Ⅰ型　肱骨上端骨折，无论骨折的位置和数目，各骨折块移位都在 1 cm 和旋转 45°以内。

Ⅱ型　一处骨折有超过 1 cm 和旋转 45°的移位，其余部分无骨折或虽有骨折但无显著移位。此型包括有移位的肱骨解剖颈骨折、外科颈骨折或大、小结节骨折，临床上肱骨解剖颈骨折合并大、小结节骨折者少见，而解剖颈骨折合并外科颈骨折更为罕见。在Ⅱ型肱骨外科颈骨折时，其肱骨颈部的肌腱袖附着多数良好，仍能使肱骨头维持在中立位或轻度外展位。大结节骨折移位，其表面的肌腱附着多有纵形撕裂，但肱骨头的血供依旧良好。小结节撕脱骨折移位，也不影响肱骨上端的血供。

Ⅲ型　肱骨上端粉碎性骨折，其中两部分骨折有明显移位，另两部分无骨折或骨折后仍基本维持对位。此型骨折多见于非嵌入型的肱骨外科颈骨折，其大、小结节均可发生移位骨折，有时即使大、小结节均骨折，但多数其中一处骨折部位肌肉、肌腱附着保持良好。例如，在小结节撕脱骨折合并肱骨外科颈骨折时，附着在大结节上的肌肉、肌腱牵拉肱骨近端骨折块向前旋转。如在大结节骨折移位时，附着在小结节附近的肩胛下的肌肉向下牵拉并有旋转。但肱骨头有肩袖和关节囊附着，血供无需顾虑。

Ⅳ型　肱骨上端四部分均骨折分离移位，大、小结节骨折移位尤著，肱骨头骨折多有血供障碍。

骨折脱位时，肱骨头骨块向前或向后脱出关节囊，伴有关节囊和韧带广泛损伤。Ⅱ、Ⅲ型骨折由于肱骨还有大结节或小结节及其附着肌相连，故肱骨头骨块血供仍保持良好，但Ⅳ型骨折则由于大、小结节和肱骨头依附的血供系统破坏殆尽，骨骼的愈合出现障碍。肱骨头压缩性骨折、脱位，系肱骨头直接顶撞肩盂窝中心，引起压缩性骨折或肱骨头脱位。在这种肱骨头骨折中，关节面软骨可能严重破裂、脱落，而成为关节内游离体。

第五节　肱骨干骨折

肱骨古称臑骨或胳膊骨。肱骨干骨折是指肱骨外科颈下至肱骨髁上 2 cm 之间的骨折，好发于肱骨干的中段，下段次之，上段较少，30 岁以下成年人较多见。肱骨干上部粗，中 1/3 细，下 1/3 扁平。肱骨干中段后侧有桡神经紧贴骨干走行，故中、下 1/3 骨折易合并桡神经损伤。肱骨干前侧有肱二头肌、肱肌、喙肱肌，后侧有肱三头肌。骨干上 1/3 的外侧有三角肌抵止，三角肌的牵拉常造成骨折端向外上移位。营养动脉自中段进入肱骨内，故中、下段骨折常因营养动脉受损伤而影响骨折愈合。

【病因病机】

肱骨干骨折多由较大的外伤暴力造成，由于受外力的方向、骨折部位的不同及受肩部和上臂肌群的牵引作用等因素的影响，故在不同部位发生的骨折，其移位方向也不同。

1. 受伤机制

(1) 直接暴力：如打击伤、挤压伤等，常造成中、上部骨折，多为横形或粉碎性骨折，有时发生多段骨折或开放性骨折。

(2) 传达暴力：跌倒时手或肘部触地，外力传递至肱骨而致骨折。多位于肱骨干中、下 1/3，骨折线呈斜形或螺旋形。

(3) 扭转暴力：投掷手榴弹或掰手腕时用力不当，肌肉强烈收缩，使肱骨干受到扭转载荷而发生骨折，常为螺旋形骨折，多位于肱骨干中、下 1/3 交界处，骨折线呈斜形或螺旋形。

2. 骨折类型

(1) 上 1/3 骨折：骨折线在三角肌止点以上。远端受三角肌牵拉向外上移位，近端向前内移位(图 4-16)。

(2) 中 1/3 骨折：骨折线在三角肌止点以下。近端受三角肌和肱肌牵拉，向外、向前移位，远端向内上移位(图 4-16)。

(3) 下 1/3 骨折：多为长斜形或螺旋形骨折。因患肢前臂多靠在胸前，可引起远端内旋移位，中、下 1/3 骨折易形成粉碎性骨折。

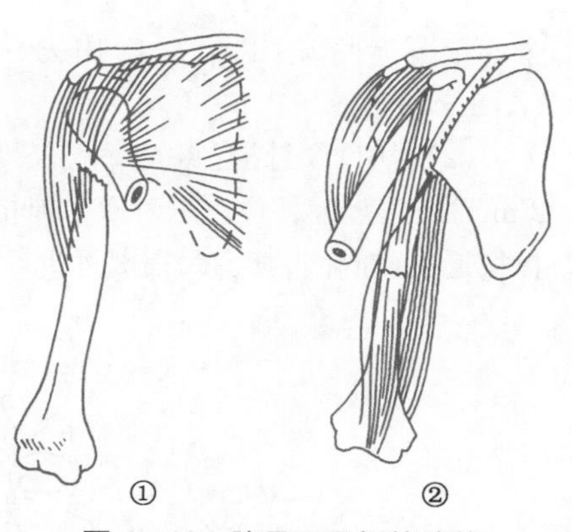

图 4-16　肱骨干骨折的移位

① 骨折在三角肌止点以上；
② 骨折在三角肌止点以下

【诊断与鉴别诊断】

1. 临床表现　伤后局部多有明显的肿胀、疼痛和功能障碍。绝大多数骨折有移位，患侧上臂出现短缩或成角畸形，触之有异常活动及骨擦音。检查时应注意有无桡神经损伤的表现。

2. 体征　患肢局部肿胀、疼痛、瘀斑、功能障碍，骨折局部环形压痛、传导痛，常有明显的短缩或成角畸形，有骨擦音、异常活动等。

3. 并发症

(1) 桡神经损伤：桡神经损伤是肱骨干骨折的常见并发症，占 5%～10%，多见于肱骨中下 1/3 骨折，损伤可为挫伤、牵拉伤、部分断裂或完全断裂。

(2) 血管损伤：可出现合并肱动脉损伤的紧急情况，患肢远端出现缺血表现，应做血管造影检查，一旦确诊，应立即手术。

(3) 骨折延迟愈合和不愈合：肱骨干骨折延缓愈合和不愈合的发生率高，多发生于下 1/3 骨折、粉碎性骨折、开放性骨折、固定不牢靠、骨折端分离或有软组织嵌入等。术中尽量减少骨膜剥离和保护营养血管，避免破坏血液供应而影响骨折愈合。

4. 影像学检查　摄 X 线正侧位片，可明确骨折部位、类型和移位情况(图 4-17)，可疑病理性骨折患者可做 CT、MRI 检查。血管造影可明确是否存在肱动脉损伤。

5. 鉴别诊断　无移位的肱骨干骨折应与上臂扭挫伤相鉴别，两者均有上臂疼痛、肿胀、活动受限，但扭挫伤压痛部位相对局限，有牵拉痛，但无环形压痛及传导痛，无畸形、骨擦音及异常活动，同时应注意与骨囊肿、骨纤维异常增殖症所致的病理性骨折相鉴别。

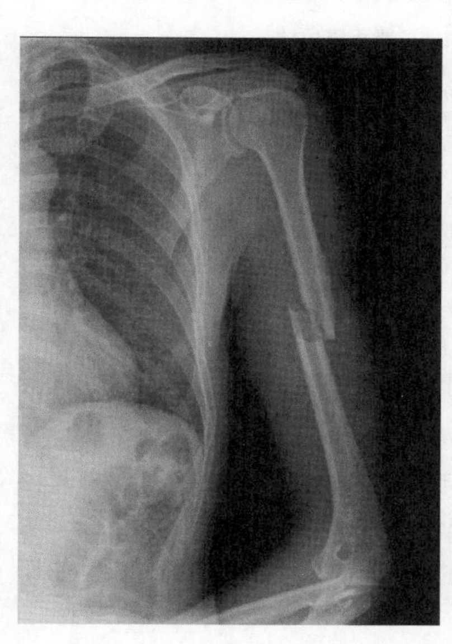

图 4-17　肱骨干骨折 X 线片

【辨证论治】

消除分离、防止骨折愈合障碍是肱骨干骨折的治疗原则。具体的措施有：整复时不用麻醉，避免诱发分离；牵引手法勿过度，以免引起分离。固定时，应消除远端肢体重量的牵拉，防止分离，如用外展架或弹力带固定，或早期多卧床，均可预防分离。

1. 整复方法

(1) 上 1/3 骨折：患者坐位或仰卧位，近端助手用布带绕过患侧腋窝向上牵引，远端助手握患侧前臂及肘部，在中立位行对抗牵引，纠正重叠移位。医者双手拇指置于骨折远断端外侧，其余四指置近断端内侧，对向用力，拇指按远折端向内，四指提近折端向外，以矫正侧方移位(图4-18)。

(2) 中1/3骨折：患者体位及助手牵引部位同上1/3骨折。骨折远、近端助手持续牵引1～2 min，矫正短缩移位。医者双手拇指置于骨折近断端外侧，其余四指置远断端内侧，对向用力，拇指按近折段向内，其余四指提远折段向外，以矫正侧方移位(图4-18)。

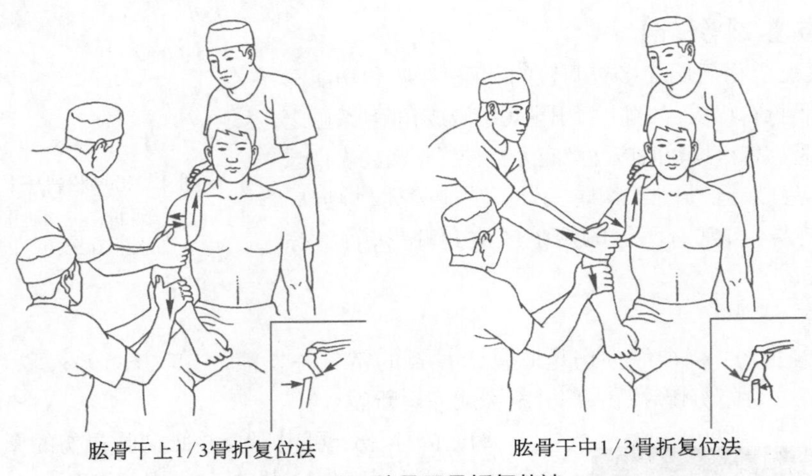

图4-18 肱骨干骨折复位法

(3) 下1/3骨折：多为斜形或螺旋形骨折，整复时，助手微用力牵引，矫正过多的重叠移位及成角畸形。医者双手分别置于骨折部位的前后侧或内外侧，十指交叉，双手掌用力合挤，矫正残余成角移位，并使骨折面紧密接触。

2. 固定方法

(1) 固定范围：肱骨干上1/3骨折用超肩关节夹板固定，前、后、外侧夹板超肩关节，用宽胶布将前后侧夹板拉紧固定后，再将外侧板固定于胶布上。中1/3骨折用局部夹板固定。下1/3骨折用超肘关节夹板固定，内、外、后侧夹板超肘关节，用宽胶布将内、外侧夹板拉紧固定后，再将后侧板固定于胶布上。固定后肘关节屈曲90°，前臂用中立位托板悬吊于胸前。

(2) 纸压垫放置：根据原始移位及成角方向而定。有侧方移位者，采用两点对挤法放置固定垫，即将平垫分别放置于骨折远近折端的移位侧。有成角移位者，采用三点挤压法放置固定垫，即角顶处放一平垫，对侧夹板的远近端各放一平垫。

(3) 小夹板加外展架固定：外展架能将伤肢支撑于肩关节外展90°、肘关节屈曲90°的位置，消除骨折远端肢体重力的牵拉，避免断端间发生分离。骨折整复、小夹板固定后，将外展架放在患侧，用绷带固定于胸廓侧方，再将伤肢置于外展架上，绷带固定肩、肘、腕关节于功能位置。如果骨折端向内成角，外展架要适当内收位放置。固定后即刻做握拳，上臂肌肉舒缩活动。

(4) 弹力带加小夹板固定：骨折经手法复位，小夹板固定后，将肘关节置90°屈曲位，再沿肱骨纵轴方向安放弹力带圈，上压肩峰端，下压鹰嘴部，使分离的两骨折端产生对向挤压；固定期间，调节弹力带的张力，可使骨折间隙缩小到最低限度，使分离的骨折端紧密接触或互相嵌插，为骨折早日愈合创造条件。

3. 功能锻炼　骨折复位和固定后，立即进行适当的活动和功能锻炼，以促进伤肢血液循环，利于骨折愈合。早期固定后，可先做伸指握拳、屈肘耸肩锻炼，3～4周后可做抬臂屈伸。

4. *药物治疗*　骨折初期，瘀肿严重者，治宜活血祛瘀、消肿止痛，可用桃红四物汤加桂枝、五加皮、续断内服。中后期若骨折愈合迟缓者，可服用复方健骨片。

5. *手术治疗*　应用闭合方法治疗肱骨干骨折一般都能收到良好的治疗效果，骨折愈合率高。如果没有特殊的手术指征，原则上对肱骨干骨折应避免手术治疗。有下述情况时可进行切开复位内固定手术。

(1) 开放性骨折是必须通过手术方法进行紧急处理的重要指征，特别是患有多发损伤的患者，在权衡轻、重、缓、急情况后，应尽早进行开放伤口的外科手术治疗。

(2) 反复手法整复失败，骨折对位对线不良，估计愈合后影响功能，陈旧骨折不愈合者。

(3) 继发于恶性肿瘤的病理性骨折，可通过内固定以减轻骨折给患者带来的痛苦和护理上的不便。

(4) 肱骨干骨折合并同侧肘关节和肩关节骨折需早期活动者。

(5) 骨折有分离移位，或骨折端有软组织嵌入，合并血管损伤的骨折。

(6) 肱骨远端螺旋形骨折合并桡神经损伤，在固定或手法复位后桡神经麻痹加重者，需手术探查并行内固定。切开复位内固定必须达到严格的内固定要求，可选用钢板、髓内钉等做内固定。

【预防与调护】

骨折固定后，鼓励患者用力握拳，促进前臂肿胀消退。3周后，可在用力握拳下做肘关节的主动伸屈锻炼。骨折整复后3周内，隔日检查骨传导1次，如发现有分离移位，可用触顶手法使断端紧密接触，并用宽胶布围绕肩部及肘部做环状固定，以防止断端再分离。以后每周检查骨传导1次，至临床愈合时止。如有桡神经损伤，可观察2～3个月，观察期间应进行积极的治疗，如推拿、熏洗、直流电刺激等，无恢复迹象者可行神经探查术。陈旧骨折，虽有重叠愈合而无过大的成角、旋转畸形，不需再处理。

第六节　肩关节脱位

肩关节是全身关节脱位中最常见的部位之一，好发于20～50岁的男性成年人。有关资料报道肩关节脱位占全身关节脱位的50%。

肩关节易于发生脱位是受其解剖结构及生理功能所决定的。肩关节由肱骨头及肩盂构成，肩盂小且浅，只占肱骨头关节面的1/3～1/4，因此该关节的骨性结合很不牢固。此外，肩关节囊松大薄弱，前方尤为明显，这种结构虽为增大肩关节的活动度提供了良好的条件，但对关节的稳定则是不利因素。维持关节稳定的另一因素是肌肉的作用，而肩关节的稳定正是主要依赖于肌肉的协调平衡作用来维持的。一旦肩部的主要肌肉麻痹或部分肌肉受损伤，肌力下降，肩部的肌肉就失去了平衡、协调和稳定肩关节的作用，从而可使本不稳定的关节更不稳定。在肩关节广泛的活动范围内，任何一个活动角度或部位，或活动的任一瞬间，如某一结构遭受破坏，或肌肉的协调作用失去平衡，都可破坏关节的相对稳定性而致关节脱位。

【病因病机】

肩关节脱位的病因有直接暴力和间接暴力两种,直接暴力者少见,间接暴力引起者多见。多因打击或冲撞直接作用于肩关节而引起。

当上臂外展背伸时,外力作用于肩后,可导致肩关节前脱位;当上臂内旋及外展时,外力作用于肩前,可致肩关节后脱位;当上臂高度外展时,外力作用于肩上方,可致肩关节盂下脱位。患者跌倒时,上臂外展、背伸,以手或肘部着地,暴力沿肱骨干向上传导,使肱骨上端冲破薄弱的关节囊前壁,形成前脱位;当肱骨头滑向喙突下间隙形成喙突下脱位;若暴力过大,则肱骨头可被推至锁骨下,形成锁骨下脱位。若跌倒时,上臂呈内旋前屈位,以手或肘部着地,外力沿肱骨干向上传导,致使肱骨头冲破后侧关节囊,形成肩关节后脱位。当上臂高度外展,肱骨大结节与肩峰紧密相接,成为杠杆的支点,迫使肱骨头冲破关节囊的下方滑出关节盂,形成关节盂下脱位。另外,肩关节脱位常可合并肱骨大结节骨折。

肩关节脱位的主要病理变化是关节囊撕裂和肱骨头移位。同时肩关节周围的软组织还发生不同程度的损伤,或合并肩胛盂边缘骨折、肱骨头骨折和肱骨大结节骨折等,其中30%～40%的病例合并大结节撕脱骨折,是最常见的并发症。偶见腋神经损伤。

肩关节脱位主要有以下两种分类方法。

1. 按肱骨头脱出方向分类　分为前脱位、后脱位,前者又分为喙突下脱位、锁骨下脱位、盂下脱位(图4-19),后者分为肩峰下脱位、盂下脱位、肩胛冈下脱位。

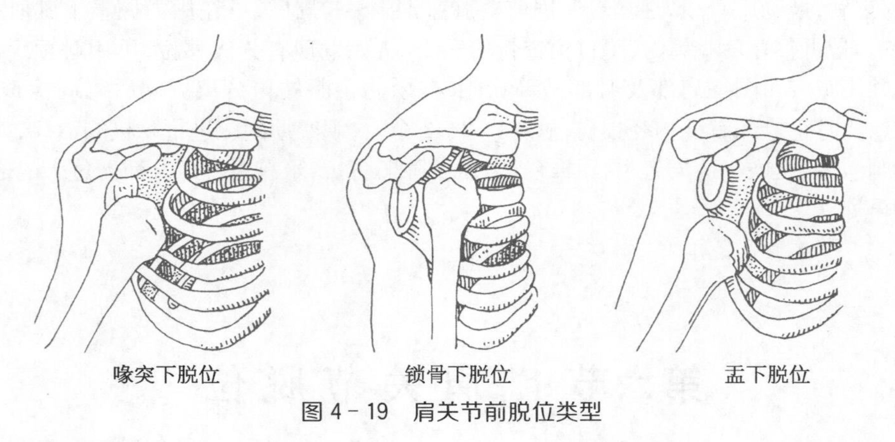

图4-19　肩关节前脱位类型

2. 按脱位后时间的长短分类　分为新鲜脱位和陈旧脱位。新鲜脱位是指脱位在3周以内者,陈旧脱位是指脱位3周以上者。

习惯性肩关节脱位是在原始脱位复位后的一段时间,往往受到轻微的外力即可引起肩关节脱位,往后每当在类似的体位或轻微的外力下即可出现脱位。

【诊断与鉴别诊断】

1. 临床表现　肩关节脱位有其特殊的典型体征。伤后肩部疼痛、肿胀、功能障碍,上臂呈弹性固定,呈方肩畸形,肩峰下凹陷空虚,在喙突、锁骨下或腋窝处可触到脱出的肱骨头,搭肩试验阳性,X线检查可明确诊断及了解是否合并骨折。

2. 体征

(1) 前脱位:患者常以健手扶持患肢前臂,头倾向患侧以减轻肩部疼痛。上臂处轻度外展、前屈位。肩部失去正常圆钝平滑的曲线轮廓，形成“方肩”畸形。肩部软组织肿胀，肩峰至肱骨外上髁距离增长。患肩呈弹性固定状态，位于外展约30°位，试图做任何方向的活动都可引起疼痛加重。触诊肩峰下空虚，常可在喙突下、腋窝处或锁骨下触到脱位的肱骨头。搭肩试验（Duga's 征）阳性（图4－20）。肩部正位和穿胸侧位X线片，可确定诊断及其类型，并可以明确是否合并有骨折。

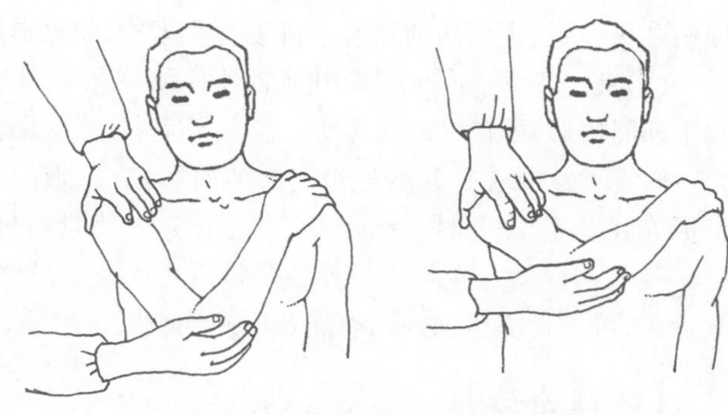

图4－20　搭肩试验（Duga's 征）阳性

(2) 后脱位：肩关节后脱位是所有大关节脱位中最易误诊的一个损伤，大多数为肩峰下脱位，它没有前脱位时那样明显的“方肩”畸形及肩关节弹性交锁现象。防止误诊的关键在于对肩部外伤要考虑后脱位的可能，且体检时要严格、认真、细致。主要表现为有肩部前方暴力作用的病史，喙突突出明显，肩前部塌陷扁平，可在肩胛冈下触到突出的肱骨头，上臂呈现轻度外展及明显内旋畸形。X线片拍摄肩部上下位或头脚位时，可以明确显示肱骨头向后脱位。

(3) 肩关节陈旧性前脱位：以往多有外伤史，基本体征同新鲜肩关节前脱位。只是肿胀、疼痛较轻，依脱位时间和肢体使用情况不同，肩关节可有不同程度的活动范围。肩部肌肉萎缩明显，尤以冈上肌及三角肌为著。此种患者多数已经多次手法整复，因此合并肩部骨折和臂丛神经损伤发生率较高。

(4) 习惯性肩关节脱位：有多次肩关节脱位病史，多发生于20～40岁。脱位时，疼痛多不剧烈，但肩关节活动仍有障碍，久而可导致肩部周围肌肉发生萎缩，当肩关节外展、外旋和后伸时，容易诱发再脱位。X线检查需拍摄肩后前位及上臂60°～70°内旋位或上臂50°～70°外旋位，可明确肱骨头后侧是否有缺损。

3. 并发症

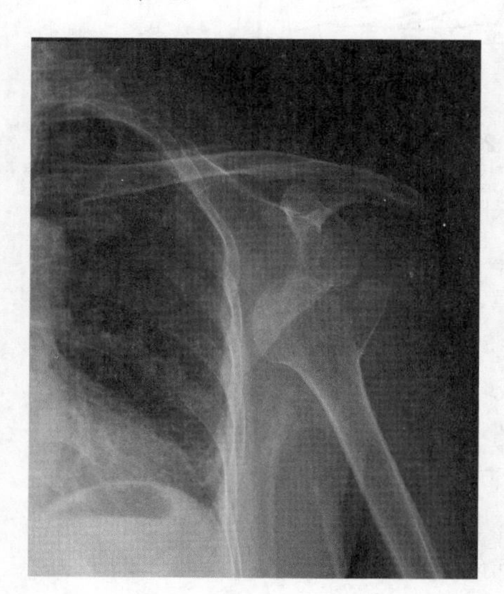

图4－21　肩关节脱位伴大结节骨折X线片

(1) 肩袖损伤：肩关节本身的严重疼痛和明显功能障碍，常常混淆和掩盖了肩袖损伤的体征，所以易造成漏诊。因此对于肩关节脱位在复位后，应详细检查肩外展功能。对于肱骨头移位明显的病例，如无大结节骨折，则应考虑肩袖损伤的可能。诊断不能肯定时，可行肩关节造影，如发现造影剂漏入肩峰下滑囊，则证明已有肩袖撕裂。在解除外固定后，患肩不能自主外展，但在外力帮助下，外展30°～60°后，患肩又可继续上举，这一特殊体征有助于冈上肌肌腱断裂的诊断。

(2) 肱骨大结节骨折：除肩关节脱位一般症状外，往往疼痛、肿胀较严重者可在肱骨头处扪及骨碎片和骨擦音（图4－21）。

(3) 肱二头肌长头腱滑脱：临床上往往无明显症状，只是在整复脱位时，有软组织嵌插于关节盂和肱骨头之间而妨碍复位。

(4) 血管、神经损伤：较容易遭受牵拉伤的是腋神经，损伤后，三角肌瘫痪，肩部前外、后侧的皮肤感觉消失。血管损伤则极少见,损伤后前臂及手部发冷和发绀,桡动脉搏动持续减弱或消失。

(5) 肱骨外科颈骨折:合并肱骨外科颈骨折时,疼痛、肿胀更为严重。与肩脱位不同处是上臂无固定外展畸形,可有一定的活动。临床上有时很难鉴别,X线检查可以帮助诊断及了解骨折移位情况。

4. 影像学检查 X线检查肩关节前后位片、腋位片即可明确肩关节脱位及脱位类型,如伴有骨折等并发症,必要时需结合CT扫描以进一步判断骨折类型及骨折块移位情况。

5. 鉴别诊断 应与肱骨外科颈骨折相鉴别。肱骨外科颈骨折肩部呈圆肩,无空虚,不能触及肱骨头,可有骨擦感,肿胀、疼痛及压痛均较脱位严重,X线检查可明确诊断。

【辨证论治】

1. 整复方法 对新鲜肩关节脱位,只要手法应用得当,一般都能成功。陈旧性脱位在1个月左右者,关节内外若无钙化影,亦可采用手法复位。若手法复位失败及习惯性肩关节脱位者,应考虑手术治疗。

(1) 牵引推拿法:患者仰卧位,用布带绕过胸部。第一助手向健侧牵拉,第二助手用布带绕过腋下向上向外牵引,第三助手紧握患肢腕部,向外旋转,向下牵引,并内收患肢。三助手同时徐缓、持续不断地牵引,可使肱骨头自动复位。若不能复位,医者可用一手拇指或手掌根部由前上向外下,将肱骨头推入关节盂内。第三助手在牵引时,应多做旋转活动,一般均可复位(图4-22)。

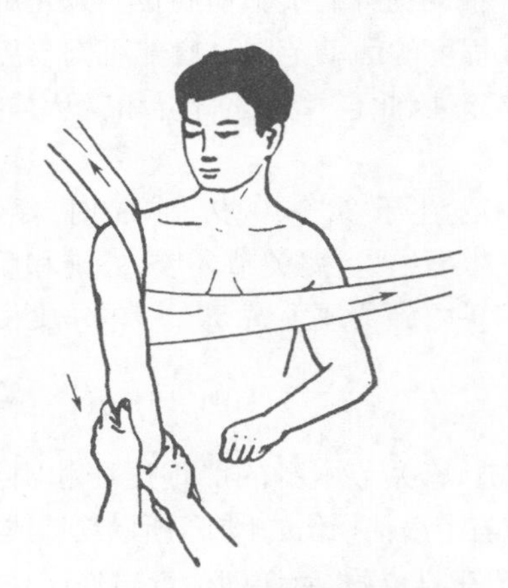

图4-22 牵引推拿法

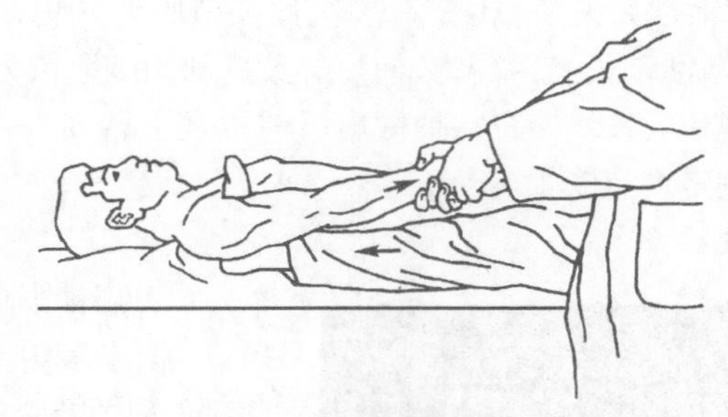

图4-23 手牵足蹬法

(2) 手牵足蹬法:首载于明代朱橚等所著《普济方·折伤门》。该方法较可靠、省力,适用于基层。以右肩为例,患者仰卧位,医者立于患侧,双手握住患肢腕部,右膝伸直用足掌蹬于患者腋下,做顺势用力牵拉伤肢,持续1~3 min,先外展、外旋,后内收、内旋伤肢有滑动感时,即表明复位成功(图4-23)。

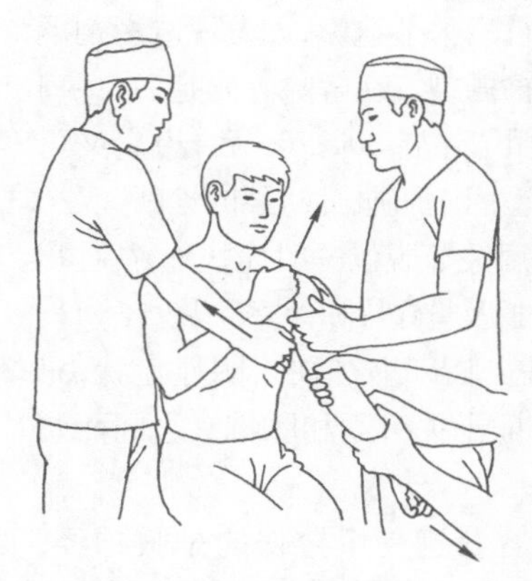

图4-24 拔伸托入法

(3) 拔伸托入法:患者坐位。第一助手立于患者健侧肩后,两手斜形环抱固定患者做反向牵引。第二助手一手握肘部,另一手握腕上,向外下方牵引,用力由轻而重,持续2~3 min。医者立于患肩外侧,两手将肱骨头向外上方勾托,同时第二助手逐渐将患肢向内收、内旋位牵拉,直至肱骨头有回纳感觉,复位即告完成(图4-24)。

(4) 牵引回旋法：患者坐位或仰卧位，医者立于患侧。以右肩为例，医者以右手握肘部，左手握腕上部，将肘关节屈曲。右手沿上臂方向向下徐徐牵引，并轻度外展，使三角肌、喙肱肌、胸大肌等肌松弛，将肱骨头拉至关节盂上缘。然后在外旋牵引位下，逐渐内收其肘部，使之与前下胸壁相接触，使肩胛下肌等肌肉松弛。此时，肱骨头已由关节盂的前上缘向外移位，至关节囊的破裂口处。再将上臂高度内收，有时会听到"咯噔"声，遂即复位。若还未复位，再将上臂内旋，并将手放于对侧肩部，肱骨头可通过扩大的关节囊破裂口滑入关节囊内，并可闻及入臼声，复位即告成功。此法适用于肌力较弱或习惯性脱位患者。由于此法应力较大，肱骨外科颈受到相当大的扭转力，因此操作宜轻稳、谨慎。若用力过猛，可造成股骨颈骨折，对骨质疏松的老年患者时更应注意(图 4－25)。

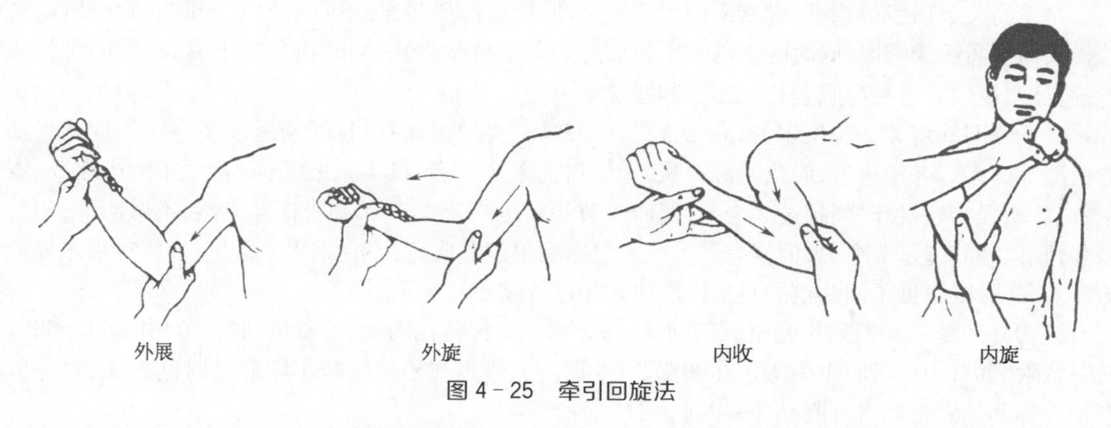

图 4－25　牵引回旋法

(5) 椅背复位法：846 年唐代蔺道人首次描述用椅背做支点整复肩关节脱位的方法。患者坐在靠背椅上，用棉垫置于腋部，保护腋下血管、神经，免受损伤。将患肢放在椅背外侧，腋肋紧靠椅背，一助手扶助患者和椅背，起固定作用。医者握住患肢，先外展、外旋牵引，再逐渐内收，并将患肢下垂，内旋屈肘，即可复位成功。此法是应用椅背作为杠杆支点整复肩关节脱位的方法，适用于肌肉不发达、肌力较弱的肩关节脱位者。

(6) 悬吊复位法(Stimson 方法)：患者俯卧于床上，患肢悬垂于床旁，根据患者肌肉发达程度，患肢于腕系布带并悬挂 2～5 kg 重物(不要以手提重物)，依其自然位牵引持续 15 min 左右，多可自动复位。有时医者需内收患肩或以双手自腋窝向外上方轻推肱骨头，或轻轻旋转上臂，肱骨头即可复位。此方法安全有效，对于老年患者尤为适用(图 4－26)。

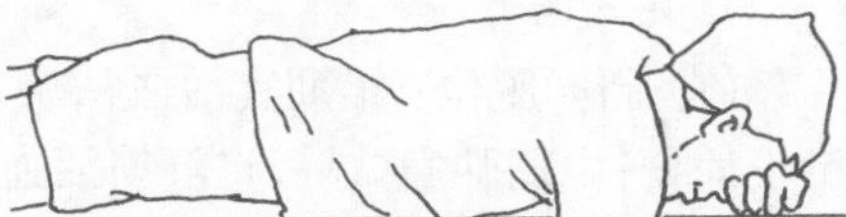

图 4－26　悬吊复位法

若手法复位确有困难，应认真考虑阻碍复位的原因：如肱二头肌长头腱套住肱骨头阻碍复位，撕破的关节囊成扣眼状阻碍肱骨头回纳，骨折块阻拦脱位整复；脱位时间较长，关节附近粘连尚未松解；患者肌肉发达，牵引力不够大，未能有效对抗痉挛的肌肉收缩力；麻醉不够充分，肌肉的紧张未松弛，或手法操作不当等因素。当遇到此等情况时，再次试行整复时应更换手法，反复内、外旋并改变方向，切不可粗暴操作、用力过猛。

闭合复位适用于青壮年脱位在 1 个月以内而又无骨折及神经、血管受损等合并症者，脱位在 1～2 个月者也偶有成功的机会。复位时可采用麻醉辅助，以使肌肉完全松弛。复位过程中必须先行手法松动肱骨头周围的粘连，一助手固定患者肩胛骨，另一助手握住患者前臂行牵引。医者握住患者上臂做轻轻摇动并旋转脱位的肱骨头，逐渐增大活动范围以松解肱骨头周围的粘连，随着周围粘连组织撕裂的响声，肱骨头的活动范围逐渐增大。维持牵引下拍摄X线片证实脱位的肱骨头已接近肩胛盂、肱骨头与肩胛盂间无骨性阻挡时，方可试行复位。复位手法要轻柔，禁用暴力和杠杆应力，以免造成骨折。

对于习惯性脱位患者，一般可自行复位，或轻微手法即可复位，可多考虑用新鲜脱位复位手法。但复位后容易复发，因此通常需手术进一步治疗。手术治疗的方法有肩胛下肌腱重叠缝合、关节囊修复及联合肌腱止点移位等。

对于肩关节后脱位患者，通常采用闭合复位，麻醉后沿肱骨轴线纵向牵引，同时内旋上臂以使肱骨头与肩盂后缘解脱，此时医者以一手自后方向前推挤肱骨头，同时再外旋上臂，一般即可使肱骨头复位，复位后可将患肢包扎固定于胸壁。

对于陈旧性肩关节脱位患者，应结合患者年龄、全身情况、脱位时间长短以及存在的症状和功能情况等因素。老年患者，脱位时间较长，无任何临床症状者，可不采取任何治疗；年龄虽在50岁左右，体质强壮，脱位时间超过2个月，但肩关节外展达70°～80°者，亦可任其自然，不做治疗；年龄虽轻，脱位时间超过2个月，但伴有骨折或大量瘢痕组织形成者，不宜采用手法复位，应行手术复位治疗。因此，应根据不同病例的具体情况决定治疗方案。

2. 固定方法　一般采用胸壁绷带固定，将患侧上臂保持在内收、内旋位，肘关节屈曲60°～90°，前壁依附胸前，用绷带将上臂固定在胸壁3～6周。一般原则是年龄越小则制动时间越长，对一般老年人和非体力劳动者可制动2～4周。

3. 功能锻炼　对于陈旧性肩关节脱位治疗时，医者和患者不要把整复脱位作为唯一目标，而应以最后的功能恢复效果作为治疗的目的。对于年老体弱、骨质疏松的患者，或脱位时间超过2个月，中年以上的患者，可认为功能锻炼是一种积极的、有效的治疗方法。功能锻炼应循序渐进，活动量及活动范围逐渐加大，绝对禁忌强力被动推拿按摩，以免增加创伤影响功能恢复。

4. 药物治疗

(1) 新鲜脱位：早期宜活血祛瘀、消肿止痛，内服舒筋活血汤、活血止痛汤等，外敷活血散、消肿止痛膏；中期肿痛减轻，宜舒筋活血、强壮筋骨，内服壮筋养血汤、补肾壮筋汤等，外敷舒筋活络膏；后期体质虚弱者，可内服八珍汤、补中益气汤等，外洗方可选用苏木煎等，煎水熏洗患处，以促进肩关节功能的恢复。

(2) 陈旧脱位者：应加强中药内服通经活络之品，并加强温通经络之品以外洗，促进关节功能恢复。习惯性脱位者，应补肝肾、益脾胃，以强壮筋骨。对于各种合并症，有骨折者，按骨折三期辨证用药辨证施治。有合并神经损伤者，应加强祛风通络，用地龙、僵蚕、全蝎等；有合并血管损伤者，应加强活血祛瘀通络，可合用当归回逆汤加减。

5. 手术治疗

(1) 适用于合并肱二头肌长头腱向后滑脱、肱骨外科颈骨折、关节盂大块骨折、肱骨大结节骨折等，手法复位不能成功者；或脱位合并血管、神经损伤，临床症状明显者。

(2) 适用于陈旧性脱位半年以内的青壮年患者或脱位时间虽短，但合并有肱骨大结节骨折，肱骨颈骨折或腋部神经损伤的患者以及闭合复位不成功的病例。手术方式有切开复位、肱骨头切除术、人工关节置换术和肩关节融合术等。

(3) 适用于习惯性肩关节脱位患者。

【预防与调护】

(1) 制动期间可行肘、腕、手的功能锻炼和上肢肌肉的收缩。去除制动后，开始练习肩关节功能锻炼。6 周内禁止做强力外旋动作。

(2) 对青少年患者，脱位复位后，严格制动 3～4 周，并进行功能锻炼，不要过早参加剧烈活动。

第七节　肩锁关节脱位

肩锁关节由肩峰内端及锁骨肩峰端，借关节囊、肩锁韧带、三角肌、斜方肌肌腱附着部和喙锁韧带等连接组成。此关节的稳定全赖肩锁和喙锁两条韧带，其中喙锁韧带尤为重要。肩锁关节损伤常因向下暴力作用于肩峰端引起，导致肩锁韧带和喙锁韧带的撕裂。当肩锁韧带损伤时仅能引起半脱位，喙锁韧带同时断裂则发生全脱位。肩锁关节脱位并不少见，占肩部损伤脱位的 12%。

【病因病机】

直接暴力由上向下冲击肩部可发生脱位。在间接暴力作用下如过度牵拉肩关节向下可引起脱位，或跌倒时肩部着地而导致脱位。患者侧位跌倒时，上臂内收，患肩直接着地引起，约占 70%。外力使肩及锁骨向内下方移位，使锁骨的下缘抵于第 1 肋骨上，第 1 肋骨形成支点从而使肩锁韧带和喙锁韧带受到牵拉的力量，根据暴力的大小而发生韧带、肌肉及骨的损伤。

按损伤程度将肩锁关节损伤分为 3 度。① Ⅰ度损伤：仅扭伤肩锁韧带，因韧带纤维尚完整关节仍保持稳定。② Ⅱ度损伤：外力较大，将肩锁韧带断裂，造成锁骨外端前后位不稳，或轻度向上移位。③ Ⅲ度损伤：暴力很大，除肩锁韧带断裂外，进一步造成三角肌和斜方肌纤维自锁骨及肩峰上撕裂以及喙锁韧带断裂，偶尔有喙突受喙锁韧带牵拉发生撕脱骨折，而韧带本身仍保持完整。

按损伤程度亦可分为半脱位和全脱位(图 4-27、图 4-28)。

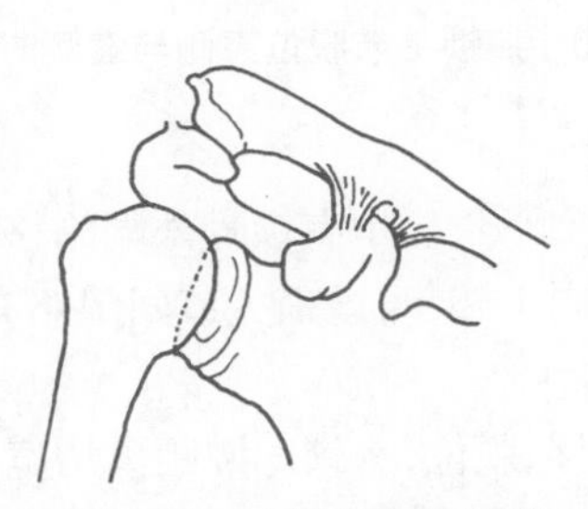

图 4-27　肩锁关节半脱位

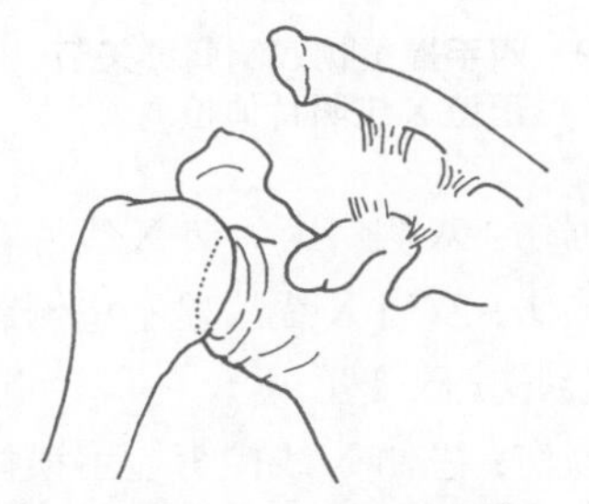

图 4-28　肩锁关节全脱位

【诊断与鉴别诊断】

1. 临床表现

(1) Ⅰ度损伤：肩锁关节部肿胀、疼痛、无畸形，肩锁关节部压痛阳性，喙锁韧带部压痛阳性。

(2) Ⅱ度损伤：肩锁关节部肿胀、疼痛较重，局部有压痛，按压锁骨外端可有浮动感。

(3) Ⅲ度损伤：患肩肿胀，疼痛明显，锁骨外端上翘顶起皮肤，使肩部外形成阶梯状畸形，在肩锁及喙锁间隙有明显压痛,锁骨外端活动时上下、前后均有不稳定现象。

2. 体征　肩锁关节脱位的患者,往往损伤的肩部有明显的肿胀、疼痛,肩锁关节处可摸到一个凹陷,按压锁骨外1/3处有像弹钢琴的感觉,即按压松开后随即弹起,称为"琴键征",这是肩锁关节脱位的典型体征。同时显露双侧肩部对比,可见损伤侧较健侧突起,且明显高于健侧,伤侧肢体外展和上举困难,前屈和后伸受限,活动时疼痛加重。

3. 并发症　肩锁关节脱位常伴有三角肌和斜方肌的撕裂,亦常伴有肩峰、锁骨和喙突骨折,以及肩锁关节的纤维软骨分离、肩锁关节内的关节软骨骨折等。

4. 影像学检查　肩锁关节X线正位片可显示脱位的程度,可见锁骨外端明显上移、脱位,喙锁间隙距离增宽。一般认为患侧喙锁间隙增宽<4 mm,说明喙锁韧带只是受到扭伤或牵拉伤。只有增宽>5 mm以上时,才说明喙锁韧带完全性断裂。双侧对比X线片有助于发现异常。根据外伤史、临床表现及X线检查可做出诊断。半脱位诊断困难时,让患者放松肩部肌肉,双手分别持4～6 kg重物,拍摄双侧肩锁关节X线正位片对比,常可发现患侧锁骨外端与肩峰间距离较健侧增大(图4-29、图4-30)。

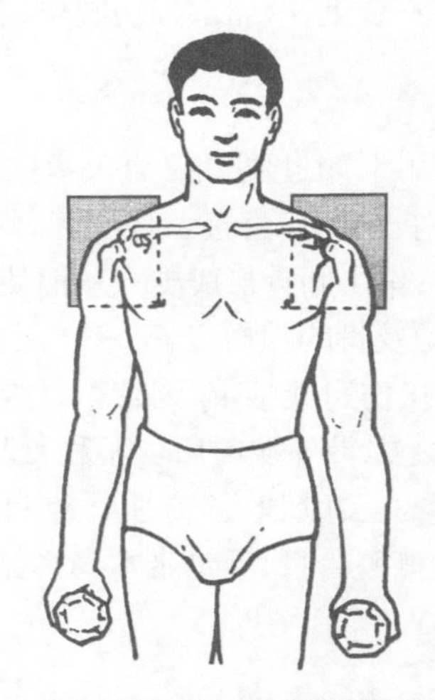

图4-29　双手提重物双侧肩锁关节正位X线照片体位

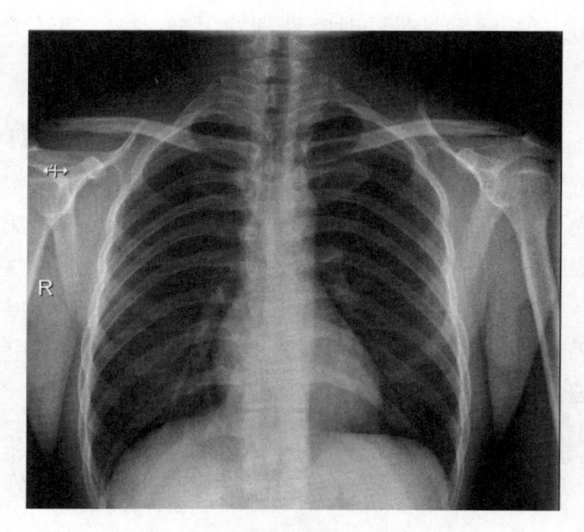

图4-30　肩锁关节脱位患侧与健侧对比X线片

(1) Ⅰ度损伤:双侧肩锁关节X线片在双肩应力状态下不显示有锁骨外端的移位。

(2) Ⅱ度损伤:双肩X线片显示患侧锁骨外端轻度向上翘起,肩锁关节间隙略有增宽,不显示喙锁间隙有明显增宽改变。

(3) Ⅲ度损伤:患侧X线检查显示锁骨外端明显上移、脱位,喙锁间隙距离增宽。

5. 鉴别诊断　应与锁骨外端骨折相鉴别。锁骨外端骨折时肿胀严重,有明显的皮下瘀斑,畸形不明显,局部可能触到骨折端,可闻及骨擦音,X线检查可明确骨折或脱位。

【辨证论治】

肩锁关节能否整复及整复后的稳定性依赖于肩锁韧带和喙锁韧带破裂的范围及程度,同时还依赖于肩锁关节囊、斜方肌和三角肌的损伤程度。对肩锁关节脱位的治疗,因脱位程度不同而采取不同的治疗方法。因此,对于半脱位可采用手法复位、外固定治疗,而完全脱位多采用手术治疗。

1. **整复方法** 患者坐位,患侧肘关节屈曲 90°。医者一手将患肘沿肱骨纵轴向上推,同时另一手将锁骨外端向下按压即可复位。

2. **固定方法** 复位后,屈肘 90°,将高低纸压垫置于肩锁关节的前上方,另取 3 个棉垫,分别置于肩锁关节、肘关节背侧及腋窝部,用宽 3～5 cm 的胶布自患侧胸锁关节下,经锁骨上窝斜向肩锁关节处,顺上臂背侧向下绕过肘关节反折,沿上臂向上,再经肩锁关节处,拉向同侧肩胛下角内侧固定。亦可取另一条宽胶布重复固定 1 次。固定时,医者两手始终保持纵向挤压力,助手将胶布拉紧固定,固定时间 5～6 周(图 4 - 31)。

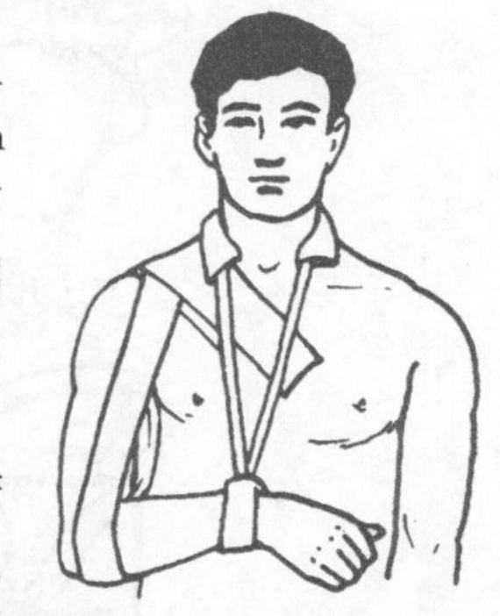

图 4 - 31 肩锁关节脱位胶布固定

Ⅰ度损伤可用吊带或三角巾悬吊患肢于胸前 3～7 日。Ⅱ度损伤经按压锁骨外端使其复位后应用吊带及加压包扎、黏膏固定,"8"字绷带固定、石膏固定等以待肩锁关节的关节囊及韧带的愈合。Ⅲ度损伤固定方法同Ⅱ度损伤,外固定需持续 4～6 周,8～10 周后开始允许肩关节做充分活动,亦可获得满意结果。

3. **药物治疗** 初期患肩瘀肿疼痛者,宜活血化瘀、消肿止痛,内服舒筋活血汤、肢伤一方或筋骨痛消丸。中后期肿痛已消减,宜舒筋活血、强筋健骨,内服壮筋养血汤、跌打养营汤、补肾壮筋汤。年老体弱的患者,应辨证选方化裁。

4. **手术治疗** 对于Ⅲ度损伤的患者,如果患者年轻,活动量较大,不能忍受长时间外固定治疗而又要求恢复正常外形者和非手术治疗后仍有持续性疼痛症状、影响肩关节功能时,可行手术治疗。新鲜损伤者,宜行切开复位,克氏针固定肩锁关节或以带垫圈的加压螺丝钉固定喙突与锁骨,同时行肩锁及喙锁韧带修复。术后以三角巾或吊带固定 2 周,进行关节活动,6～8 周去除内固定。

【预防与调护】

肩锁关节脱位手法整复容易,但整复后保持其对位却很困难,内外固定方法均有一定的不利因素,可靠的内固定术后可允许早于闭合复位进行功能锻炼。外固定治疗在固定 5～6 周后开始主动活动肩关节,先做肩部的伸屈活动,再做上臂的外旋、内旋、外展、内收及上举活动。活动应逐渐加强,防止粗暴被动活动,有时也可配合按摩和熏洗药。

附: 肩锁关节脱位的 Rockwood 分型

肩锁关节脱位的 Rockwood 分型,首次发表于 1984 年(分为 3 型),1996 年分为 6 型(图 4 - 32)。

Ⅰ型 肩锁韧带扭伤,肩锁关节、喙锁韧带、三角肌及斜方肌均保持完整。

Ⅱ型 肩锁关节断裂,关节间隙增宽;喙锁韧带拉伤,喙锁间隙可较对侧有轻度增宽,三角肌、斜方肌保持完整。

Ⅲ型 肩锁韧带断裂,肩锁关节脱位,喙锁韧带断裂,喙锁间隙较对侧增宽 25%～100%,三角肌和斜方肌常常从锁骨远端的止点撕脱。

Ⅳ型 肩锁韧带断裂,肩锁关节脱位,锁骨远端向后方移位,刺入或刺穿斜方肌,喙锁韧带完

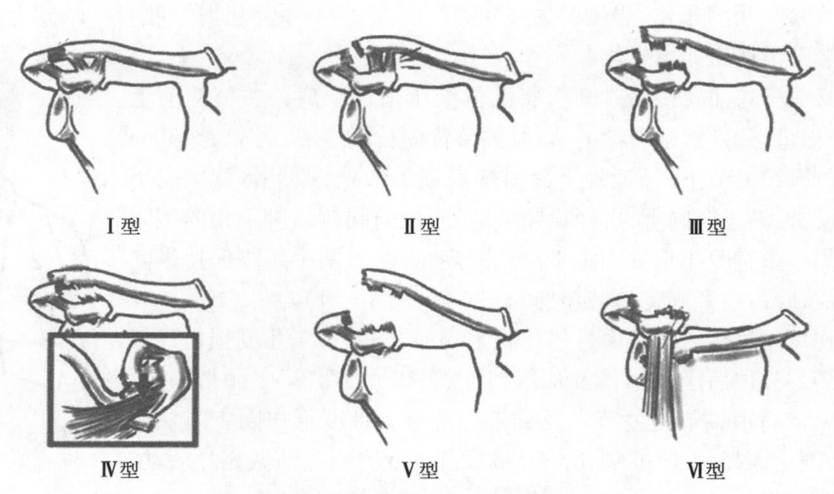

图 4-32 肩锁关节脱位 Rockwood 分型

全断裂，喙锁间隙从正位 X 线片上看移位不大，但在腋位 X 线片上可以看到锁骨远端向后方的明显移位，三角肌和斜方肌从锁骨远端撕脱。

Ⅴ型 肩锁韧带断裂，肩锁关节脱位，喙锁韧带断裂，喙锁间隙较对侧明显增宽，为对侧间隙的 100%～300%，三角肌和斜方肌常常从锁骨远端的止点撕脱。

Ⅵ型 肩锁韧带断裂，喙锁韧带保持完整。锁骨远端向下方移位，根据其移位后的位置可分为喙突下型和肩峰下型。三角肌和斜方肌从锁骨远端的止点撕脱。

第五章　肘、前臂骨折及脱位

导学

(1) 掌握各疾病的病因病机及整复方法。

(2) 熟悉各疾病的固定方法；前倾角和携带角的值。

(3) 了解各疾病的并发症。

第一节　肱骨髁上骨折

肱骨髁上骨折系指肱骨远端处内外髁上方的骨折，是肘部最常见的损伤，也是儿童最常见的骨折。肱骨下端较扁薄，髁上部处于松质骨和密质骨交界处，后有鹰嘴窝，前有冠状窝，两窝之间仅为一层极薄的骨片，故髁上部比较薄弱，该处又是肱骨自圆柱形往下转变为三棱状的形状改变部位，为应力上的薄弱点，故易发生骨折。肱骨内、外两髁稍前屈，并与肱骨纵轴形成向前 30°～50°的前倾角(图 5-1)，骨折移位可使此角发生改变。肱骨滑车关节面略低于肱骨小头，前臂伸直完全

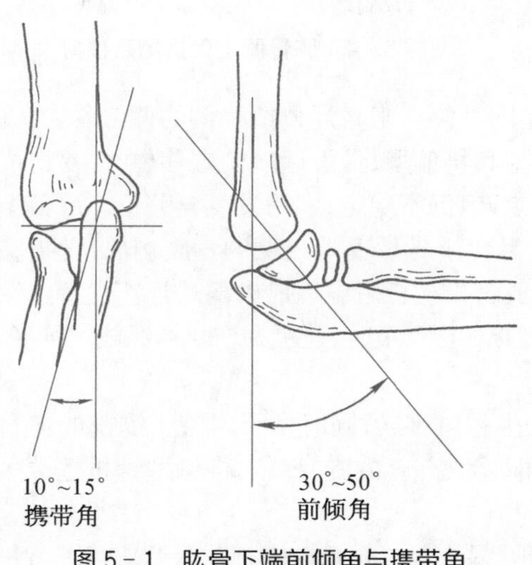

图 5-1　肱骨下端前倾角与携带角

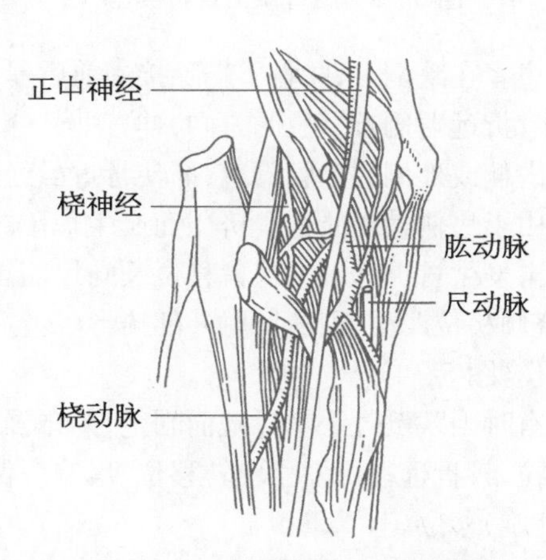

图 5-2　经过肘窝的神经和血管

旋后时，上臂与前臂纵轴呈10°～15°外翻的携带角(图5-1)，骨折移位可使携带角改变而呈肘内翻或肘外翻畸形。肱动、静脉和正中神经从上臂的下段内侧逐渐转向肘窝部前侧，由肱二头肌腱膜下通过而进入前臂。桡神经通过肘窝前外方并分成深、浅两支进入前臂，深支与肱骨外髁部较接近。尺神经紧贴肱骨内上髁后方的尺神经沟进入前臂(图5-2)。肱骨髁上部为接近松质骨的部位，血液供应较丰富，骨折多能按期愈合。肱骨髁上骨折多见于3～12岁儿童，5～8岁尤多；成年和老年人亦可发生，但较少见。

【病因病机】

肱骨髁上骨折多发生于运动伤、生活伤和交通事故，系间接暴力所致，各个类型骨折损伤机制不尽一致。通常将骨折分为伸直型和屈曲型(图5-3)，以伸直型最多见，占髁上骨折的90%以上；屈曲型较少见。

1. 伸直型　跌倒时，肘关节在微屈或伸直位，手掌先着地，暴力自地面向上经前臂传达至肱骨髁部，将肱骨髁推向后上方，由上而下的身体重力将肱骨干推向前方，使肱骨髁上骨质薄弱处发生骨折。骨折线由前下方斜向后上方，骨折近端向前移位而骨折远端向后向上移位，骨折处向前成角畸形。骨折严重移位时，向前移位的骨折近端常穿通肱前肌，甚至损伤正中神经和肱动脉。肱动脉损伤可发生筋膜间隔区综合征，若处理不当或处理不及时则前臂屈肌群肌肉发生缺血坏死，纤维化后形成缺血性肌挛缩。

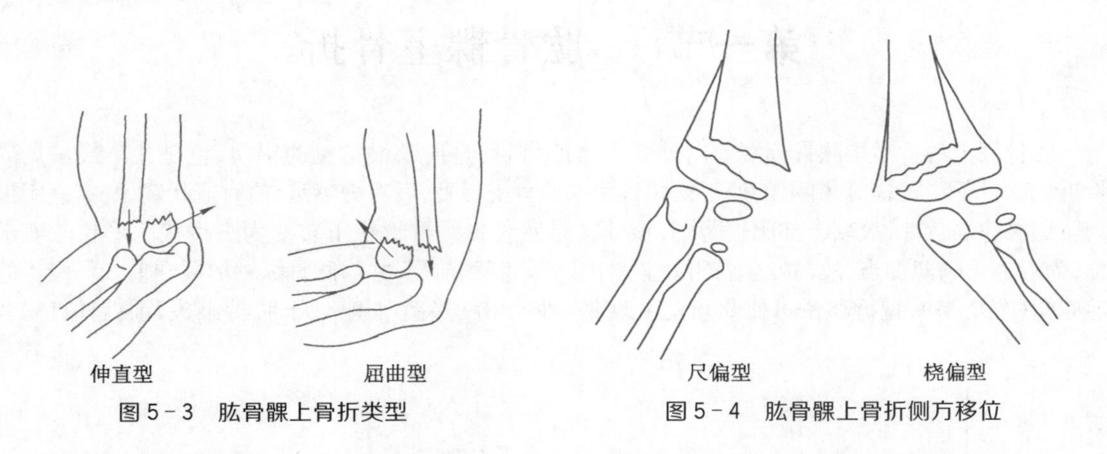

图5-3　肱骨髁上骨折类型　　图5-4　肱骨髁上骨折侧方移位

患者在跌倒时，肱骨下端除接受前后暴力外，还同时伴有来自尺侧或桡侧的侧方暴力。因此，根据骨折远端侧方移位的方向，伸直型又分为尺偏型和桡偏型，骨折远端侧方移位时，易造成骨折近段内侧或外侧的骨膜剥离，而使骨折虽经整复固定，但仍不稳定，容易发生再移位。尺偏型骨折往往由于尺侧骨皮质遭受挤压而产生塌陷或嵌插，且由于骨折近端内侧的骨膜剥离，骨折整复后容易再发生骨折远端的尺偏移位及向尺侧倾斜，造成骨折愈合后出现肘内翻畸形。骨折远端若桡偏、桡倾移位严重，则遗留肘外翻畸形。骨折远端侧方移位严重时，还可损伤桡神经或尺神经，但多为挫伤(图5-4)。

有时因跌倒时手掌撑地而固定，躯干及上臂发生相对旋转；同时由于附着于髁部的前臂肌肉的牵拉，骨折远端可发生旋转移位，尺偏型骨折远端多为旋前(内旋)移位，桡偏型骨折远端多为旋后(外旋)移位。

2. 屈曲型　跌倒时，肘关节在屈曲位，肘后着地，暴力经过尺骨鹰嘴把肱骨髁由后下方推向前上方，而造成肱骨髁上屈曲型骨折。骨折线由后下方斜向前上方，骨折远端向前向上移位，骨折处向后成角畸形，很少并发血管、神经损伤，骨折端亦可发生侧方移位和旋转移位。根据骨折远端的侧方移位，屈曲型亦可分成尺偏型和桡偏型。

【诊断与鉴别诊断】

1. 临床表现　无移位骨折肘部疼痛、肿胀，肱骨髁上处有环形压痛，肘关节活动功能障碍。有移位骨折肘部疼痛、肿胀较明显，肿胀严重者甚至出现张力性水疱，肱骨髁上部有异常活动和骨擦音，肘后的肱骨内、外上髁和尺骨鹰嘴三点关系仍保持正常（正常的肘关节伸直时肱骨内、外上髁和尺骨鹰嘴在一直线上，肘关节屈曲时肱骨内、外上髁和尺骨鹰嘴三点成一等腰三角形，又称“肘后三角”）。

2. 体征　伸直型骨折肘部呈半伸位，肘后突起，呈靴形肘畸形，在肘后可扪及突出的骨折远端。屈曲型骨折肘后呈半圆形，在肘后可扪及突出的骨折近端。有侧方移位者，肘尖偏向一侧，尺偏移位者肘尖偏向内侧，桡偏移位者肘尖偏向外侧。

3. 并发症

（1）肘内翻畸形：肘内翻畸形是肱骨髁上骨折最常发生的并发症，即使采用切开复位的方法，内翻发生率仍很高。骨折复位后早期识别内翻的发生，对预防肘内翻畸形有着重要意义。

（2）血管损伤：血管损伤是肱骨髁上骨折的严重并发症。肱动脉断裂者很少见，大多数的血管损伤是由于骨折端刺激或压迫肱动脉引起的动脉痉挛，其次是局部血肿引起的压迫，肱二头肌筋膜的紧张，以及外固定不当，肘关节屈曲过度而发生血液循环障碍。

（3）前臂缺血性肌痉挛：前臂缺血性肌挛缩是肱骨髁上骨折最严重的并发症。肱动脉损伤或受压，处理不及时，前臂肌肉（主要是屈肌群）缺血 6～8 h 即可造成坏死而纤维化，形成爪状畸形，并出现手套形知觉减低区。缺血性肌挛缩的前驱症状有剧烈疼痛，桡动脉搏动减弱或消失，手指发绀、发凉、发麻。当被动伸手指时，产生剧烈疼痛，为缺血性肌挛缩的早期症状。一旦发现有缺血性肌挛缩发生的可能，应立即进行手术探查，切开深筋膜及肌间隔进行彻底减压。

（4）神经损伤：神经损伤以正中神经多见，桡神经、尺神经损伤较少见，多系挫伤或牵拉伤，一般均能自行恢复。若神经断裂，功能不恢复（一般观察 3 个月），可行手术探查。

4. 影像学检查　X 线片表现多数在正位片即可显示骨折。无移位骨折的 X 线征象较细微，必须仔细观察，有时可见肱骨髁上部一侧骨皮质有轻微成角、皱褶改变，往往还有较厚的脂肪垫阴影显影，关节囊外脂肪垫向上推移，向后移动。正位 X 线片上，如两骨折端不等宽，或有侧方移位而两侧错位的距离不相等，则说明骨折远端有旋转移位。根据受伤史、临床表现和 X 线片可做出诊断。

5. 鉴别诊断　肱骨髁上骨折与肘关节脱位均有肘部肿胀、疼痛，两者须加以鉴别。X 线检查可鉴别。

【辨证论治】

无移位或移位少不影响功能者，可用三角巾或夹板固定于屈肘 90°位 2～3 周。有移位骨折应按以下方法处理。

1. 整复方法　肱骨髁上骨折的复位要求较高，必须获得正确的复位。儿童的塑形能力虽然较强，但肱骨髁上骨折的侧方移位和旋转移位不能完全依靠自行塑形来纠正，故侧方移位和旋转移位必须矫正。尺偏型骨折容易后遗肘内翻畸形,多由尺偏、尺倾移位或尺侧骨皮质遭受挤压而产生塌陷嵌插或内旋移位未获矫正所致。因此,复位时应特别注意矫正尺偏移位、尺侧倾斜嵌插和内旋移位,矫正尺偏移位时甚至宁可有轻度桡偏,不可有尺偏,尤其是倾斜,一定要纠正,并有一定程度的桡倾,同时使远折端呈外旋位,以防止发生肘内翻。不同类型的骨折可按下列方法进行复位。

(1) 伸直型骨折:手法整复可分为四个步骤。第一步:采用局部麻醉或臂丛神经阻滞麻醉。新伤患者,一般均无需麻醉便可整复。第二步:患者坐位或仰卧位。一助手握住伤肢上臂,另一助手握住伤肢的前臂,并顺势做拔伸牵引,矫正重叠移位。第三步:对尺偏型骨折,远折段旋前伴有向尺侧移位的,则在助手的拔伸牵引下,医者用对抗旋转内外推端手法,把远折段旋后、近折段旋前,在矫正旋转畸形的同时,两手相对挤压把肱骨干向内推,矫正尺偏移位。如果是桡偏型骨折,则把远折段往内推、近折段向外端。第四步:内外侧的移位矫正后,医者用双拇指按住肘后方的远折段及鹰嘴,并向前推顶,其余指环抱肘前方的近折段,向后拉压,在牵引下徐徐屈曲肘关节,将肘关节屈成90°,触摸伤部的前后方和内外侧,如在骨折的远、近端摸不到骨突畸形,折端稳定无骨擦音,鹰嘴没有向内侧偏移,则提示骨折已复位(图5-5)。

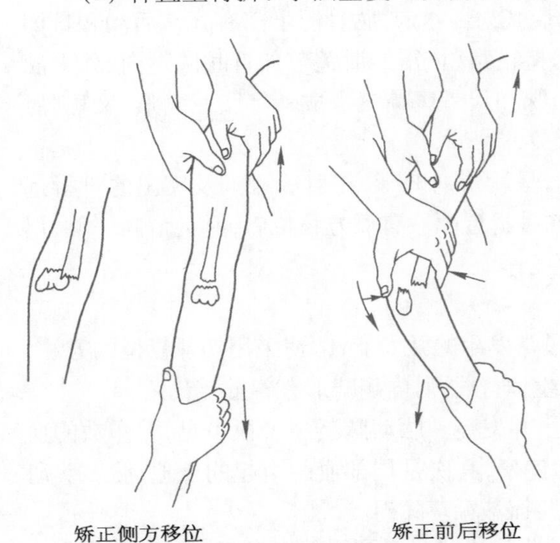

图5-5 伸直型肱骨髁上骨折整复法

(2) 屈曲型骨折:患者坐位或仰卧位,由一助手握住伤肢的上臂中段,另一助手握住伤肢的前臂,置肘关节屈曲约100°,前臂旋后位。近折段向前提升,远折段向后下方推送,令助手徐徐屈肘予以复位(图5-6)。

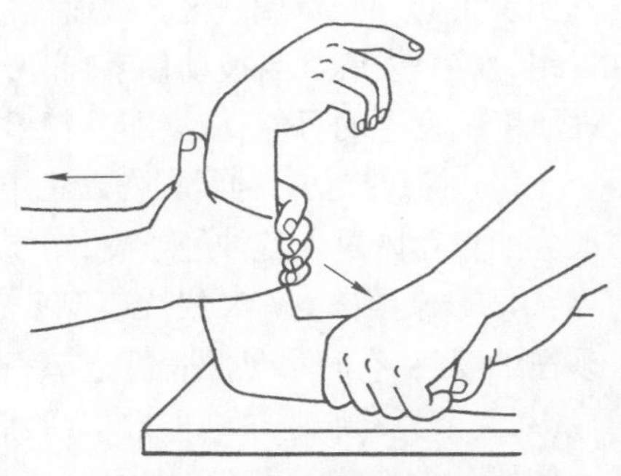
图5-6 屈曲型肱骨髁上骨折整复法

开放性骨折应在清创后进行手法复位,再缝合伤口。若系粉碎性骨折或软组织肿胀严重,水疱较多而不能手法整复或整复后固定不稳定者,可在屈肘45°~90°位置进行尺骨鹰嘴牵引或皮牵引,重量1~2 kg,一般在3~7日后进行复位。肱骨髁上粉碎性骨折并发血液循环障碍者,必须紧急处理。首先应在麻醉下整复移位的骨折断端,并行尺骨鹰嘴牵引,以解除骨折端对血管的压迫,如冰冷的手指温度逐渐转暖,手指可主动伸直,则可继续观察。如经上述处理无效,则必须及时探查肱动脉情况。肱骨髁上骨折所造成的神经损伤一般多为挫伤,在3个月左右多能自行恢复,除确诊为神经断裂者外不需过早地进行手术探查。

2. 固定方法

(1) 伸直型骨折:复位后,固定肘关节于屈曲90°~100°位置3~4周。夹板长度应上达三角肌中部水平,内、外侧夹板下达(或超过)肘关节,前侧夹板下至肘横纹,后侧夹板至鹰嘴下。为防止骨折远端后移,可在鹰嘴后方加一梯形垫。为防止并发肘内翻畸形,尺偏型骨折可在骨折近端外侧及骨折远端内侧分别加一塔形垫。桡偏型骨折的内、外侧一般不放置固定垫,如移位较重者,可在骨折近端内侧及骨折远端外侧分别加一薄平垫，但此平垫不可过厚，防止矫枉过正而引起肘内翻畸形。夹缚后用颈腕带悬吊患肢(图 5-7)。

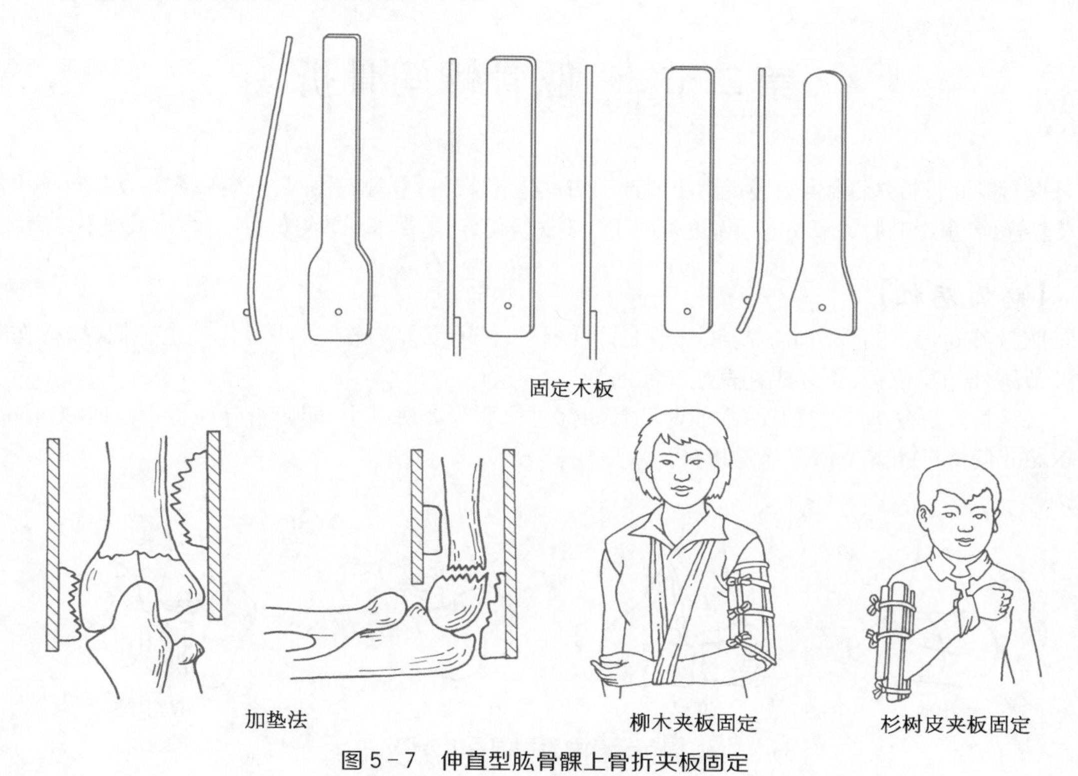

图 5-7　伸直型肱骨髁上骨折夹板固定

(2) 屈曲型骨折：复位后，应固定肘关节于半屈伸位 40°～60°位置 2 周，前后垫放置与伸直型相反，以后逐渐将肘关节屈曲到 45°位置进行观察。

3. 功能锻炼　整复固定后即行握拳锻炼，3～4 周后拆除夹板，行肘关节伸屈活动，并配合轻柔的手法按摩理筋。自主性活动要循序渐进，分步进行，去除外固定初期，切忌反复被动性强力伸屈，以免使肘关节再度损伤或造成骨化性肌炎。

4. 药物治疗　按照外伤与内伤兼顾的治疗原则，配合内服、外敷、熏洗等药物治疗。早期瘀肿严重者，宜活血祛瘀、消肿止痛，内服复元活血汤加减。中后期以和营止痛通络为主，内服和营止痛汤加减。外敷药选用消炎止痛膏、跌打万花油。熏洗药用于拆除固定后，关节功能未完全恢复，或有软组织粘连者，选用舒筋通络药煎水熏洗患部，每日 1～2 次。

5. 手术治疗　肱骨髁上骨折一般无需手术治疗。若手法复位后，外固定不能维持复位，可采取经皮穿针固定；若手法复位失败或疑有血管、神经损伤者应及时切开复位，采用钢板螺丝钉固定，并对血管神经损伤做相应处理。

【预防与调护】

本骨折多数为伸直型骨折，早期换药、调整夹板松紧度、护送患者拍 X 线片等都不可使患肘伸直，否则易引起骨折再移位。反之，屈曲型骨折，早期不可随意做屈肘动作。骨折固定后，应密切观察患肢血运情况。

第二节 肱骨髁间骨折

肱骨髁间骨折是青壮年好发的严重肘部损伤,常呈粉碎性,复位较困难,固定后容易发生再移位及关节粘连,严重影响肘关节功能。无论采用闭合手法复位,还是手术开放复位,其最终效果都不尽满意。

【病因病机】

肱骨髁间骨折的受伤机制与肱骨髁上骨折相似,但所受暴力较大,两者分类也相似,按损伤时肘关节所处功能位置,可分成伸直型和屈曲型。

按骨折线可分为T型和Y型,有时肱骨髁部可分裂为3块以上,即属粉碎性骨折。Riseborough及Radin依骨折的移位情况将骨折分为4型(图5-8)。

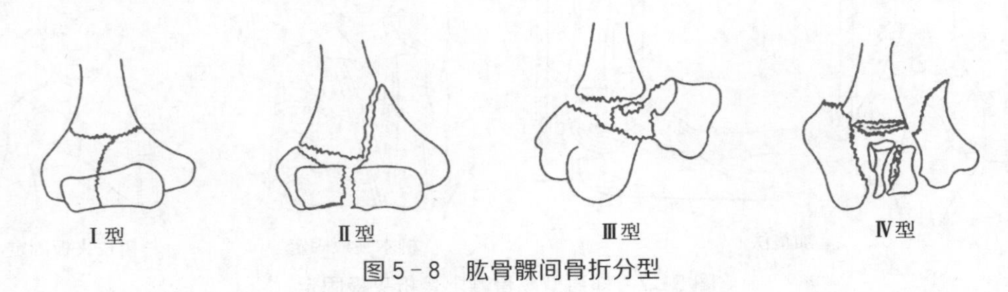

图5-8 肱骨髁间骨折分型

Ⅰ型 骨折无分离移位,关节面完整。

Ⅱ型 T型骨折,有移位,但两髁无旋转移位。

Ⅲ型 骨折远端有旋转移位,关节面不完整。

Ⅳ型 粉碎性骨折,骨折远端较大的骨折块超过3块,关节面严重紊乱。

【诊断与鉴别诊断】

1. 临床表现 肘部有严重肿胀和疼痛,鹰嘴部突出,肘关节呈半伸直位。

2. 体征 局部瘀青、压痛。因髁间移位、分离致肱骨髁变宽,尺骨向近端移位使前臂变短。可出现骨擦音,肘后三角关系改变。

3. 并发症 肱骨髁间骨折应注意有无合并神经或血管损伤。损伤后需注意持续观察桡动脉的搏动,腕和手指的感觉、活动、温度、颜色。

4. 影像学检查 肘部X线正、侧位片可以明确诊断,并评估骨折移位和粉碎程度。CT三维重建可以更直观地显示骨折移位情况和粉碎严重程度(图5-9)。

5. 鉴别诊断 肱骨髁上骨折与肱骨髁间骨折均有肘部肿胀、疼痛,两者须加以鉴别。肱骨髁上骨折肘后三角关系正常,X线检查可明确诊断。

【辨证论治】

肱骨髁间骨折常呈粉碎性,闭合复位困难,手法复位适用于Ⅰ、Ⅱ型有轻度分离的骨折。不能

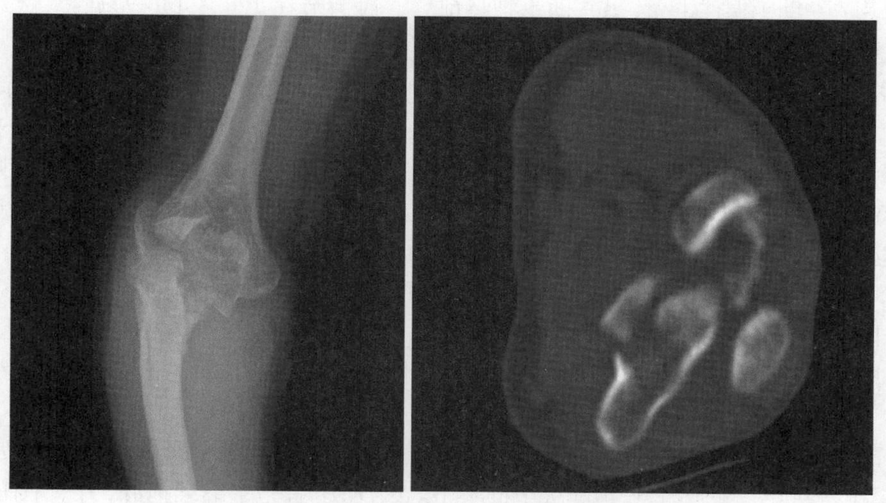

图 5－9　肱骨髁间骨折 X 线及 CT 检查片

闭合复位或某种原因未能及时治疗的开放损伤患者，可行尺骨鹰嘴牵引。但尺骨鹰嘴牵引目前已很少使用。为了准确复位和早期功能锻炼，对Ⅲ、Ⅳ型骨折均可采取切开复位，术后数日至 2 周内可开始肘关节功能锻炼。

1. **整复方法**　患者平卧位，采用臂丛麻醉，外展 70°～80°前臂中立位，医者站于患肢前外侧。

(1) 抱髁：医者用两手掌在肘两侧面抱髁，并向中心挤压，以免在牵引时加重两髁分离(图 5－10①)。

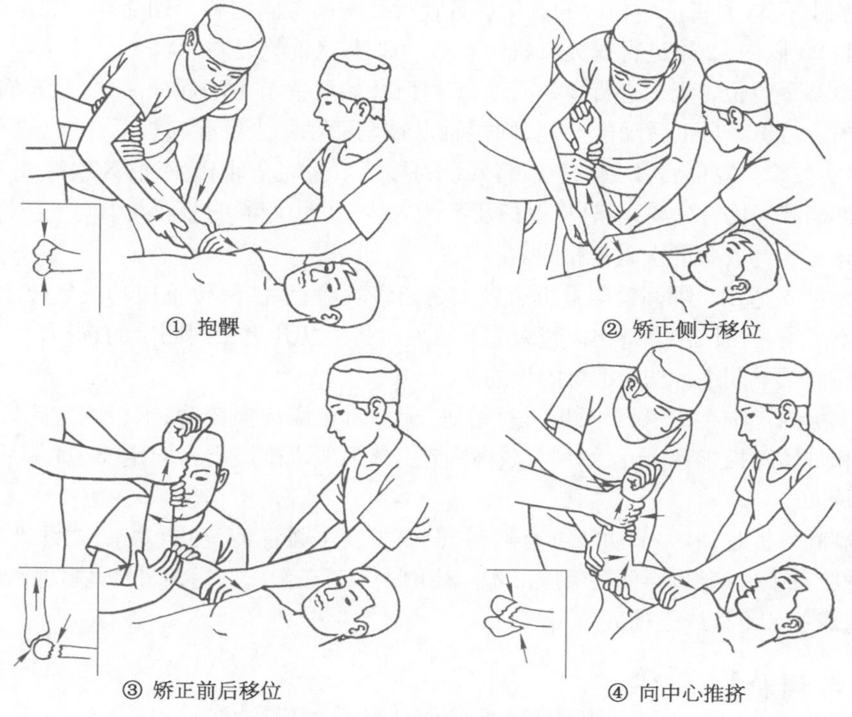

图 5－10　肱骨髁间骨折整复方法

(2) 牵引：一助手握住上臂，另一助手把持前臂。肘关节在120°～140°半屈位，做对抗牵引。牵引时要轻轻用力，应持续稳妥3～5 min，使重叠移位完全拉开。忌猛然使用暴力。

(3) 矫正侧方移位：以右侧为例，远段如向尺侧移位时，医者抱外髁的左手掌根部徐徐向上移动到髁上。移动时，腕部掌面移动到外髁处紧贴皮肤，代替手掌大鱼际的抱髁作用。抱内髁的右手掌在对抗压力下，慢慢将两髁向外侧推挤，有时可听到骨折断端的摩擦音。然后，左手紧贴皮肤，在稍加压力持续抱髁的情况下徐徐回到外髁处，恢复抱髁。再做对向挤压，矫正两髁近端的侧方分离。有时也可让另一助手用拇指及示指由内、外髁的两侧面向中心挤压(图5-10②)。

(4) 矫正前后移位：医者两手仍为抱髁状。两手四指上移，环抱肘前。两手拇指移到尺骨鹰嘴处，两拇指推骨折远端向前，两手四指拉近端向后；同时两手"虎口"对向挤压两髁；持握前臂牵引的助手同时徐徐屈肘到90°使四方面的力量联合一致，同时操作。其目的是在保持两髁已复位成功的条件下，同时又矫正前后移位(图5-10③)。

(5) 向中心推挤：一般的骨折经上述手法即可基本复位。但常因远段的两髁近端受两侧关节囊韧带的牵拉，各向内、外张口，使滑车关节面不平。因而，医者一手继续抱髁，另一手在髁上向中心推按(图5-10④)。

2. *固定方法*　参照肱骨髁上骨折固定方法，骨折整复后，放妥纸压垫、木板，超关节固定，做X线检查。如关节面平整，仅有骨折远近端稍许重叠者，可利用尺骨上端骨牵引来慢慢复位。如单一侧髁骨折块仍有向外移位时，可用拇指挤压。如两髁仍有明显移位时，需再行复位，达到满意对位为止。如骨折端有明显重叠、骨折分离、旋转移位、关节面不平、开放性或严重粉碎性骨折者，或手法复位失败或骨折不稳定者，宜将患肢外展70°～80°，肘关节屈曲90°～120°，前臂中立位，行尺骨鹰嘴骨牵引，牵引重量1.5～2 kg。3周后去牵引，用夹板再继续固定2周。

如全身条件不佳、骨折严重粉碎的老年患者宜行颈腕吊带固定和早期活动。利用颈腕吊带保持肘关节屈曲90°以内，及早进行肘关节屈伸活动，争取最大的恢复功能。

3. *功能锻炼*　复位1周内进行握拳活动，1周后开始肘关节主动屈伸活动，在无痛的情况下，加大活动范围。若患者自主活动能力差，则需辅以被动活动。当解除夹板后，除仍进行主动活动外，可做轻手法按摩。复位后，1周内争取将残余的移位矫正完全，因此应拍X线片或X线透视检查。如发现远端髁间仍有分离，及时用拇指及示、中、环三指由两髁的侧面向中心推挤，使之合拢。

4. *药物治疗*　与肱骨髁上骨折相同。

5. *手术治疗*　适用于髁间粉碎骨折有较大游离骨块者；手法复位不成功或复位不稳定者，尤其是关节面不平滑者(Ⅲ、Ⅳ型)；伤口较大的开放性骨折。切开复位内固定的选择，是为了达到复位准确、可靠固定、早期进行功能锻炼的目的。

内固定钢板固定牢靠，有利于及早进行锻炼，但肱骨远端皮质较薄，钢板固定比较困难，尤其是粉碎严重和骨质疏松患者，无法达到有效内固定。术后需以上肢石膏固定，3～4周后拆除石膏，进行功能锻炼。

陈旧性髁间骨折时，肘关节功能可有障碍，但很少发生强直，若功能太差，或纤维强直不在功能位，可以做肱骨下端切除、半侧关节成形术。此切除术若在伤后施行，因骨折块切除，肱骨下端缺损太多，会造成关节不稳或连枷关节。

【预防与调护】

肱骨髁间骨折的治疗，各家意见颇不一致。非手术疗法往往疗效欠佳，手术疗法虽可得到理想的骨折对位，但疗效也不理想。必须强调指出，功能锻炼的活动范围和时间，必须在无痛下逐渐增加。忌用强力被动活动，也不要一次活动时间过长，否则会引起骨折迟缓愈合或不愈合或骨化性肌炎。肱骨髁间骨折是一个具有代表性的关节内骨折，它要求正确的整复、稳妥的固定和早期功能活动，要贯彻动静结合的治疗原则方能获得满意的效果。

第三节　肱骨外髁骨折

儿童时期肱骨远端有 4 个骨化中心，肱骨外髁的骨化中心通常在 1 岁之前出现，部分幼儿延迟至 2 岁。15 岁以前患儿由于此处多个骨骺的存在，影响其坚固性，肱骨外髁包含非关节面（包括外上髁）和关节两面部分，前臂伸肌群及部分旋后肌附着于肱骨外髁的外后侧。肱骨外髁骨折又称肱骨外科骨骺骨折，是关节内骨折，骨折块较小，不容易握捏，整复较为困难。肱骨外髁骨折在肘关节损伤中仅次于肱骨髁上骨折，是常见的肘关节损伤之一。多发生于 5～10 岁儿童，成年人少见。

【病因病机】

肱骨外髁骨折的病因多由间接复合外力造成，当儿童摔倒时手掌着地，前臂多处于旋前，肘关节稍屈曲位，大部分暴力沿桡骨传至桡骨头，再撞击肱骨外髁骨骺而发生骨折，同时多合并肘外翻应力或肘内翻应力以及前臂伸肌群的牵拉力，而造成肱骨外髁骨折的不同类型。肱骨外髁骨折依其病理变化分为 4 型。

Ⅰ型　无移位型。骨折处呈裂纹状，两骨折端有接触，局部的伸肌筋膜、骨膜未撕裂（图 5－11）。

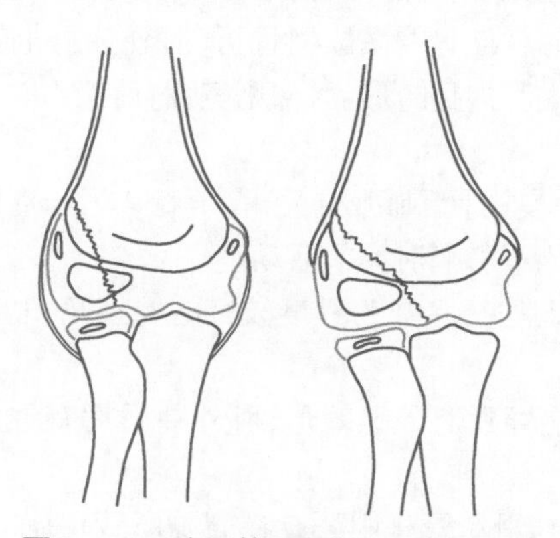

图 5－11　肱骨外髁骨折，无移位骨折

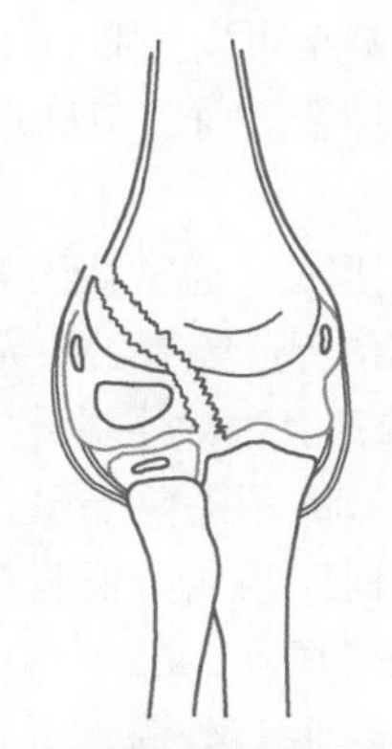

图 5－12　肱骨外髁骨折，骨折块移位

Ⅱ型　侧方移位型。骨折块向侧方、前方或后方移位，骨折端间隙增大，轻度移位者伸肌筋膜、骨膜部分撕裂，重度移位者可完全撕裂，复位后骨折块不稳定，在固定中可发生再次移位（图 5－12）。

Ⅲ型　旋转移位型。骨折块向侧方、前方或后方移位，并旋转移位。由于局部伸肌筋膜、骨膜完全撕裂，加之前臂伸肌的牵拉，故骨折块发生纵轴的向外旋转可达 90°～180°，在横轴上也可发生向前或向后的不同程度旋转，肱尺关节无变化（图 5－13）。

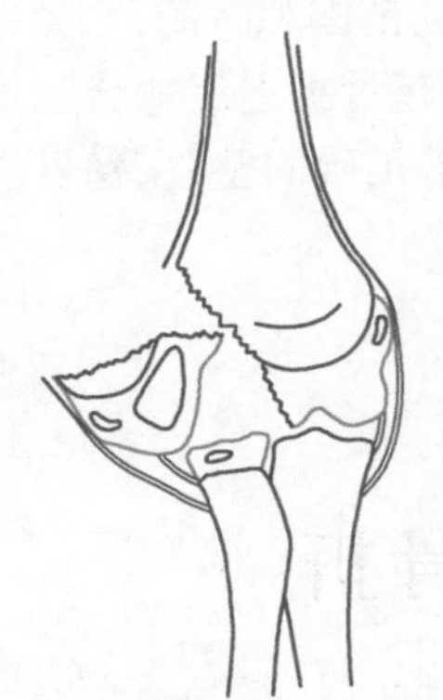

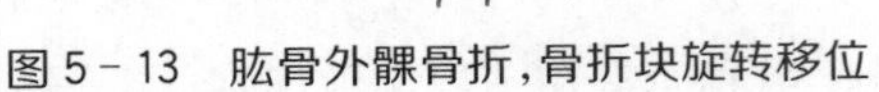

图5-13 肱骨外髁骨折，骨折块旋转移位

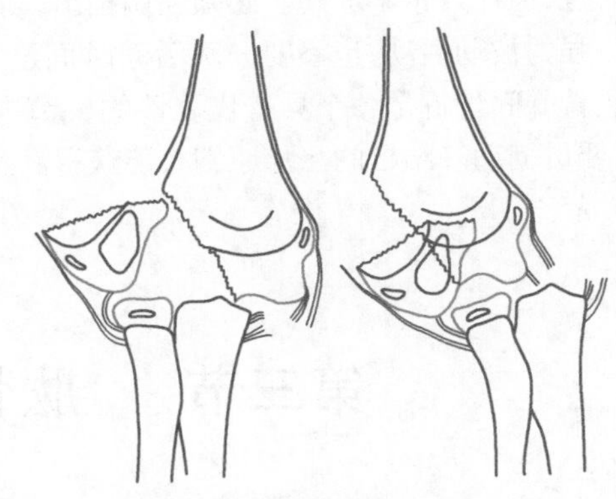

图5-14 肱骨外髁骨折，骨折、脱位

Ⅳ型 骨折、脱位型。骨折块可侧方移位、旋转移位，同时肘关节可向桡侧、尺侧及后方脱位。关节囊及侧副韧带撕裂，肘部软组织损伤严重（图5-14）。

肱骨外髁骨折Ⅳ型并不少见。临床上还可见到肱骨外髁骨折合并肱骨内上髁撕脱骨折，肘关节向桡侧脱位。因肘部软组织损伤严重，治疗较其他3型困难，预后亦较其他3型差。所以，我们将此类骨折称为骨折、脱位型，以引起重视。

【诊断与鉴别诊断】

1. 临床表现 伤后肘外侧明显疼痛、肿胀，肘关节活动功能障碍。当儿童发生肱骨外髁骨折后，肘部外侧肿胀，并逐渐扩散，以至达整个肘关节。局部肿胀的程度与骨折类型有明显的关系，Ⅳ型肿胀最严重。肘外侧出现皮下瘀斑，逐渐向周围扩散，可达腕部。伤后2～3日发生皮肤水疱，水疱可感染。

2. 体征 肘部外侧有明显压痛，移位骨折可有轻度肘外翻，在肘外侧可摸到活动的骨折块及骨擦音，局部肿胀较轻时可以摸清骨折块的骨折面及外上髁端和滑车端。若发生Ⅳ型骨折，肘内侧亦有明显压痛，甚至可发生肱骨下端周围性压痛。若发生移位型骨折，肘外侧可扪及活动的骨折块，并可触及骨擦音。肘关节稳定性丧失，可发生肘外翻畸形、肘部增宽，肘后三点关系改变。

3. 并发症

(1) 侧方骨刺形成：通常认为其与骨折复位不良、骨骺刺激有关，有学者认为与克氏针固定后局部不稳、骨折移位程度等有关。无论骨刺大小，均不影响肘关节活动度。

(2) 肘内翻畸形：肱骨外髁骨折后内翻畸形较常见，多数为程度较轻的提携角角度的丢失，一般不影响肘关节活动，不需要干预。

(3) 肘外翻畸形：肱骨外髁骨折后多因骨不连导致肘外翻畸形，肘外翻后期有继发性肘关节活动受限、尺神经炎风险。

(4) 鱼尾畸形：肱骨外髁骨折后，外侧髁中心与滑车骨化中心存在裂隙所致鱼尾畸形，为影像学畸形，不影响肘关节功能。

(5) 缺血性坏死：肱骨外髁骨折后出现的缺血性坏死是较为严重的并发症，通常认为与过多软组织剥离有关，临床上较少见。

4. 影像学检查 肘关节正侧位X线片可以了解骨折的移位状况和分型（图5-15）。在正位X线片上，肱骨小头骨骺正常者略似三角形，有纵轴旋转移位的骨折块，该骨骺变为圆形；在侧位X线片上，骨骺正常者略呈圆形，骨折块翻转移位后改变为三角形；正侧位正常X线片上，桡骨的纵轴通过肱骨小头骨骺中心，骨折块有移位此线偏离骨骺中心。根据受伤史、临床表现和X线片可做出诊断。对于儿童肱骨外髁骨折应要足够的重视，当儿童肘部受伤后局部产生疼痛、肿胀，活动受限时一定要进行X线检查，并应仔细观察任何一点的异常变化，才能防止漏诊与误诊。当正侧位X线片上显示骨折移位不明显时，可根据实际情况加做内斜位X线片、20°倾斜前后位X线片和CT、超声检查以防漏诊，而MRI可用于评价骨折稳定性，为无明显移位儿童肱骨外髁骨折的临床治疗决策提供重要参考价值。

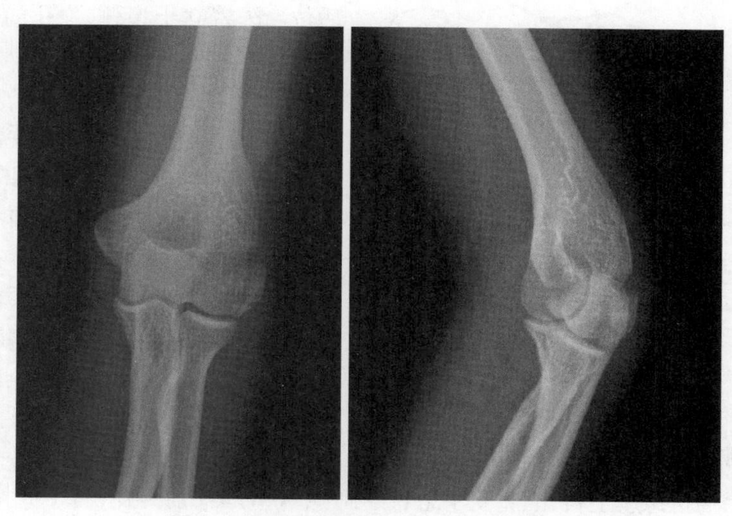

图5－15　肱骨外髁骨折X线正侧位片

5. **鉴别诊断**　肱骨外髁骨折需与肱骨远端全骺分离相鉴别。临床上，肱骨远端全骺分离的肿胀及压痛范围均较广泛，遍及肘关节周围，肘后三角关系正常；而肱骨外髁骨折肿胀和压痛主要在肘外侧，肘后三角发生变化。X线片显示，肱骨远端全骺分离可见干骺端薄层骨折或内侧三角形骨块，骨块与肱骨小头化骨中心及尺桡骨近端一起向后、向外侧移位，肱骨小头骨化中心与桡骨的对应关系正常。肱骨外髁骨折时，肱骨小头骨骺向外移位，与桡骨头的对位发生变化。但对于2岁以下的幼儿，因肱骨小头骨化中心小，所伴随的骨片很薄，X线影像不清时，这两种损伤鉴别困难。若必须予以鉴别时，需详细进行体格检查，可摄正常侧位片作为对照，或行B超、MRI检查进行鉴别。

【辨证论治】

肱骨外髁骨折为关节内骨折，复位要求高。无明显移位的骨折，仅用上肢直角夹板固定，屈肘90°，前臂悬吊于胸前，固定2～3周后去除夹板固定，进行功能锻炼。骨折有移位时，要达到解剖复位并给妥善固定，并恰当地进行练功活动。骨折整复时间宜早，争取在软组织肿胀之前，适当麻醉后，予以手法复位。一般在1周内进行复位，成功率较高，2周内仍可试行手法复位，但2周后复位成功率很低。

1. **整复方法**

(1) 轻度移位骨折复位法(单纯向外移位)：患者坐位或仰卧位，助手握持患侧上臂下段。医者一手握其前臂下段，将患肘屈曲、前臂旋后，另一手拇指按在骨块上，其余四指托住患肘内侧。两手向相反方向用力，使患肘内翻，加大关节腔外侧间隙，同时握肘部之手的拇指将骨折块向内推挤，使其进入关节腔而复位。医者再用一手按住骨折块作为临时固定，另一只手将患肘做轻微的屈伸动作数次，矫正残余移位，直到骨折块稳定且无骨擦音为止。

(2) 翻转移位骨折复位法：患者坐位或仰卧位，医者先用拇指或大鱼际轻柔地按压肘外侧肿胀处，消散瘀血，摸清骨折块的方位和旋转程度，并辨别出骨折远端的关节面和骨折线，前者光滑，后者粗糙。手法须轻柔、用力均匀，切忌搓捻皮肤。若属前移翻转型，先将骨折块向后推按，使之变为后移翻转型，然后用以下方法整复(以右肱骨外髁翻转型骨折为例)。

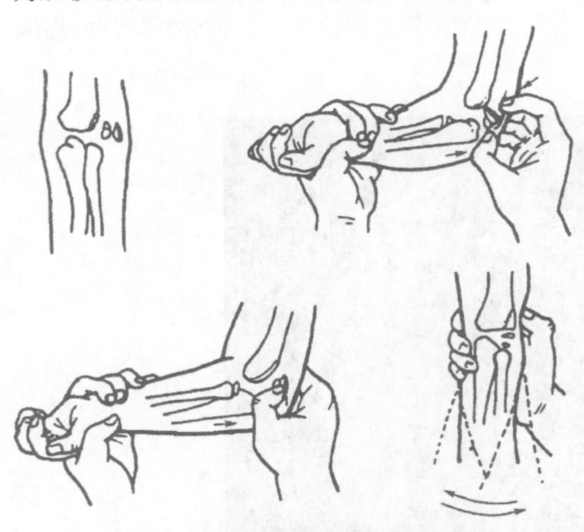

图 5－16　肱骨外髁翻转骨折整复方法

方法一：一助手握持患肢上臂，另一助手握持患肢腕部，将肘关节置于屈曲 45°、前臂旋后位。医者立于患侧，左手置于患肘外侧，右手托住患肘内侧向外扳，加大肘内翻，同时握持腕部助手使腕关节尽量背伸以松弛前臂伸肌群(图 5－16)。医者以左手示指或中指扣住骨折块的滑车端，拇指扣住肱骨外上髁端，将骨折块稍平行向后方推移，再将滑车端推向后内下方，把肱骨外上髁端推向外上方，以矫正旋转移位。然后，医者用左手拇指将骨折块向内挤压，右手握持患侧手腕，将肘关节屈伸、内收外展活动数次，以矫正残余移位。若复位确已成功，则可扪及肱骨外髁骨嵴平整，压住骨折块进行肘关节伸屈活动良好，且无响声。

方法二：助手握持患肢上臂，医者立于患者外侧，左手置于患肘外侧，右手握持患肢腕部，置肘关节屈曲 60°位。医者左手拇指摸清远端的骨折面后，右手将患肢前臂旋后以松弛旋后肌，并逐渐加大屈肘角度，同时左手拇指按住骨折块慢慢推向肘后尺骨鹰嘴的桡侧。当骨折块已挤到肘后，左手拇指按在近滑车部的骨折面上，由上向下方按压，矫正骨折块翻转移位，使远端骨折块由向外翻转移位变成单纯前后移位。然后，医者左手拇指向肘前方用力推挤骨折块，同时右手握住患者前臂，逐渐加大屈肘并使前臂旋前，利用前臂伸肌总腱和旋后肌的肌力将骨折块向前牵拉，使骨折块进入肘关节而回到原位。最后，将肘关节伸直并保持于旋后位，医者左手轻轻触摸骨折块，检查复位后解剖关系是否正常，如复位满意则行固定。

方法三(摇晃牵抖法)：患者坐位或仰卧位，患肢外展。医者一手拇指置于患肘外侧，按压翻转的骨折块，使其移向关节腔内；其余四指托住患肘，以起到支点合力作用，并可保护肘关节，避免在摇晃时患肘过度内、外翻；另一手握持患肢腕部，在屈肘位或伸肘位时做左右摇晃与牵抖动作，两手动作协调配合。先做尺侧摇晃(即肘内翻)，在摇晃时要有牵抖的力量。摇晃牵抖幅度应由小到大，动作须轻揉均匀，切不可粗暴凶猛。在旋转摇晃过程中，使肱桡关节间隙一开一合，并利用伸肌总腱和旋后肌的拉力，达到骨折块自行复位目的。在一次或数次的手法动作过程中，当听到有清脆响声时，即表示骨折块翻转并回复原位。检查肘关节屈伸活动时骨擦音消失，并可扪及肱骨外髁骨嵴平整，则复位确已成功。如经以上手法仍不能达到满意复位时，可加用屈肘、旋前或旋后迅速伸直的牵抖，同时内翻肘关节。前移翻转型，采用旋后伸直牵抖摇晃；后移翻转型，采用旋前伸直牵抖摇晃；当移位判断不明确时，可先试行旋前，或旋前、旋后交替牵抖摇晃。(图 5－17)

(3) 针拨复位法：患肢严格消毒后，在 X 线透视下，用针尖脚圆钝的钢针经皮肤插入，顶住翻转的骨折块上缘使其翻回，变为单纯向外侧移位，再配合用手法将骨折块向内推挤复位。(图 5－18)

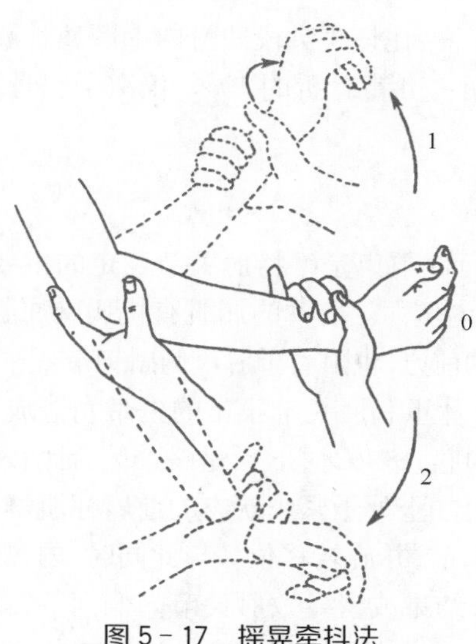

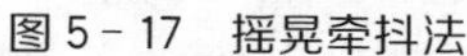
图 5－17　摇晃牵抖法

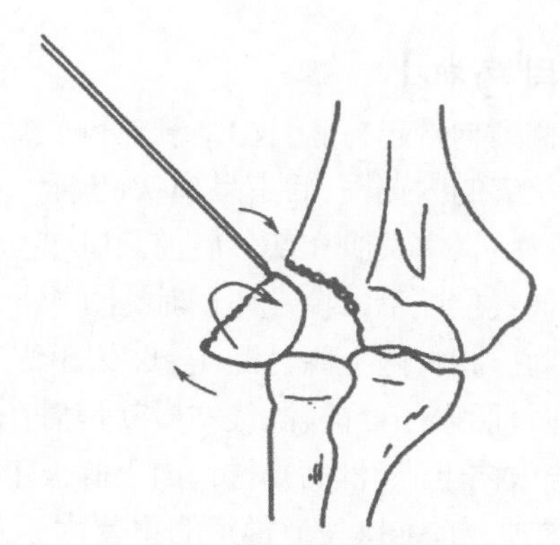
图 5－18　针拨复位法图

2. *固定方法*　有移位骨折闭合整复后，肘伸直，前臂旋后位，外髁处放固定垫，尺侧肘关节上、下各放一固定垫，四块夹板从上臂中上段到前臂中下段，四条布带缚扎，使肘关节伸直而稍外翻位固定2周，以后改屈肘90°位固定1周。亦可用四块夹板固定肘关节屈曲60°位3周，骨折临床愈合后解除固定。固定期间，每隔3～5日可考虑行X线检查骨折移位情况，必要时进行手法整复以纠正移位。

3. *功能锻炼*　有移位骨折在复位1周内，可做手指轻微活动，不宜做强力前臂旋转、握拳、腕关节屈伸活动。1周后，逐渐加大指、掌、腕关节的活动范围。解除固定之后，开始进行肘关节屈伸，前臂旋转和腕、手的功能活动。

4. *药物治疗*　初期宜活血祛瘀、消肿止痛，内服活血止痛汤或肢伤一方加减，外敷跌打万花油或消肿止痛药膏。中期宜接骨续损、和营生新，内服肢伤二方或生血补髓汤，外敷接骨膏或接骨续筋药膏。后期宜补肝肾、壮筋骨，内服肢伤三方或补肾壮筋汤。解除固定后，可用八仙逍遥散或上肢损伤洗方熏洗肘关节。

5. *手术治疗*　肱骨外髁翻转移位骨折复位不成功及陈旧骨折，应切开复位，幼儿新鲜骨折可用粗丝线缝合固定，儿童或陈旧性骨折可用两枚钢针平行或交叉固定，亦可用螺丝钉固定。晚期肘外翻畸形如引起牵拉性尺神经麻痹，可施行尺神经前置术。

【预防与调护】

固定期间注意患肢血液循环，及时调整夹板的松紧度。若肱骨外髁处出现疼痛，应检查有无压疮，如局部皮肤出现暗红时，应放松夹板固定。要定期做X线复查，如发现骨折再移位应及时纠正。

第四节　肱骨内上髁骨折

肱骨内上髁为前臂屈肌群与旋前圆肌的附着处，其后方有尺神经紧贴尺神经沟通过，肱骨内上髁(骨骺)骨折是一种常见的肘部损伤,多见于7～15岁,在该年龄段肱骨内上髁属骨骺,尚未与肱骨下端融合,故易于发生撕脱骨折。肱骨内上髁骨折占儿童骨折的10%,仅次于肱骨髁上骨折与肱骨外髁骨折,占肘关节骨折的第3位。

【病因病机】

肘内侧副韧带起自肱骨内上髁,分前、后两束,斜行的前束是维持肘关节稳定的主要成分,止于尺骨冠状突的内侧面;后束呈扇状,止于尺骨鹰嘴的内侧面。前臂的屈肌有桡侧腕屈肌、尺侧腕屈肌、指浅屈肌、掌长肌和部分旋前圆肌,起自内上髁的前方,也附着于肘尺侧副韧带。

当肘伸直位以手掌撑地摔倒时,上肢处于外展位,体重和肘关节正常的携带角造成了肘关节的外翻应力。肱骨内上髁骨骺4～6岁出现二次骨化中心,18岁才闭合,是一个闭合比较晚的牵拉型骨骺,在骨骺未闭合前,骺线本身就是潜在的弱点,再加上处于紧张状态的前臂屈肌群的骤然收缩,结果导致内上髁(骨骺)骨折,内上髁被牵拉向下、向前,并旋转移位。与此同时,内侧副韧带丧失了正常的张力,维持关节稳定的重要因素遭到破坏,结果或者导致肘关节内侧间隙暂时拉开或者发生肘关节侧后方脱位,撕脱的内上髁(骨骺)被夹在关节内侧或完全嵌入关节内。

内上髁变位的程度,实际上标志着肘关节内侧结构(包括尺神经)损伤的程度,根据移位程度分为4度(图5-19)。

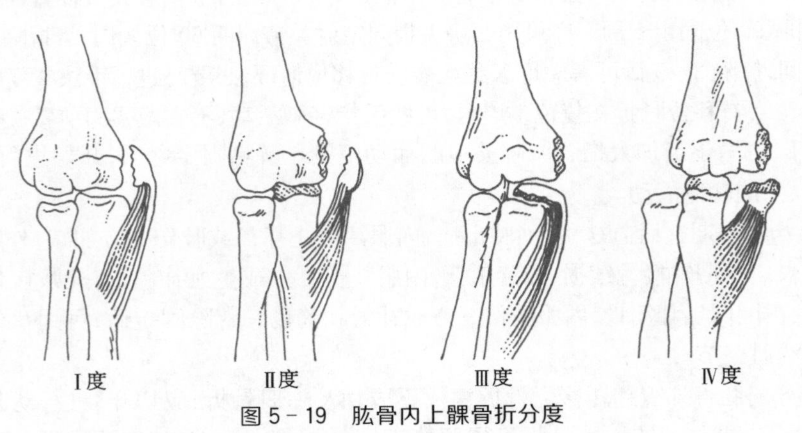

图5-19 肱骨内上髁骨折分度

Ⅰ度损伤　内上髁(骨骺)分离,变位极小。

Ⅱ度损伤　撕脱的内上髁(骨骺)向下、向前旋转移位,可达关节水平。

Ⅲ度损伤　撕脱的内上髁(骨骺)嵌夹在内侧关节间隙,实际上肘关节处于半脱位状态。

Ⅳ度损伤　肘关节向后或向外后侧脱位,撕脱的内上髁(骨骺)嵌夹在关节内。

【诊断与鉴别诊断】

1. 临床表现　肘关节处于部分屈曲位,活动时特别是外翻应力下活动,肘关节疼痛,肘内侧明显。局部肿胀、压痛,内上髁的正常轮廓消失。肘关节活动受限,前臂旋前、屈腕、屈指无力。Ⅲ、Ⅳ度损伤者,肘关节功能障碍更为明显,往往合并有不同程度的尺神经症状。Ⅳ度损伤或同时并发桡骨颈骨折、尺骨鹰嘴骨折者,症状尤为明显。由于尺神经走行于肱骨内上髁后方的尺神经沟内,骨折同时,尺神经可能被牵拉、碾挫,甚至连同骨折块一起嵌入关节间隙,造成尺神经损伤。骨折愈合以后,尺神经沟形态改变。

2. *体征*　发生肱骨内上髁骨折时，肘关节内侧副韧带、关节囊、肱骨内上髁、尺神经均可损伤。肘关节的内侧肿胀、疼痛、瘀斑，有明显压痛，可触及骨擦感，肘关节的活动受限。根据患者体征，结合外伤史和X线检查所见，是比较容易诊断的。在局部弥漫性肿胀不是十分明显的病例，往往可以摸到撕脱后可以移动的内上髁（骨骺）。

3. *并发症*　肱骨内上髁骨折和骨骺分离，骨块虽小，但因关节囊和屈肌、旋前肌的撕裂，以及骨块移位等因素，后期可发生关节僵硬和尺神经炎。

4. *影像学检查*　肱骨内上髁骨折（骨骺分离）X线表现为肱骨内上髁（骨骺）与肱骨远端分离，可有移位，局部软组织肿胀。成年人的肱骨内上髁骨折，因损伤程度不同，可为整个肱骨内上髁骨折，也可仅为少量撕脱的骨折块（图5－20）。

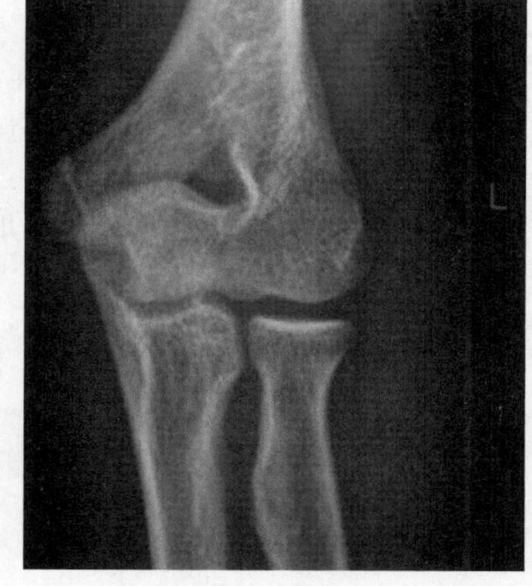

图5－20　肱骨内上髁骨折X线正位片

5. *鉴别诊断*　常与肱骨内髁骨折相鉴别，两者发生的解剖部位不同，前者属于关节内骨折，通常认为是暴力损伤传导至肘部所致。后者是关节外骨折，多由于摔倒时手掌撑地，前臂屈肌猛烈收缩引起的撕脱骨折。拍摄肘关节正侧位X线片可明确诊断。

【辨证论治】

对Ⅰ、Ⅱ度新鲜损伤，原则上尽量争取非手术治疗，争取解剖复位；Ⅱ度损伤于屈肘、屈腕、前臂旋前位，用手指向后上方推挤内上髁（骨骺），绝大多数可以满意复位。

1. *整复方法*

（1）Ⅰ度骨折：用夹板固定屈肘90°，约2周即可。

（2）Ⅱ度骨折：手法整复时，在屈肘45°前臂中立位，医者以拇，示二指固定骨折块，拇指自下方向上方推挤，使其复位。

（3）Ⅲ度骨折：手法复位时，在拔伸牵引下，伸直肘关节，前臂旋后、外展，造成肘外翻，使肘关节的内侧间隙增宽，医者拇指在肘关节内侧触到骨折块的边缘时，助手即强力背伸患肢手指及腕关节，使前臂屈肌群紧张，将关节内的骨折块拉出，必要时医者还可用拇指和示指抓住尺侧屈肌肌腹的近侧部向外牵拉，以辅助将骨折块拉出关节间隙，以后再按Ⅱ度骨折做手法整复。

（4）Ⅳ度骨折：应先将脱位的肘关节整复，助手两人分别握住患肢远、近端，尽量内收前臂，使肘内侧间隙变窄，防止骨折块进入关节腔内。医者用推挤手法整复肘关节侧方脱位，使其转化为Ⅰ度或Ⅱ度骨折，再按上法处理，整复时应注意勿使转变为Ⅲ度。

整复后应及时进行X线复查，并应常规检查尺神经有无损伤。如合并肘关节脱位，在肘关节复位过程中，移位的骨折块常可随之复位，若内上髁未随肘关节复位则可再行手法复位。

2. *固定方法*　复位满意后，在骨折块的前内下方放置固定垫，再用夹板超肘关节固定于屈肘90°位2～3周。上肢石膏固定时，注意在定型前，在内上髁部用鱼际加压塑形，拆除外固定后及时进行功能锻炼。

3. *功能锻炼*　1周内只做手指轻微屈伸活动；1周后可逐渐加大手指屈伸活动幅度，禁忌做握拳及前臂旋转活动；2周后可开始做肘关节屈伸活动；解除固定后可配合中药熏洗并加强肘关节屈伸活动。

4. *药物治疗* 肱骨内上髁骨折以儿童居多,且血运较好,早期宜活血祛瘀、消肿止痛。中后期解除夹板固定后可改为中药外敷,预防关节强直。合并神经损伤者,应加用行气活血、通经活络之药。

5. *手术治疗* Ⅲ、Ⅳ度损伤表示已存在有肘关节不稳定因素,应当采取切开复位内固定治疗。Ⅱ度损伤复位后,骨折间隙仍>5 mm,或有明显旋转移位者,亦应积极切开复位内固定。合并有明显尺神经损伤、陈旧损伤,也都是切开复位内固定的适应证。Ⅳ度损伤切开复位前,应争取先将肘关节脱位闭合复位,复位时最好保持屈肌张力,以便于骨折块自嵌压状态下脱出。原始轻微的尺神经牵拉症状,不一定需要特殊处理,多可自行恢复,不是切开复位的绝对指征。对年龄小的患儿,易选择两根细克氏针内固定,对大龄儿童或青少年,可以选择一枚螺丝钉内固定。

【预防与调护】

骨折固定后注意经常调整夹板松紧度,观察患肢血运情况,疼痛时应拆开夹板观察有无压疮。术后积极进行功能锻炼。

第五节 尺骨鹰嘴骨折

尺骨鹰嘴骨折是肘部较常见的骨折,占全身骨折的1.19%。成年人多见,而儿童则少见,代之以尺骨鹰嘴骨骺分离。尺骨鹰嘴为肱三头肌的附着处,在尺骨近端后方突起,与前方的尺骨冠突构成半月切迹。此切迹与肱骨滑车构成肱尺关节,肱尺关节以伸屈活动为主,辅以滑移和内旋。尺骨鹰嘴骨折多数是波及半月切迹的关节内骨折,故解剖复位是防止关节不稳、预防骨性关节炎及其他合并症发生的主要措施。

【病因病机】

导致鹰嘴骨折的原因,主要是直接暴力和间接暴力作用。

1. *直接暴力* 撞击鹰嘴或跌倒时肘部鹰嘴直接撞击地面引起的骨折,多为粉碎性骨折或开放性骨折(图5-21)。如两侧腱膜尚完整,则粉碎性骨折移位不大;两侧腱膜大部分破裂时,骨折可向后上移位,开放性骨折时,碎骨片可能失落。

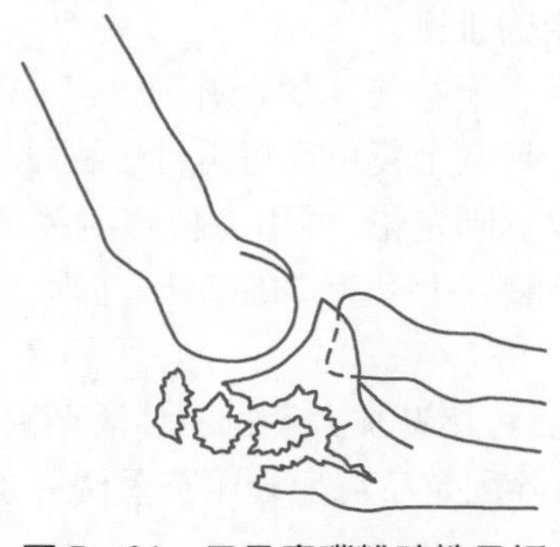

图5-21 尺骨鹰嘴粉碎性骨折

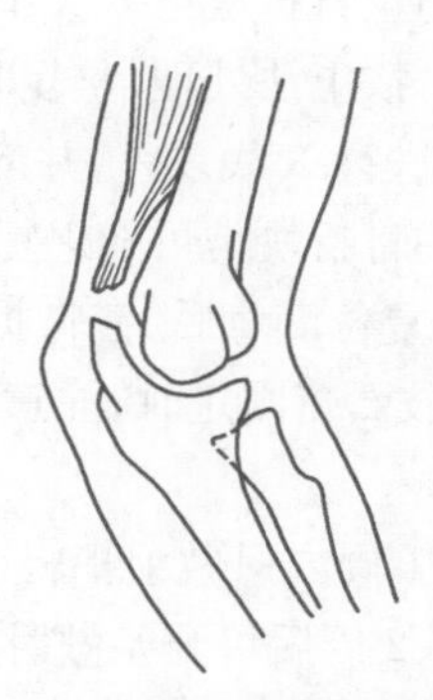

图5-22 尺骨鹰嘴骨折片向上移位

2. 间接暴力　鹰嘴为肱三头肌附着部。当肘关节微屈跌倒，手撑地，肱三头肌猛烈收缩，加上肘部屈曲，造成鹰嘴撕脱性骨折，近端骨块受肱三头肌牵拉，有不同程度的向上移位(图 5-22)。骨折平面常在鹰嘴凹，但也可发生鹰嘴凹平面以上或以下。如冠突平面的尺骨鹰嘴骨折常伴有肘关节向前脱位。骨折线可能为横断或斜形，骨折端之间分离。

3. 尺骨鹰嘴骨折分类

(1) 按骨折类型分类

儿童尺骨鹰嘴骨骺分离和骨折：儿童鹰嘴骨骺在 9～11 岁出现，至 17 岁左右开始与尺骨干愈合。骨骺骨折多系肱三头肌牵拉。临床上要区别骨骺线或骨折线，常拍对侧肘关节 X 线片对比，尺骨鹰嘴骨骺分离和骨折同时存在，也常有发生(图 5-23)。

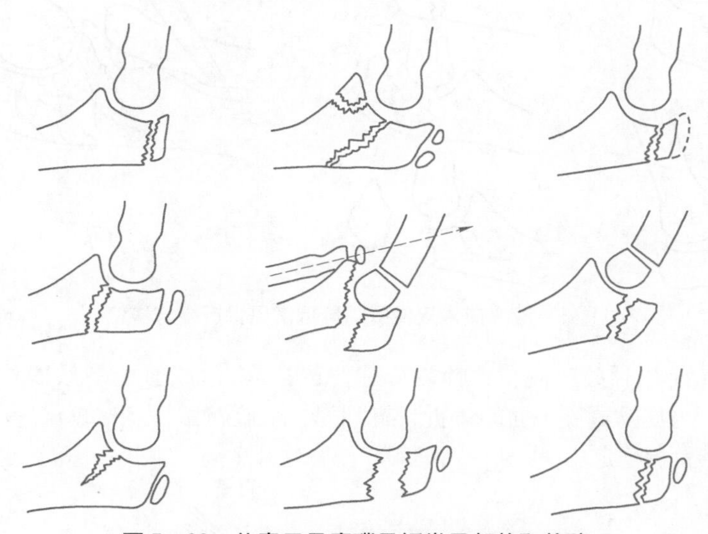

图 5-23　儿童尺骨鹰嘴骨折常见部位和位移

尺骨鹰嘴撕脱骨折：尺骨鹰嘴撕脱骨折发生机制主要是肱三头肌牵拉撕裂引起，骨折块不涉及关节面或鹰嘴尖部，撕脱系关节囊外骨折，有时仅为裂纹(图 5-24)。骨块受肱三头肌牵拉而向上移位(图 5-25)。

尺骨鹰嘴横断骨折：骨折多系间接暴力所致。骨折线经过关节面，骨块可大可小。常因肱三头肌牵拉而向上移位。关节腔内有明显积血和关节面不平(图 5-26)。

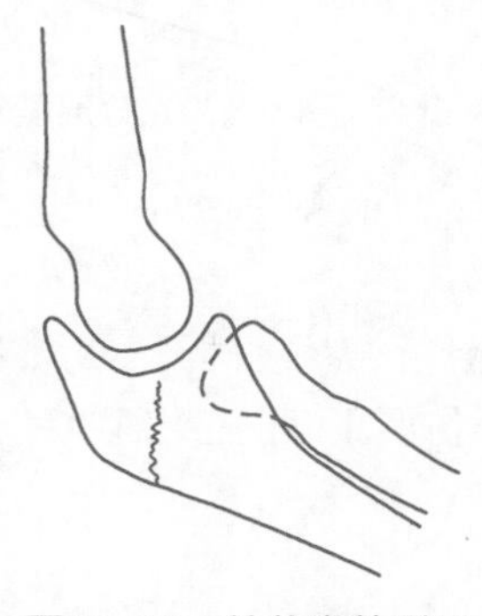

图 5-24　关节囊外型尺骨裂纹骨折

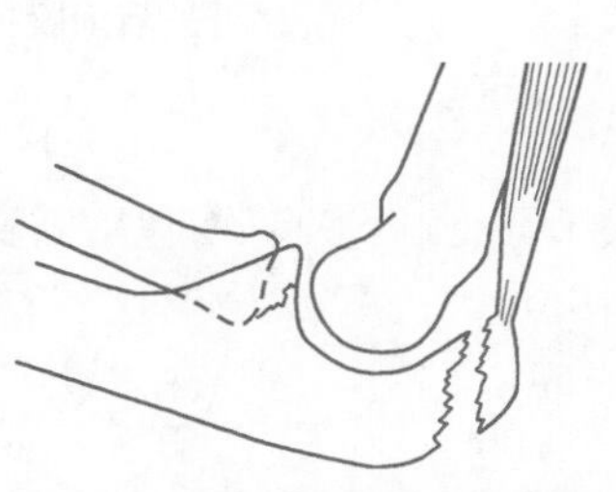

图 5-25　关节囊外型尺骨鹰嘴骨折，骨片上移

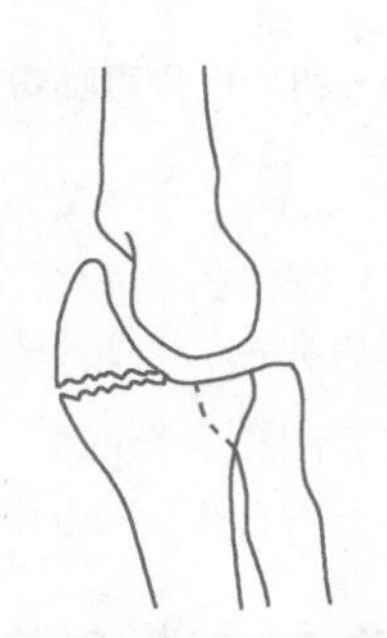

图 5-26　尺骨鹰嘴横断骨折

尺骨鹰嘴粉碎性骨折：多系直接暴力造成。成人多见，骨折片呈粉碎性(图 5－27)，鹰嘴两侧腱膜尚完整。而粉碎骨块移位不大，多数关节面遭到破坏，引发创伤性关节炎、肘关节不稳，影响肘关节功能。

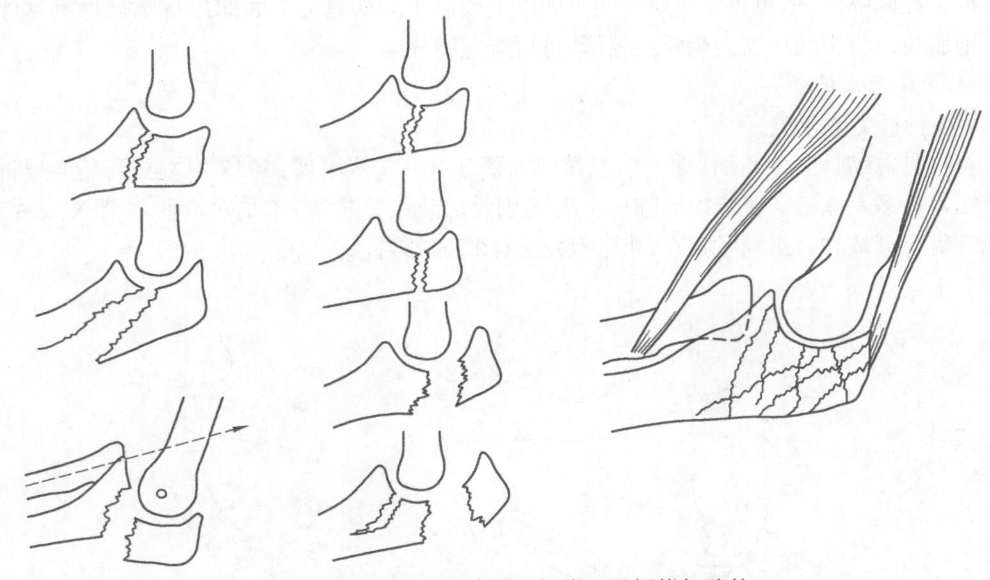

图 5－27　成人尺骨鹰嘴骨折常见骨折线与移位

尺骨鹰嘴骨折合并肘关节脱位：肘关节过伸位损伤，造成肘关节后脱位和尺骨鹰嘴骨折(图 5－28)，以及尺骨鹰嘴冠突平面的骨折，常伴肘关节前脱位(图 5－29)。多需手术复位固定。闭合复位不能维持骨折稳定。

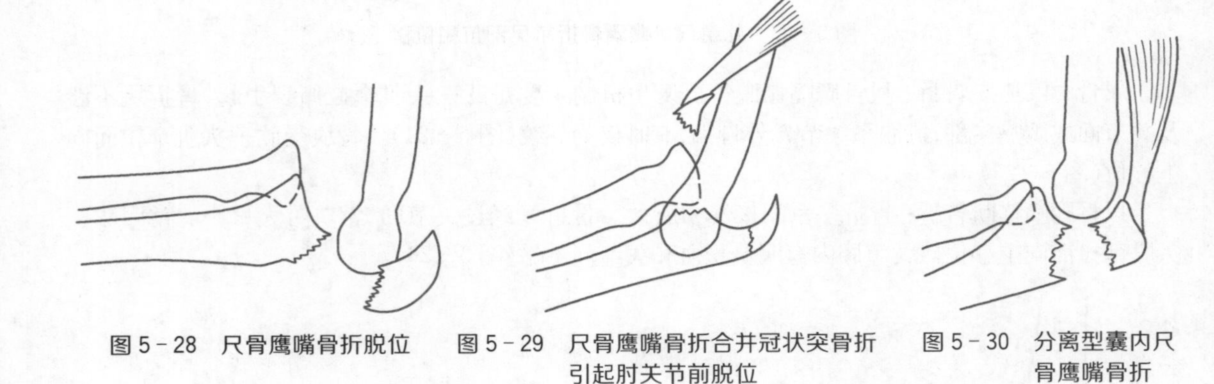

图 5－28　尺骨鹰嘴骨折脱位　　图 5－29　尺骨鹰嘴骨折合并冠状突骨折引起肘关节前脱位　　图 5－30　分离型囊内尺骨鹰嘴骨折

(2) 按骨折的特征分类

关节外型：骨折线不穿过关节面，预后多良好，包括撕脱性鹰嘴骨折、裂纹骨折，小儿多见。

关节内型：裂纹骨折、鹰嘴移位骨折、鹰嘴粉碎性骨折等。若外伤严重，肱三头肌收缩骨折片牵向后上方(图 5－30)，或合并有脱位。

【诊断与鉴别诊断】

1. **临床表现**　肘后部明显肿胀，如关节腔内积血，鹰嘴及肱三头肌腱两侧肿胀(肘关节积液症），皮下瘀血，肘后疼痛明显，不能主动伸肘。在粉碎性骨折中，偶伴有尺神经损伤症状，产生前臂尺侧及手部尺神经支配区环指、小指麻痹症状。

2. *体征*　由于尺骨鹰嘴背侧表浅，骨折后局部肿胀明显，肘关节内积血，使肘关节两侧肿胀、隆起。压痛较为局限，有时可以触及骨折线，可能触及骨块和骨擦音，肘后三角关系破坏，肘关节屈伸功能障碍，X线片可见明显的骨折类型与移位程度。如尺神经损伤，可表现为骨间肌、蚓状肌、拇收肌麻痹所致环、小指爪形手畸形及手指内收、外展障碍和 Froment 征，以及手部尺侧半和尺侧一个半手指感觉障碍，特别是小指感觉消失，手部精细活动受限，手内肌萎缩；环、小指末节屈曲功能障碍。

3. *并发症*　尺骨鹰嘴骨折经治疗多可治愈，但仍有一些并发症产生。最常见的是肘关节活动范围受限和活动力量减弱，早期主动活动锻炼能获得改善。创伤性关节炎治疗时要求解剖复位，以恢复关节面的平滑。早发的和迟发的尺神经炎，可采用尺神经前置术治疗。

4. *影像学检查*　肘关节X线检查可观察骨折类型及移位情况。但对临床上怀疑骨骺分离及儿童鹰嘴骨折，应拍对侧肘关节X线片，有助于鉴别诊断。X线片显示尺骨鹰嘴裂缝，向后上移位，或呈多块碎骨，骨折线进入鹰嘴凹内为关节内骨折，在凹外为关节外骨折。根据受伤史、临床表现和X线片可做出诊断(图5-31)。

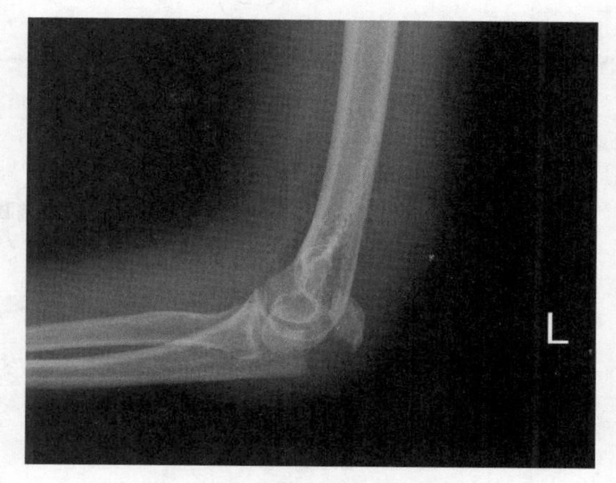

图5-31　尺骨鹰嘴骨折X线片

5. *鉴别诊断*　本病大多数都有明确的外伤病史，结合患者影像学资料，诊断不难。

【辨证论治】

尺骨鹰嘴骨折要求解剖复位，以恢复平滑的关节面，避免产生创伤性关节炎。

1. *整复方法*　对移位性骨折，应首先采用手法整复。对肘部肿胀明显者，应先于肘后做关节穿刺，抽出血肿内积血，并向骨折部注入1%利多卡因10～20 ml，10 min后开始手法整复。医者站在患肢近端外侧，两手环抱患肢，以两拇指推挤骨块近端向远折端靠拢，并将关节伸直，使其复位。如为粉碎性骨折，可在X线透视下根据骨折移位方向，挤压骨折块，使其复位。在复位过程中，可微微做肘关节的伸屈活动，以促进肘关节面整复平滑。

2. *固定方法*　对无移位或移位不明显的骨折，不必手法复位，可用折页式托板或石膏托外固定肘于110°～130°位，3周可开始行肘关节功能锻炼；有移位骨折手法整复后，在尺骨鹰嘴上端用抱骨垫固定，并用前、后侧超肘夹板固定肘关节于屈曲0°～20°位3周，以后再逐渐固定在90°位1～2周。

3. *功能锻炼*　3周以内只做指、腕关节屈伸活动，禁止肘关节屈伸活动，第4周以后才逐步做肘关节主动屈伸锻炼，严禁暴力被动屈肘。此外，可配合进行肩关节练功活动。

4. *药物治疗*　按骨折三期辨证用药，解除固定后加强中药熏洗。

5. *手术治疗*　尺骨鹰嘴骨折为关节内骨折，应尽量解剖复位，坚固内固定，早期功能锻炼治疗。手术应争取急诊进行，最好不要超过2周施行手术。

(1) 切开复位适应证：① 手法复位后，关节面仍不平滑或骨裂仍>3 mm。② 开放性尺骨鹰嘴骨折。③ 同时合并肌腱、神经损伤者。④ 需要复位的陈旧性尺骨鹰嘴骨折，显示功能障碍，关节面不平整。

(2) 常用手术方法：根据尺骨鹰嘴骨折的类型和部位、粉碎程度及患者本身的特点，常用的手术方法包括张力带"8"字钢丝克氏针内固定术(图 5－32)、髓内钉固定术、钢板内固定术(图 5－33)、近端骨块切除术等。肘关节前面结构的完整性是重要的，若有冠状突骨折或严重软组织损伤时，切除鹰嘴会造成肘关节不稳定。

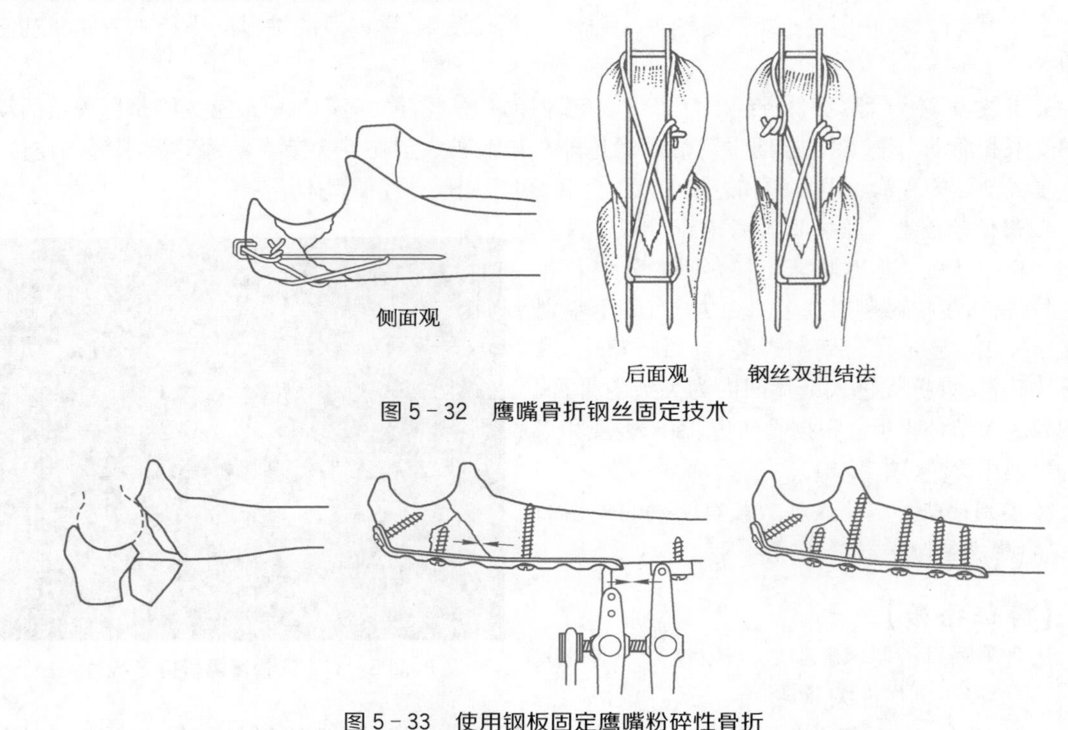

图 5－32 鹰嘴骨折钢丝固定技术

图 5－33 使用钢板固定鹰嘴粉碎性骨折

【预防与调护】

保持肘关节处于伸直位固定，逐渐屈曲肘关节。捆扎带缚绑既不能过紧，也不宜过松，过紧易阻碍远端血运，过松则达不到固定作用。

第六节 桡骨头骨折

桡骨头骨折以成人多见，儿童因桡骨头表面有厚层弹性软骨被覆，头骺骨折十分少见。儿童发病年龄为 4～14 岁，9～11 岁为发病高峰。

桡骨头关节面呈浅凹形，与肱骨小头构成肱桡关节。桡骨头环状关节面与尺骨近端的桡骨切迹，构成上尺桡关节，两者有严格的相适性。桡骨头和颈的一部分位于关节囊内，环状韧带围绕桡骨头。桡骨头骨折临床上易被忽略，若未能及时治疗，将造成前臂旋转功能障碍或引起创伤性关节炎。

【病因病机】

桡骨头骨折多由间接暴力造成。跌倒时手掌先着地，肘关节处于伸直和前臂旋前位，暴力沿前臂桡侧向上传达，引起肘部过度外翻，使桡骨头撞击肱骨小头，产生反作用力，使桡骨头受挤压而发生骨折。少年儿童多见，青壮年亦可发生。在儿童则发生桡骨头骨骺分离。桡骨头骨折可分为幼年青枝骨折，无移位或轻度移位骨折，有移位的嵌插、粉碎和劈裂骨折等。

Mason 将桡骨头骨折分为 4 种类型(图 5-34)：① Ⅰ型，骨块无移位的(边缘)骨折；② Ⅱ型，骨块有移位的骨折；③ Ⅲ型，粉碎性骨折；④ Ⅳ型，Ⅲ型骨折(粉碎性骨折)伴有肘关节后脱位。

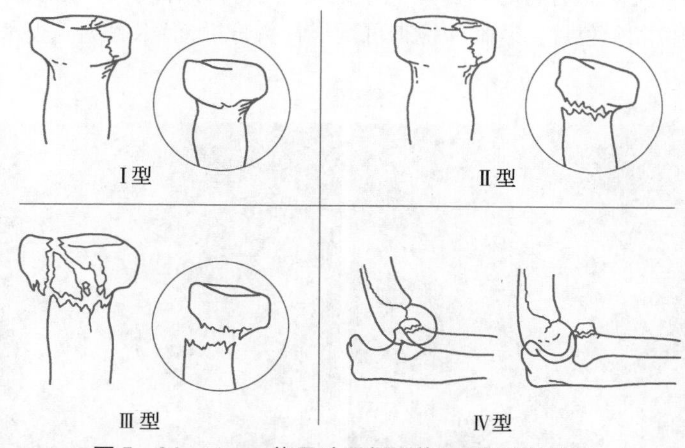

图 5-34 Mason 桡骨头骨折和桡骨颈骨折分类法

【诊断与鉴别诊断】

临床表现视伤情轻重而定，裂纹骨折或青枝骨折症状较轻，仅感前臂旋转疼痛或不适，患者常在伤后数日才到医院检查。骨折移位大者，肘外侧肿痛显著，前臂旋转明显受限。合并肘关节脱位型骨折软组织肿胀明显，肘关节屈伸也明显受限。

1. 临床表现　桡骨头骨折主要表现为肘关节功能障碍及肘外侧局限性肿胀或压痛，尤其前臂旋后功能受限明显，拍摄肘关节前后位和侧位 X 线片可以诊断并能确定骨折类型，必要时做双侧对比。桡骨颈骨折主要表现为肘部疼痛、肿胀及功能障碍，压痛局限于肘外侧，X 线片显示桡骨颈骨折或桡骨头骨骺分离，骨骺分离呈“歪戴帽”状，与桡骨干纵轴呈一定角度。

2. 体征　可见局部肿胀，或有皮下瘀斑，前臂旋后功能和肘关节伸肘功能受限，肘外侧局部压痛，可能会出现关节出血引起的肿胀。

3. 并发症　桡骨近端骨折经治疗多可治愈，但仍有一些并发症产生。

(1) 尺桡骨融合：多发生于桡骨颈骨折切开复位治疗和侧向移位未矫正患者，亦偶见于桡骨头切除术后。此与环状韧带和骨膜损伤严重有关，尺桡骨间纤维粘连和骨化是导致两骨融合的原因。

(2) 骨骺早闭：约有一部分骨折发生骨骺早闭。桡骨短缩一般不超过 5 mm，肘外翻增加 5°～10°，对功能无影响，无需手术矫正。

(3) 桡骨头、颈膨大增粗或变形：多见于骨折复位不良者，对功能影响不大。

(4) 桡骨头缺血坏死：多发生于严重移位的头骺分离患者，桡骨头为囊内骨骺，与股骨头相似,颈段移位骨折容易损伤进入骨骺的营养血管。

(5) 骨折不愈合:偶发生于成人桡骨头Ⅰ、Ⅱ型骨折经非手术治疗者,可能与早期活动量大有关。

(6) 下尺桡关节半脱位:桡骨头切除远期随访患者中,一部分患者尺骨向前推进,患肢力量明显减弱,且症状出现可能与半脱位的严重程度有关。

4. 影像学检查　移位骨折一般通过肘正侧位X线片便可做出诊断(图5-35)。为了解桡骨头真实倾斜角度、方向和侧方移位大小,最好摄前臂不同旋转位置正侧位片参考,以便能够正确选择治疗方案,指导手法复位。患者有时因疼痛而不能旋转前臂,因此肘关节正位片应垂直于前臂投照,并加拍桡骨头侧位和斜位片。若临床检查可疑桡骨头骨折,而X线片未见骨折线者,可行桡骨近端CT平扫。

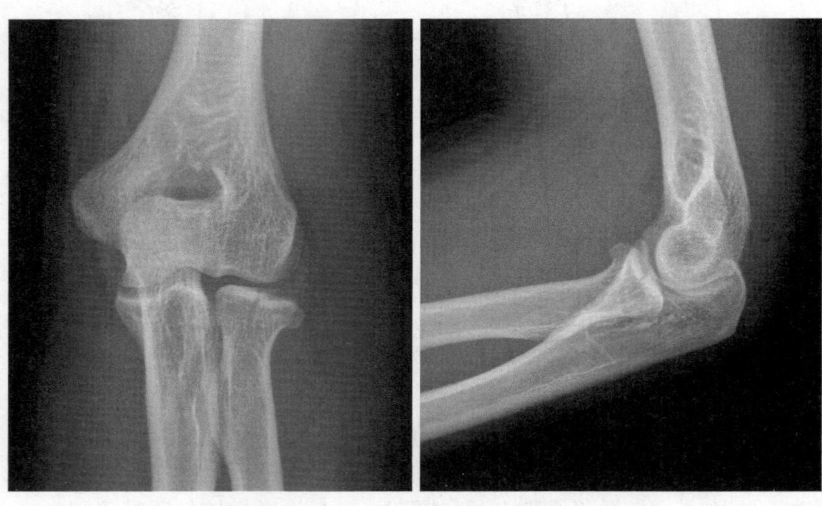

图5-35　桡骨近端骨折X线片

5. 鉴别诊断　桡骨头骨折常与桡骨头半脱位相鉴别,桡骨头半脱位多发于4岁以下的幼儿,也称"牵拉肘"。患儿表现为桡骨头压痛,伤肢不能活动。因为幼儿的环状韧带相对松弛,桡骨头发育尚未完全,手腕或前臂受到纵向牵拉,桡骨头即可自环状韧带内向下脱位。根据肘关节影像学资料即可鉴别。

【辨证论治】

对无移位或轻度移位的嵌插骨折而关节面倾斜程度在30°以下者,估计日后影响肘关节功能不大,则不必强求解剖复位。对关节面压缩面积<30%或者移位<2 mm的病例可采取非手术治疗,对明显位移骨折则应实行整复。

1. 整复方法　整复前用手指在桡骨头外侧进行触摸,准确地摸出移位的桡骨头。复位时一助手固定上臂,医者一手牵引前臂在肘关节伸直内收位来回旋转,另一手的拇指把桡骨头向上、向内侧按挤,使其复位。

2. 固定方法　各类型骨折复位后均应固定肘关节于屈曲90°位置,儿童宜2~3周,成人需4~6周。

3. 功能锻炼　整复后即可做手指、腕关节屈伸活动,拆除外固定后做肘关节屈伸活动。桡骨头切除术后,肘关节的练功活动应更提早一些。

4. *药物治疗*　早期治宜活血祛瘀、消肿止痛，儿童骨折愈合较快，在中后期主要采用中药熏洗，内服药可减少。

5. *手术治疗*　若手法整复不成功，可使用钢针拨正法；若复位不稳定，可用细克氏针贯穿肱骨小头、桡骨头和桡骨近端，克氏针尾端外露于皮外，石膏固定外固定患肢于功能位，限制患肘关节活动，于3周后拔出克氏针，开始功能锻炼。

移位严重，不能整复者，应切开复位，如成年人的粉碎、塌陷、嵌插骨折，目前临床上对于Mason Ⅱ型更倾向于施行保留桡骨头的切开复位内固定术(图5-36)。常用的内固定材料有克氏针、微型螺钉及相应微型钉板系统等三大类，关节面倾斜程度在30°以上者，Mason Ⅲ型或Ⅳ型骨折在桡骨头严重粉碎的情况下，可做桡骨头切除术，但14岁以下的儿童不宜做桡骨头切除术。早期手术通常在损伤后1周内进行，有时可考虑人工桡骨头置换术。陈旧性桡骨头骨折的手术治疗应视关节功能而定，影响不大者可不进行桡骨头切除治疗。

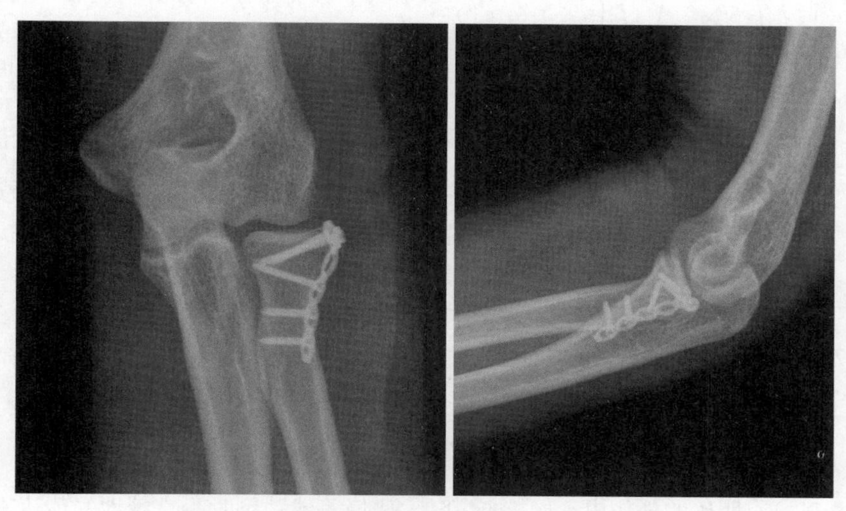

图5-36　桡骨头骨折切开复位内固定术X线片

【预防与调护】

复位固定后，要注意患肢血运情况，定期检查石膏、夹板固定情况及松紧度，术后要注意检查腕部和手指的感觉及运动情况，以了解是否损伤桡神经深支。

第七节　尺、桡骨干双骨折

尺桡骨干双骨折是较为常见的前臂骨折，又称前臂双骨折、手骨两胫俱断，骨折部位多发生于前臂中1/3和下1/3处。前臂骨折占全身骨折的10%～14%，其中尺桡骨双骨折可占全身骨折的6%左右，以儿童或青壮年多见。前臂是由尺桡骨及上下尺桡关节组成的复合体。尺骨上端粗下端细，是构成肘关节的重要部分。桡骨上端细、下端粗，是构成腕关节的重要部分。正常的尺骨是前臂的轴心，通过上、下桡尺关节及骨间膜与桡骨相连，桡骨沿尺骨旋转，自旋后位至旋前位，回旋幅度可达150°。前臂肌肉附着较多，包括屈伸肌群、旋前旋后肌群等。骨折后可出现重叠、成角、旋转及侧方移位，故整复较难。前臂骨间膜是致密的纤维膜，几乎连接桡尺骨的全长，其松紧度随着前臂的旋转而发生改变。前臂中立位时，两骨干接近平行，骨干间隙最大，骨干中部距离最宽，骨间膜上下松紧一致，对桡尺骨起稳定作用；当旋前或旋后位时，骨干间隙缩小，骨间膜上下松紧不一致，随之两骨间的稳定性消失。因此，在处理桡尺骨干双骨折时，为了保持前臂的旋转功能，应使骨间膜上下松紧一致，并预防骨间膜挛缩，故尽可能在骨折复位后将前臂固定在中立位。

【病因病机】

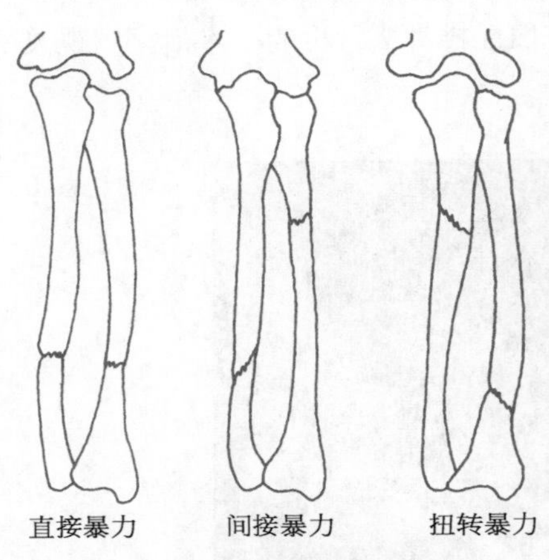

图5-37 不同外力所致的尺桡骨干双骨折

尺桡骨干双骨折可由直接暴力、间接暴力和扭转暴力造成(图5-37)。

1. 直接暴力 多见于暴力打击或机器、车轮所伤，亦见于刀砍伤，骨折为横形或粉碎性骨折。由于暴力的直接作用，可为开放性骨折，多伴有不同程度的软组织损伤，包括肌肉、肌腱断裂和神经、血管损伤等。

2. 间接暴力 跌倒时手掌触地，暴力通过腕关节沿纵轴向上传导致桡骨中或1/3骨折，残余暴力通过骨间膜转移到尺骨，造成尺骨骨折。桡骨为横形或锯齿状，尺骨为短斜形，骨折常发生位移。

3. 扭转暴力 跌倒时手掌着地，同时前臂受扭转外力影响发生过度旋前或旋后，导致不同平面的尺桡骨螺旋形骨折或斜形骨折。多为高位尺骨骨折和低位桡骨骨折。

【诊断与鉴别诊断】

1. 临床表现 有明确的外伤史。如打击、挤压、碰撞等或跌倒时手掌着地的传达暴力，以及前臂被旋转机器绞伤所形成的旋转暴力等造成的骨折，伤后局部肿胀压痛明显，前臂功能丧失。

2. 体征 完全骨折时多有成角畸形、骨擦音和异常活动，但儿童青枝骨折仅有成角畸形。

3. 并发症

(1) 前臂骨筋膜室综合征：挤压伤前臂肌肉损伤严重，粗暴或反复手法复位，或切开复位时手术粗暴、止血不彻底、引流不畅，造成前臂肌间隔内压力增高；或外固定过紧而未适当调整，均可引起前臂骨筋膜区综合征。故应避免多次反复手法复位，操作宜轻柔、精细，外固定松紧度要适中，术后及时检查调整。一旦发生骨筋膜区综合征，应立即解除外固定，早期行筋膜间区切开减压。

(2) 骨折延迟愈合或不愈合：桡、尺骨干密质骨多，血供差，易发生骨折延迟愈合或不愈合。桡、尺骨干的粉碎性骨折切开复位内固定的同时多需一期植骨。

(3) 骨折畸形愈合：前臂骨折治疗中，尤其是手法复位外固定治疗时，要经常检查夹板松紧，透视检查骨折对位对线，防止旋转和成角，畸形愈合常影响前臂轴的功能。畸形愈合旋转功能障碍者，可用截骨重新复位内固定，截骨对位时应注意旋后功能的重建并松解粘连的骨间膜，加强功能锻炼，才能使前臂增加旋转活动范围。

(4) 交叉愈合：较少见，发病率为0%～8%。多由于骨间膜损伤严重或粗暴的切开复位，使桡、尺骨骨折断端血肿互相沟通，机化成骨而交叉愈合，前臂旋转功能丧失。应切除连接桡、尺骨的骨桥，中间隔以筋膜或脂肪，术后应早期活动，避免复发。

4. 影像学检查　X线片拍摄时应包括肘关节和腕关节，除确定骨折类型和移位方向外，还可确定有无桡尺近侧、远侧关节脱位(图 5-38)。

5. 鉴别诊断　应与前臂软组织挫伤、孟氏骨折、盖氏骨折等相鉴别。

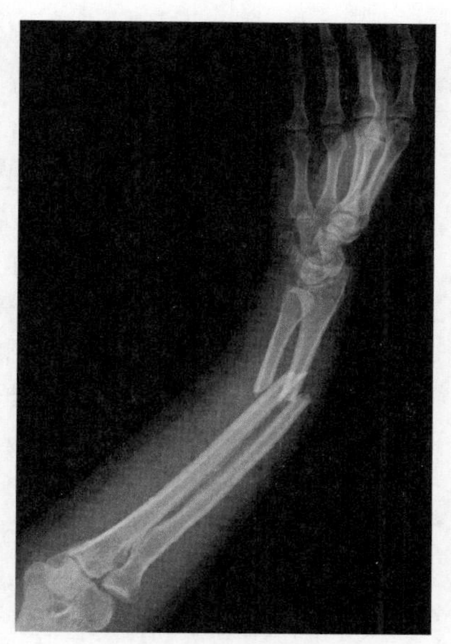

图 5-38　尺桡骨双骨折 X 线片

【辨证论治】

尺桡骨双骨折的治疗需要解剖复位尺桡骨长度、力线、上下尺桡关节，从而保证前臂的旋转和肘、腕关节功能恢复正常。无移位骨折可仅用夹板固定、外敷药物。有移位的闭合性骨折，均可应用手法整复、夹板固定法治疗。伤口较小(在 3 cm 以内)的开放性骨折，若伤口周缘整齐、污染不重，经清创缝合后，可行手法整复、夹板固定。旋转、重叠移位不大的陈旧骨折，可考虑做手法折骨后整复。尺桡骨干双骨折的复位要求较高，若对位不良，有旋转、成角畸形，如因严重骨间膜损伤或粗暴手术操作，使两骨间血肿相通，日后血肿机化、骨化而形成骨桥(即交叉愈合)，将影响前臂的旋转功能。儿童的塑形能力较强，8 岁以下的儿童可以预期有明显的塑形，20°以内的成角畸形一般可通过塑形而获得矫正，但超过 12 岁的儿童的塑形机会就大大减少，故对骨折必须有良好的复位，不能依赖塑形来矫正畸形。

1. 整复方法　整复应根据患者的受伤机制，结合 X 线片所显示的骨折不同类型、部位及特点，认真分析，以决定首先整复尺骨还是整复桡骨。中 1/3 骨折，若其中一骨干为横断或锯齿形的稳定性骨折，而另一骨干为不稳定的斜形骨折或粉碎性骨折时，应先整复稳定性骨折，以此作为支柱，然后再整复另一骨干的不稳定性骨折。若桡、尺骨干均为不稳定性骨折时，对上 1/3 骨折，先整复尺骨，因该段骨干较粗，整复后相对稳定，可作为支柱，然后再整复桡骨。对下 1/3 骨折，则先整复该段骨干较粗的桡骨，然后再整复尺骨。对中 1/3 骨折，应根据两骨的相对稳定性来决定整复桡、尺骨的先后顺序，若两骨干骨折的稳定性相同，则一般先整复位置较浅且易于摸认捉捏的尺骨。若有一骨干骨折背向移位，应先整复有背向侧方移位的骨折，然后再整复另一骨干骨折。

患者平卧位，肩外展 90°，肘屈曲 90°，中、下 1/3 骨折取前臂中立位，上 1/3 骨折取前臂旋后位，由两助手做拔伸牵引，矫正重叠、旋转及成角畸形。临床上根据骨折不同移位情况采用以下手法整复。

(1) 拔伸牵引：一助手握肘上，另一助手握手部的大、小鱼际。两助手先顺势拔伸数分钟，以矫正骨折的重叠和成角畸形。依据骨折远端对近端的原则，将前臂远端根据近端旋转方向置于一定的位置，继续进行牵引，以矫正旋转畸形。如桡、尺骨干上 1/3 骨折，桡骨骨折近端因受肱二头肌和旋后肌的牵拉而呈屈曲旋后位，骨折远端因旋前圆肌和旋前方肌的牵拉而呈旋前位，故前臂远端需置于旋后位进行拔伸牵引。

(2) 反托折顶：虽经拔伸牵引而重叠移位未完全矫正者，宜先用折顶手法，可比较省力地整复残余重叠移位，又能顺利地矫正侧方移位。医者两手先将桡、尺二骨骨折近、远端侧方移位矫正为单纯的同一方向的掌、背侧重叠移位，然后两手拇指在背侧按住突出的骨折断端，两手其他四指托住向掌侧下陷的骨折另一断端，待各手指放置准确后，在较轻的牵引下，慢慢地向原来成角变位的方向加大成角，同时两手拇指由背侧推按突出的骨折端。残余重叠移位越多，加大的成角也应越大。待成角加大到一定程度，感到两骨折端同一侧的皮质对端相顶后，骤然向回反折。反折时，拇指继续向掌侧推按向背侧突出的骨折断端，而示、中、环三指用力向背侧托顶下陷的骨折另一端。其方向可正、可斜，力量可大、可小，完全依骨折断端移位程度及方向而定。进行折顶时，应注意折角不宜过大，以免损伤神经、血管；并应注意骨折端勿刺破皮肤，以免使闭合骨折转化为开放性骨折。

(3) 夹挤分骨：尺、桡骨骨干骨折后，骨间膜松紧不均，骨折段容易互相成角向前臂轴心靠拢，影响前臂的旋转功能，故必须使其骨间隙恢复正常。夹挤分骨是整复前臂骨折的重要手法。医者两手分别置于患臂桡侧和尺侧，两手的拇指及示、中、环三指分别置于骨折部的掌、背侧，沿前臂纵轴方向夹挤骨间隙。在夹挤的同时两手分别将桡、尺骨向桡、尺两层提拉，使向中间靠拢的桡、尺骨断端向桡、尺两侧各自分开，悬张于两骨间的骨间膜恢复其紧张度，以牵动桡、尺骨的骨间嵴，使之恢复两骨正常的相互对峙的位置，并可矫正部分残余侧方移位。

(4) 回旋捺正：斜形或螺旋形骨折，若骨折端有背向侧方移位，其背向侧方重叠较多，单靠拔伸牵引无法矫正背向重叠移位，若用暴力推按复位，则容易将骨尖折断，甚至造成骨折端劈裂，而影响骨折部的稳定性。采用回旋捺正法，可较省力地进行复位。两助手略加牵引，医者一手固定骨折近端，另一手捏持骨折远端，沿造成骨折背向移位的路径，紧贴骨折近端逆向回旋，矫正背向移位，使两骨折面对合，再相对挤按捺正，使两骨折紧密接触，即可复位。回旋时，两骨段要互相紧贴，以免损伤血管、神经或加重软组织损伤。如感觉有软组织阻挡，即应改变回旋方向。

(5) 扳提推按：横断或斜形骨折有侧方移位者，可采用扳提推按手法。矫正重叠或旋转移位后，助手继续维持牵引，医者在维持分骨情况下，一手捏持骨折近端，另一手捏持骨折远端。若骨折断端分别向桡、尺侧移位，须向中心推按向桡、尺侧移位的骨折断端。若骨折断端向掌、背侧移位，须将下陷的骨折断端向上扳提，同时将上凸的骨折断端向下推按。若同时有桡、尺侧及掌、背侧移位时，扳提推按要斜向用力，使之复位。

儿童青枝骨折的复位手法比较简单，患儿仰卧或坐位，患肢前臂旋后，在两助手牵引下，医者两手拇指置于骨折成角凸起处，两手其余四指分别置于凹侧的骨折远、近端，拇指向凹侧用力按压；两手其余四指同时用力向凸侧扳拉，将成角畸形完全矫正。亦可由一助手握持患肢肘上，医者一手握住患肢腕部，将前臂置于旋后位做拔伸牵引，另一手示、中、环三指按于成角凸起处，并用拇指和小鱼际分别顶住成角凹侧的两端，然后示、中、环三指用力逐渐地向凹侧按压，直至成角畸形完全矫正(图 5－39)。还可采用上夹板后再用挤按复位法整复，先在骨折成角凸起处放置一平垫，在凹侧两端各放置一平垫，然后将 4 块前臂夹板用布带绑扎固定，再用两手掌分别置于骨折成角凸起处和凹侧，同时用力对向挤按将成角畸形完全矫正，最后再调紧绑扎布带。

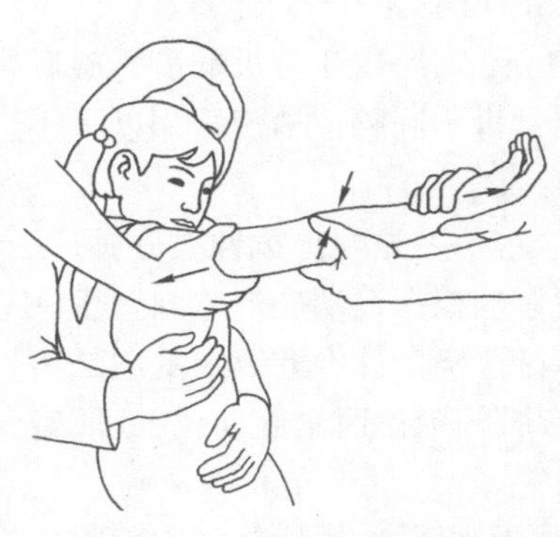

图 5－39 儿童尺桡骨干青枝骨折复位法

2. **固定方法** 在助手维持牵引下，用前臂 4 块夹板固定。掌、背两侧夹板要比桡、尺两侧夹板宽，掌侧夹板长度由肘横纹至腕横纹，背侧夹板由尺骨鹰嘴至腕关节或掌指关节，桡侧夹板由桡骨头至桡骨茎突，尺侧夹板自肱骨内上棵下达第 5 掌骨基底部。尺侧夹板超过腕关节，可克服因手部重力下垂而致使尺骨骨折向桡侧成角的杠杆作用。

若复位前,桡、尺骨相互靠拢者,可采用分骨垫放置在两骨之间,掌、背侧骨间隙各置一个分骨垫。骨折线在同一平面时,分骨垫放置在骨折线上、下各一半处;骨折线不在同一平面上,分骨垫放置在两骨折线之间。掌侧分骨垫放在掌长肌腱和尺侧屈肌腱之间,背侧分骨垫放在尺骨背面的桡侧缘。分骨垫放妥后,用两条胶布固定。分骨垫不宜卷得太紧,以免引起皮肤受压坏死。

若骨折原有成角移位或侧方移位,则可按移位的方向,用三点加压法或二点加压法放置压垫。一般上 1/3 及中 1/3 骨折,在前臂掌侧面(相当于骨折部)放置一小平垫,在前臂背侧上、下端各放置一平垫;上端放置部位与桡骨头平齐,下端放在腕上 2 cm 处,施行三点加压,维持桡、尺骨干背侧弯曲的生理弧度。上 1/3 骨折,桡骨近端易向桡侧偏移,可在桡骨近段的桡侧再放置一小平垫。中 1/3 及下 1/3 骨折,骨折端易向掌侧及桡侧成角,除施行三点加压外,必要时可在骨折部的桡侧再置一小平垫。

各垫放置妥当并用胶布条固定后,依次放掌、背、桡、尺侧夹板。然后在中间先绑扎一道或二道布带,后绑扎两端的布带,绑扎的松紧要适宜。绑扎后,再用前臂带柱托板固定,肘关节屈曲 90°,三角巾悬吊胸前,前臂原则上放置中立位,上 1/3 骨折前臂可放置稍旋后位(图 5-40)。儿童青枝骨折固定 3～4 周,成人固定 6～8 周,待骨折临床愈合后,始可拆除夹板。尺骨下 1/3 骨折,由于局部血液供应较差,若又固定不良,断端间有旋转活动,则容易造成骨迟缓愈合或不愈合,故固定必须牢靠,固定时间可根据具体情况而适当延长。

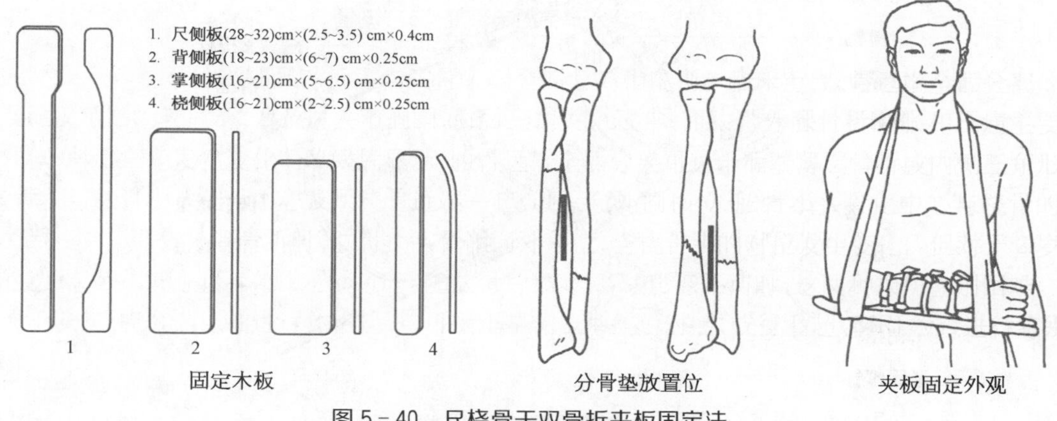

图 5-40 尺桡骨干双骨折夹板固定法

骨折复位固定后,卧床时以枕垫抬高患肢,以利于肿胀的消退。应注意患肢的肿胀情况以及手的温度、颜色和感觉,并向患者和家属清楚讲解注意事项。随时注意调节布带的松紧度,以免因肿胀消退、夹板松动而引起骨折重新移位;或因肿胀严重而固定过紧,发生前臂筋膜间隔区综合征等并发症。若手部肿胀严重,肤温低下,手指发紫,感觉麻木,疼痛难忍,应立即检查布带,并适当放松。若肿胀经处理仍不缓解,应立即拆除夹板,改用石膏托固定,抬高患肢,密切观察,警惕前臂筋膜间隔区综合征的发生。固定早期每隔 3～4 日 X 线透视复查 1 次,特别对不稳定骨折,应注意有无发生再移位,如发现移位,须及时矫正。

3. 功能锻炼 骨折复位固定后,初期即鼓励患者做手指屈伸、握拳活动及上肢肌肉舒缩活动,握拳时要尽量用力,以促进气血运行以利于肿胀消退。中期开始做肩、肘关节活动,如小云手等,活动范围逐渐增大，但不宜做前臂旋转活动。后期拆除夹板固定后，可做前臂旋转活动，以恢复前臂旋转功能。

4. *药物治疗* 初期瘀肿较甚，宜活血祛瘀、消肿止痛，内服活血止痛汤或桃仁四物汤加减，肿胀严重者重用三七、泽兰等，外敷双柏膏、消肿止痛膏或跌打万花油。中期宜和营生新、接骨续损，内服生血补髓汤或八厘散等，外敷接骨膏或接骨续筋药膏。后期宜养气血、补肝肾、壮筋骨，内服补肾壮筋汤或健步虎潜丸。解除夹板固定后，若后期前臂旋转活动仍有障碍者，应加强中药外用熏洗。外用海桐皮汤熏洗，以舒筋活络，促进关节活动功能恢复。

5. *手术治疗*

(1) 手术治疗的指征：骨折手法复位失败；合并神经、肌腱、血管损伤；同侧肢体伴有多发损伤；开放性骨折伤后时间不长、污染较轻；骨折不愈合或畸形愈合严重影响前臂功能。

(2) 常用手术方法

外固定：前臂骨折复位固定器(图 5－41)为半环式框架结构，可以进行牵引、加压、侧方挤压及旋转调节，能够适应空间稳定结构的需要，由牵引加压和侧方挤压两部分组成。前臂骨折复位固定器应遵循手法—器械—手法—器械的程序操作。手法：以牵引、分骨、挤按等手法将骨折复位；器械：定点划线，闭合穿针，安放固定器；手法：在固定器牵引下，用手法进一步矫正残余移位；器械：最后锁紧固定螺丝，放置压板，无菌纱布敷盖针眼，屈肘 90°悬吊胸前。

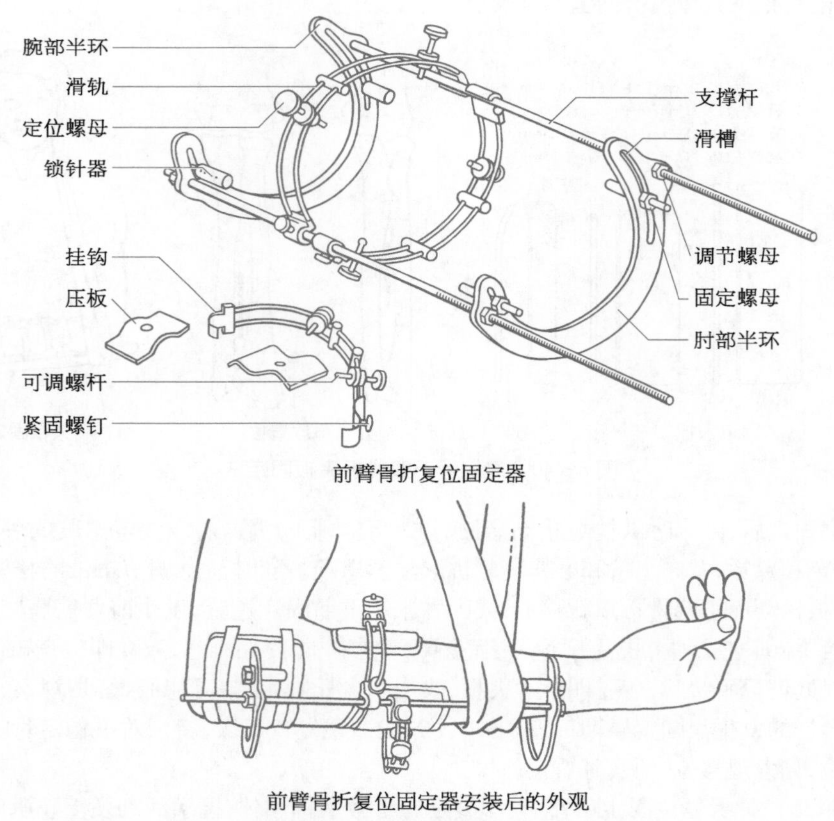

前臂骨折复位固定器

前臂骨折复位固定器安装后的外观

图 5－41 前臂骨折复位固定器及安装后的外观

内固定：常用方法有钢板内固定和髓内钉内固定，以钢板最为多用，髓内钉一般适用于多段骨折的固定，也可采用桡骨骨折钢板固定加上尺骨骨折髓内钉固定的混合式固定方法。应选择用两个切口，从而避免尺桡骨骨性交叉连接的危险。

术后用上肢石膏将肘关节及前臂固定于功能位，抬高患肢，活动手指，2 周左右拆除缝线，加强伤肢功能锻炼。8～12 周后拆除石膏，摄 X 线片检查，骨折愈合后半年拆除髓内钉。若无特殊原因无须去除内固定，如有需要可在 1 年以后去除内固定，但是为避免去除内固定后再次发生骨折，尽可能在术后应用支具保护 4～8 周。术前告诫患者发生术后再骨折可能。

【预防与调护】

在固定期间，应使前臂维持在中立位。要鼓励和正确指导患者做适当的练功活动。此外，在更换外敷伤药、调整夹板松紧度及拍片复查时，应用双手托平患肢小心搬动，切不可用一手端提患肢，同时还应避免伤肢前臂的任何旋转活动，以防骨折再移位。

附 1：尺骨干骨折

尺骨为一长管状骨，位于前臂内侧，尺骨干上粗下细，位置表浅，整个骨骼均可在皮下摸得，中 1/3 及下 1/3 段较为细弱，且其背侧、内侧无肌肉保护，容易遭受暴力打击而造成骨折。骨折多发生于中、下 1/3 交界处，该段血液供应较差，骨折后愈合较缓慢。尺骨干骨折亦称臂骨骨折、正骨骨折等，在临床上较少见，多发于青壮年。

【病因病机】

直接暴力和间接暴力均可造成尺骨干骨折，但绝大多数为直接暴力所致。直接暴力所致者多为前臂背侧遭受打击、撞击和挤压而引起，常见为横断或粉碎性骨折。偶可由间接暴力所致，如跌倒时手掌着地，前臂突然极度旋前扭转，致使尺骨遭受扭转暴力，在较为细弱的中、下 1/3 交界处发生螺旋骨折。

尺骨骨折后，因为有完整的桡骨支撑，且有骨间膜相连，骨折一般无严重移位。骨折近端因肱肌的牵拉而向前移位，骨折远端因旋前方肌的牵拉而易向桡、掌侧轻度侧方移位。由于尺骨略向背侧突出，同时因肌肉均附着于尺骨的前方，故虽在背侧遭受暴力，但仍可向背侧轻度成角。

【诊断与鉴别诊断】

1. 临床表现　伤后局部疼痛、肿胀、瘀斑，部分患者局部有轻度向背成角畸形。

2. 体征　检查局部有明显压痛和纵向叩击痛，前臂旋转时疼痛加重，因尺骨位置表浅，在皮下易摸到两骨折断端，有异常活动和骨擦音。若骨折有明显成角或缩短畸形，应进一步检查上、下桡尺关节。

3. 并发症　尺骨近端 1/3 骨折注意是否伴有桡骨头脱位，中、下 1/3 骨折易并发前臂旋转功能障碍。

4. 影像学检查　正、侧位 X 线片可了解骨折类型和移位情况，摄片时必须包括腕、肘关节。若早期的X线片无异常表现，但临床症状和体征明显，则应在伤后1周后重新摄片，此时往往骨折线因折端间骨质吸收而清楚显示出来。

5. 鉴别诊断　本病当与尺骨鹰嘴骨折相鉴别，后者外伤后尺骨鹰嘴处疼痛，肘关节可见活动障碍，查体看见肘关节皮下瘀血、瘀斑，皮肤肿胀、压痛，有时可触及骨折断端及骨擦感，肘后三角正常，X线检查可明确诊断。

【辨证论治】

无移位骨折可单纯用夹板固定。有移位骨折，必须进行手法整复。由于一般骨折移位不大，尺骨全长位于皮下，整复并不困难。尺骨干骨折的成角畸形及旋转移位必须矫正，以免影响前臂的旋转功能。

1. 整复方法　患者平卧或坐位，肩外展，肘关节屈曲90°。一助手握持上臂下段，另一助手一手握持患肢拇指及大鱼际部，另一手握持其余四指，两助手行拔伸牵引。尺骨上1/3及中1/3骨折，前臂置于中立位牵引。下1/3骨折，前臂置于旋前位牵引，以矫正缩短和旋转移位。若骨折向背侧成角者，在助手牵引下，医者两手拇指按于成角的凸起处，向掌侧按压，两手其余四指握凹侧两端同时向背侧扳提，以矫正成角畸形。若骨折有侧方移位者，医者在捏挤分骨下，一手捏住骨折近端，另一手捏住骨折远端，用提按手法矫正前后移位，用推挤手法矫正内外侧方移位。尺骨下1/3骨折，医者在捏挤分骨下，将尺骨骨折远端向尺侧、背侧提位，以矫正尺骨远端向桡侧和掌侧移位。

2. 固定方法　整复后，在两助手继续维持牵引下进行固定。骨折有前后移位者，分别在骨折端的掌侧、背侧各放置一平垫；有内外侧方移位者，可在前臂掌、背侧骨间隙处各放置的一分骨垫；有成角移位者，可用三点加压法放置固定垫，防止骨折再移位。然后，前臂放置4块夹板，用布带缚扎。尺骨下1/3骨折者尺侧夹板需超腕关节，将腕部固定于桡偏位，前臂固定于旋前位。尺骨上1/3及中1/3骨折，将前臂固定于中立位。固定时间4～6周，尺骨下1/3骨折若愈合较缓慢，可适当延长固定时间。

3. 功能锻炼　功能锻炼应从固定后即开始进行。早期鼓励患者做手指屈伸握拳活动，练习手指及腕关节的主动活动。开始时锻炼活动的范围和运动量可略小，以后逐渐增加。固定2～3周后，配合练习肩、肘、腕关节的屈伸活动，但应避免前臂旋转活动。固定6～8周后，前臂可做适当的旋转活动。外固定解除后，配合中药熏洗，全面锻炼患肢功能。

4. 药物治疗　按三期辨证用药，可参考尺桡骨干双骨折的用药。

5. 手术治疗　如手法复位失败，应考虑手术切开复位内固定术。

(1) 经皮穿针内固定：适用于不稳定的尺骨中上段骨折或手法复位失败者。臂丛麻醉下，采用相应的整复手法维持骨折对位。在X线透视下，于尺骨鹰嘴处穿入一粗细合适的三棱针，经过断端将尺骨固定。针尾折弯埋于皮下或留于皮外。术后用夹板固定。

(2) 切开复位内固定：少数手法复位困难，如成角或旋转移位大者及不稳定的尺骨干骨折可切开复位内固定，可选用髓内针或钢板螺钉固定，粉碎性骨折损及骨折端2/3以上者，多需行自体植骨。

【预防与调护】

同尺桡骨干双骨折。

附 2：桡骨干骨折

桡骨位于前臂的外侧，参与前臂的旋转活动。桡骨干上 1/3 骨质较坚固，且有丰厚的肌肉包裹，不易发生骨折；桡骨干中、下 1/3 段肌肉较少，较易发生骨折。桡骨中、下 1/3 交界处，为桡骨生理弯曲度最大之处，是应力上的弱点，故骨折多发生于此处。桡骨干骨折是常见的前臂损伤之一，亦称辅骨骨折、缠骨骨折等，多发生于青少年。

【病因病机】

直接暴力和间接暴力均可造成桡骨干骨折，但多见于间接暴力造成。直接暴力多为打击或重物压砸于前臂桡侧所致，以横断或粉碎性骨折较常见。间接暴力多为跌倒时手掌撑地，因暴力向上冲击，作用于桡骨干所致，以横断或短斜形骨折较常见。儿童骨质柔嫩，多为青枝骨折或骨膜下骨折。桡骨干骨折后，因有尺骨的支持，且上、下桡尺关节多无损伤，故骨折端重叠移位不多，由于受骨间膜的牵拉可向尺侧成角，但主要是由于肌肉的牵拉而发生旋转移位。桡骨上 1/3 骨干，骨折线位于旋前圆肌止点之上时，由于附着于桡骨结节的肱二头肌及附着于桡骨上 1/3 的旋后肌的牵拉，骨折近端常向后旋转移位；由于附着于桡骨中部及下部的旋前圆肌和旋前方肌的牵拉，骨折远端常向前旋转移位。桡骨干中 1/3 或中下 1/3 骨折，骨折线位于旋前圆肌止点之下时，因肱二头肌与旋后肌的旋后倾向，被旋前圆肌的旋前力量相抵消，骨折近端处于中立位；骨折远端因受旋前方肌的牵拉而向前旋转移位(图 5-42)。

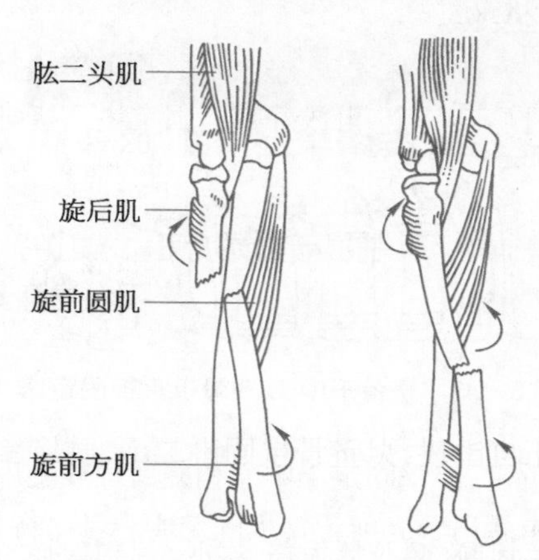

图 5-42　桡骨干骨折的移位

【诊断与鉴别诊断】

1. 临床表现　伤后局部疼痛、肿胀，前臂远段呈旋前畸形，前臂旋转功能障碍。

2. 体征　检查局部有明显压痛和纵向叩击痛，前臂被动旋转时疼痛加剧，较表浅骨段可触及骨折端，不完全骨折者无异常活动和骨擦音，尚有部分旋转功能；完全骨折者有异常活动和骨擦音。不完全骨折和无明显移位骨折的症状较轻，且仍有部分旋转功能，更应仔细检查，否则容易漏诊。

3. 并发症　桡骨下 1/3 骨折时，应注意检查是否合并下桡尺关节脱位。

4. 影像学检查　X 线检查可明确骨折的类型和移位方向。摄片应包括肘、腕关节，注意有无合并上、下桡尺关节脱位。

5. 鉴别诊断　桡骨干骨折当与桡骨小头骨折相鉴别，后者局部压痛明显，功能障碍，尤其前臂旋后功能受限最明显，偶尔可触及骨擦感，一般拍摄肘关节正侧位 X 线片可明确，必要时加摄桡骨头斜位或做双侧对比摄片。

【辨证论治】

1. 整复方法　患者平卧位,患肩外展 90°,屈肘 90°。一助手握住肘上部,另一助手握住腕部,两助手做拔伸牵引。

桡骨干上 1/3 骨折,骨折近端向桡侧和旋后移位,而远端向尺侧和旋前移位,故牵引时应逐渐由中立位改成旋后位,牵引 3～5 min,矫正骨折重叠移位。因前臂上 1/3 肌肉丰厚,骨间隙狭窄,不便于施行分骨、折顶等手法,可用推挤法进行整复。医者两手分别握住骨折远、近端,一手拇指将骨折远端推向桡、背侧,另一手拇指将骨折近端推向尺、掌侧使断端接触。握远端的助手在旋后位做轻微的摇晃,使骨折残余移位得以矫正并使骨折端紧密接触。

桡骨干中 1/3 及下 1/3 骨折,则将前臂置于中立位拔伸牵引,矫正骨折重叠移位,若两骨折端向尺侧成角或骨折远端向尺侧移位,医者先进行夹挤分骨,然后在牵引分骨下,医者一手固定骨折近端,另一手的拇指与示、中、环三指捏住向尺侧倾斜移位的骨折端,向桡侧提拉,矫正向尺侧移位,同时做轻微的摇晃,以矫正骨折的残余移位。若骨折有向掌、背侧移位,则可用提按手法进行整复,医者一手将向掌侧移位的骨折端向背侧提拉,另一手拇指将向背侧移位的骨折端向掌侧按捺,使之复位。

2. 固定方法　复位后,用前臂夹板固定。尺侧夹板不超过腕关节。固定时,先放置掌、背侧分骨垫各一个,再放好其他固定垫。桡骨干上 1/3 骨折需在骨折近端的桡侧再放一个小平垫,以防止向桡侧移位。然后放置掌、背侧夹板,用手捏住,再放桡、尺侧夹板,桡侧夹板不超出腕关节。桡骨干中 1/3 及下 1/3 骨折,桡侧夹板下端超腕关节,将腕部固定于尺偏位,借紧张的腕桡侧副韧带限制骨折远端向尺偏移位(图 5-43)。两骨折端如有向掌、背侧移位,可用二点加压法放置压垫。夹板用四条布带缚扎固定,患肢屈肘 90°。桡骨干上 1/3 骨折者,前壁固定于中立稍旋后位或旋后位;中 1/3 及下 1/3 骨折者,前臂固定于中立位,均用三角巾悬吊于胸前。夹板固定 4～6 周,待骨折临床愈合后拆除固定。

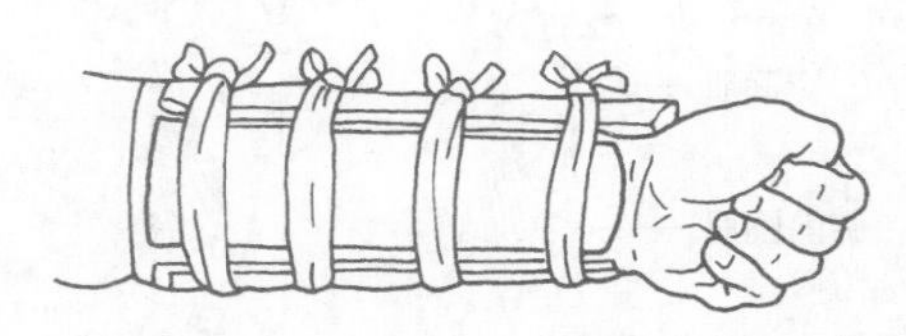

图 5-43　桡骨干中 1/3 骨折夹板固定法

3. 功能锻炼　初期鼓励患者做握拳锻炼;待肿胀基本消退后,开始做肩、肘关节活动,如小云手等,但应避免做前臂旋转活动;解除固定后,可做前臂旋转活动锻炼。

4. 药物治疗　按三期辨证用药,可参考尺桡骨干双骨折的用药。

5. 手术治疗　如手法复位失败,应考虑手术切开复位内固定术。

(1) 经皮穿针内固定:不稳定的桡骨骨折或手法复位失败者,可经皮穿针内固定。臂丛麻醉下,采用相应的整复手法复位后由助手牵引维持骨折对位。常规消毒铺巾,在 X 线透视下,于桡骨茎突处穿针。用 3～5 mm 的髓内针由桡骨茎突处钻入髓腔,穿过骨折处,以固定骨折。针尾弯埋于皮下或留于皮外。术后前臂夹板固定。

(2) 切开复位内固定:桡骨干单骨折手法复位失败和很不稳定的骨折,可行切开复位内固定。多选用加压钢板螺丝钉或髓内针固定。桡骨近段 1/4 骨折和远端 1/3 骨折,髓内针效果不佳,通常用接骨板固定,桡骨干中下 1/3 骨折掌面较平坦,此部位骨折行内固定时宜用掌侧切口,并将钢板置于掌侧,桡骨近端宜用背侧切口,将钢板置于背侧。

【预防与调护】

同尺桡骨干双骨折。

第八节　尺骨上 1/3 骨折合并桡骨头脱位

尺骨上 1/3 骨折合并桡骨头脱位为尺骨半月切迹以下的上 1/3 骨折，桡骨头同时自肱桡关节、尺桡上关节脱位，而肱尺关节无脱位，主要表现为肘关节及前臂肿胀、疼痛、畸形、压痛。患者肘关节功能障碍，前臂旋转活动受限。多发生在 2 个月到 14 岁的儿童，以 7～14 岁最为常见，成人亦可发生。解剖关系上，尺桡骨上下端由韧带稳固地固定在一起，两骨间有坚韧的骨间膜连接在一起，桡骨头被坚韧的环状韧带固定于尺骨的桡骨切迹中，尚有方形韧带、肘桡侧副韧带和肘关节束等支持结构。桡神经由上臂后方穿过外侧肌间隔进入桡管，桡管深面为肱骨下 1/3、肱骨头、肱桡关节、桡骨头及桡骨颈。桡神经即被束缚在肱桡关节囊处，约在肱桡关节上下 3 cm 间，桡神经分为浅支和深支。桡神经深支骨间背侧神经穿入旋后肌弧形向上的腱弓，此神经为纯运动性神经，这类骨折(包括陈旧骨折)可出现骨间背侧神经损伤。

【病因病机】

1914 年意大利外科医生 Monteggia 最早报道这种类型骨折，故称孟氏骨折，多由间接暴力致伤。孟氏骨折常用的是 Bado 分型，根据暴力方向及桡骨头脱位的方向，临床上可分为 4 型(图 5-44)。

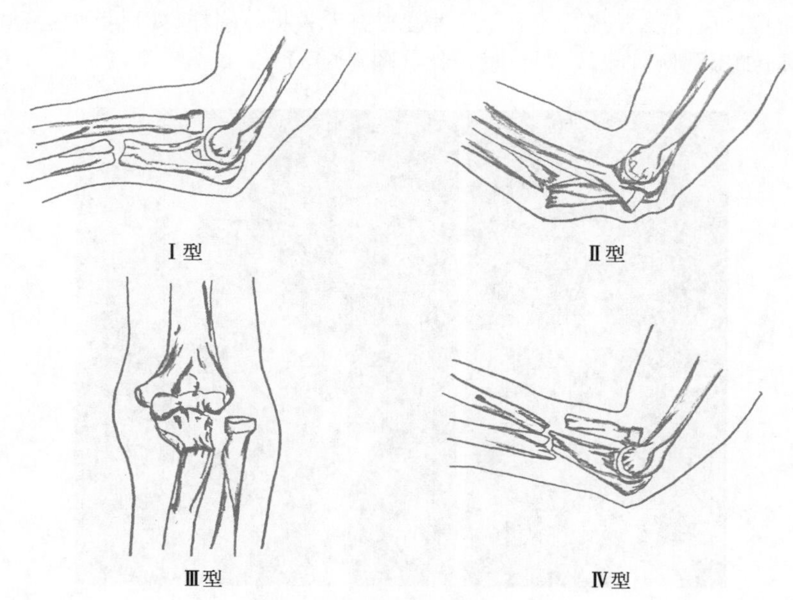

图 5-44　孟氏骨折分型

Ⅰ型(伸直型)　为桡骨头向前脱位、尺骨近端骨折向前成角，约占 60%，比较常见，多发生儿童。跌倒时肘关节伸直或过伸位，前臂旋后、手掌触地，身体重力沿肱骨传向下方，先造成尺骨上 1/3 斜形骨折，残余暴力迫使桡骨头向前外方脱位，骨折断端向掌侧及桡侧成角。成人直接暴力打击造成骨折，骨折为横断或粉碎性。

Ⅱ型(屈曲型)　桡骨头后脱位、尺骨近端骨折向后成角，多见于成人，约占 15%。受伤时肘关节微屈、前臂旋前位掌心触地，暴力先造成尺骨较高平面横形或短斜形骨折，然后桡骨向后外方脱位，骨折端向背侧和桡侧成角。多伴发周围的软组织损伤和骨折，如冠状突与桡骨头骨折、内外侧副韧带损伤等。

Ⅲ型（内收型） 多发生于儿童，约占 20%。向前跌倒时肘关节伸直、前臂旋前、上肢略内收位，作用力自肘内推向外方，造成桡骨头向外侧或前外侧脱位伴有尺骨近端骨折。

Ⅳ型（特殊型） 较为少见，受伤机制类似Ⅰ型，暴力较大，导致桡骨头前脱位伴有尺骨近端和桡骨近端骨折，约占 5%。凡尺骨上端骨折，X 线片上没见到桡骨头脱位，在治疗时应按此种骨折处理。因为桡骨头脱位可自行还纳，若忽略对桡骨头固定，可自行发生再移位。

【诊断与鉴别诊断】

1. 临床表现 伤后肘部及前臂疼痛、肿胀、畸形、压痛。

2. 体征 移位明显者可见尺骨成角或凹陷畸形。肘关节前外或后外方可摸到脱出的桡骨头，前臂旋转受限，肿胀严重摸不清者，局部压痛明显。

3. 并发症 桡神经深支损伤为最常见的合并症，其发生与暴力作用和肘关节的局部解剖特点有关。此外，还需注意有无垂腕的表现。

4. 影像学检查 对于孟氏骨折的诊断，首选 X 线摄片，常规肘关节和前臂正侧位摄片，必须包括肘关节及腕关节。此外，桡骨头脱位容易漏诊，需要特别注意。儿童肘部 X 线解剖关系是根据关节端骨骺相互对应位置来判断的，在正常条件下桡骨头纵轴延伸线通过肱骨小头中央，否则即表示桡骨头有脱位。应注意观察尺骨干和尺骨近端有无骨折。同样，如尺骨骨折就应注意桡骨头有无脱位，必要时加摄健侧肘部 X 线片进行对比(图 5-45)。

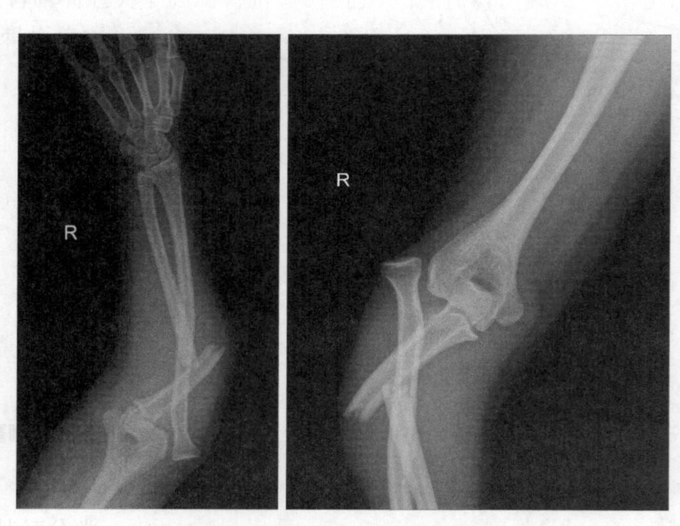

图 5-45 孟氏骨折 X 线片(Bado Ⅱ型)

5. 鉴别诊断 孟氏骨折应注意与盖氏骨折相鉴别。盖氏骨折是指桡骨下 1/3 骨折合并下尺桡关节脱位，也称反孟氏骨折，一般 X 线检查即可明确。

【辨证论治】

对于新鲜尺骨上 1/3 骨折合并桡骨头脱位，绝大多数可采用手法复位，前臂超肘关节夹板固定。合并桡神经挫伤者，亦可采用手法复位、前臂超肘关节夹板固定。桡骨头脱位整复后，桡神经多在3个月内自行恢复。开放性骨折的骨折端未在创口内直接暴露者，可在清创缝合后采用闭合手法复位；骨折端外露者应在清创的同时，在直视下将其复位，视创面清洁状况决定是否采用内固定。

1. *整复方法*

(1) 伸直型：全麻或臂丛麻醉后，患者平卧肩外展，屈肘90°。前臂中立位，对抗牵引后，医者两拇指分别放在桡骨头外侧及掌侧，用力向尺侧、向背侧推挤桡骨头使之复位。一助手固定复位桡骨头并维持对抗牵引，医者一手捏住尺骨骨折近端，另一手握住骨折远端，使之向掌侧成角徐徐加大，然后向背侧提拉，使之复位(图5-46)。如已复位用石膏托或夹板将肘关节固定在极度屈曲位2～3周，待骨折初步稳定后，改用纸压垫夹板局部固定。肘关节在90°屈曲位，开始练习活动，直至骨折完全愈合。

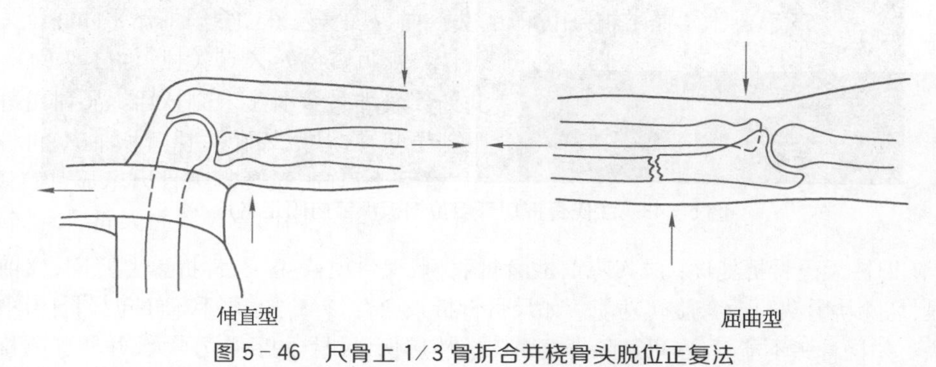

图5-46　尺骨上1/3骨折合并桡骨头脱位正复法

(2) 屈曲型：麻醉体位同伸直型，肘关节伸直位对抗牵引后，医者两拇指用力向内，向掌侧推按桡骨头，复位后一助手用拇指固定桡骨头，并继续牵引。医者两手分别握住尺骨骨折远近两段，向背侧徐徐加大成角，然后向掌侧挤按(图5-46)。如复位满意用掌背侧石膏托固定肘关节在近伸直位2～3周，而后改用纸压垫短夹板固定，肘关节屈曲90°开始练功，直到骨折愈合。

(3) 内收型：手法复位桡骨头后，尺骨多可自行复位，如轻度成角，桡骨头位置无明显改变，则不需复位，仅用长臂石膏固定2～3周。矫正尺骨向桡侧移位及成角，有时比较困难，在维持牵引下，肘关节屈曲外旋90°，捏住骨折端，使肩关节及上臂外展90°，然后医者捏住骨折近段向尺侧提拉，固定远位助手用力牵引手腕向桡偏，以复位桡骨头为支点，使尺骨远段向尺侧偏斜而矫正尺骨向桡侧移位。

2. *固定方法*　先在骨折处的掌、背侧各放置一个分骨垫，分骨垫在骨折线上下各占一半；在骨折的掌侧或背侧放置一平垫；在桡骨头的前外侧或后外侧或外侧放置一葫芦垫；最后在尺骨内侧上下端分别放置一平垫，用胶布固定。在前臂的掌、背侧与尺、桡侧分别放上长度适宜的夹板，用四条布带固定(图5-47)。

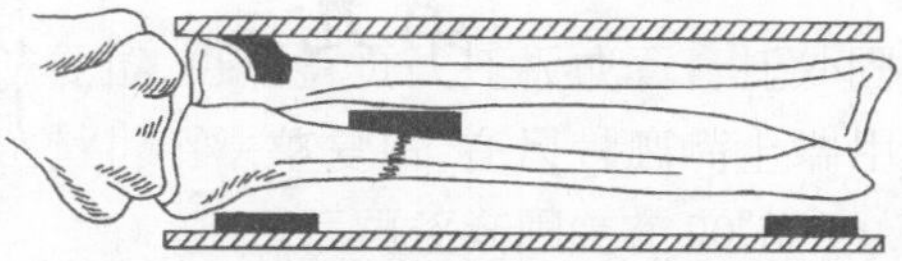

图5-47　孟氏骨折固定方法

3. *功能锻炼*　初期鼓励患者做握拳锻炼；待肿胀基本消退后，开始做肩、肘关节活动，如小云手等，但应避免做前臂旋转活动；解除固定后，可做前臂旋转活动锻炼。

4. *药物治疗*　按三期辨证用药，后期可加强中药熏洗，可参考尺桡骨干双骨折的用药。

5. *手术治疗*

(1) 切开复位内固定：开放性骨折、手法复位不成功的孟氏骨折，或骨折已复位而桡骨头脱位不能还纳者,应早期手术复位内固定。先整复桡骨头脱位,并了解环状韧带损伤情况并加修补,髓内针或钢板螺钉固定尺骨(图 5-48)。

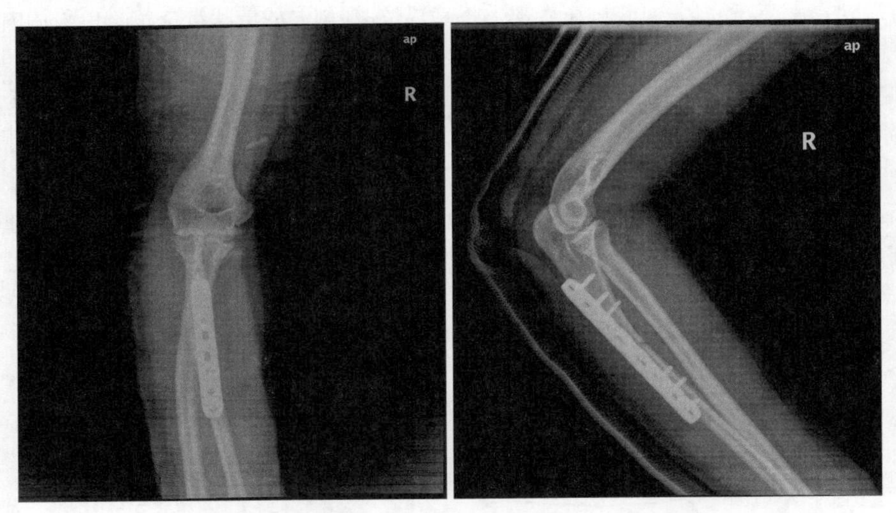

图 5-48 孟氏骨折切开复位钢板螺钉内固定术片

(2) 陈旧性孟氏骨折处理:成人陈旧性骨折病例,尺骨已获矫正,骨折愈合坚固,仅前臂旋转功能受限,切除桡骨头可改善旋转功能。如尺骨骨折未愈合,有畸形,可手术矫正骨折内固定,并复位桡骨头。如桡骨头不能复位,可切除。儿童陈旧性病例,尺骨骨折移位不大,并非影响桡骨头复位者可不处理。如果畸形明显,必须矫正,髓内针固定,以利于桡骨头复位,桡骨头复位后,修复或重建环状韧带。桡骨头不能复位者暂不行桡骨头切除,以免影响桡骨发育,待成年后再切除。

【预防与调护】

在伤后 3 周内,做手腕诸关节的屈伸活动。在 X 线检查尺骨骨折线模糊并可有连续骨痂生长时,再开始锻炼前臂的旋转活动。若合并桡神经损伤者其性质多系挫伤,伤后 2~3 个月多能自愈。

第九节 桡骨下 1/3 骨折合并下尺桡关节脱位

1929 年法国人称桡骨下 1/3 骨折合并下尺桡关节脱位为反孟氏骨折。1934 年 Galeazzi 详细描述了这种损伤,并提出强力牵引拇指的整复方法,此后即称为盖氏骨折。这种损伤的发生率较孟氏骨折高 6 倍,占前臂骨折的 3%~6%,多见于成年人。由于受完整尺骨的支撑和邻近肌肉的牵拉,导致闭合整复非常困难,因此 Compbell 称之为“必须骨折”,其意在强调此种损伤多数需要手术治疗。下尺桡关节脱位若被漏诊或失治,可造成日后前臂旋转功能障碍,故对这种损伤应予以足够的重视。

下桡尺关节由桡骨尺切迹与尺骨头构成,关节间隙为 0.5~2.0 mm。三角纤维软骨的尖端附着在尺骨茎突，三角形的底边则附着在桡骨下端尺侧切迹边缘，前后与关节滑膜连贯，它横隔于桡腕关节与下桡尺关节之间而将此两者完全分隔。下桡尺关节的稳定主要由坚强的三角软骨与较薄弱的掌、背侧下桡尺韧带维持，前臂进行活动时，桡骨尺切迹则围绕着尺骨头旋转。作用于前臂过度旋前的直接暴力和腕关节背伸，手掌桡侧着地摔倒而发生的轴向间接暴力致桡骨干下 1/3 骨折合并桡尺下关节脱位最常见(图 5-49)。

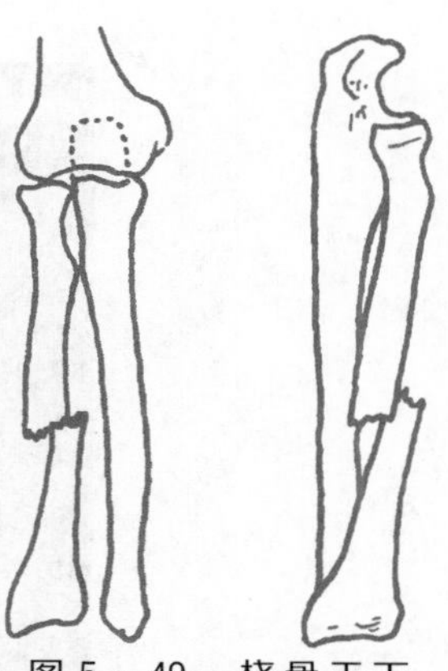

图 5-49　桡骨干下 1/3 骨折合并桡尺下关节脱位

【病因病机】

直接暴力和间接暴力均可造成其损伤，以间接暴力所致者多见。直接暴力多为打击所致桡骨横断或粉碎性骨折，间接暴力多为斜形或横形骨折，螺旋形少见。暴力通过桡腕关节作用于桡骨产生骨折，同时撕裂三角纤维软骨或将尺骨茎突撕脱，致桡尺远侧关节脱位，脱位方向有三种：桡骨远端向近侧移位，最常见；尺骨头向掌侧或背侧移位，背侧移位多见；下尺桡分离。一般三个方向的移位同时存在。骨折多呈短斜形、横断形，少数为粉碎性。

按照骨折的稳定程度及移位方向，临床可分为 3 种类型。

Ⅰ型(稳定型)　儿童桡骨下 1/3 横断骨折成角畸形合并桡尺远侧关节脱位(多数为尺骨下端骨骺分离)。

Ⅱ型(不稳定型)　桡骨中下 1/3 短斜或横形骨折，偶见螺旋形，骨折移位，桡尺远侧关节脱位，多见于成人。

Ⅲ型(特殊型)　桡尺双骨折伴下桡尺关节脱位。成人骨折脱位严重，青少年双骨折位置较低，移位不大，相对稳定。

【诊断与鉴别诊断】

1. 临床表现　常因伤后引起患侧腕部及前臂活动痛，前臂中下段肿胀，前臂不能正常旋转，并且常用健侧手掌托持前臂及腕部，以减轻因上肢重量的牵拉而引起的疼痛。

2. 体征　移位不明显者，仅有疼痛、肿胀及压痛，前臂旋转活动受限。移位明显者，桡骨出现短缩与成角畸形，下尺桡关节压痛，尺骨头膨出，有异常活动和骨擦音，下桡尺关节松弛并有压痛，前臂旋转活动受限。Galeazzi 骨折还具有以下的一些特征：① 兼有前臂骨折和腕部脱位两种损伤。② 合并有下尺桡关节掌背侧韧带、三角纤维软骨盘破裂，骨间膜在Ⅱ型骨折中有一定损伤、在Ⅲ型骨折中则损伤严重，均不利于维持手法整复后的骨端稳定和前臂旋转功能的恢复。③ 后遗的成角和旋转移位对日后的旋转功能产生不同程度的影响。

3. 并发症　神经、血管损伤少见。合并血管损伤时，患侧腕部桡动脉搏动减弱或消失，患肢血液循环障碍；合并神经损伤者，患肢麻木，感觉及反射均减弱或消失。

4. 影像学检查　X 线检查时应包括肘、腕两个关节，明确下桡尺关节脱位情况、骨折类型及移位方向，必要时可摄健侧 X 线片对比，或辅助 CT、MR 等检查以防漏诊。对于一些可能合并有神经损伤的患者，还可以进行肌电图检查等(图 5-50)。

5. 鉴别诊断　Galeazzi 骨折需要与单纯桡骨远端骨折相鉴别。Galeazzi 骨折的特征为除骨折外，同时伴有下尺桡关节脱位。在 X 线片上表现为：① 尺骨茎突骨折；② 正位片上下尺桡关节增宽，成人＞2 mm，儿童＞4 mm；③ 与健侧对比，桡骨相对于尺骨短缩＞5 mm。

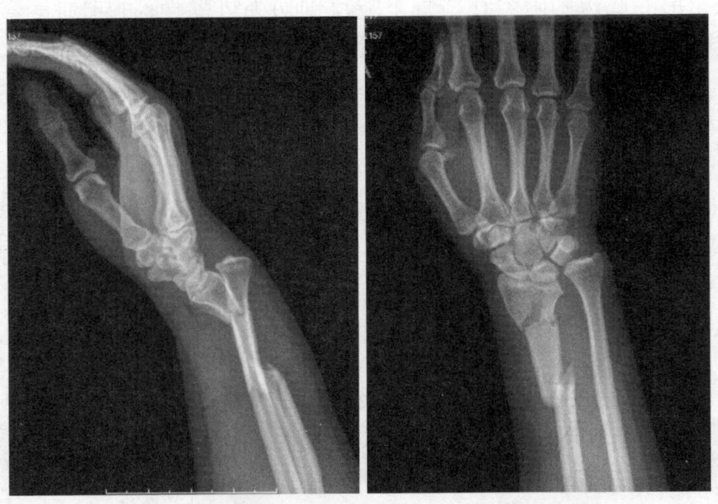

图 5-50　桡骨干下 1/3 骨折合并桡尺下关节脱位

【辨证论治】

桡骨下 1/3 骨折合并下尺桡关节脱位的治疗，要争取达到解剖复位，尤其对骨折断端的成交和旋转畸形必须纠正，防止前臂旋转功能的丧失。桡骨下 1/3 骨折合并下尺桡关节脱位在牵引下复位并不困难，但维持复位后的稳定性比较困难。复位的重点应该在整复桡骨骨折上，桡骨长度恢复，成角纠正后，下尺桡关节才能满意复位并稳定。在固定时不但要注意维持桡骨稳定，更重要的是稳定下尺桡关节。

稳定型骨折可按桡骨下端骨折的处理方法给予处理，不稳定型骨折先整复桡骨骨折的重叠、成角和侧方移位，后整复下桡尺关节的掌背侧及内外侧分离脱位；或先整复下桡尺关节脱位，后整复桡骨骨折。

1. 整复方法

(1) 拔伸牵引：患者平卧位，肩外展，肘屈曲 90°，前臂中立位。一助手握持患肢上臂下段，另一助手握持患者手部，两助手行拔伸牵引 3～5 min，在牵引时应加大拇指一侧的牵引力，以矫正骨折重叠移位和由于旋前方肌的牵拉而发生的桡骨远折端向尺侧移位。下桡尺关节的关节面向近侧退缩者，在桡骨干重叠移位矫正后，下桡尺关节脱位亦往往可随之自动复位。

(2) 分骨提按：矫正侧方移位。桡骨远折端向尺侧偏移者，医者一手在前臂远端骨间隙处做挤捏分骨，将桡骨远折端挤向桡侧。若桡骨远折端向尺侧、掌侧移位者，医者一手做夹挤分骨，另一手拇指按近折端向掌侧，示、中、环三指提远折端向背侧，矫正桡骨远折端向尺侧、掌侧移位。若桡骨远折端向桡侧偏移者，医者一手在前臂中下段骨间隙做挤捏分骨，将桡骨近折端挤向桡侧。桡骨远折端向尺侧、背侧移位者，医者一手做夹挤分骨，另一拇指按远折端向掌侧，示、中、环三指提近折端向背侧，使之对位。

(3) 分骨折顶：经提按手法后仍不能将掌、背侧移位矫正者，可用此法。骨折远端向掌侧移位，医者可一手夹挤分骨，另一手拇指置近折端侧，示、中、环三指置远折端掌侧，拇指用力将近折端推向掌侧，加大向掌侧成角。因尺骨未断，不能像双骨折一样成角太大，待感到有阻力后，托远端的示、中、环三指骤然提托远折端向背侧反折，一般掌侧移位可矫正。远折端向背侧移位者，手法相反。

(4) 推挤捺正：经上述手法后若桡骨远折端仍有向尺侧残余移位者，可用此法。医者一手拇指及示、中、环三指在夹挤分骨下，将远折端向桡侧推挤，另一手拇指将近折端向中心按捺，使之对位。

(5) 整复下尺桡关节脱位：医者一手捏住已复位的桡骨骨折端做临时固定，另一手先将向掌或背侧移位的尺骨远端按捺平正，再用拇指、示二指或两拇指由腕部的桡、尺侧向中心挤捏，使分离的下桡尺关节得以整复，然后将前臂旋后维持固定。

特殊型骨折整复时，若尺骨有弯曲畸形，则需先矫正之，再整复下桡尺关节掌背侧及内外侧分离脱位，然后在分骨垫保持下，按桡、尺骨双骨折手法整复骨折。陈旧骨折整复时，可先做手法折骨，再进行复位。必要时，根据情况切开复位内固定。

2. 固定方法　复位后在维持牵引和分骨下，捏住骨折部，用绷带松松地包扎3～4层，掌、背侧骨间隙处各放一个分骨垫。桡骨远折端向尺侧偏移者，分骨垫在骨折线远侧占2/3，近侧占有1/3。用手捏住掌、背侧分骨垫，各用两条胶布固定。在骨折近端桡侧放一薄平垫，在桡尺骨远端的桡、尺侧各放一平垫，然后用前臂4块夹板固定。其平板规格与桡尺骨双骨折相同，放置方法亦同，要限制腕关节的桡偏。桡骨远端向桡侧偏移者，分骨垫置骨折线近侧。尺侧夹板改用自尺骨鹰嘴至第5掌骨颈部的夹板，以限制手的尺偏，有利于骨折的对位(图5-51)。固定下桡尺关节时，绷带包缠要松紧合适，太松时易再脱位，引起骨折端再移位；太紧时血运不良。要随时观察肢体的肿胀情况，及时调整布带的松紧度。在固定期间，如发现下桡尺关节仍有分离脱位，医者可在夹板外面，用两手掌多次地将下桡尺关节向轴心夹挤，使分离逐步改善。

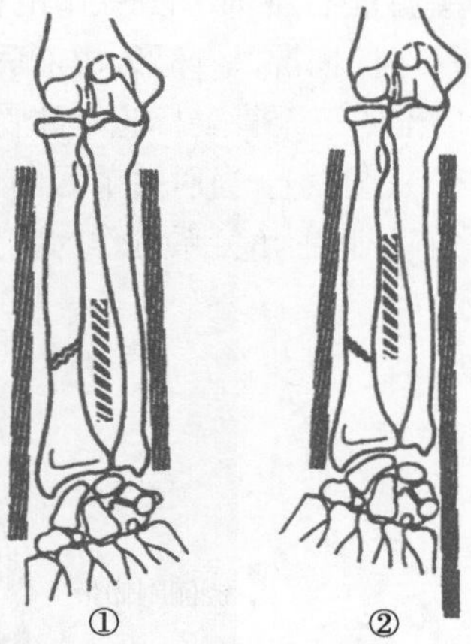

图5-51　分骨垫放置法

① 桡侧板超过腕关节，以限制手的桡偏；② 尺侧板超过腕关节，以限制手的尺偏

3. 功能锻炼　在桡骨骨折未临床愈合前，应禁止做前臂的旋转活动。在骨折早期进行握拳锻炼时，屈指伸指要尽量用力。在骨折中期，保持前臂中立位，逐渐活动肩、肘功能，即小云手、大云手等动作，直至临床愈合。骨折后期，全面地进行肩、肘和腕关节的活动。

4. 药物治疗　按骨折的三期辨证用药，后期可加强中药熏洗。初期宜活血祛瘀、消肿止痛，内服活血止痛汤或肢伤一方加减，外敷消瘀止痛药膏。中期宜接骨续筋，内服新伤续断汤或肢伤二方，外敷接骨续筋药膏。后期宜着重养气血、补肝肾、壮筋骨，内服六味地黄丸或肢伤三方，外贴坚骨壮筋膏。儿童患者骨折愈合迅速，如无兼症，不必用药。

5. 手术治疗　经手法复位失败，或复位后固定期间再次移位者，应考虑手术治疗，采用钢板固定。在桡骨解剖复位后，下尺桡关节一般会自动复位，若仍不能复位或复位后存在不稳定，可采用克氏针或带绊钢板固定，术后以旋后位石膏超关节固定3周。

【预防与调护】

骨折经手法整复固定后，要经常检查外固定的松紧度，防止过紧或过松。骨折固定后即嘱患者做握拳、伸屈指间关节及肩部等活动。每2周X线复查，以了解骨折愈合情况，待骨折愈合后，及时拆除外固定，加强腕、肘关节的屈伸和旋转活动。

第十节 肘关节脱位

肘关节是人体中最易发生脱位的部位之一,多见于青壮年。肘关节由肱骨远端和桡尺骨近端关节面组成,在结构上,由三个关节组成,包括肱桡关节、肱尺关节及桡尺近侧关节,它们有一个共同的关节腔,共同被包裹在一个关节囊内。肘关节囊的前后壁薄弱而松弛,但两侧的纤维层则增厚且紧张,形成加固关节的桡侧副韧带和尺侧副韧带。关节囊纤维层的环行纤维形成一坚强的桡骨环状韧带,呈环形,由前后和外侧三面环绕桡骨头,附着于尺骨的桡骨切迹前后缘(图 5-52)。肘部的三个骨突标志是肱骨内、外上髁及尺骨鹰嘴,均在体表可扪及。当肘关节伸直时,此三点位于一直线上;当肘关节屈曲至 90°时,此三点的连线构成一尖端朝下的等腰三角形,故又称“肘后三角”。此三角关系可作为鉴别肘关节脱位和肱骨髁上骨折的标志。

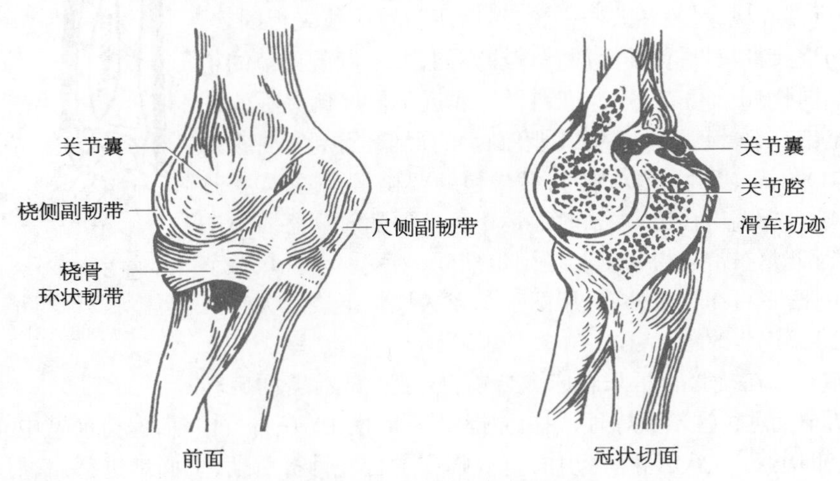

图 5-52 肘关节解剖图

由于构成肘关节的肱骨下端呈内外宽厚、前后扁薄状,侧方有坚强的韧带保护,关节囊前后都相对薄弱,尺骨冠突较鹰嘴小,对抗尺骨向后移位的能力要比对抗向前移位的能力差,所以肘关节后脱位远比其他方向的脱位多见。肘关节脱位根据桡尺近侧关节与肱骨远端所处的位置可分为后脱位、前脱位、侧方脱位及骨折脱位等。按发病时间至整复时间,可分为新鲜脱位和陈旧脱位。

【病因病机】

间接暴力和直接暴力均可引起肘关节脱位,但主要由间接暴力所引起,肘关节是上臂和前臂的连接结构,暴力的传导和杠杆作用是引起肘关节脱位的基本外力形式。肘关节脱位根据桡尺近侧关节和肱骨远端所处的位置可分为后脱位、前脱位、侧方脱位、分离脱位及骨折脱位。构成肘关节的肱骨下端呈内外宽厚、前后扁薄状,侧方有坚强的韧带保护,关节囊前后都相对薄弱,尺骨冠突较鹰嘴小,对抗尺骨向后移位的能力要比对抗向前移位的能力差,所以肘关节后脱位远比其他方向的脱位多见。按发病时间至整复时间,可分为新鲜脱位和陈旧脱位。

1. 肘关节后脱位　多因间接暴力(传导暴力或杠杆作用)造成。患者跌倒时肘关节伸直位，前臂旋后，手掌撑地，外力沿前臂传导到肘部，由于肱骨滑车关节面向外侧倾斜，所传导的外力使肘关节过度后伸，尺骨鹰嘴尖急骤撞击肱骨下端的鹰嘴窝，在肱尺关节处形成杠杆作用，半月切迹自肱骨下端滑车部脱出，使止于尺骨粗隆上的肱肌及肘关节囊的前壁被撕裂，在肘关节前方无任何软组织阻挡的情况下，肱骨远端向前移位，使尺骨鹰嘴向后上移位，尺骨冠突和桡骨头同时滑向后方，形成肘关节后脱位。

2. 肘关节前脱位　少见，常合并尺骨鹰嘴骨折。其损伤原因多为直接暴力，如肘关节后侧直接遭受外力打击或肘部在屈曲位跌倒，肘关节后侧着地，导致尺骨鹰嘴骨折；暴力继续作用，可将尺桡骨近端推移至肱骨远端的前方，成为肘关节前脱位。不合并尺骨鹰嘴骨折的前脱位是罕见的，由直接暴力引起的骨折脱位，肘部软组织损伤通常较严重，甚至可同时合并血管、神经损伤。

3. 肘关节侧方脱位　当肘部遭受到传导暴力时，肘关节处于内翻或外翻位，由于暴力的方向不同，沿尺侧或桡侧向上传达，引起肘关节的尺、桡侧副韧带撕脱或断裂，关节囊撕裂，但环状韧带仍保持完整，肱骨远端可向桡侧或尺侧(即关节囊破裂处)移位，形成后内侧或后外侧脱位，骨端向桡侧严重移位者，可引起尺神经牵拉伤。

4. 肘关节分离脱位　罕见，由于传导暴力集中于肘关节时，前臂呈过度旋前位，环状韧带和尺桡骨近侧骨间膜被劈裂，引起桡骨头向前方脱位，而尺骨近端向后脱位，肱骨远端嵌插在两骨端之间。

5. 肘关节骨折脱位　在强大的暴力作用下，肘关节周围肌群猛烈收缩，可引起肱骨内、外髁撕脱骨折，尤其是肱骨内上髁更易发生骨折，有时骨折片可嵌夹在关节间隙内。同时因尺骨或桡骨近端与肱骨远端之间发生撞击，可合并桡骨头骨折、尺骨冠突骨折。除经鹰嘴骨折脱位和累及整个冠突骨折外，多数肘关节骨折脱位均可导致关节囊、韧带等稳定结构的损伤，其损伤的顺序为自外而内。

【诊断与鉴别诊断】

1. 临床表现　伤后肘关节肿痛，关节空虚，屈伸活动受限，或前臂旋转时引起肘部疼痛。如侧副韧带或关节周围软组织撕裂，伤后数日，肘关节周围可能会出现瘀青。

2. 体征　肘关节肿胀甚至有皮下瘀斑，肘关节畸形，压痛阳性，关节空虚，弹性固定感，肘后三角关系失常，可于皮下摸到移位的骨端，肘关节屈伸及前臂旋转活动受限。

肘关节后脱位者，可见患侧前臂较健侧有所短缩，肘后可触及突出的尺骨鹰嘴，出现典型的靴状畸形(图 5－53)。

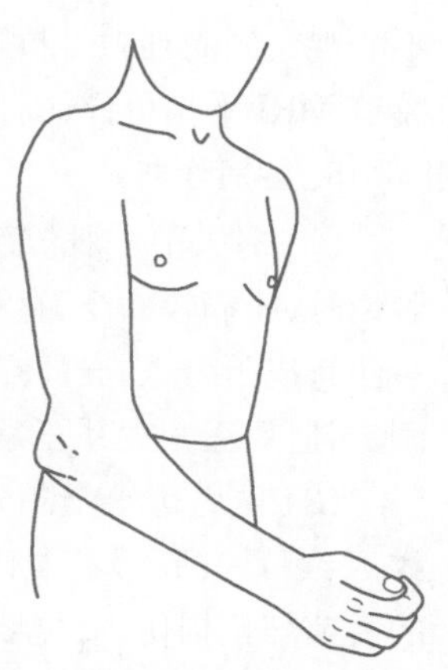
图 5－53　靴状畸形

前脱位则患侧前臂较健侧变长，肘前可触到尺骨鹰嘴，肘后部空虚，前臂可有不同程度的旋前或旋后畸形。肘关节侧方脱位者，肘部内外横径增宽，前臂与肱骨纵轴线的关系改变，肘部可呈严重的内翻或外翻畸形；向尺侧脱位时，肱骨外髁明显突出，尺骨鹰嘴和桡骨头向尺侧移位；向桡侧脱位时，前臂呈旋前位，肱骨内髁明显突出，尺骨鹰嘴位于肱骨外髁外方，桡骨头突出。通常侧方脱位者，肘关节桡侧或尺侧副韧带、关节囊和软组织损伤严重。

3. 并发症　早期并发症包括桡侧或尺侧副韧带损伤、关节周围骨折、神经与血管损伤。肘关节侧方脱位中的后外侧脱位时，可引起尺侧副韧带的前束撕裂。合并肘关节周围神经损伤时,出现前臂、腕部或手的麻木、刺痛和(或)无力;合并肱动脉损伤时,患侧上肢的尺桡动脉搏动减弱或消失,患肢血液循环障碍。远期并发症,包括侧副韧带骨化、异位骨化、创伤性关节炎、肘关节僵硬。

4. 影像学检查　X线检查是诊断的重要依据(图5-54),肘关节正侧位片可显示脱位类型、合并骨折情况,并与肘部的其他损伤相区别。肘关节脂肪间隙X线征象改变是关节囊出血、积液非常重要的间接征象。关节囊积液量较多时肘关节前后脂肪垫受推移呈"八字征"改变。关节囊积液量少时,仅可发现肘前脂肪间隙上抬变形。

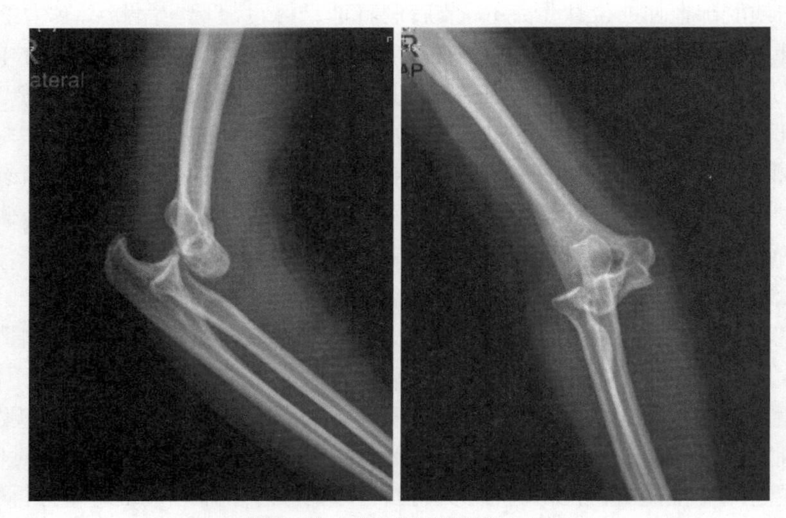

图5-54　肘关节后脱位X片

观察肘关节周围软组织X线征象的变化,对于避免肘关节细微骨折的漏诊有重要临床意义。X线片上,正位见尺桡骨近端与肱骨远端相重叠,侧位见尺桡骨近端脱出于肱骨远端前侧或后侧。桡侧脱位时,尺骨半月切迹与外髁相接触,桡骨头移向肱骨小头外侧,桡骨纵轴线移向前方,前臂处于旋前位;尺侧脱位时,尺骨鹰嘴、桡骨头位于肱骨内髁内侧。合并骨折者,可见相应的肱骨内外髁、桡骨头、尺骨冠突或尺骨鹰嘴骨折。

薄层CT检查甚至通过计算机的三维模拟图像,可获得更加准确的信息,通常能发现X线片所不能观察到的细微骨折,尤其是脱位整复后的CT检查,能够更加全面地评估骨质受损的程度。肘关节MRI平扫可评估肘关节周围软组织,尤其是侧副韧带损伤的程度、血肿的情况等。

5. 鉴别诊断

(1) 肘关节后脱位与肱骨髁上骨折相鉴别:脱位多见于青壮年,而骨折好发于10岁以下儿童。脱位时,压痛较广泛,存在关节空虚,弹性固定感,最重要的鉴别要点是肘后三角关系失常;骨折后多伴有皮下瘀斑,压痛点位于肱骨髁上且明显,有骨擦音或异常活动,纵轴叩击痛阳性,但无弹性固定,肘后三角关系正常。

(2) 肱骨远端全骺分离与肘关节脱位相鉴别:小儿X线片上肱骨小头骨化中心未显现,仅依靠X线片诊断,极易误诊为肘关节脱位。由于儿童时期骺板的强度远不及关节囊及韧带,对儿童的关节部位损伤,首先要考虑有无骨骺损伤的可能;其次,仔细全面的临床检查也是非常重要的一环。根据肿胀、压痛及瘀血斑的部位可对骨折部位有一初步印象,利用一些特殊骨性标志如肘后三角等来诊断和鉴别肱骨下端骨骺分离与肘关节脱位。此外，熟悉小儿肘关节解剖形态及生理演变，才能在阅读X线片时提高诊断符合率，以免误诊误治，给患儿的生长发育造成严重后果。

(3) 合并尺骨鹰嘴骨折的肘关节前脱位与伸直型孟氏骨折相鉴别：合并尺骨鹰嘴骨折的肘关节前脱位的主要临床特征是尺骨近端发生骨折，肱骨远端穿过尺骨鹰嘴，使肘关节产生前脱位。由于多起因于高能量创伤，故尺骨近端多为复杂的粉碎性骨折，少数也可发生于尺骨鹰嘴单纯的斜形骨折。肱桡关节大多同时伴有脱位，但上桡尺关节无分离。其诊断要点是：① 肘关节前脱位；② 尺骨近端骨折；③ 上桡尺关节无分离。因这种损伤同时伴有肱桡关节脱位，临床上易与伸直型孟氏骨折相混淆，诊断时应予以鉴别。

【辨证论治】

恢复肘关节骨性结构的稳定性是治疗肘关节脱位的目的。新鲜肘关节脱位应以手法整复为主，应尽早地进行复位，即使并发骨折，亦应先整复脱位，然后再处理骨折。根据患者对疼痛的耐受情况，可选择直接手法整复，或采取局麻、臂丛麻醉等无痛情况下整复。陈旧脱位者，肘关节周围血肿机化、瘢痕形成，手法整复难度较大，可先行尺骨鹰嘴牵引1周后，再尝试行手法整复，若复位失败，可根据实际情况考虑行手术治疗。无论是手法整复，还是手术复位，判断复位后肘关节稳定与否，可将复位后的肘关节伸直至30°时，无脱位或半脱位的出现，则为稳定。

1. 整复方法

(1) 肘关节后脱位

拔伸屈肘法：患者坐位或卧位，助手立于患者背侧，以握其上臂。医者站在患者前侧，以双手握住患者腕部，将患者前臂于旋后位，与助手做对抗牵引。3～5 min后，医者以一手握腕部保持牵引，另一手的拇指抵住肱骨远端向后推按，其余四指置于鹰嘴处，向前端提，并缓慢地将肘关节屈曲，若闻及入臼声，则说明脱位已整复(图5-55)。

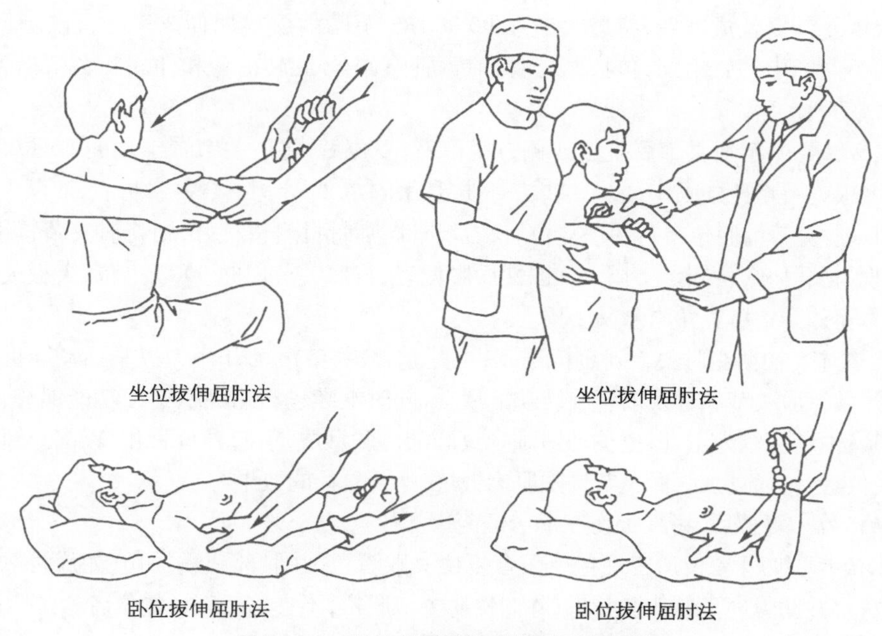

图5-55　肘关节后脱位拔伸屈肘复位法

膝顶复位法：患者坐位，医者立于患侧前面，一手握其前臂，另一手握住腕部，同时一足踏在凳面上，以膝顶在患侧肘窝内，先顺势拔伸，然后逐渐屈肘，有入臼声音，患侧手指可摸到同侧肩部，即为复位成功。

推肘尖复位法：患者坐位，一助手双手握其上臂，另一助手双手握腕部。医者立于患侧，双拇指置于鹰嘴尖部，其余手指环握前臂上段，先拉前臂向后侧，使冠突与肱骨下端分离，然后助手在相对牵引下，逐渐屈曲肘关节，同时医者由后向前下用力推鹰嘴，即可还纳鹰嘴窝而复位。

(2) 肘关节前脱位：应遵循从哪个方向脱出，还从哪个方向回复的原则。如鹰嘴是从内向前脱出，复位时由前向后复位。医者一手握肘部，另一手握腕部，稍加牵引，保持患肢前臂旋内，同时在前臂上段向后加压，听到复位响声，即为复位成功。

(3) 肘关节侧方脱位：助手固定患者上臂，医者一手握患者腕部，使肘关节近于完全伸直位，另一手在尺骨上端向内挤压，前臂旋后，将外侧脱位变成后脱位，再按后脱位整复。尺侧脱位复位时，将鹰嘴及桡骨头向后外挤压，使其变成后脱位，再按后脱位整复。

(4) 陈旧性肘关节脱位：复位前完善X线、CT等检查，排除骨折、骨化性肌炎，明确脱位类型、程度、方向及骨质疏松等情况。先行尺骨鹰嘴骨牵引，重量6～8 kg，时间约1周。肘部、上臂做推拿按摩，用舒筋活络的中药煎汤熏洗，使粘连、挛缩得到松解。再在臂丛麻醉下，解除骨牵引，进行上臂、肘部按摩活动，慢慢摇晃肘关节，屈伸摇摆，内外旋转活动，范围由小到大，力量由轻到重，然后在助手上下分别牵引下，重复以上按摩舒筋手法，这样互相交替，直至肘关节周围的纤维粘连和瘢痕组织以及肱二头肌、肱三头肌得到充分松解，伸展延长，方可进行整复。整复时，患者坐位或卧位，上臂和腕部分别由两名助手握持，做缓慢强力对抗牵引。医者双手拇指顶压尺骨鹰嘴突，余四指环握肱骨下端，肘关节稍过伸，当尺骨鹰嘴和桡骨头牵引至肱骨滑车和外髁下时，缓缓屈曲肘关节，若能屈肘90°以上即可复位。此时鹰嘴后突畸形消失，肘后三角关系正常，肘关节外观恢复。复位成功后，将肘关节在90°～135°范围内反复屈伸3～5次，以舒筋通络，解除卡夹于关节间隙中的软组织，再按摩上臂、前臂肌肉，内外旋转前臂和伸屈腕、掌、指关节，以理顺筋骨，行气活血。

2. *固定方法*　新鲜肘关节后脱位或侧方脱位者，复位后，将肘关节置于屈曲90°位，前臂旋后位，以直角夹板或石膏托外固定，或单纯以三角巾悬吊固定2～3周。合并骨折者，应以夹板或石膏托固定3周。肘关节前脱位者行手法复位后，若尺骨鹰嘴骨折对位良好，则将肘关节置于20°位固定2周后，改为屈肘90°位固定1周。陈旧性后脱位者，将肘关节屈曲90°以上位，夹板或石膏托外固定2周，去除外固定后三角巾悬吊1周。

3. *功能锻炼*　初期在肘关节固定情况下，可做腕、肩关节活动和用力握拳活动。拆除外固定后，可初步开始行肘关节屈伸及前臂旋转功能活动，同时继续进行肩、腕、手部功能锻炼；肘关节功能锻炼以患者主动锻炼为主，以免被动锻炼导致局部血肿形成，引起异位骨化。部分复位后，存在肘关节半脱位者，可通过加强肘关节周围肌肉锻炼，达到复位的效果。

4. *药物治疗*　复位后，可按损伤三期辨证治疗。

5. *手术治疗*　切开复位适应证包括闭合复位失败者；合并肘部严重损伤，如尺骨鹰嘴骨折并有分离移位；合并肱骨内上髁撕脱骨折；陈旧性肘关节脱位，不宜实行闭合复位者。

如果脱位时间长，切开复位困难，可考虑肘关节成形术。

【预防与调护】

复位后每次换药时，可嘱患者行肘关节轻度屈伸 3～5 次，以助消散积血，防止关节僵直。合并有骨折时，需保护好骨折片，以免发生移位。去除外固定后，做肘关节自动伸屈活动，如屈肘挎篮、旋肘拗腕，防止关节僵硬和功能活动范围受限。但过分强行扳拉，易发生肘关节周围异位骨化。因此，需严格依照医嘱进行功能锻炼，以便使患肢尽快恢复功能。

第六章 腕、手部骨折及脱位

导学

(1) 掌握桡骨远端的生理结构特点，桡骨远端掌倾角和尺倾角的值；手舟骨的生理解剖特点；各疾病的整复、固定方法。

(2) 熟悉各疾病的病因病机及临床表现、体征、影像学检查。

(3) 了解各疾病的预防与调护。

第一节 桡骨远端骨折

桡骨远端骨折是指桡骨茎突顶点向近端 3 cm 以内的骨折，常累及腕关节和下尺烧关节，可伴随尺骨远端骨折及下尺桡关节脱位，约占全身骨折的 1/6，是上肢最常见的骨折。多见于 50 岁以上老年人及小儿。

桡骨远端近关节部位形态较干部明显膨大，主要由松质骨构成，松质骨与皮质骨交界处为应力上的转移点，因此在遭受外来暴力的情况下，容易在此处发生骨折。桡骨远端与部分腕骨(手舟骨与月骨)形成对接关节面，其背侧边缘长于掌侧，故桡骨远端关节面向掌侧倾斜 10°～15°，称之为掌倾角。桡骨远端桡侧的茎突，较其尺侧长 1～1.5 cm，故其关节面还向尺侧倾斜 20°～25°，称之为尺倾角(图 6-1)。桡骨远端内侧缘切迹与尺骨头形成下尺桡关节，切迹的下缘为三角纤维软骨的

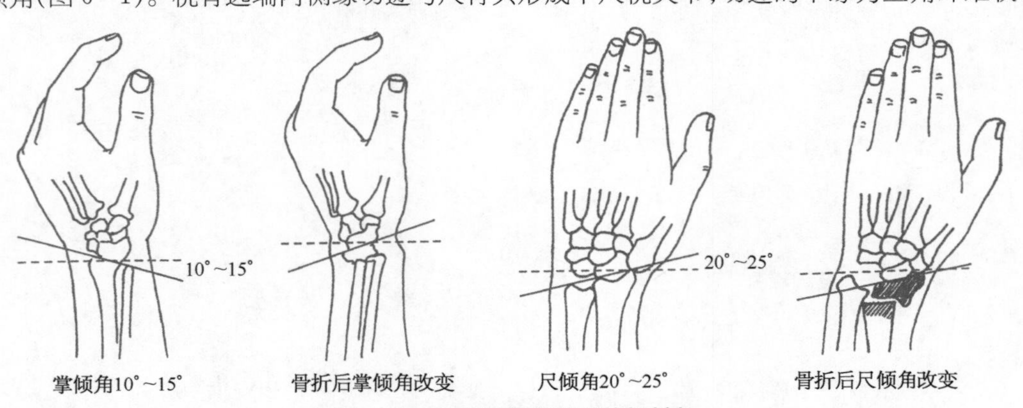

图 6-1 桡骨远端关节面的倾斜角

基底部所附着，三角软骨的尖端起于尺骨茎突基底部。前臂旋转时桡骨以尺骨头为中心绕尺骨头回旋。在骨折时桡骨远端的尺倾角、掌倾角常被破坏，在整复时应尽可能恢复其正常解剖形态，恢复桡骨的长度和正常的掌倾角、尺倾角，要求骨折对位对线良好，才不致影响关节的活动功能和周围肌腱的正常活动。在整复腕关节的同时，对下尺桡关节的整复同样重要，否则将有腕旋转痛。

【病因病机】

直接暴力和间接暴力均可造成桡骨远端骨折，但多为间接暴力所致。常见受伤状态是：跌倒时，手部撑地，身体躯干前倾前冲，向下的重力传递至桡骨下端，与手舟骨相撞击，桡骨下端不能承重而发生骨折(图6-2)。骨折是否移位与暴力大小有关。

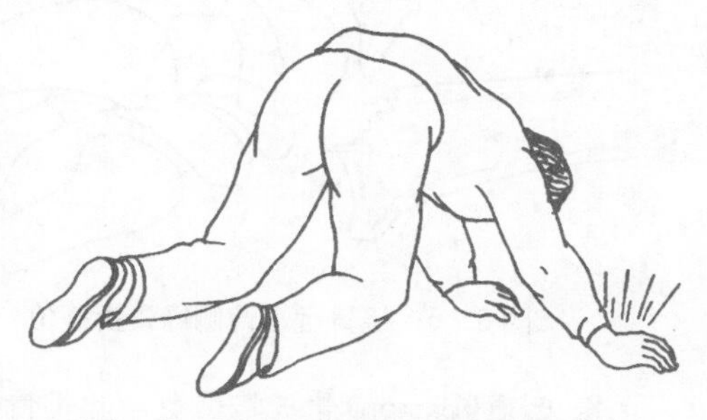

图6-2　桡骨远端伸直型骨折受伤机制

桡骨远端骨折常分为伸直型和屈曲型骨折，以及巴通骨折掌侧型、巴通骨折背侧型等。

1. 伸直型(Colles骨折)　跌倒时，腕关节呈背伸位，手掌着地，腕骨以尺骨茎突、三角软骨为支点旋转，撞击桡骨远端关节面背侧产生骨折，并将骨块推向背侧移位，从而形成伸直型骨折。伸直型骨折远端向背侧和桡侧移位，桡骨远端关节面改向背侧倾斜，或向尺侧倾斜减少或完全消失(图6-3)。严重移位时，骨折断端可有重叠移位，腕及手部形成“餐叉样”畸形。如暴力持续作用，则可以合并三角软骨撕裂，进而引发下尺桡联合掌侧部撕裂和下桡尺关节分离，进一步损伤持续则可发生尺骨茎突骨折，同时三角纤维软骨撕裂随骨折片移向桡侧和背侧。如X线片显示尺骨茎突完整，骨折远端移位明显时，应当考虑三角纤维软骨盘附着点发生破裂。

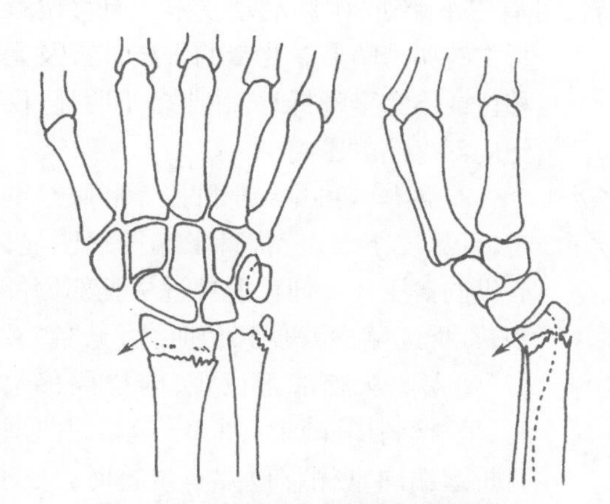

图6-3　桡骨远端伸直型骨折移位

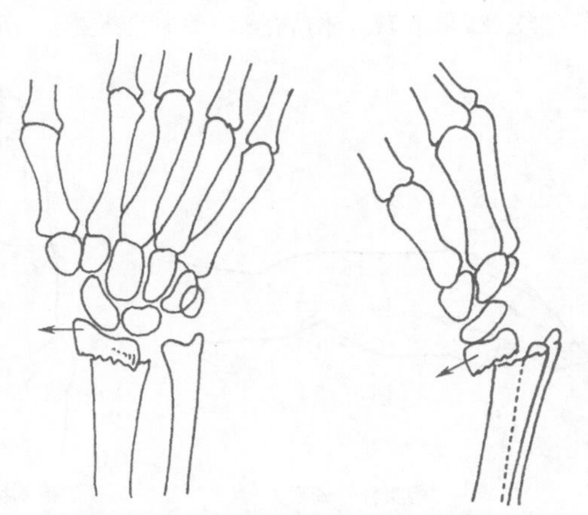

图6-4　桡骨远端屈曲型骨折移位

2. 屈曲型(Smith骨折)　跌倒时，腕关节呈掌屈位，手背先着地，传达暴力作用于桡骨远端而造成骨折。远侧骨折端向桡侧和掌侧移位(图6-4)，桡骨下端关节面向掌侧倾斜，手腕部外形呈“锅铲样”畸形。

3. 巴通(Barton)骨折背侧型　此类骨折多发生于外伤时腕关节处于较大程度的背伸，同时，躯干前冲力小，主要力量集中为垂直下压，腕骨对桡骨关节面的撞击集中于背侧的边缘，导致桡骨远端背侧部分关节面的劈裂及骨块向背侧分离移位，随着暴力持续，关节远端带骨块向背侧脱位。其X线片表现主要为桡骨远端骨折线通过关节面且有背侧的三角形骨块的分离移位，腕骨连带着骨折远端骨块向背侧脱位(图 6-5)。此类型骨折通常可以通过手法整复纠正关节脱位及骨块移位,但因掌侧关节囊及背侧骨块破坏严重,腕关节长期稳定性受损,因此这类骨折患者后期可出现腕部长期酸楚疼痛、乏力等表现。

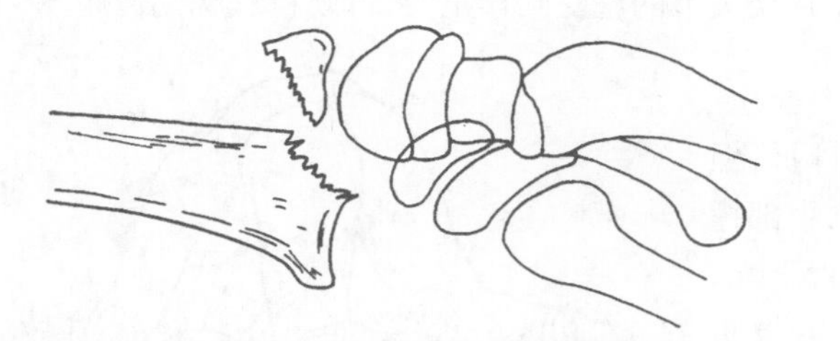

图 6-5 桡骨远端背侧缘骨折移位

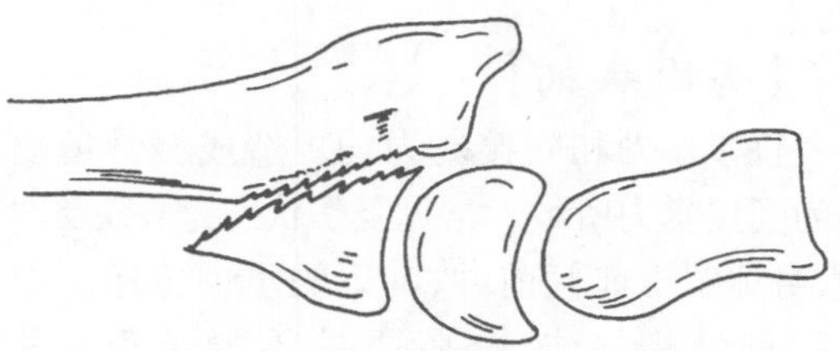

图 6-6 桡骨远端掌侧缘骨折移位

4. 巴通(Barton)骨折掌侧型 此类骨折多发生于外伤时腕关节处于较大程度的掌屈位,若腕关节背伸时躯干前冲力量巨大,腕骨对桡骨关节面的撞击集中于掌侧的边缘,导致掌侧部分关节面的劈裂及相应的骨块分离移位。随着暴力持续,关节远端带骨块向背侧脱位。其 X 线片表现主要为桡骨远端骨折线通过关节面且有掌侧的三角形骨块的分离移位,腕骨连带着骨折远端骨块向掌侧脱位(图 6-6)。此类型因骨折块小,且多为粉碎性,其掌侧软组织较背侧丰厚,较难单纯依靠手法整复恢复关节面平整性。与背侧型骨折相似,其腕关节稳定性破坏,容易长期遗留腕关节酸楚疼痛、乏力等表现。

【诊断与鉴别诊断】

1. 临床表现 伤后腕关节肿胀疼痛。肿胀严重者,可有皮下瘀斑,手腕活动受限。有移位骨折常有典型畸形。儿童的青枝骨折及无移位或不完全骨折时,肿胀多不明显,仅觉局部疼痛或压痛。

2. 体征 可见局部肿胀。肿胀严重者,可见皮下瘀斑,桡骨下端压痛明显,有纵向挤压痛。伸直型骨折从腕部侧位观,骨折远端向背侧移位时,可见"餐叉样"畸形。从腕部正位观,向桡侧移位时,呈"枪刺样"畸形(图 6-7)。屈曲型骨折远端向掌侧移位并有重叠时,从侧面观可见到"锅铲样"畸形。

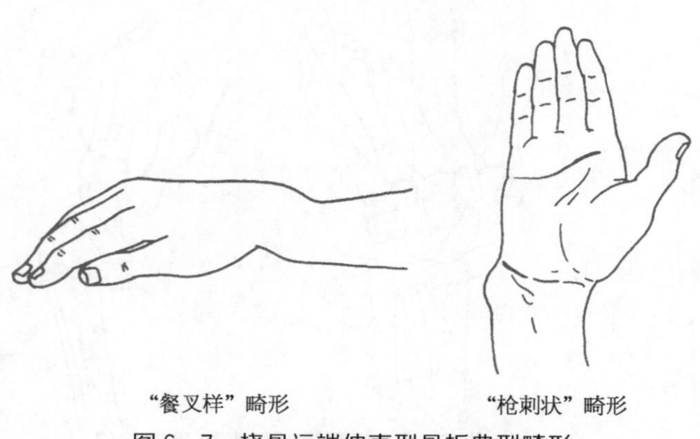

图 6-7 桡骨远端伸直型骨折典型畸形

3. 并发症

(1) 腕部神经损伤:桡骨远端骨折常可累及位于腕关节周围的正中神经、尺神经和桡神经感觉支。其中以正中神经损伤最为常见,骨折块卡压正中神经,可出现正中神经支配区域感觉障碍,拇指外展功能障碍。部分患者可发生腕管综合征。

(2) 肌腱损伤:可分为原始损伤和继发损伤。以拇长伸肌腱损伤最为多见。

(3) 筋膜间隔区综合征:桡骨远端骨折发生严重的肿胀后,可影响手末端的血液供应,进而产生筋膜间隔区综合征。

4. 影像学检查　腕关节X线正侧位片，可了解骨折类型和移位方向(图6-8)。CT检查可以更好地评价关节内骨折，在明确桡骨远端关节面是否有台阶和裂隙方面更具有优势。

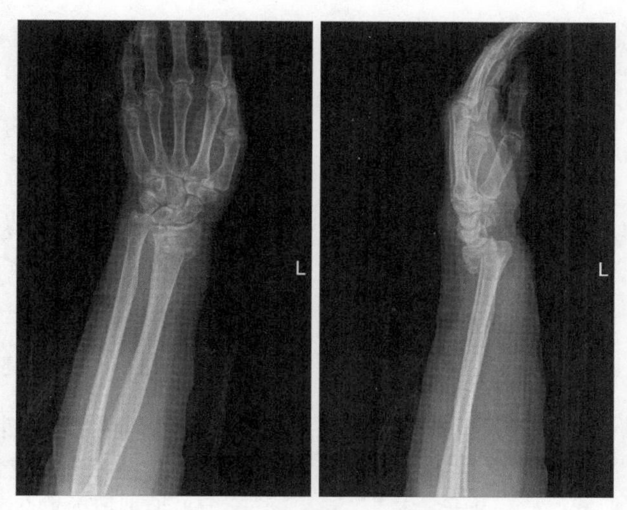

图6-8　桡骨远端伸直型骨折X线

5. 鉴别诊断

(1) 腕关节扭伤：此类患者腕部外伤后疼痛相对较轻，肿胀一般不会即刻发生，腕部活动不受明显影响，压痛往往较为局限。X线检查多可明确鉴别。

(2) 单纯下尺桡关节损伤：在腕部扭转暴力外伤时，可发生单纯下尺桡关节联合部撕裂损伤。此类患者受伤后感觉腕部疼痛，轻度肿胀，腕部旋转活动时疼痛明显加重，腕部尺骨远端较健侧高起，外力按压可纠正，但放松后又恢复高起状态。压痛点于腕部背侧下尺桡骨之间最为明显，X线片可以排除骨折存在。但对下尺桡骨分离不严重的患者，需要拍摄双侧对照X线片以协助明确诊断。

(3) 盖氏骨折：指桡骨下1/3骨折伴随腕关节脱位，外伤后前臂旋转明显受限，腕部假关节活动明显，X线检查可明确鉴别。临床上部分盖氏骨折患者的尺腕关节脱位可自行回复，就诊时不表现出明显的脱位征象，需要在接诊时进行尺腕关节间隙的肿胀、压痛等详细检查，以免漏诊。

【辨证论治】

桡骨下端骨折大多数可采用非手术方法治疗。无移位或不完全骨折，用夹板固定4～6周即可。有移位骨折应根据骨折类型采用不同的整复和固定方法，进行早期手法复位，有效的外固定，早期功能锻炼，做到医患密切配合，可获得满意的疗效。

1. 整复方法

(1) 复位前准备：在准备整复前应先告知患者，让其做好接受复位的思想准备。同时，医者应仔细阅读患者X线片表现，以了解骨折移位及粉碎程度，做好充分的技术、心理准备；为了减少患者疼痛及更好的复位效果，可准备1%利多卡因及5 ml无菌注射器进行骨折局部血肿内麻醉，尤其是严重复杂的骨折类型，可在整复前进行臂丛麻醉。

(2) 拔伸牵引：用于纠正短缩、嵌插移位。患者坐位，老年患者则平卧为佳，保持患者肘部屈曲90°，前臂中立位。助手双手环握把持患者前臂近端，医者双手把握住患者腕部骨折远端，双拇指按压骨折远端，与助手对抗持续拔伸牵引，逐步增加牵引力至骨折分离感，若拔伸状态下感觉嵌插的骨折分离困难时，可在拔伸牵拉下进行左右摆动及轻度回旋动作(图6-9)。

(3) 成角折顶：用于纠正桡背侧或桡掌侧移位及成角畸形。

伸直型骨折：骨折端分离后，维持牵引力，医者双手环握患者手腕部，以拇指按压骨折远端背侧，双示指固定患者腕尺侧，行轻度背伸后进行掌屈尺倾手法。

屈曲型骨折：骨折端分离后，维持牵引力，医者双手环握患者手腕部，以双示指按压骨折远端掌侧，拇指固定背侧，虎口固定患者腕尺侧，进行背伸尺倾手法。

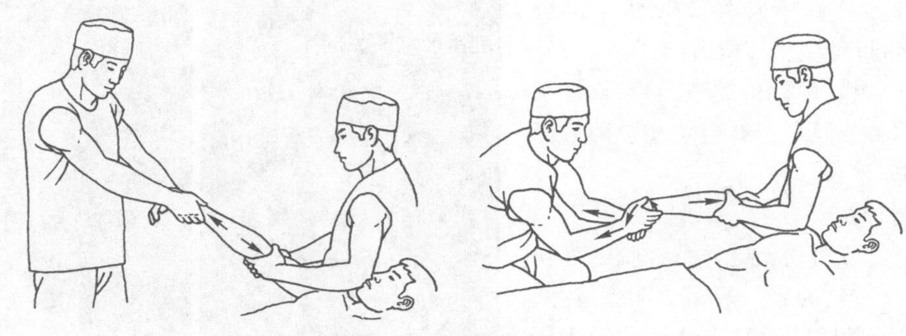
图 6-9　两人整复法

巴通氏骨折整复方法：由于此类骨折复杂严重，常需要在整复前进行血肿内麻醉或臂丛麻醉，需要三个人配合进行操作。患者体位如前，由两名助手双手把持前臂骨折两端对抗牵引，并进行牵引下的腕部轻度回旋动作，恢复腕部纵轴向力线，松解骨端嵌插，并依靠肌腱及关节囊的约束初步整复骨块，医者拇指置于骨块位置，余指环抱置于对侧，错对挤压推捋，使腕关节维持轻度尺偏，纠正远端向桡侧移位，然后在牵引下远端旋前，纠正远端向背侧移位及旋后移位，保持腕关节轻度尺偏位即可(图 6-10)。由于此类骨折严重，往往同时破坏桡尺侧的稳定结构，因此在整复过程中，避免进行腕关节极度屈伸动作，以免手法过度，产生骨折的反向位移，影响整复效果。

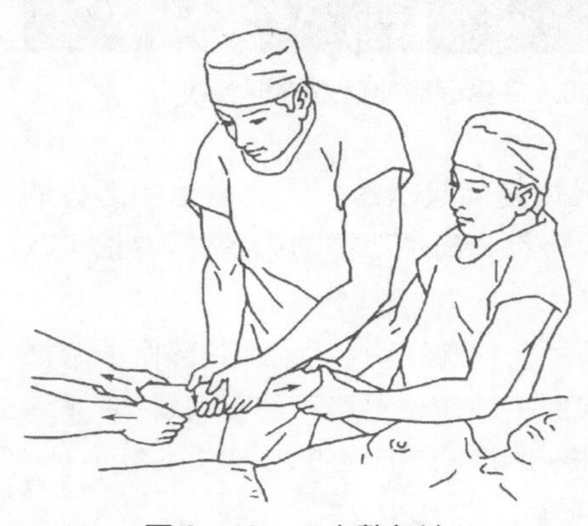
图 6-10　三人整复法

2. *固定方法*　无移位的骨折，用桡、背侧超腕关节的常规腕部夹板固定 4～6 周即可，注意固定长度，不允许超越掌指关节。

对有移位的骨折于整复后，伸直型骨折先在前臂包裹棉垫后，于骨折远端背侧和桡侧放置一平垫，然后放上掌、背、桡、尺侧 4 块夹板，每块夹板近端均达前臂中、上 1/3，桡、背侧夹板远端应超过腕关节，限制手腕的桡偏和背伸活动(图 6-11)；屈曲型骨折则在远端的掌侧、桡侧和近端的背侧各放一平垫，桡、掌侧夹板远端应超过腕关节，限制腕部桡偏和掌屈活动。掌侧型巴通(Barton)骨折在骨折远端的掌侧和背侧各放置一平垫，掌侧夹板远端应超过腕关节，限制腕部掌屈活动，并将腕关节固定于轻度背伸位。背侧型巴通(Barton)骨折在骨折远端的掌侧和背侧各放置一平垫，背侧夹板远端应超过腕关节，限制腕部背伸活动，并将腕关节固定于轻度掌屈位。夹板放妥后，环形双道扎上三条扎带，最后将前臂功能位悬挂胸前，成人患者保持固定 4～6 周，儿童患者则固定 3～4 周，也可以采用超腕关节石膏固定。早期允许掌指关节、指间关节活动，腕关节部分活动，必须注意指末血液循环。

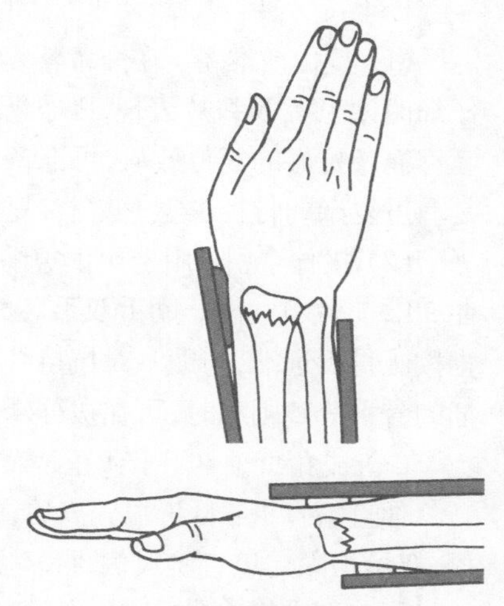
图 6-11　伸直型桡骨远端骨折夹板及压垫放置部位

对合并下尺桡关节分离患者，夹板固定具有优势，可以依靠夹板和压垫的挤压收缩力进行整复，并可维持复位压力。

3. *功能锻炼*　初期可做腕、肘关节屈伸活动和用力握拳活动，中后期逐渐做肩部练功活动，重点是肩外展和旋转运动，防止肩关节因固定时间太长而致功能受限。对于老年患者尤应注意在中后期加强练功活动，防止并发肩、肘关节的粘连。

4. *药物治疗*　可按三期辨证用药。早期局部肿胀较甚，疼痛明显，宜活血化瘀、理气止痛，内服和营止痛汤、定痛和血汤、桃红四物汤，外敷消肿止痛膏。中期宜和营生新、续筋接骨，内服接骨紫金丹、和营止痛汤，外敷接骨续筋膏。后期宜补益肝肾、续筋接骨，内服补肾壮筋汤、八珍汤等。老人骨折早中期即要兼顾养气血、壮筋骨、补肝肾治疗，尤其对骨质疏松患者，应积极进行抗骨质疏松治疗。解除固定后，局部应用中药熏洗以舒筋活络、通利关节，促进腕关节功能康复，方选海桐皮汤、上肢熏洗方等。

5. *手术治疗*　桡骨远端骨折多数可采用非手术治疗取得较满意的疗效，对于如下情况应进行手术治疗：① 严重粉碎性骨折移位明显，桡骨远端关节面破坏；② 手法复位失败，或复位成功，外固定不能维持复位。手术方式有微创经皮穿针内固定、克氏针交叉固定、外固定支架固定术、切开复位内固定。

【预防与调护】

复位固定后应观察手部血液循环，随时调整夹板松紧度；注意将患肢保持在旋后15°或中立位，纠正骨折再移位倾向；伸直型骨折固定期间应避免腕关节桡偏与背伸活动。粉碎性骨折者，骨折线通过关节面，对位不良者容易遗留腕关节功能障碍，或导致创伤性关节炎，故要求正确对位，并加强患者肢体功能锻炼，以避免后遗症发生。

附：　桡骨远端骨折各种分型法

Fernandez将桡骨远端骨折分为5类(图6-12)。① 弯曲型骨折：由于张应力引起的干骺端骨折；② 关节面剪力型骨折；③ 关节面压缩型骨折：关节面破坏伴软骨下和干骺端嵌插；④ 撕脱型骨折：韧带附着点骨折；⑤ 复合型骨折：弯曲、压缩、剪切或撕脱机制联合作用，常为高速损伤。

20世纪90年代，瑞士内固定协会根据骨与关节损伤严重程度来分类，总结出了AO/ASIF分类系统。该系统是目前公认的较为全面实用的分类方法，对选择手术入路、固定方式和预后评价有很大的指导作用。它主要将桡骨远端骨折分为3种基本类型(图6-13)：① A型，即关节外骨折，又可分为3组。A1，孤立的尺骨远端骨折；A2，桡骨远端骨折，无粉碎、嵌插；A3，桡骨远端骨折、粉碎、嵌插。② B型，即简单或部分关节内骨折，又可分为3组。B1，桡骨远端矢状面骨折；B2，桡骨远端背侧缘骨折(背侧Barton骨折)；B3，桡骨远端掌侧缘骨折(掌侧Barton骨折)。③ C型，即复杂关节内骨折，又可分为3组。C1，关节内简单骨折(2块)，无干骺端粉碎；C2，关节内简单骨折(2块)，合并干骺端粉碎；C3，粉碎的关节内骨折。

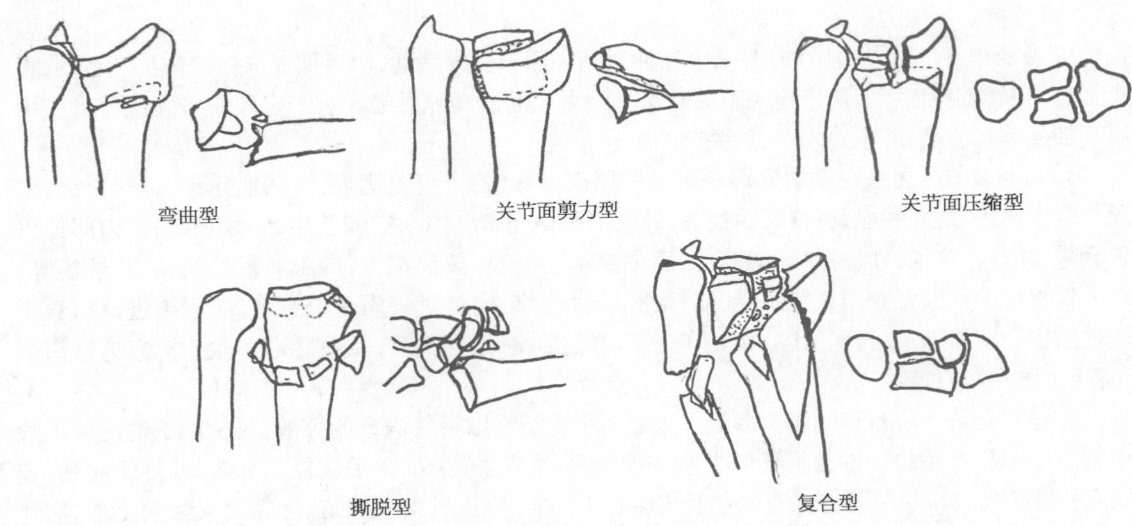

图 6-12 桡骨远端骨折 Fernandez 分型

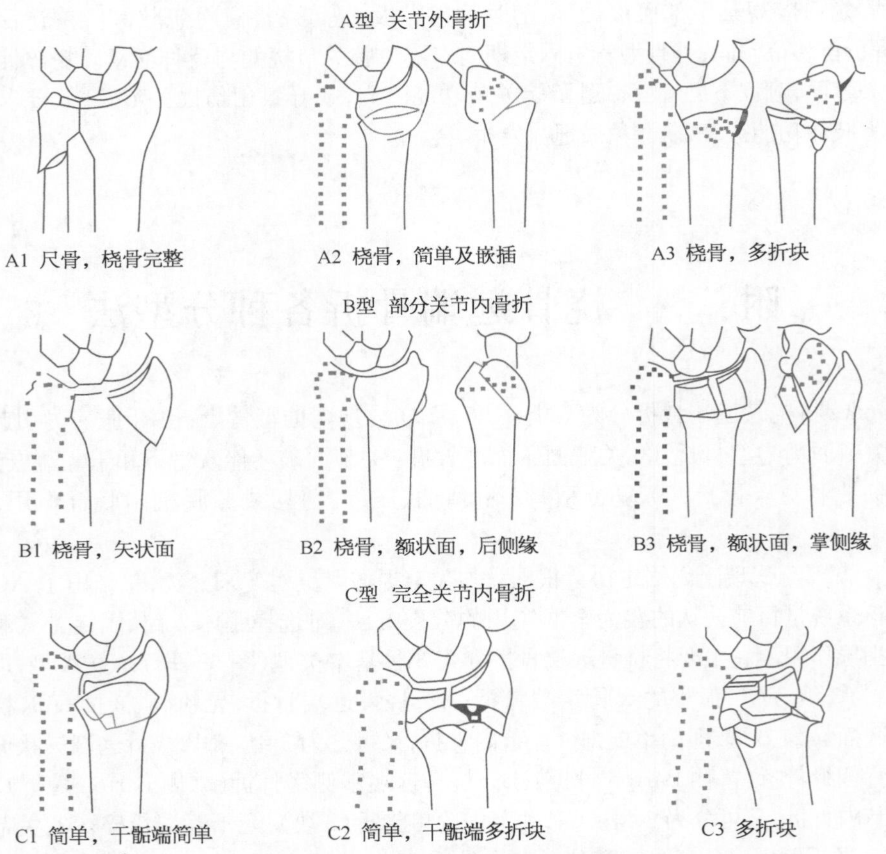

图 6-13 桡骨远端骨折 AO 分型

第二节 下尺桡关节脱位

下尺桡关节脱位在上肢损伤中较为常见,可单独发生或并发于前臂骨折、腕骨骨折及脱位,本病容易漏诊。下尺桡关节由两部分组成:下尺桡骨之间的关节和尺侧三角纤维软骨复合体与尺骨之间的关节。前者由桡骨远端的乙状切迹与尺骨头的桡骨远端关节面构成车轴关节,尺骨头沿桡骨旋转,可旋前、旋后。下尺桡关节虽有掌侧和背侧的前、后韧带加强,但稳定性较差,尺骨头容易向背侧、掌侧脱位。尺侧三角纤维软骨复合体增加了关节的稳定性,同时旋前方肌、尺侧腕伸肌腱及骨间膜等也对下尺桡关节的稳定性起了重要的维护作用。

【病因病机】

跌倒、扭伤,或忽然提重物,使腕关节桡偏、背伸或旋转的应力,均可造成此种损伤。跌倒时手腕部撑地,腕骨沿桡骨关节面产生尺倾,向尺侧推挤尺侧三角纤维软骨复合体,向两侧方推挤尺桡骨,与此同时前臂发生扭转动作,前臂旋前,下尺桡背侧韧带及三角纤维软骨盘的背侧缘紧绷断裂;反之,旋后时,背侧或掌侧韧带的断裂,均可造成下尺桡关节部分结构撕裂,尺桡骨之间发生分离;或是腕部的扭伤,或提拿重物过程中,使腕关节过度桡偏,背屈或旋转的应力均可造成此种损伤。外伤后,出现前臂旋前时尺骨头向背侧突出,旋后时自动复位局部肿胀并有压痛,被动推挤、活动下尺桡关节,可感知患侧较健侧结构松弛,并伴疼痛,或出现弹响。若合并骨折,则局部肿胀畸形及功能障碍等更为明显。

下尺桡关节脱位因创伤时受力程度、方向而表现不一,轻则仅损伤下尺桡关节韧带造成单纯性脱位;若损伤发生时腕关节处于屈曲、背伸或前臂处于过度旋前或旋后时,可在引起下尺桡关节韧带损伤的同时并发尺桡骨、腕骨骨折,造成尺骨头向背侧或掌侧脱位,背侧脱位的发生是因为创伤时前臂过度旋前,而掌侧脱位是由于前臂过度旋后;外伤造成桡骨远端骨折短缩、成角畸形,造成下尺桡关节的纵向脱位分离。另外,下尺桡关节部位先天结构松弛和职业性的长期慢性劳损,前臂频繁的内外旋活动,也可引起下尺桡关节脱位。

下尺桡关节脱位依损伤程度分为完全型脱位和半脱位。两者之间的界定,X线片有时难以明确,CT扫描并运用Mion法可做出准确分类,其方法是:在下尺桡关节的CT扫描横断面上,分别沿桡骨远端背侧的尺侧缘及桡侧缘和桡骨远端掌侧的尺侧缘及桡侧缘做一连线,正常时尺骨头位于两连线之间,如尺骨头脱位则位于两连线之外,如尺骨头半脱位则位于两连线上。

下尺桡关节脱位依脱位方向可分为横向脱位、纵向脱位、背侧脱位、掌侧脱位4类,其中下尺桡关节尺骨头背侧脱位是最常见的脱位类型。① 横向脱位:腕关节标准正位X线片上,下尺桡关节间隙超过3 mm,诊断为横向脱位。② 纵向脱位:腕关节标准正位X线片上,尺桡骨远端长度超过尺骨变异范围,可诊断为纵向脱位。③ 背侧脱位:腕关节标准侧位X线片上,尺骨头脱位向背侧移位者。④ 掌侧脱位:腕关节标准侧位X线片上,尺骨头脱位向掌侧移位者。

【诊断与鉴别诊断】

1. 临床表现 单纯下尺桡关节脱位时,疼痛局限于下尺桡关节及尺骨茎突处,腕部轻度屈伸时疼痛不明显，腕部旋转及尺偏时疼痛加剧；肿胀一般较轻；腕部屈伸活动不受明显影响，但前臂旋转及尺偏明显受限，伴有三角纤维软骨损伤时尤甚。若并发骨折时，在骨折部位有明显疼痛感，手腕部各方向活动均可诱发明显疼痛。也有明显肿胀存在，但其肿胀部位以骨折端为明显。

2. 体征　与健侧对比，可见尺骨头向背侧或掌侧隆起，压之复位，松手即见尺骨头弹回原处。

3. 并发症　容易合并三角纤维软骨损伤，患者除了局部肿胀、压痛、腕关节活动受限；或局部广泛疼痛及放射痛，握持力减弱，腕关节活动时可有响声，腕三角纤维软骨挤压试验阳性。X线检查可见下尺桡关节间隙稍变宽；MRI平扫可见腕关节积液，腕三角纤维软骨复合体出现变性或撕裂。

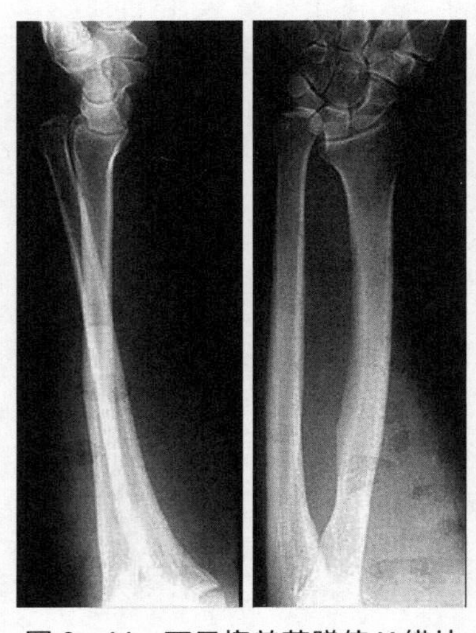
图6-14　下尺桡关节脱位X线片

4. 影像学检查　应双侧对比，便于观察及判定。本病的诊断是依靠临床病史、体格检查及标准腕关节正侧位X线片(图6-14)三者紧密结合，临床上常有患者疼痛、被动体位等，难以获得标准的腕关节正侧位X线片，易漏诊。当诊断有疑问时，应该拍摄双侧正侧位X线片对比，若临床高度怀疑存在脱位或半脱位或是要明确关节结构损伤部位的，MRI检查具有重要意义，其矢状面的图像对观察尺侧腕伸肌腱、关节囊、下尺桡关节的关节面、三角纤维软骨复合体等更具优势。

5. 鉴别诊断　下尺桡关节脱位除可与Colles骨折、Smith骨折及Galazzi骨折伴发外，亦有不少病例为单发者，下尺桡关节脱位对临床经验不足的医生常易漏诊。患者伤后发生下尺桡关节脱位时，还当注意鉴别有无合并腕三角纤维软骨复合体损伤；下尺桡关节损伤患者有活动受限，因疼痛患侧前臂旋转及尺偏明显受限，伴有三角软骨损伤时尤甚。

【辨证论治】

1. 整复方法

(1) 下尺桡关节尺骨头向背侧脱位：此种损伤相对较易诊断，一旦诊断明确，则立即整复固定。由助手一手把持患者前臂近端，另一手轻度牵引患者手腕向桡侧偏增加腕尺关节间隙。医者旋后患者腕部，合骨手法加压，并向掌侧推挤尺骨头部，恢复尺桡骨远端高度。

(2) 下尺桡关节尺骨头向掌侧脱位：这种类型一般症状较重，除腕部肿痛、尺骨头突向掌侧外，腕及前臂旋转活动明显受限。尺骨头常绞锁于脱位位置，必要时需要麻醉下复位。复位时，由助手一手把持患者前臂近端，另一手轻度牵引患者手腕并桡偏增加腕尺关节间隙。医者旋后患者腕部，合骨手法加压，并向背侧推挤尺骨头部，复位时常伴有弹响声。急性外伤性下尺桡关节脱位错过早期合理治疗，常会遗留长期下尺桡关节的松动、不稳定，引起腕部的无力和疼痛。此类患者可予以手法治疗，并建议患者护腕保护，适当增加握拳及屈腕肌、伸腕肌均衡性锻炼，有助于减少临床症状。

2. 固定方法　整复成功后，下尺桡关节尺骨头向背侧脱位者，应用长臂石膏托或塑形夹板维持前臂旋后位，并于腕部尺背侧及桡掌侧适当加压制动4周。下尺桡关节尺骨头向掌侧脱位者，应长臂石膏托或塑形夹板固定前臂于旋前位，并于腕部桡背侧及尺掌侧适当加压制动4周。

3. 功能锻炼　恢复下尺桡关节的稳定应在固定期间避免前臂旋转，积极做指间关节、掌指关节屈伸锻炼及肩肘部功能运动。解除固定后，逐步做腕关节屈伸和前臂旋转锻炼。夹板固定患者在固定牢靠的情况下应遵从医生指导，早期进行腕关节部分屈伸运动，可以采用五指夹纸、手指抓握、腕部屈伸、握拳旋转等锻炼方法。

4. *药物治疗*　早期宜活血化瘀、理气止痛，内服和营止痛汤加减；中期宜活血化瘀、续筋接骨，内服接骨紫金丹加减；后期宜补益肝肾、续筋接骨，内服补肾壮筋汤加减。解除固定后，局部应用中药熏洗以舒筋活络、通利关节，促进腕关节功能康复，方选海桐皮汤加减煎汤熏洗患处。

5. *手术治疗*　下尺桡关节松动严重且伴有弹响者，可考虑手术重建下尺桡关节稳定性。长期异常严重畸形，腕部功能丧失者，可考虑行尺骨头切除术、腕关节融合术等。

【预防与调护】

复位及固定后应观察手部血液循环，随时调整夹板或石膏松紧度。若合并骨折，则要定期复查X线片。下尺桡关节脱位拆除固定后会有一段时间需要康复治疗，同时由于愈合后瘢痕挛缩，活动不利，突然用力扭转患者会感到牵掣疼痛，因此，需要佩戴腕部护腕等适当保护。

第三节　手舟骨骨折

手舟骨骨折是腕骨最常见的骨折之一，约占腕骨骨折的60%。本病多见于青壮年。手舟骨是人体最大的一块腕骨，略弯曲成舟状，分为结节、腰部和体部3部分，居于桡骨远端关节面与小多角骨、头状骨之间。手舟骨不规则，背面狭长，粗糙不平，中段腰部较细，骨折常发生于此处；结节部也常因关节囊的牵拉产生撕脱性骨折。

【病因病机】

手舟骨骨折多为间接暴力所致，可发生于腰部、近端或结节部，其中以腰部多见。常见的受伤为：跌倒时手掌着地，腕关节强度桡偏背伸，暴力向上传达，手舟骨的腰部被桡骨茎突的背侧缘或茎突缘撞击产生骨折(图6-15)。由于掌侧腕横韧带附着在舟骨结节部，而在腕部极度背伸损伤时结节部可被腕横韧带牵拉产生撕脱性骨折。

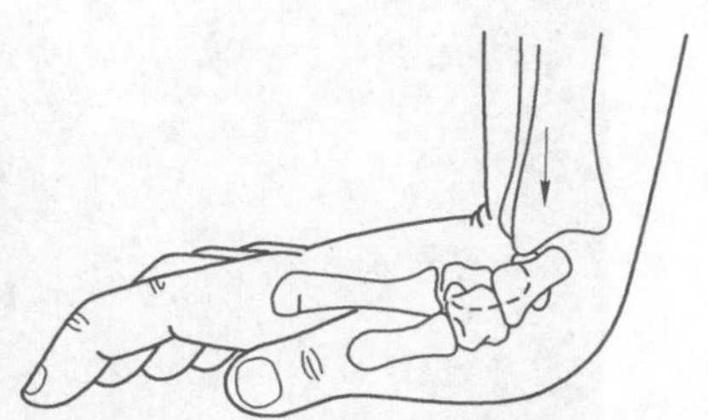

图6-15　手舟骨骨折受伤机制

手舟骨除结节部有腕横韧带附着有相应血管进行营养，其余表面多为关节软骨所覆盖，血液供应较差，且由于手舟骨所处位置剪力大，血运不良，故除结节部骨折愈合较佳外，其余部位骨折容易发生迟缓愈合、不愈合或缺血性坏死(图6-16)。且手舟骨腰部骨折后，两排腕骨间的活动就改为手舟骨骨折线的活动，故骨折端所受剪力大，固定困难，也是容易导致不愈合或缺血性坏死的原因之一。

【诊断与鉴别诊断】

1. *临床表现*　伤后手腕桡侧局部疼痛，腕关节活动功能轻度障碍，第1掌骨基底部背侧鼻烟窝部位肿胀。将患者腕关节桡倾、屈曲拇指和示指而叩击其掌指关节时亦可引起疼痛。

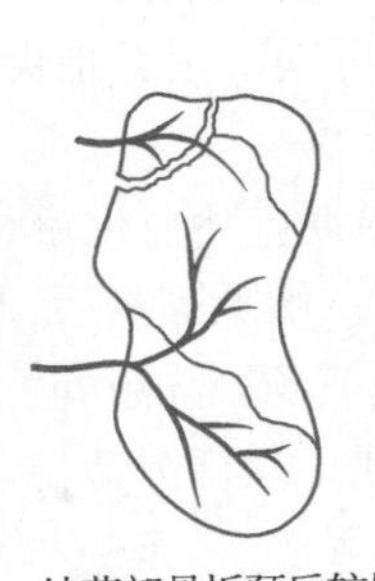
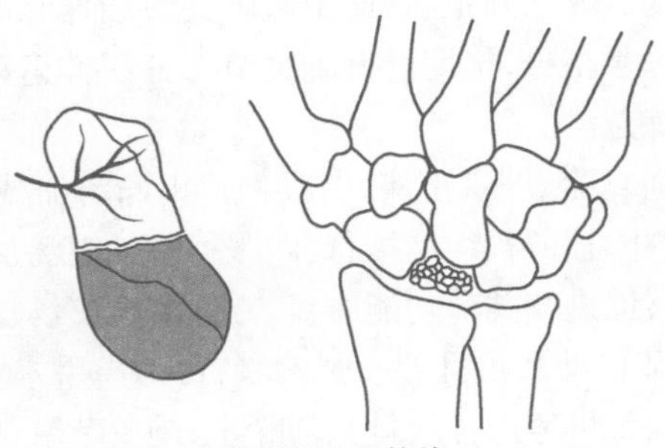
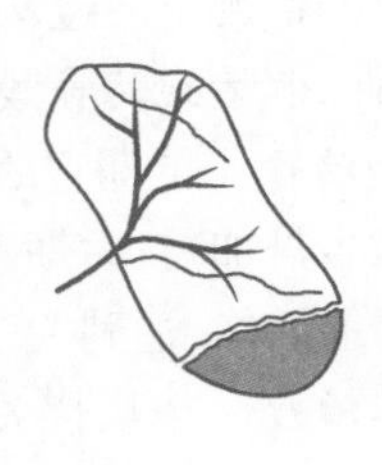

结节部骨折预后较好　　腰部骨折血供较差　　近端骨折血供最差

图 6-16　手舟骨骨折部位与血运的关系

2. 体征　可见第 1 掌骨基底部背侧鼻烟窝部位肿胀、青紫，压痛明显；第 1 掌骨纵向挤压痛明显。

3. 并发症　手舟骨骨折最常见的并发症为手舟骨骨折不愈合及手舟骨坏死，晚期可出现腕关节创伤性关节炎。

4. 影像学检查　大多数手舟骨骨折经拍摄 X 线片即可诊断(图 6-17)。凡是可疑患者，可以加拍手舟骨位、旋前和旋后 45°位。但还是有少部分急性手舟骨骨折在初始 X 线片上是看不出来的，称为隐蔽骨折。第一次拍摄 X 线片未发现骨折而临床表现仍有可疑时，可于 2～3 周以后重复 X 线检查，因此时骨折端的骨质被吸收，骨折较易显露。

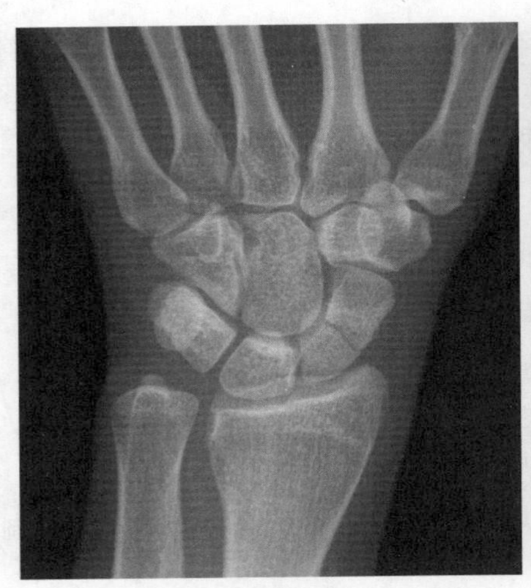
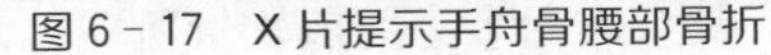

图 6-17　X 片提示手舟骨腰部骨折

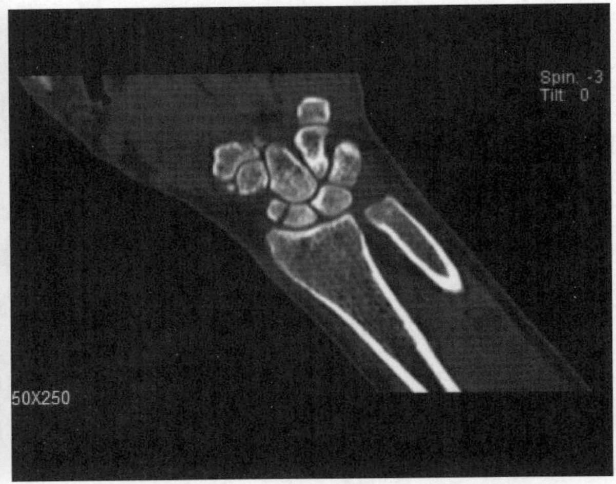

图 6-18　CT 片显示手舟骨腰部裂缝骨折

结合症状、体征高度怀疑手舟骨骨折但 X 线平片未发现时可行 CT 或 MRI 检查，以防止漏诊及误诊。CT 检查还可判断骨折移位程度(图 6-18)，MRI 检查还能准确地反映手舟骨血液灌注情况和是否伴有韧带损伤(图 6-19)。

5. 鉴别诊断

(1) 桡骨远端骨折：本病应与桡骨远端骨折中桡骨茎突骨折特殊类型相鉴别，后者产生腕部桡侧压痛局限于桡骨茎突部位，同样存在第 1 掌骨的纵向挤压痛，但鼻烟窝多无压痛，X 线片多可明确鉴别，但腕关节正位片对桡骨茎突骨折显示较好，手部斜位片对手舟骨骨折显示较好。

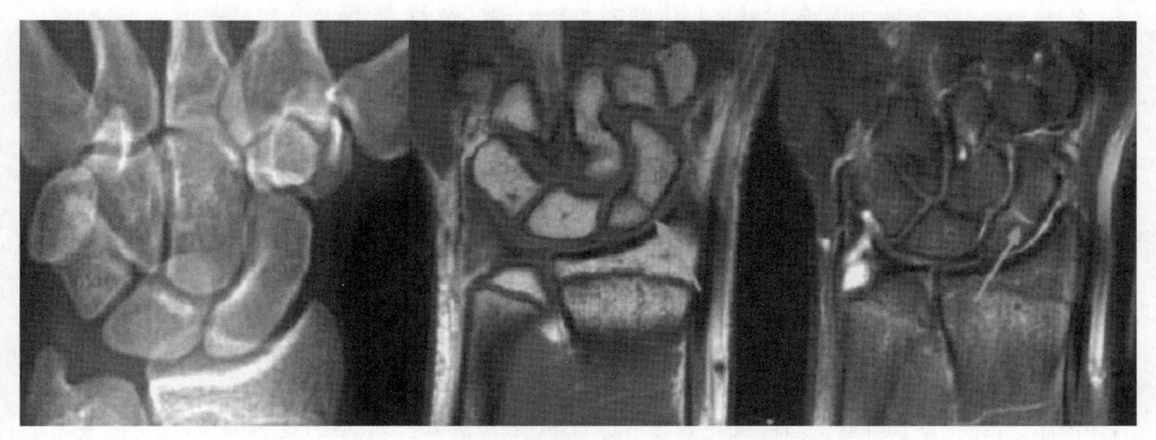

图 6-19 核磁共振片提示手舟骨隐匿性骨折

(2) 桡骨茎突腱鞘炎：桡骨茎突狭窄性腱鞘炎是由于拇指或腕部活动频繁，使拇短伸肌和拇长展肌腱在桡骨茎突部腱鞘内长期相互反复摩擦，导致该处肌腱与腱鞘产生无菌性炎症反应，局部出现渗出、水肿和纤维化，鞘管壁变厚，肌腱局部变粗，造成肌腱在腱鞘内的滑动受阻而引起的临床症状。其临床表现主要为桡骨茎突部隆起、疼痛，腕和拇指活动时疼痛加重，局部压痛。握拳尺偏试验(Finkelstein 征)阳性。

【辨证论治】

手舟骨骨折很少移位，一般不需整复。若有移位时，应进行手法复位固定。可疑手舟骨骨折而 X 线片未见骨折线者，应先按骨折进行固定。2 周后摄片复查，若无骨折，不再固定；如有骨折，则应继续维持固定，直至骨折愈合。手舟骨骨折治疗过程中要注意预防骨折不愈合及手舟骨坏死。

1. *整复方法* 明确手舟骨骨折一般很少移位，不需整复。若有移位时，医者可用虎口及示指至小指四指环握患者拇指，另一手让患者屈肘把持前臂近端，对抗牵引下使患腕尺偏，医者以拇指向内按压骨块，即可复位。

2. *固定方法*

(1) 夹板固定法：鼻烟窝部位处放棉花球或折叠纱布作为固定垫，然后用塑形夹板或纸壳夹板固定腕关节伸直而略向尺侧偏、拇指于对掌位，固定范围包括前臂下 1/3、腕、拇掌及拇指指间关节，新鲜及陈旧骨折均可采用。

(2) 短臂石膏管形固定法：短臂石膏管形固定腕关节于背伸 25°～30°、尺偏 10°、拇指对掌和前臂中立位。注意石膏要固定到拇指掌指关节(图 6-20)。

结节部骨折一般约 6 周均可愈合，其余部位骨折愈合时间可为 3～6 个月，甚至更长时间，故应定期做 X 线检查。如骨折仍未愈合则须继续固定，加强功能锻炼，直至正斜位 X 线片证实骨折线消失、骨折已临床愈合，才能解除外固定。

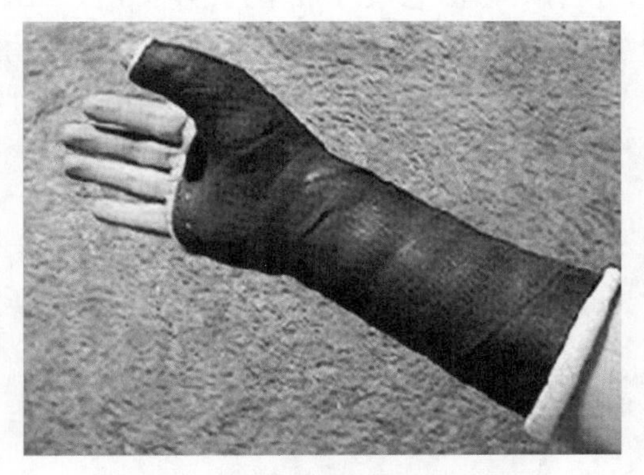

图 6-20 手舟骨骨折石膏管型固定

3. 功能锻炼　固定期间积极做拇指以外的四指的指间关节、掌指关节屈伸锻炼及肩、肘部活动。夹板固定患者可允许在固定牢靠的情况下早期进行拇指末节轻度屈伸活动。并在维持稳定固定的情况下,做轻度甩手等动作,促进手部血液循环,以利骨折愈合。

X线片明确骨折线模糊,解除固定后,可逐步做拇指各关节屈伸、对掌及旋转锻炼。

4. 药物治疗

(1) 内治法:按骨折三期辨证用药。早期宜活血化瘀、理气止痛,方选和营止痛汤加味;中期宜活血化瘀、续筋接骨,方选接骨紫金丹加味;后期宜补益肝肾、续筋接骨,方选补肾壮筋汤。由于手舟骨骨折多见延迟愈合、不愈合及骨坏死发生,因此在骨折早期治疗即要在活血化瘀的同时兼顾补养气血,而在中期治疗应注重在活血化瘀的同时给予续筋接骨、补养肝肾的治疗。

(2) 外用药治疗:对于无移位的骨折,在早期治疗时可以中药外敷配合夹板固定,有利于早期消肿止痛,可用消瘀膏外敷。解除固定后,局部应用中药熏洗以舒筋活络、通利关节,促进腕关节功能康复,可选用海桐皮汤。

5. 手术治疗　手舟骨骨折以下情况可以选择手术治疗:① 严重移位闭合复位失败者;② 开放性骨折;③ 移位>1 mm或舟月间角的角度>60°,桡月间角的角度>15°;④ 移位骨折或成角骨折,6～12周骨折仍无愈合迹象者,骨不连接经闭合治疗6个月失败者;⑤ 极靠近端的骨折,因具有高度骨不连接和缺血性坏死的危险。其中,新鲜手舟骨骨折可采取单纯经皮或切开复位内固定,采用克氏针、螺钉等固定;发生骨不愈合时针对不同的适应证可采用自体植骨术、桡骨茎突切除术、手舟骨切除术、腕关节融合术等。

【预防与调护】

复位固定后应观察手部血液循环,随时调整夹板松紧度;纠正骨折再移位倾向;固定期间避免腕关节桡偏和背伸活动。

第四节　掌骨骨折

掌骨骨折多见于成年人,男多于女。由于手的功能复杂而多样,受到各种外来损伤的概率较大,因此掌骨骨折在临床较为常见,以伤后手掌局部肿胀、疼痛、手指功能障碍等为主要表现。清代吴谦《医宗金鉴·正骨心法要旨》指出:"掌骨者,手之众指之本也,掌之众骨名壅骨,合凑之掌,非决然一骨也。"掌骨骨折后,由于手部肌肉的牵拉,骨折端常发生成角、短缩及旋转移位,如处理不当,将严重影响手部功能的恢复。

【病因病机】

导致掌骨骨折的暴力类型多样,主要为直接暴力和间接暴力。直接暴力产生的骨折多为横形骨折或粉碎性骨折,常为伴随局部软组织损伤的开放性骨折;间接暴力产生的骨折多为斜形或螺旋形骨折,常为闭合性骨折。

掌骨骨折的发生也与手部结构和各掌骨的位置及形态有关。第1掌骨短而粗,活动度较大,较容易受到扭转挤压等暴力损伤；第 4、第 5 掌骨骨短细，处在手部尺侧，容易受到侧方直接击打而产生骨折，而当其受间接暴力时可致掌骨颈骨折(图 6－21)；第 2、第 3 掌骨细长，握拳时第 2、第 3 掌骨头部较突出，拳击物体时，暴力常落在第 2、第 3 掌骨上，故易导致第 2、第 3 掌骨颈部骨折或体部长斜形骨折。由于手部掌侧肌群丰富，一旦产生掌骨骨折，其断端多向背侧成角。

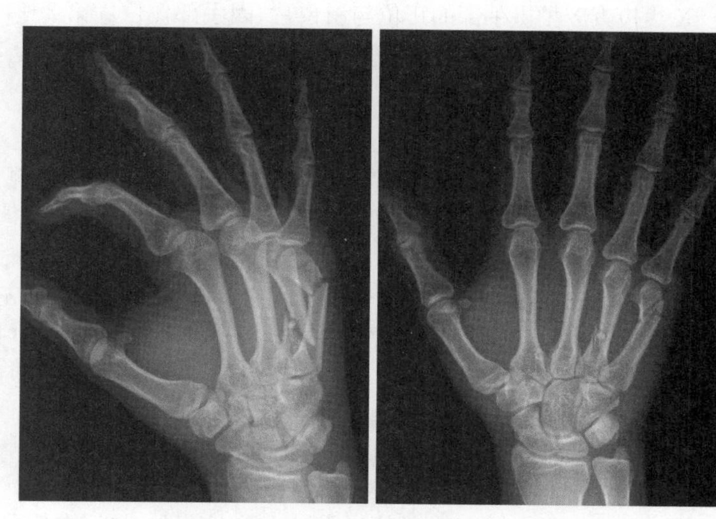

图 6－21　第 4、第 5 掌骨骨折 X 线表现

【诊断与鉴别诊断】

1. 临床表现　掌骨全长均可在手部背侧皮下摸到，骨折时可有明显的局部肿痛，手指屈伸功能障碍，有明显压痛，纵压或叩击掌骨头则疼痛加剧；如有短缩或重叠移位，则该掌骨缩短，可见掌骨头凹陷。常见掌骨骨折临床表现如下。

(1) 第 1 掌骨基底部骨折：属关节外骨折。临床表现为手部第 1 腕掌关节处疼痛、肿胀、桡背侧明显隆起，局部压痛明显，拇指呈现轻度屈曲和内收畸形，拇指内收、外展及对掌功能受限。

(2) 第 1 掌骨基底部骨折合并脱位(Bennet 骨折)：属于关节内骨折，临床表现与第 1 掌骨基底部骨折相似。

(3) 掌骨颈骨折：临床表现为骨折相应部位肿胀、疼痛，手指屈伸功能部分障碍，相应手指握力减弱，握拳时可见掌骨头部塌陷，低于其他掌骨，手指根部手掌肿胀，背侧饱满高起，局部压痛明显，对应手指纵向挤压诱发明显疼痛(图 6－22)。

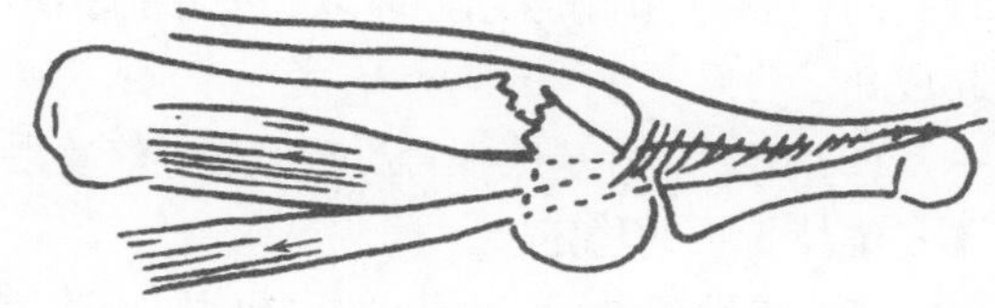

图 6－22　掌骨颈骨折移位

(4) 掌骨干骨折：临床表现多有手掌肿胀，背部高起，手指活动时诱发疼痛，相应手指握拳无力，握拳时掌骨头部塌陷，低于其他掌骨，局部压痛明显，对应手指纵向挤压诱发明显疼痛，局部压砸伤者可以有皮肤及软组织破损出血。

2. 体征　可见局部肿胀、压痛，纵轴挤压或叩击掌骨头则疼痛加剧，如有重叠移位，则该掌骨短缩畸形，可见掌骨头凹陷畸形。第 1 掌骨基底部骨折或骨折脱位时，拇指不能做收展活动，握力减弱。掌骨颈和掌骨干骨折可有骨擦音。

3. 并发症　机器卷轧伤产生的骨折多为多根多段粉碎性骨折，常伴有软组织碾挫伤，严重时可因走行的肌腱、神经损伤或软组织坏死等遗留较为严重的后遗症;锐器切割损伤导致骨折时,多伴随有浅层肌腱、神经等软组织切割离断,导致掌指功能障碍;钝器压砸伤导致骨折时,常为粉碎性骨折,软组织多并发挫伤,伤口多为污染伤口,很容易并发感染和发生组织坏死。

4. 影像学检查　X线检查应拍摄手部的正位与斜位片,因手部侧位片第2～4掌骨互相重叠,容易漏诊。第1掌骨骨折或骨折脱位,应拍摄以拇指为准的正、侧位片,因为一般手正位片拇指和第一掌骨是倾斜的。

5. 鉴别诊断

(1) 第1掌骨基底部骨折与第1掌骨基底部骨折脱位相鉴别:两者无论从外伤史、临床表现等均极为相似,但由于第1掌掌骨基底部骨折脱位破坏了第1掌腕关节的稳定性,其预后较差,若没有及时合适的治疗,将造成拇指功能的部分丧失。因此,要在X线片上仔细进行鉴别诊断。

(2) 儿童掌骨颈骨骺骨折与掌指关节扭伤相鉴别:因儿童掌骨颈部骨骺未完全闭合,在手指受到扭转等间接暴力下,可导致骨骺骨折,由于骨骺在X线片显影不佳,容易与掌指关节扭伤相混淆,所以对骨骺未完全闭合消失的情况下,即便X线片无明显的骨折移位表现,也应详细检查患指纵向挤压疼痛,一旦有阳性表现应以骨折作为诊断和治疗。

【辨证论治】

掌骨骨折要求早期正确的复位,合理而有效的固定,及时恰当的功能锻炼。掌骨骨折一般都能愈合,但因复位、固定不良易造成畸形愈合,轻度的畸形对手指的功能影响有限。掌骨骨折在治疗过程中应掌握以下原则:① 骨折必须尽早进行正确整复对位。② 固定骨折时,以采用夹板固定为佳,将其附近的关节置于屈曲位,有利于维持骨折对位和关节活动,并防止关节囊挛缩。③ 对未受伤的手指一般不固定,保证各手指的掌指关节及指间关节经常活动。④ 开放性骨折,应在清创后同时对骨折进行正确整复固定,争取伤口一期闭合。⑤ 对手指的固定位置,不论夹板固定或牵引固定,都应注意将手指半屈曲位指端指向舟骨结节。

1. 整复方法

(1) 第1掌骨基底部骨折:医者先以四指环握患者拇指向远侧与桡侧牵引,以后顺势将第1掌骨头向桡侧与背侧推扳,同时以另一手拇指用力向掌侧与尺侧按顶骨折处以矫正向桡侧与背侧突起成角。

(2) 第1掌骨基底部骨折与脱位:整复手法同掌骨基底部骨折,治疗所面临的难点在于复位后不易维持骨折的稳定。

(3) 掌骨颈骨折:由于骨折端因肌肉收缩向背侧成角,应避免将手指固定于过伸位,因在过伸位时侧副韧带松弛,掌骨头仍向掌侧屈转不能整复。只有在屈曲90°位时,侧副韧带紧张,用示指压顶近节指骨头,使指骨基底部位于掌骨头的掌侧,将骨断面向背侧顶,同时用拇指将掌骨干向掌侧压,才能准确整复(图6-23)。

(4) 掌骨干骨折:治疗应以纠正旋转和短缩畸形为主。患者坐位,助手握住前臂下段,医者一手牵引患指,另一手拇指向掌侧按压,矫正背侧成角畸形,然后拇指与示指在骨折两边的掌侧和背侧夹挤分骨,矫正侧方移位,骨折即可复位。旋转必须纠正,因旋转会导致指骨重叠,短缩一般不超过3 mm,否则握拳时掌骨头下陷,手内、外在肌失衡现象将会出现。

横断骨折时,在牵引下先矫正向背侧突起成角,然后用示指与拇指在骨折的两旁自掌侧与

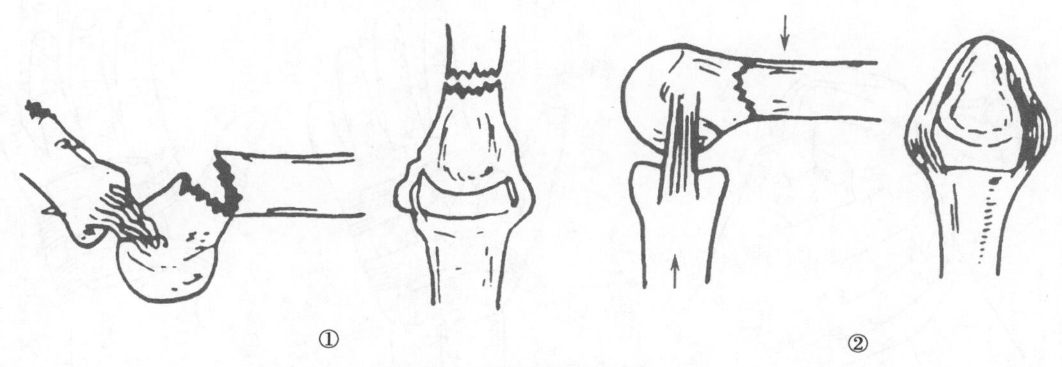

图 6-23　掌骨颈骨折整复方法

① 不正确的整复；② 正确的整复

背侧行分骨挤压，并放置两个分骨垫以胶布固定，如骨折片向掌侧成角则在掌侧放一小毡垫以胶布固定，外加绷带包扎。或采用手术切开钢板内固定术。

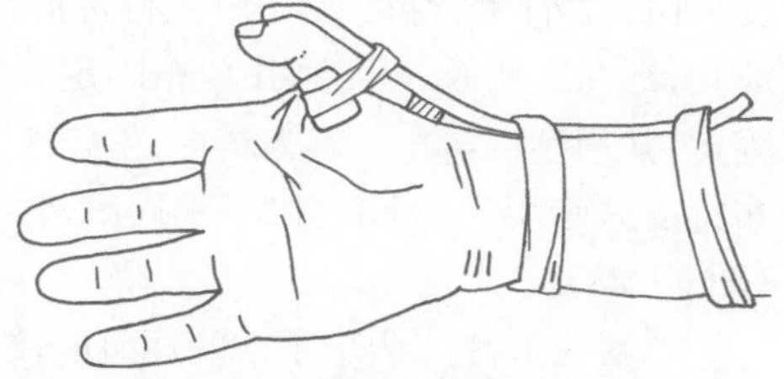

图 6-24　第 1 掌骨基底部骨折外展位夹板固定

2. 固定方法

(1) 第 1 掌骨基底部骨折：采用外展位夹板固定，4～6 周后解决外固定，进行功能锻炼(图 6-24)。

(2) 第 1 掌骨基底部骨折脱位：复位后若能稳定，可与第 1 掌骨基底部骨折相同，于拇指外展位固定 4～6 周(图 6-25)。但因这种骨折脱位很不稳定，容易引起复位后再短缩成角移位。若复位后不能稳定时，可采用在局部加压(用压垫垫在掌骨基部)短臂石膏管形外固定的同时加拇指牵引，持续牵引(皮肤或骨牵引)保持拇指在外展对掌位，在石膏上包一粗铁丝，于拇指的两侧粘一条2 cm×10 cm胶布做皮肤牵引；或做拇指末节指骨骨牵引 3～4 周(图 6-26)。

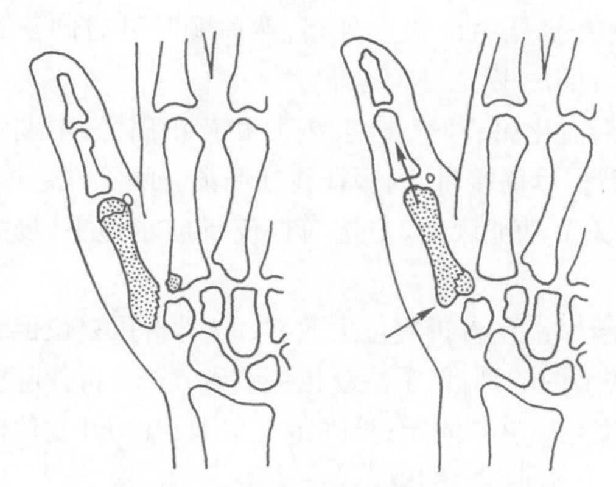

图 6-25　第 1 掌骨基底部骨折伴脱位牵引固定法

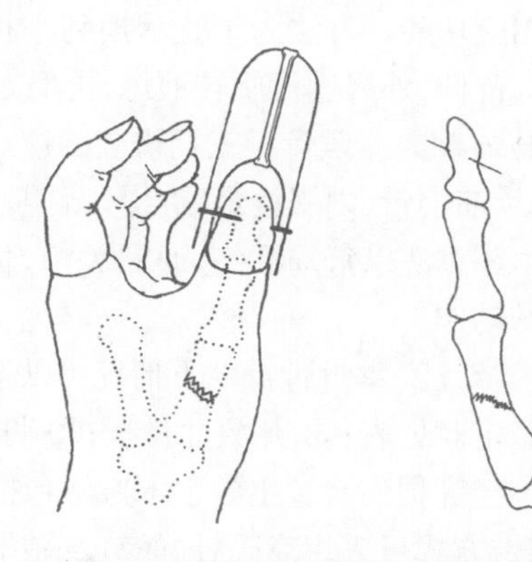

图 6-26　第 1 掌骨基底部骨折脱位石膏固定拇指牵引

(3) 掌骨颈骨折：复位后应维持握拳位固定，可以取一卷软垫放置于患指的掌侧，让其握持，并用胶带固定患指(图 6-27)。

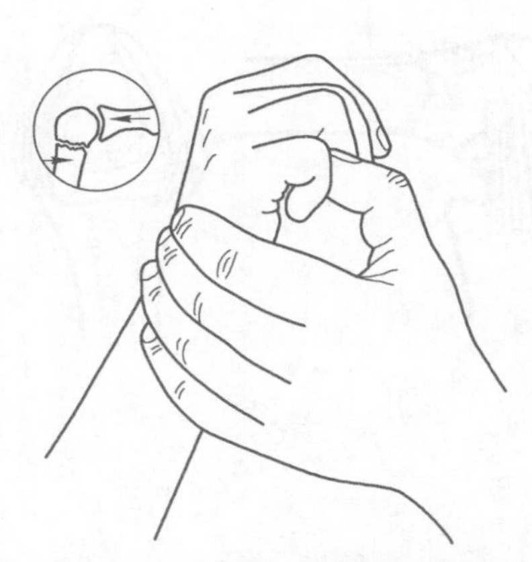
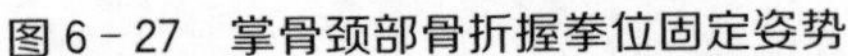

图 6-27 掌骨颈部骨折握拳位固定姿势

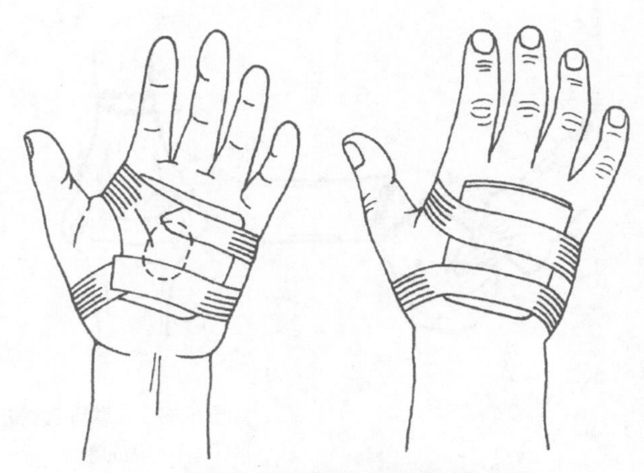

图 6-28 掌骨干骨折小夹板固定方法

(4) 掌骨干骨折：复位后先将骨折背侧骨间隙各放一分骨垫，用胶布固定。若骨折端向掌侧成角，则在掌侧放一平垫，用胶布固定。然后在掌、背侧各放一厚 2～3 mm 的硬纸壳夹板，用胶布固定，并用绷带包扎。若为斜形、粉碎性、短缩较多的不稳定骨折，宜加用指骨末节骨牵引，或用胶布行皮肤牵引，一般牵引 3～4 周后，骨折处有纤维性连接，除去牵引，继续夹板固定至骨折愈合(图 6-28)。

3. 功能锻炼　由于手部的屈肌群较伸肌群强大，故对于各类型掌骨骨折固定后均不主张早期进行强力的屈指训练，以免加重断端向背侧成角。

手部的骨折往往由于局部血肿及骨痂的包裹，诱发手部伸屈肌腱周围粘连。因此，除掌骨颈骨折外，其他骨折类型在得到有效的固定后均应鼓励患者早期进行轻量的屈伸指活动和夹纸锻炼，以防止肌腱周围粘连，并可促进骨折愈合。待骨折愈合，拆除固定后，方可进行较大力的屈伸指锻炼。

拇指旋转锻炼：适用于第 1 掌骨基底部骨折及脱位拆除固定后的锻炼，拇指除屈伸功能外，还有内收、外和部分旋转功能，这些功能都需要依赖于第 1 掌腕关节来实现。因此，在骨折愈合后，应尽早恢复相应功能。方法为患肢示指到小指四指虚握，拇指主动极度外展，然后顺时针方向逐步对掌、内收、背伸、外展进行旋转锻炼，再反方向进行，如此往复。

4. 药物治疗　参照骨折三期辨证治疗。早期宜活血化瘀、理气止痛，内服和营止痛汤；中期宜活血化瘀、续筋接骨，内服接骨紫金丹；后期宜补益肝肾、续筋接骨，内服补肾壮筋汤。解除固定后，局部应用中药熏洗以舒筋活络、通利关节，促进掌指关节功能康复，方选海桐皮汤煎水泡手，浸泡同时做握拳动作。

5. 手术治疗　掌骨骨折以下情况可以选择手术治疗：① 骨折复位失败者；② 骨折可复位但无法维持其稳定对位者；③ 开放性骨折；④ 骨折线经关节内的骨折，手法复位失败者；⑤ 骨折伴随肌腱、血管、神经等损伤者。主要手术方法包括闭合复位克氏针内固定，外固定支架固定；切开复位内固定术，固定方式可采用克氏针、螺钉及微型钢板等。

【预防与调护】

后期拆除固定后加强功能锻炼及局部中药熏洗，这对于手部的功能早期康复十分必要。同时，拆除外固定后局部应避免再次外伤。

第五节　指 骨 骨 折

手指从事诸多工作劳动，受伤骨折的概率较大，尤其开放性损伤的概率较大。指骨骨折为手部最常见的骨折，占四肢骨折的首位，约占全身骨折总量的6.18%，以伤后指骨局部肿胀、疼痛、手指屈伸活动受限等为主要表现。骨折可发生在近节、中节或末节，多见于成人。指骨骨折其骨折段容易受附着肌腱牵拉而造成较为典型的畸形。本病治疗时不可轻视，处理不当可发生畸形愈合，还可因关节囊挛缩、骨折端与邻近肌腱粘连而导致关节功能障碍，对手的功能产生不良影响。

【病因病机】

直接暴力和间接暴力均可造成指骨骨折，但多由直接暴力所致，且多为开放性骨折。闭合骨折以横断骨折较多见，斜形骨折次之(图6-29)，开放性骨折以粉碎性较多见，往往波及关节面。骨折可发生于近节、中节或末节。

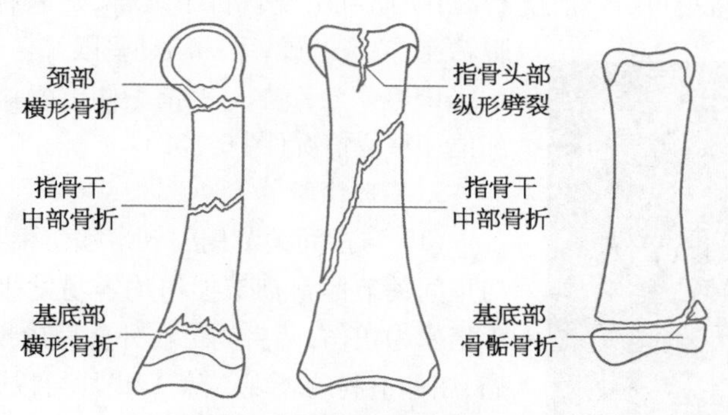

图6-29　指骨骨折各种类型

1. 近节指骨骨折　多由间接暴力所致，以骨干骨折及基底部骨折多见，因骨折近端受骨间肌、蚓状肌的牵引，骨折远端受伸肌腱的牵拉，常造成向掌侧成角畸形。若颈部骨折，由于受伸肌腱牵拉，远端可向背伸旋转达90°，使远端的背侧与近端的断面相对，从而阻碍骨折的整复。

2. 中节指骨骨折　中节指骨受直接暴力打击可引起横断骨折或粉碎性骨折，受间接暴力影响可引起斜形或螺旋形骨折。由于骨折部位不同，可发生不同的畸形。骨折部位如在指浅屈肌腱止点的近侧，则远侧骨折端被指浅屈肌腱牵拉，形成向背侧成角畸形。如骨折部位在指浅屈肌腱止点的远侧，由于指浅屈肌腱的牵拉，使近侧骨折端向掌侧移位，形成向掌侧成角畸形。

3. 末节指骨骨折　多因直接暴力所致，如被重物砸伤、挤压伤等，因此多合并有软组织挫裂伤及指甲损伤。末节指骨骨折部位可发生在末端、颈部和基底部位，而产生不同的骨折类型(图6-30)。

末节指骨远端除基底部背、掌侧以外均无肌腱附着，因此骨折发生一般无明显移位或畸形。而末节指骨基底背侧撕脱性骨折，多由于手指伸直时，间接暴力作用于指端，使末节指骨突然屈曲，由于伸肌腱的牵拉，末节指骨基底背侧可发生撕脱性骨折。骨折后末节手指屈曲，呈典型的“锤状指”畸形(图6-31)。

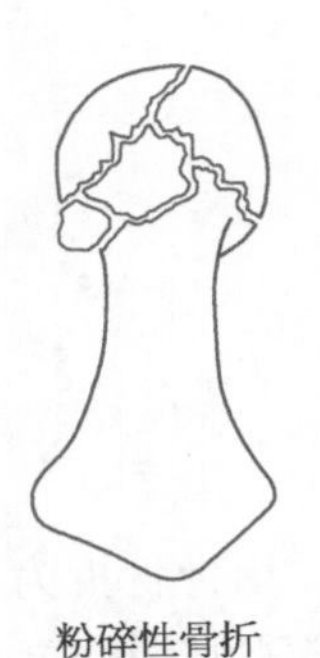
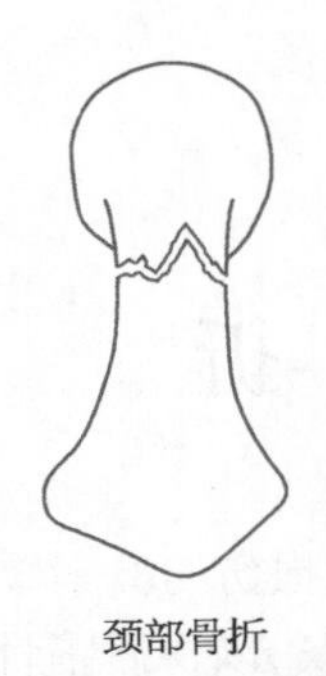
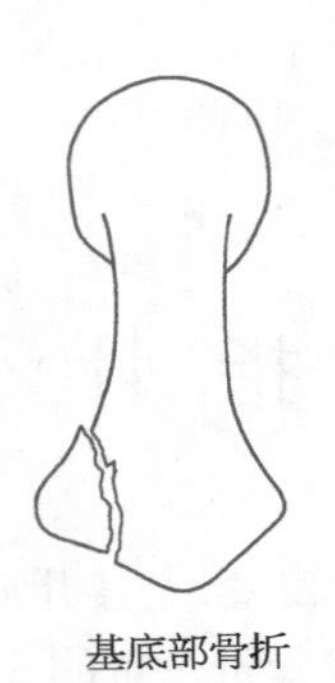

粉碎性骨折　　颈部骨折　　基底部骨折

图 6-30　末节指骨骨折类型

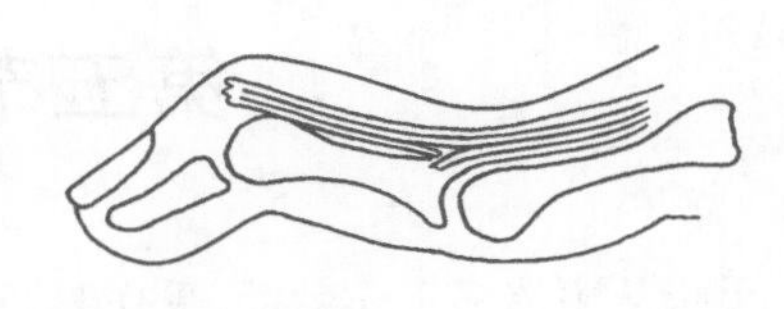

图 6-31　末节指骨背侧基底部撕脱性骨折导致"锤状指"畸形

【诊断与鉴别诊断】

1. 临床表现　伤后局部疼痛、肿胀,手指功能障碍。

2. 体征　可见局部肿胀,有明显压痛及纵向叩击痛。指骨可在皮下触摸清楚,有移位骨折可触及骨擦感,有异常活动。近节、中节指骨骨折可有成角畸形。远节指骨基底部撕脱骨折可有"锤状指"畸形。

3. 并发症　指骨骨折可合并肌腱断裂,晚期可出现骨折不愈合、延迟愈合,骨折畸形愈合,肌腱粘连,关节僵硬,手部活动受限等。

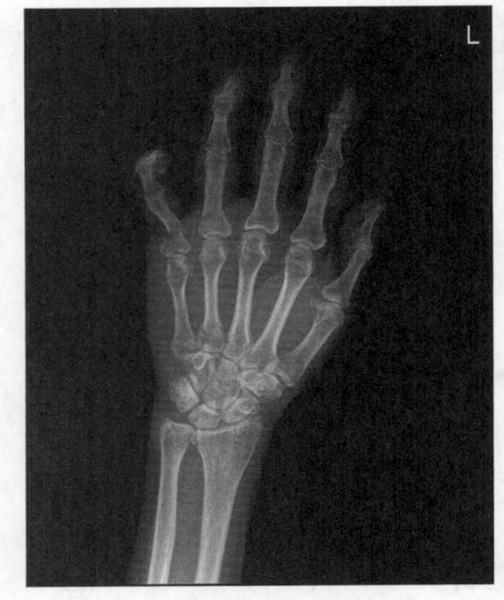

图 6-32　第 4、第 5 近节指骨基底部骨折

4. 影像学检查　手指正侧位或斜位 X 线片可明确骨折部位和移位情况(图 6-32)。

5. 鉴别诊断

(1) 与指间关节侧副韧带损伤相鉴别：指骨基底部骨折与指间关节侧副韧带损伤均容易发生在打球时手指撞击或手指暴力扭伤,两者均可在外伤后出现手指指间关节肿胀疼痛、屈伸不利的表现。除 X 线片可以进行明确鉴别外,将患指指间关节向两侧被动侧翻挤压,若诱发同侧的疼痛则考虑骨折,若诱发对侧的疼痛则考虑指间关节侧副韧带损伤为多。

(2) 与指间关节脱位相鉴别：手指外伤容易发生骨折,也容易发生指间关节脱位,一般可以见到指间关节骨端高起的关节畸形,伴随肿胀疼痛和功能障碍,此类容易鉴别。而一些关节脱位后可自行回纳,此时的肿胀、畸形、功能障碍等表现与指骨基底部骨折相类似,需要仔细鉴别以免漏诊。

(3) 与病理性指骨骨折相鉴别：由于手指活动较大,临床上指骨的骨囊肿等病理性破坏导致骨折较为常见,病理性骨折常发生在手指的非暴力性扭转或顶撞时,肿胀、疼痛及功能障碍等表现较为轻浅,X 线片可以明确鉴别。

【辨证论治】

骨折早期复位,妥善的固定,使骨折顺利愈合,就可以尽快转入康复治疗,以更快地恢复手部功能。手部骨折,要尽量做到解剖复位。

1. 整复方法

(1) 指骨干骨折：医者以一手拇、示二指捏住骨折近端，另一手拇、示二指拿捏骨折远端对抗牵引。然后，以示指指腹部顶住骨折部的掌侧作为支点，继续牵引患指并逐步屈曲而复位。用拇指与示指自尺桡侧挤压矫正侧方移位，然后将远端逐渐掌屈，同时以另一手拇指将近端自掌侧相背侧顶住以矫正向掌侧突起成角。当手指比较短小无法着力时，可以用窄纱布条环形套住末节手指进行牵引复位。

(2) 指骨颈骨折：整复应于牵引下加大畸形成角，用反折手法，将骨折远端呈 90°向背侧牵引，然后迅速屈曲手指，屈曲时应将近端的掌侧屈向背侧(图 6 - 33)。

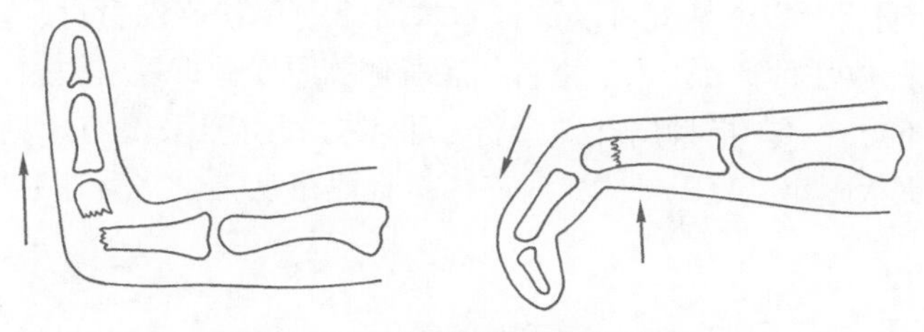

图 6 - 33　指骨颈骨折整复方法

(3) 末节指骨基底部背侧撕脱骨折：整复和固定较容易，只要将近节指间关节屈曲，远节指间关节过伸，同时背伸腕关节，并向远端推捋指伸肌腱，便可使指骨基底向被撕脱的骨片靠近复位。

2. 固定方法　重视对健康手指的保护，应选择设计合适的固定方法，不能过度将健康的手指固定，以保证正常手指的活动。手指尽可能固定在功能位，不可以将手指长期固定于伸直或过屈位。除骨折部位在指浅屈肌腱止点远侧的指骨骨折外，患肢应固定在屈掌指关节、指间关节各 60°，握空拳样功能位，不能将手指完全伸直固定，以免引起关节囊和侧副韧带挛缩而造成关节僵直。无移位骨折可用塑形竹片夹板或铝板固定手于功能位 4 周左右。

(1) 有移位的近节指骨干或指骨颈骨折：复位后根据移位情况置小平垫，其长度相当于指骨，不超过指间关节，然后用胶布固定。对于有掌侧成角的骨折，可置绷带卷或小圆柱状固定物，手指屈在其上，使手处于功能位，用胶布固定，外加绷带包扎(图 6 - 34)。

(2) 中节指骨骨折：复位后骨折部位在指浅屈肌腱止点远侧端者，固定方法同近节指骨骨折；骨折部位在指浅屈肌腱止点近侧者，则应将手指固定在伸直位 2 周，更换为功能位固定 3 周。

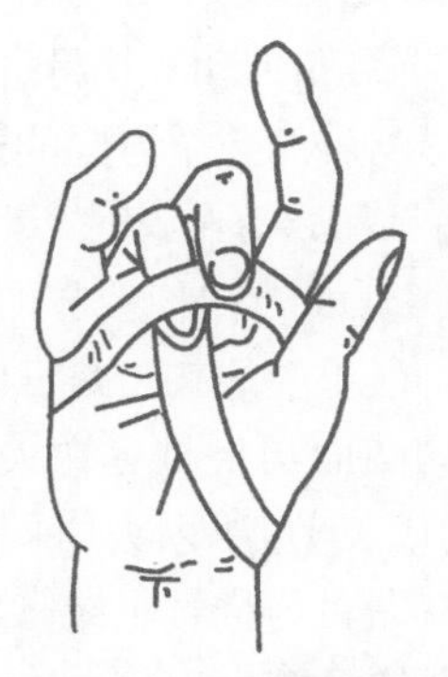

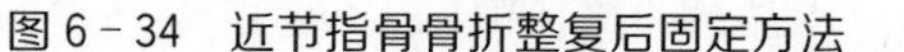

图 6 - 34　近节指骨骨折整复后固定方法

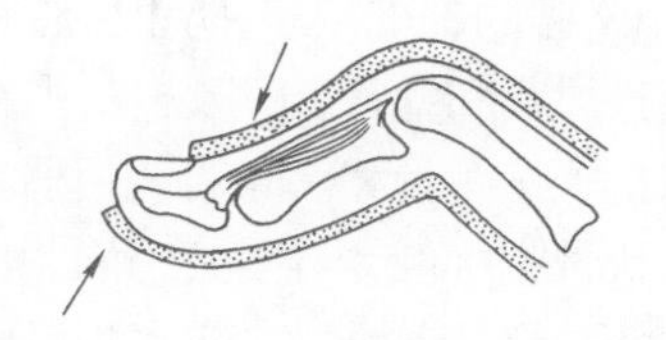

图 6 - 35　末节指骨基底部背侧撕脱骨折固定方法

(3) 末节指骨末端或指骨干骨折：复位后可用塑形竹片夹板或铝板固定于功能位，末节指骨基底背侧撕脱骨折复位后，可将患指近侧指间关节于屈曲位、远侧指间关节过伸位固定 6 周(图 6 - 35)。

3. *功能锻炼*　手指损伤后的康复，主要注重灵活性和稳定性。若稳定的指骨骨折，则在进行整复和外固定后，即鼓励患者行带固定的手指屈伸活动。有移位的指骨骨折，固定后应避免患指的活动。4～6周拆除外固定后，逐步加强手指和腕关节的主动活动，禁止做被动暴力扳拉。

4. *药物治疗*　中医药治疗参照骨折三期辨证治疗。早期宜活血化瘀、理气止痛，内服和营止痛汤；中期宜活血化瘀、续筋接骨，内服接骨紫金丹；后期宜补益肝肾、续筋接骨，内服补肾壮筋汤。解除固定后，局部应用中药熏洗以舒筋活络、通利关节，促进手指关节功能康复，方选海桐皮汤煎水熏蒸和泡手，浸泡时用健侧手指沿患指的掌背侧及两侧进行揉按，同时手指做屈伸动作。

5. *手术治疗*　指骨骨折以下情况可以选择手术治疗：① 粉碎性骨折及螺旋形骨折闭合复位后不能维持固定；② 开放性骨折；③ 末节指骨基底背侧撕脱性骨折复位失败，或骨折不愈合；④ 陈旧性骨折畸形愈合、不愈合；⑤ 指骨病理性骨折。手术方式主要采用切开复位固定，可选用克氏针、螺钉或指骨微型钢板固定。克氏针固定时应注意针尽量从指骨头背侧穿出，不能穿过关节面，以免影响关节功能。

【预防与调护】

复位及固定后应观察手指末梢血液循环，随时调整夹板松紧度，并告知患者手指功能的康复需要主动功能锻炼与被动屈伸按摩结合进行。拆除固定后关节功能僵化不利，需要康复过程，这期间不可过度活动，应避免再次外伤。中药浸泡配合功能按摩锻炼可以促进关节功能康复。

第六节　月骨脱位

月骨脱位是腕骨脱位中最常见者，月骨脱位及月骨周围脱位占腕部损伤的10%。月骨脱位是指维系月骨周围的韧带断裂，导致月骨与周围腕骨相互关节发生移位，以腕关节的掌侧有骨性隆起，局部压痛、肿胀，屈指肌腱因受脱出的月骨压迫而紧张挛缩，呈掌屈位及中指不能伸直等为主要表现。

腕骨共8块，横分远、近两排，纵分内、中、外3列。远排由大、小多角骨和头状骨、钩骨组成，近排由手舟骨、月骨、三角骨和豌豆骨组成。外侧列由手舟骨构成，参与腕的各个方向的运动和稳定；中间列由远排腕骨和月骨构成，主管腕的屈伸运动；内侧列由三角骨和豌豆骨构成，参与腕骨的旋转运动。腕部由坚强的韧带相连，防止腕骨移动，腕关节韧带有两组，即外在韧带和内在韧带。外在韧带起于桡骨、尺骨和掌骨，止于腕骨，内在韧带起止均在腕骨。最重要的韧带是三角韧带，其起于头状骨，分别止于三角骨和手舟骨。月骨位于近排腕骨正中，其凸面与桡骨远端关节面构成关节，其凹面与头状骨相接触，内侧与三角骨，外侧与手舟骨互相构成关节，所以月骨四周均为软骨面。月骨的掌侧面参与腕管构造，有屈指肌腱和正中神经通过。在月骨与桡骨下端掌、背侧两面有桡月背侧、掌侧韧带相连，营养血管经过韧带进入月骨，以维持其正常血液供应。

【病因病机】

月骨脱位多由间接外力引起，手掌着地摔伤，腕部处于极度背伸位，桡骨远端与头状骨相挤压，桡骨与头状骨之间的掌侧间隙增宽,头状骨与月骨之间的掌侧韧带、关节囊破裂,可致月骨前移而被推挤出关节原位,向掌侧翻转脱出。背侧韧带断裂,致月骨向前翻转,指向前方,形成月骨脱位。桡月掌侧韧带也可断裂,影响月骨血液供应,容易引起缺血性坏死。若合并向尺侧倾斜及旋转时,可致手舟骨和月骨一起向掌侧脱位,形成舟骨月骨脱位。若合并桡倾及旋转,可使手舟骨撞击于桡骨茎突上致手舟骨骨折,同时使手舟骨的近半与月骨被推挤出于腕关节的掌侧形成经舟骨月骨脱位。

腕关节背伸约 45°,以手掌着地,暴力可直接推其余腕骨于月骨之后,桡月关系正常,则形成月骨周围腕骨背侧脱位。若同时向尺侧倾斜及旋转时,可致手舟骨骨折和月骨周围其他腕骨被推向背侧形成舟骨月骨周围腕骨背侧脱位。若同时向桡倾及旋转可使手舟骨骨折后,手舟骨远端块同月骨的周围其他腕骨被推向背侧,形成经舟骨月骨周围腕骨背侧脱位。

月骨脱位,根据损伤程度与位置分为 3 型(图 6－36)。

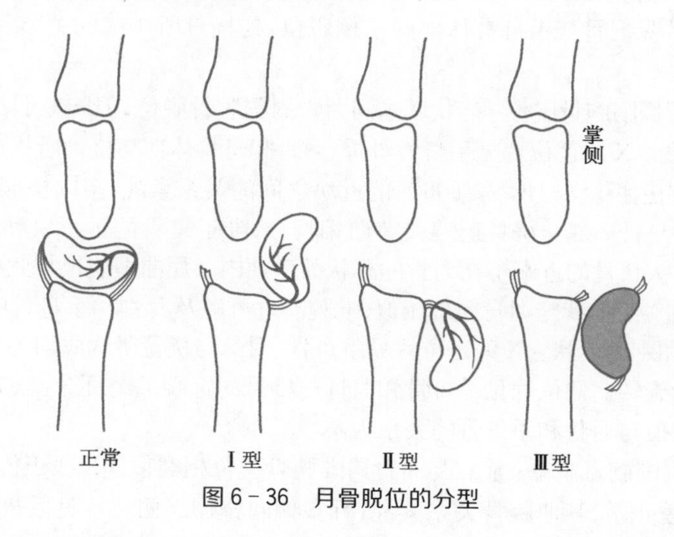

图 6－36　月骨脱位的分型

Ⅰ型　月骨脱位后,向掌侧旋转 90°,凸面向后,凹面向前。桡月背侧韧带断裂或月骨后角发生撕脱性骨折,掌侧韧带未断,月骨血供尚存,月骨一般不发生坏死。

Ⅱ型　月骨脱位后,向掌侧旋转＞90°,甚至可达 270°,位于远端前部,凹面向后,凸面向前。桡月背侧韧带断裂,桡月掌侧韧带扭转,月骨血运受到一定障碍,部分患者可发生月骨缺血性坏死。

Ⅲ型　外力更大,桡月前后韧带均断裂,月骨移位至桡骨远端掌侧,凸面向后,凹面向前。脱位的月骨与前韧带相连,则月骨还有生活力,如前后韧带均断裂,则可能发生坏死。

【诊断与鉴别诊断】

1. 临床表现　有明显腕背伸手掌着地外伤史,即刻出现腕部肿胀疼痛,不同的脱位类型具有以下不同表现。

(1) 月骨脱位：腕前可触及骨性突起,腕关节轻度背伸,手不能伸展,握拳时第 3 掌骨明显塌陷,常合并正中神经受压或刺激症状,有桡侧三个半手指感觉障碍或麻木刺痛。X 线正位片见月骨呈三角形,尖指向远端,三角的底向近端。侧位片见桡骨、月骨、头状骨三者关系失常,月骨已完全离开原位。头状骨不在月骨的杯状关节面内。月骨的杯状关节面空虚,指向掌侧,月骨的近侧面离开桡骨关系面,而指向背侧。

(2) 月骨周围腕骨背侧脱位：月骨的解剖位置不变,其他腕骨和整个手骨脱向背侧。月骨周围脱位是由于月骨周围的腕骨相对于桡骨远端向背侧或掌侧移位、与桡骨远端的正常解剖关节丧失,然而月骨与桡骨的解剖关系仍维系正常或基本正常。多是因受伤后舟月骨分离后背伸、尺偏暴力延伸向腕关节尺侧所致。暴力致桡舟头韧带、舟月骨间韧带、头三角韧带、月三角韧带和月三角骨间韧带依次断裂,甚则使头状骨、钩骨、三角骨或桡尺骨骨折,最终导致舟月骨一并脱向背侧。往往有密切的腕关节背伸外伤史,关节肿胀、疼痛与压痛,但范围较单独的骨折广泛,后期上述症状较局限,运动幅度及手掌的握力明显下降。X线正位片显示头状骨与月骨、桡骨和舟骨的影像重叠区加大,腕中关节间隙消失,舟月骨间关节间隙增宽。侧位片显示舟骨掌屈加大,与其他腕骨一起向背侧脱位,但头状骨最明显。

(3) 经舟骨月骨脱位:症状与单纯月骨脱位相类似,尤以腕鼻烟窝部压痛显著,且有空虚感,腕前骨突畸形面积大而宽,且有高低不平的骨错感。X线正位片见月骨呈三角形,手舟骨骨折,体部旋转分离。侧位片见月骨与手舟骨体部向掌侧脱位,与桡骨所构成的关节关系失常,其他同月骨脱出。

(4) 经舟骨月骨周围腕骨脱位:症状基本同月骨周围腕骨脱位,但腕鼻烟窝部压痛显著,且可触及骨错感和骨擦音。X线正位片见手舟骨骨折、月骨和舟骨体部与桡骨所构成的关节关系正常,其他腕骨和手舟骨的远折块与月骨和手舟骨的近块之间的关系紊乱,多向桡侧偏移。侧位片见手舟骨骨折,月骨和手舟骨体部与桡骨远端关节面相吻合,唯手舟骨的远折块和其他腕骨一致脱向月骨的背侧或掌侧,头状骨的近端不在月骨的杯状关节面内。屈曲型脱位与此相反。

(5) 舟骨月骨脱位:症状与月骨脱位相似,唯腕前方可触及月骨和手舟骨的骨性突起,且可合并正中神经的压迫和刺激症状。X线正位片见手舟骨、月骨与桡骨所构成的关节关系失常,月骨呈三角形,连同手舟骨旋转。侧位片见手舟骨和月骨与桡骨的远端关节面分离、旋转脱出于掌侧,其他腕骨的关系正常,但与月骨和手舟骨的关系失常。

(6) 舟骨月骨周围腕骨脱位:症状与月骨周围腕骨脱位相类似。X线正位片见手舟骨和月骨与桡骨的关节面关系正常,其他腕骨关系紊乱,且多偏向桡侧。侧位片见手舟骨和月骨与桡骨远端关节面关系正常,其他腕骨脱向背侧。屈曲型脱位与此相反。

厘清桡、月、头状骨之间的关系是判断腕骨关节脱位类型的重要参考指征(图6-37)。

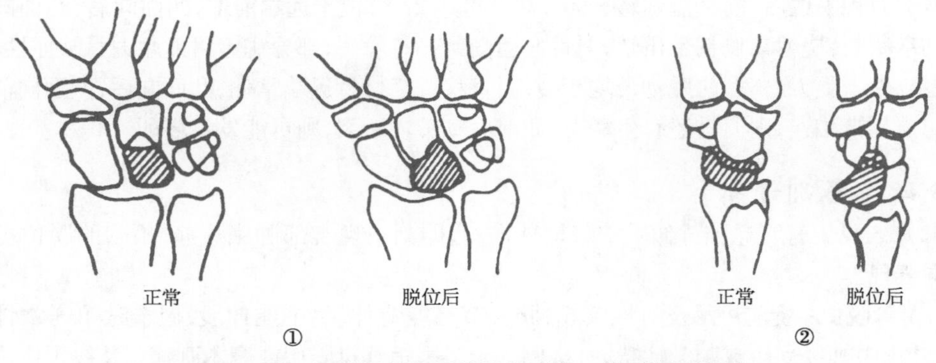

图6-37 正常月骨与月骨脱位后的X线对照示意图

X线正位片见腕骨排列紊乱,头状骨与月骨影重叠,舟月间隙增大,手舟骨长轴变短,呈皮质环征或舟骨旋转,月骨脱位失去四边形结构,呈三角形影(图6-38①);X线侧位片出现月骨周围背侧脱位,第3掌骨、头状骨与月骨、桡骨失去正常共轴线关系,第3掌骨及头状骨的轴线位于月骨及桡骨轴线背侧(图 6－38②)，在此基础上当月骨向掌侧倾斜时，提示为动态性月骨周围背侧脱位；月骨掌侧脱位时可见第 3 掌骨、头状骨、桡骨共轴承关系不变，但月骨位于以上诸骨轴线掌侧。当月骨脱位时，该轴线不再通过月骨而通过头状骨。当月骨周围脱位时，轴线不再通过头状骨而通过月骨。腕骨中央脱位时，此轴线既不通过月骨也不通过头状骨。同时，正常平行的腕骨关节间隙宽 1～2 mm，关节间隙消失或增宽，相应腕关节重叠或分离，也是腕骨脱位骨折的主要征象。

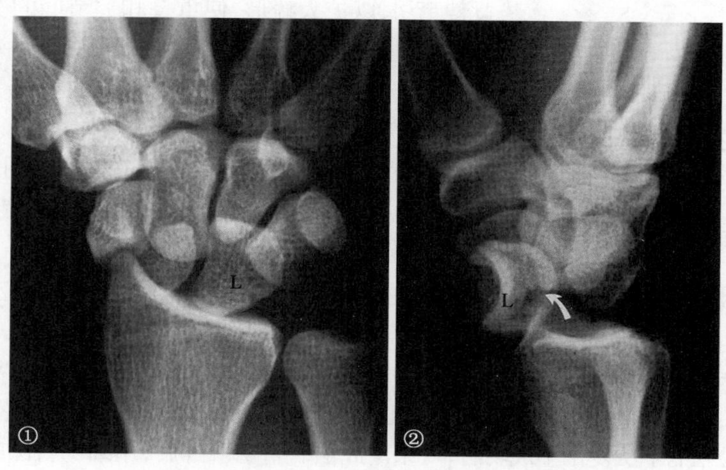

图 6－38　手部 X 线正位片及侧位片显示月骨形态异常

图中 L 标示为月骨

2. 并发症

(1) 正中神经麻痹：由于月骨掌侧参与部分腕管结构组成，月骨向掌侧脱位后，常导致正中神经的压迫，产生手掌及手指掌侧的明显麻木疼痛、功能障碍。对月骨的及时整复可使正中神经功能即刻完全恢复。若延期复位，恢复可能不完全。

(2) Sudeck 骨萎缩：Sudeck 骨萎缩是一种由于外伤导致的反射性交感神经营养不良综合征，又称创伤后骨萎缩，多见于腕关节和手掌。临床表现是手指、手腕的肿胀、疼痛、僵硬，皮肤红而变薄，骨质普遍脱钙、疏松、萎缩。本病的发生有时是突然的，但多为骨折后未能积极主动锻炼所致。X 线片显示严重的骨质疏松。局部制动可以缓解症状，非手术治疗无效者可以行交感神经阻滞术。

(3) 缺血性坏死：月骨脱位损伤月骨血液供应，可导致月骨塌陷及继发性骨关节炎，后者进展很快。所有月骨脱位患者在伤后 6 个月内均应每个月复查 X 线片，以及时发现此并发症。若早期发现，可予切除月骨，以防发生进行性骨关节炎。对于许多晚期病例，倾向于行腕关节融合术。

【辨证论治】

新鲜脱位用手法复位，一般均可成功。少数病例手法复位不成功者，可用钢针撬拔复位。陈旧脱位者，必要时应进行手术治疗。

1. 整复方法

(1) 手法复位：月骨脱位复位时，患者坐位或仰卧位。一助手固定前臂，另一助手牵拉患手，顺势背伸以扩大畸形，使掌侧关节间隙张开。医者站于患侧，用双手拇指按压杯状面矫正其旋转，然后推月骨前缘向后，同时牵手的助手将腕关节掌屈即可复位(图 6－39)。

舟骨月骨脱位整复同月骨脱位，但牵患手时，应令其背伸与尺偏以扩大畸形。经舟骨月骨脱

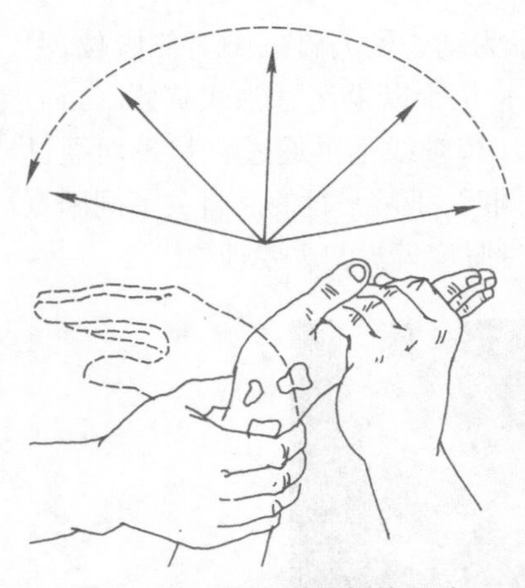

图 6-39 月骨脱位复位手法

位复位也同月骨整复手法，但应将舟骨体部连同月骨一同整复，然后以推挤提按手法于腕关节前后、左右加以推挤提按，使手舟骨骨折对位，促使其他腕骨之间平整紧密对合。

月骨周围腕骨背侧脱位复位时，患者坐位或仰卧，助手固定前臂，掌心向下。医者站于患侧，双手牵患手，先将腕关节顺势背伸牵引，以扩大畸形，使重叠和关节间的交锁分离，头状骨的近端滑过月骨后缘，并以拇指扣住脱出的头状骨近端凹陷，其他四指端托腕的近端。同时在牵拉的情况下使腕关节掌屈，即可复位。

经舟骨月骨周围腕骨背侧脱位整复同月骨周围腕骨背侧脱位，但脱位复位后，应再以推挤提按手法使手舟骨骨折对位和其他腕骨之间严密对合。

舟骨月骨周围腕骨背侧脱位整复方法同月骨周围腕骨脱位，但牵患手时，应令其背伸与尺偏以扩大畸形。

陈旧脱位首先在麻醉下进行充分活筋，以分离粘连缓解挛缩，然后按新鲜脱位的各部位手法进行闭合手法复位。开放性脱位则在处理软组织损伤的同时进行闭合式开放复位。

(2) 针拨复位法：手法复位不成功者，可采用此法。臂丛麻醉后，用细的骨圆针，在无菌及 X 线透视下，自腕掌侧把钢针刺入月骨凹面的远端，在腕背伸对抗牵引下，向背侧顶拨，使月骨凹形关节面与头状骨相对，同时嘱助手由腕背伸位牵向掌屈位，若中指可以伸直，表示复位成功(图 6-40)。

(3) 骨牵引法：陈旧性月骨脱位因桡骨与头状骨间隙为肉芽组织或纤维组织所填充，使手法复位不易成功，可试行骨牵引法。即在尺骨鹰嘴及第 4 掌骨颈各穿一钢针，对抗牵引 2～3 日后，再采用手法复位。

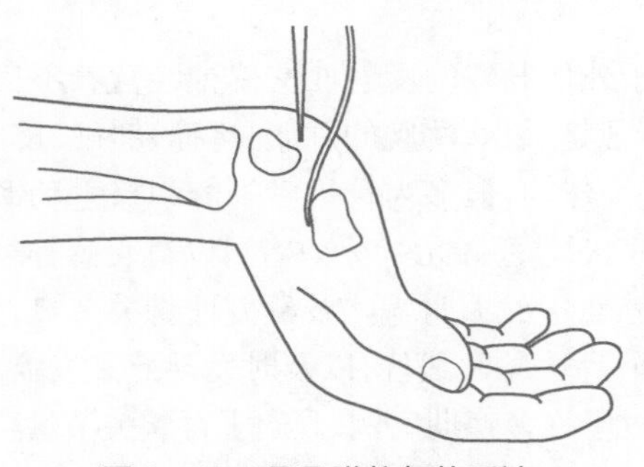

图 6-40 月骨脱位复位手法

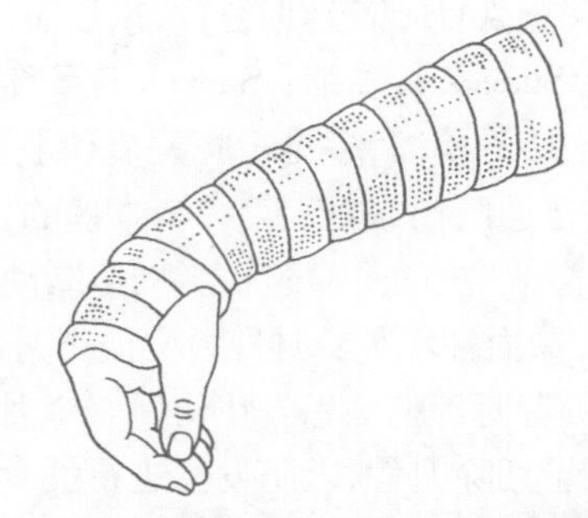

图 6-41 月骨脱位复位后的石膏固定

2. *固定方法* 复位后，用塑形夹板或石膏托将腕关节固定于掌屈 30°～40°(图 6-41)。1 周后改为中立位，再固定 2 周。

3. *功能锻炼* 固定期间密切观察患者指末血液循环及感觉状态，鼓励患者做指间关节伸屈活动。解除固定后，开始做腕关节主动伸屈活动。月骨切除后，固定 1 周即可开始腕关节功能锻炼，一般日后对腕关节功能影响不大。

4. *药物治疗* 中药内服参照骨折三期辨证用药。早期宜活血化瘀、理气止痛，方选和营止痛汤加减。中期宜活血化瘀、续筋接骨，方选接骨紫金丹加减。后期宜补肝肾、壮筋骨，方选补肾壮筋汤加减，解除固定后，局部应用中药熏洗以舒筋活络、通利关节，促进腕关节功能康复，方选海桐皮汤加减煎汤熏洗患处。

5. 手术治疗　若手法复位失败，需要手术切开复位。如果桡月前后韧带均已断裂，日后月骨可能发生缺血坏死者、合并创伤性关节炎者，可考虑月骨切除。对于许多晚期病例，倾向于行腕关节融合术。

【预防与调护】

复位固定后，早期功能锻炼应避免过度腕背伸活动，应逐步加大活动度，以防重新脱出。

第七节　掌指关节脱位

掌指关节脱位是指伤后掌骨头与近节指骨的基底部发生移位，以局部疼痛、肿胀，掌指关节过伸，指间关节屈曲畸形，手指短缩，有弹性固定，在掌侧可触到掌骨头，功能丧失为主要表现。

掌指关节由各掌骨头与相应近节指骨基底构成。第1掌指关节近似椭圆关节，可屈伸内收、外展及少许旋转，活动范围变化较大，因人而异。第2～5掌指关节为椭圆关节，有屈、伸、收、展及一定幅度的环绕功能。指掌关节的两侧、背侧及掌侧均有韧带附着，加强关节稳定性。掌指关节脱位以拇指掌指关节脱位最多见，其次为示指掌指关节脱位，第3～5掌指关节脱位少见。

【病因病机】

掌指关节脱位多为掌指关节过度背伸暴力引起，掌骨头穿破掌侧关节囊而脱出，故掌指关节脱位多为背侧脱位，以拇指掌指关节脱位多见(图6-42)。掌指关节脱位后，掌骨头向掌侧移位，近节指骨基底部向背侧移位，屈指肌腱被推向掌骨头尺侧，蚓状肌脱向桡侧，掌侧关节囊纤维板移向掌骨头背侧，掌骨头掌侧被掌浅横韧带卡住，形成嵌卡性脱位。在关节极度过伸、扭转或侧方挤

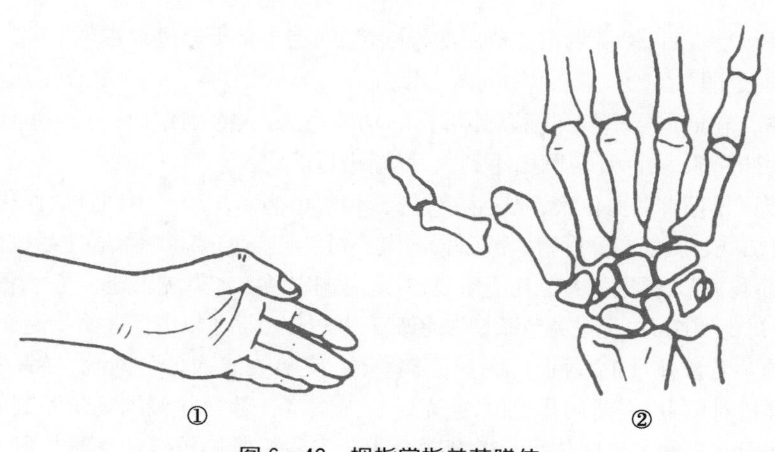

图6-42　拇指掌指关节脱位

①拇指掌指关节脱位外形；②拇指掌指关节背侧脱位

压外力作用时可造成指间关节脱位，有时伴有侧副韧带损伤，严重时侧副韧带断裂或伴有撕脱性骨折。按脱位的方向分背侧脱位和侧方脱位，按脱位的性质分一般性脱位和嵌卡性脱位。

【诊断与鉴别诊断】

脱位的关节肿胀，疼痛，过度背伸畸形，呈弹性固定，自动伸屈活动障碍。掌指关节功能丧失，在掌横纹处可触及高突的掌骨头。示指尚有尺偏及指间关节半屈曲畸形。类风湿关节炎晚期常见关节畸形，如掌指关节脱位、半脱位等，两者需加以鉴别。X线检查可确诊。

【辨证论治】

掌指关节脱位后，手法复位往往失败。因为拇指脱位时，掌骨头穿破掌侧关节囊，颈部被卡在纵行撕裂的关节囊间，有时籽骨或拇长屈肌腱也嵌入两关节面之间，使复位困难。示指脱位时，掌骨头从掌板近端穿破关节囊，掌板嵌在两关节面之间，掌骨颈两侧夹在屈指肌腱及蚓状肌之间，造成复位困难。

1. *整复方法*　患者坐位，医者一手拇、示二指捏持患指的近节指骨，在过伸位顺势牵引；同时用另一手握住手腕背部，并用拇指将指骨基底部向掌侧推；两手配合；逐渐将患指的掌指关节屈曲，使其复位(图6-43)。

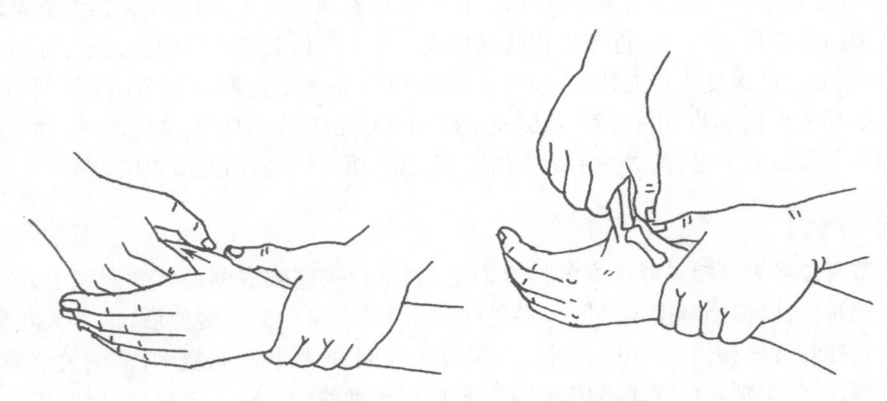

图6-43　拇指掌指关节脱位整复方法

2. *固定方法*　复位后，保持掌指关节屈曲位固定，固定患指于轻度对掌位1～2周，用绷带卷置于手掌心，胶带固定即可。

3. *功能锻炼*　早期需要重视患指以外手指的功能锻炼，去除固定后，可做患指的掌指关节和指间关节的主动伸屈活动，活动范围由小到大，逐渐进行。

4. *药物治疗*　早期宜活血化瘀、理气止痛，内服和营止痛汤加减。中期宜活血化瘀、续筋接骨，内服接骨紫金丹加减。后期宜补肝肾、壮筋骨，内服补肾壮筋汤加减。解除固定后，局部应用中药熏洗以舒筋活络、通利关节，促进腕关节功能康复，方选海桐皮汤煎水熏洗患处。同时，配合轻手法于手指两侧进行按摩，以理顺经络，促进关节囊韧带的修复，并可在后期康复中促进关节囊弹性的恢复。

5. *手术治疗*　若合并骨折，骨折片明显分离移位、旋转或嵌入关节间隙，导致手法复位失败，或复位后不能维持对位者，需要切开复位，或克氏针内固定。若合并侧副韧带断裂者，则需手术修复侧副韧带。陈旧性指间关节脱位可行关节融合术。术后用背侧石膏托支具控制掌指关节，防止过伸即可，不需绝对制动，患指关节固定于功能位。

【预防与调护】

掌指关节脱位整复固定后,应早期行未固定部位各关节的功能锻炼,但切忌触摸、揉捏、扭转该关节,以免发生增生及粘连,致肿胀长期不消并遗留功能障碍。

第八节　指间关节脱位

指间关节脱位是指外伤后指骨与指骨之间发生移位,以指关节呈肿胀、畸形、疼痛、局部压痛,弹性固定,被动活动时疼痛加剧为主要临床表现。指间关节由近节指骨滑车与远节指骨基底部构成,该关节为屈戌关节,仅能做屈伸运动,结构上比掌指关节稳定,关节囊的两侧有副韧带加强。指间关节脱位较为常见,各手指的近侧或远侧指间关节都可发生,脱位的方向大多是远节指骨向背侧移位,或内、外侧移位,前方脱位极为罕见。脱位后常伴有关节囊的撕裂伤,指间关节囊的修复比较缓慢,常需3～5个月才能完全恢复手指功能,往往出现关节增粗、强硬、伸屈活动受限、疼痛等后遗症。

【病因病机】

在手指极度过伸、扭转或侧方挤压外力作用时可造成指间关节脱位,有时伴有侧副韧带损伤,严重时侧副韧带断裂,或伴有撕脱性骨折。

【诊断与鉴别诊断】

多有外伤史,伤后手指肿胀、畸形、疼痛、压痛,手指呈背伸或侧弯、弹性固定,功能丧失。若指间关节脱位伴侧副韧带断裂,则有异常侧方活动,即分离实验为阳性。类风湿关节炎晚期常见关节畸形,如近端指间关节过伸、远端指间过屈呈“天鹅颈”畸形等,两者需加以鉴别。X线片可明确诊断。

【辨证论治】

1. 整复方法　指间关节脱位手法复位比较容易。医者双手握持伤指,适当用力牵引,再轻度用力屈曲或扳正侧的手指,即可复位。若患者脱位远端指节比较短而难以承力者,可以用窄纱布条环绕远端进行牵引拔伸整复。

2. 固定方法　近侧指间关节脱位合并侧副韧带损伤或撕脱性骨折者,应将关节固定于伸直位3周,以防韧带挛缩。

3. 功能锻炼　早期需要重视患指以外手指的功能锻炼,去除固定后,可做患指的掌指关节和指间关节的主动伸屈活动,活动范围由小到大,循序渐进。

4. 药物治疗　同掌指关节脱位。

【预防与调护】

指间关节脱位复位容易,往往伤后患者能自行牵拉复位,但若未能给予及时的固定,或按筋伤处理给予手法按摩,而过早活动,可使脱位的关节产生增粗、僵硬、屈曲活动受限等后遗症,故应早期明确诊断,及时处理,防止关节不稳、粘连或并发创伤性关节炎,切忌用粗暴手法推拿。

第七章 髋、大腿骨折及脱位

导学

(1) 掌握各疾病的病因病机、临床表现、体征、影像学检查及整复、固定方法。
(2) 熟悉各疾病的功能锻炼。
(3) 了解各疾病的预防与调护。

髋骨又名胯骨、髁骨。《伤科补药·臀骱骨》载:“胯骨,即髋骨也,又名髁骨。其外向之凹,其形似臼,以纳髀骨之上端如杵也,名曰机,又名骱枢,即环跳穴处也,俗称臀骱。若出之则难上,因其膀大肉厚,手捏不住故也。”其论述的髋部损伤包括髋关节脱位、股骨颈骨折、股骨粗隆间骨折和股骨干的骨折。现随着交通意外增加,髋部骨折及股骨干骨折越来越常见。在 20 世纪 60 年代以前,中医骨伤科主要采用闭合手法复位,并给予一定时期牵引治疗,之后随着内固定材料应用不断成熟及因非手术治疗极易发生髋内翻和肢体外旋短缩畸形,同时带来废用性的骨质疏松和肌肉萎缩,以及长期卧床带来全身各种并发症,病死率较高。为了避免上述缺点,故手术治疗在临床上应用越来越普遍。

(一) 髋部及股骨干主要骨性结构特点

涉及髋部的骨骼包括髋骨、髋臼、股骨头、股骨颈及股骨粗隆间部分。髋骨由髂骨、耻骨、坐骨 3 骨组成,幼年时为软骨结合,成年后在髋臼处形成骨性融合。骨性髋臼内半月形关节面围绕的中心凹陷为髋臼窝,内有脂肪组织填充即所谓的 Havers 腺,可随关节内压的增减而被挤出或吸入;同时其髋臼半球状开口朝向前、外、下倾斜;髋臼的周缘有关节盂唇,性质为纤维软骨,盂唇的存在加深、加宽了髋臼,使其包容股骨头超过半径,增加其稳定性。股骨头位于股骨的上端,表面光滑,与髋臼构成髋关节,正中略偏向下方有一凹陷,为股骨头凹,是圆韧带的附着处。

股骨颈为近似管状结构,指向上内方,在冠状面的股骨干和股骨颈轴线相交构成颈干角(图 7-1)。婴幼儿此角>150°,成人一般在 125°~135°,多数情况下女性约 127°,男性约 132°,如果颈干角>140°称为髋外翻,如果颈干角<120°称为髋内翻;股骨颈的轴线与股骨内外侧髁连线的夹角称为前倾角(图 7-2),在婴儿时期,前倾角较大,为 20°~30°,成年后此角为 12°~15°。另外,股骨颈还有扭转角,这是指人体某部位发育过程中或在外力作用下远端或近端沿该肢体纵轴线发生的旋转,如扭转暴力所致的螺旋形骨折,使肢体远、近端不在同一冠状面上,这两个冠状面的夹角就是扭转角。股骨颈扭转角就是股骨颈冠状面与股骨髁冠状面(即人体冠体面)所成的夹角,即在透视下内旋股骨,股骨颈最长时髋内旋的角度。在股骨近端的结构适应于其所承担的应力,并以

最少的材料获得最大承力结构的特点，这对于股骨颈来说表现尤为突出，其骨小梁分布情况为：其内侧为压力骨小梁，起自股骨颈下方和骨干内侧骨皮质，向上止于股骨颈上面和股骨头的骨皮质；外侧为弓形的主张力骨小梁，起自干骺端外侧骨皮质与主压力小梁呈 60°相交，止于股骨颈和股骨头下面的骨皮质，此两相交之下方的三角形区域，承受应力最小，骨小梁稀少，称为 Ward 三角，尚还有次张力和次压力骨小梁存在(图 7-3)。

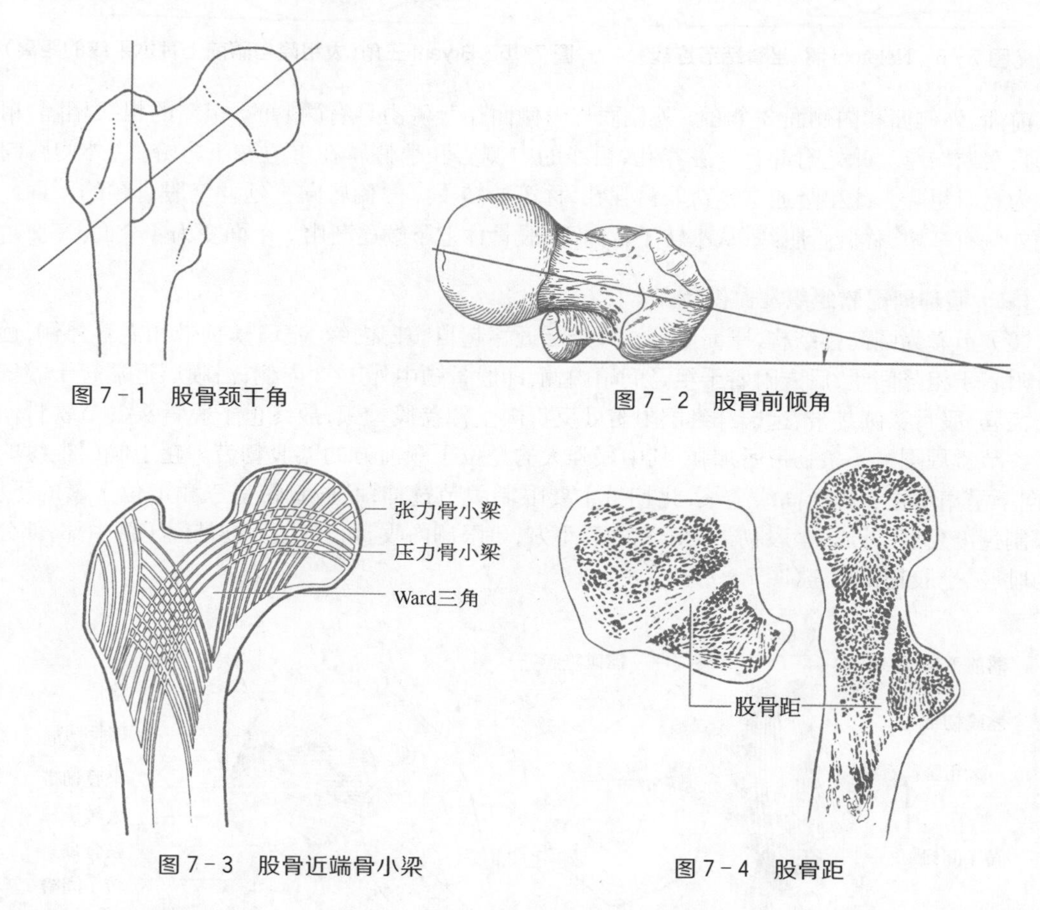

图 7-1　股骨颈干角

图 7-2　股骨前倾角

图 7-3　股骨近端骨小梁

图 7-4　股骨距

股骨颈、干连接部的后方，是位于小转子深部的纵行致密骨上极与股骨颈的后侧骨皮质连续，下极与小转子下方股骨干后内侧骨皮质融合，由于股骨距(图 7-4)的存在，加强了干骺端承受应力的能力，缩短了股骨颈的“悬梁”力臂作用，与压力和张力骨小梁构成一个完整、合理的负重系统。另外，在正常情况下，由髂前上棘至坐骨结节间做一连线，即 Nelaton 线(图 7-5)，此线经过股骨大转子，使患者仰卧，自髂前上棘划一线垂直于此线，即 Bryant 线，正常此线的长度约为 5 cm。由髂前上棘、股骨大转子尖及两垂直线的交点所构成的三角即为 Bryant 三角(图 7-6)。如果股骨头脱位或股骨颈骨折时，上述各线的位置将发生变化，股骨大转子的位置将上升至髂前上棘及坐骨结节的连线之上，Bryant 线因大转子向上而缩短。

股骨体从整体观察，外观呈向前、向外的弧度，在中、外 1/3 处更明显，四头肌发挥伸膝作用，在整复和固定骨折时，应尽可能保持此弧线。股骨的解剖轴是粗隆间的中点至膝关节中点的连线，机械轴是股骨头的中心到两髁间中点的连线，机械轴和解剖轴之间正常时有 5°～7°的夹角。股

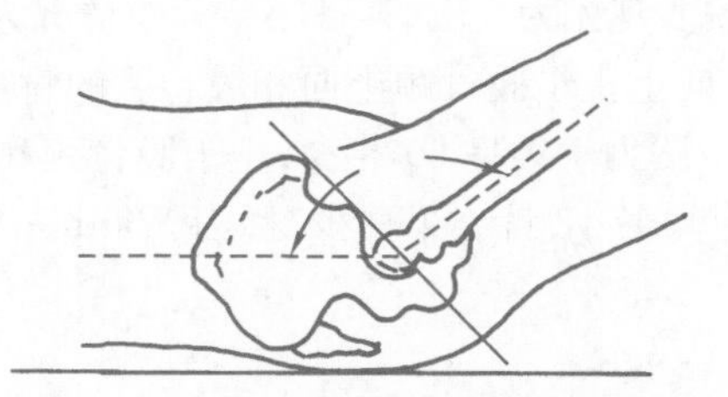

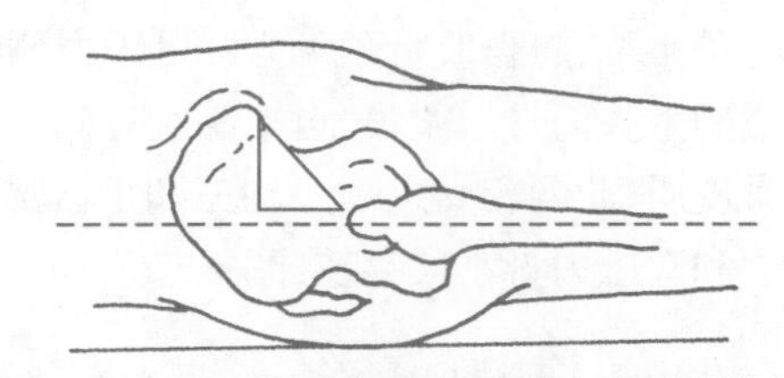

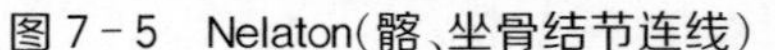

图 7－5 Nelaton(髂、坐骨结节连线)　　图 7－6 Bryant 三角(大粗隆与髂前上棘水平线的距离)

骨有前面、外侧面和内侧面 3 个面。外侧面与内侧面在背侧由具有两唇的、粗糙的粗线相隔，粗线处的骨密质增厚。此处附近有一滋养孔，粗线的内侧唇和外侧唇在上方和下方分叉，外侧唇向上延续为臀肌粗隆。此粗隆通常发育非常强壮，称第 3 转子。内侧唇向上延伸至股骨颈的下面。此唇稍外侧有一嵴，称耻骨肌线，从小转子行向下，股骨体上下端逐渐由 3 个面变为 4 个面。

（二）髋部周围软组织及血供特点

髋关节囊为圆筒样结构，厚而坚韧。纤维层近端起自髋臼内缘、髋臼横韧带和盂唇外侧，远端前方附着于粗隆间线，后方附着于粗隆间嵴内侧，即股骨颈中外 1/3 内侧；滑膜层近端起于髋臼缘覆盖盂唇、股骨头圆韧带，远端纤维层附着处反折向上覆盖股骨颈，最终止于股骨头关节软骨面周缘。关节囊周围被 4 条韧带所加强，其中最强大的是位于颈前方的髂股韧带。起于髋臼上缘的髂骨，向下呈扇形止于粗隆间线全长，此韧带主要限制关节过伸；耻股韧带呈三角形位于囊的下壁，可限制过度外展、外旋；坐股韧带位于囊的后下方，可限制内收、内旋；轮匝韧带位于颈中部，部分纤维与耻股、坐股韧带相连(图 7－7)。

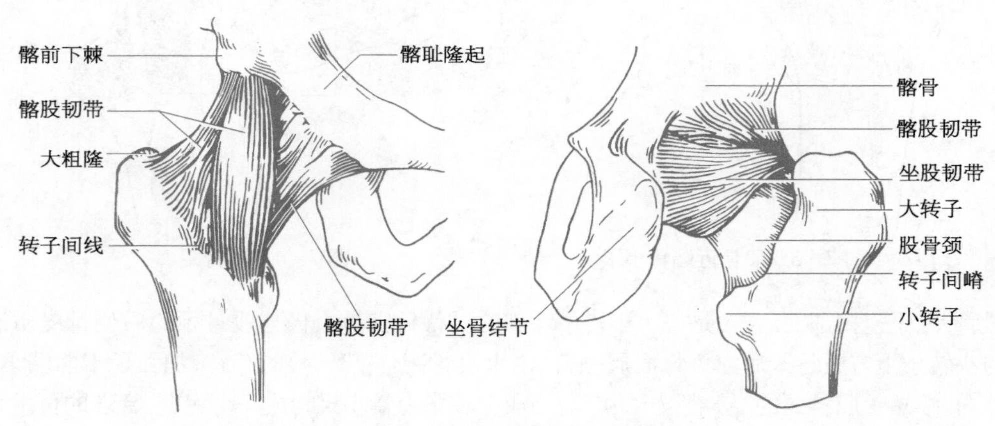

图 7－7 髋关节周围韧带示意图

供应髋关节周围的血管有旋股内、外侧动脉，闭孔动脉，上部为臀上动脉和臀下动脉，下部为第 1 穿动脉和头凹动脉。这些动脉到达关节囊后分为上下两组进入股骨颈，上组称为上干骺动脉，在滑膜和骨膜之间走行，进入股骨颈的基底部，其分支为外骺动脉，供应股骨头的外上部分；下组称为下干骺动脉，进入股骨颈基底部的下内侧，供应股骨颈的内下部分。另外，来自股骨干滋养动脉，该路血运仅达到股骨颈的基底部，小部分与关节囊的小动脉有吻合；来自圆韧带的小动脉，是由闭孔动脉发出的一支小动脉，称为内骺动脉，比较细，仅能供应股骨头内下部血运，与外骺动脉有吻合。供应股骨干的血供主要来自干骺端、骨膜和骨内膜。骨膜的血供主要来自多个起自股骨干的肌肉，而股骨的营养动脉来自股深动脉的贯穿支，有股骨粗线穿入。在股骨干周围有着丰富的血管、神经，其中股动脉从腹股沟处进入大腿，在大腿内侧向下行走，在股骨的中远交界处内收肌管转向外后侧，由此成为腘动脉，向后到小腿的肌腹；坐骨神经和股神经通过大腿，股神经由腹股沟韧带进入大腿，支配股四头肌，坐骨神经在梨状肌下由后侧进入大腿，由于有丰富的肌肉和骨保护，很少损伤(图 7-8)。

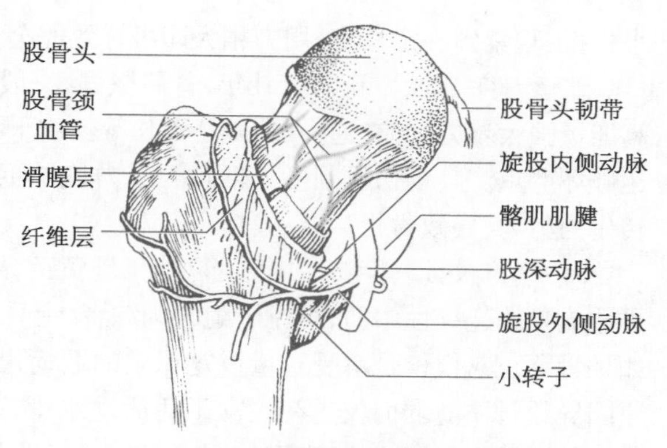

图 7-8　髋关节周围血供示意图

髋关节周围有丰厚肌肉包绕，这些肌肉大多起于骨盆，向下止于股骨、胫腓骨近端，对髋关节的稳定和活动起着重要作用。臀后部的肌群主要有臀大肌、臀中肌、梨状肌、上孖肌、下孖肌、闭孔内肌、股方肌，止于大转子周围，主要起到外旋、外展髋关节的作用；髂腰肌止于小粗隆，主要起到屈髋关节作用。在股骨干周围有丰厚的肌群包裹，前面主要有股四头肌，以腱性部分包绕髌骨止于胫骨粗隆；内收肌群主要有臀大肌附着于臀肌粗隆的部分，耻骨肌止于耻骨肌线，大收肌、长收肌、短收肌、股薄肌、闭孔外肌止于股骨内侧唇，主要起到内收、内旋髋关节作用；后侧肌群主要为股二头肌、半腱肌、半膜肌，另外还有腓肠肌的内、外头起于股骨内、外侧髁。

第一节　股骨颈骨折

股骨颈骨折是指发生在股骨头下至股骨颈基底部之间部位的骨折，比较常见，发生率占所有骨折的 3.6%，多见于老年人，以 50～70 岁多见，亦可以发生于儿童和青少年，女性患者多于男性。与其他骨折相比，股骨颈骨折有以下特点：一是股骨头的血液供应比较特殊，骨折后供血血管损伤。尤其是后上支持带动脉(骺外侧动脉)受阻可能引起股骨头慢性缺血，最终导致缺血性坏死、塌陷等严重的不良后果。二是患者年龄多数偏大，90%以上的患者是老年人，常并存有慢性心肺疾患、糖尿病、脑血管病后遗症、老年痴呆、全身营养状态欠佳等，对于创伤本身和手术治疗耐受性较差。三是股骨颈部位承受较大的剪应力和扭转应力，且患者常常合并有骨质疏松，尽管手术方式和内固定器材已得到了极大的改进，但仍有一定的骨折不愈合及内固定失效的概率，为 5%～10%。

【病因病机】

1. *老年骨质疏松患者*　股骨颈骨折多发生在老年人，其骨折的基本病因是骨质疏松、骨量降低，骨基质和矿物质比例减少，骨的脆性增加，易于发生骨折。老年人四肢协调能力差，反应迟缓，发生骨折多为生活伤，如不慎跌倒、绊倒、由床或椅子上跌落等。受伤机制有如下几种可能：一是跌倒时外力直接作用于大转子外侧，此种骨折一般表现为外展嵌插型骨折；二是外旋时受到外力的作用，此时股骨头相对固定在髋臼中，下肢相对于躯干外旋，有时甚至只是肌肉的扭转力就可以造成骨折，此种骨折多为移位型；三是疲劳骨折，因为骨质疏松，股骨头下部早已存在骨小梁的微小骨折，积累到一定程度，用力稍大即可导致完全骨折。

2. 青壮年患者　正常青壮年，骨骼坚强，一般外力难以造成骨折。能够引发骨折的原因多为高能量强大暴力，如交通伤、高处坠落伤等。由于致伤外力强大，造成的骨折移位明显，骨折段的血运破坏严重。其创伤机制多为轴向的暴力传导至股骨颈时，因为前倾角和扭转角的存在，轴向力转化为剪力，导致骨折。

3. 应力（疲劳）骨折　由于重复性生理负荷，导致微小创伤超过了骨组织自身修复能力，最终可造成骨的连续性中断，可见于耐力训练者、士兵、青少年运动员等，以及严重骨质疏松的老年人。如果骨骼正常仅仅是承受过量重复积累的载荷，其骨折被称为疲劳骨折；如果因骨质疏松或其他原因导致骨质薄弱而仅是在正常生活活动水平，则称为应力骨折。发生应力骨折时，患者的主诉往往是腹股沟处疼痛，行走后加剧，休息后缓解，易与髋周软组织损伤相混淆，误诊对其预后影响很大，可发生骨折移位，甚至股骨头缺血性坏死。此时 MRI 检查可帮助鉴别诊断。

4. 股骨颈骨折分型

(1) 按骨折部位分型（图 7-9）

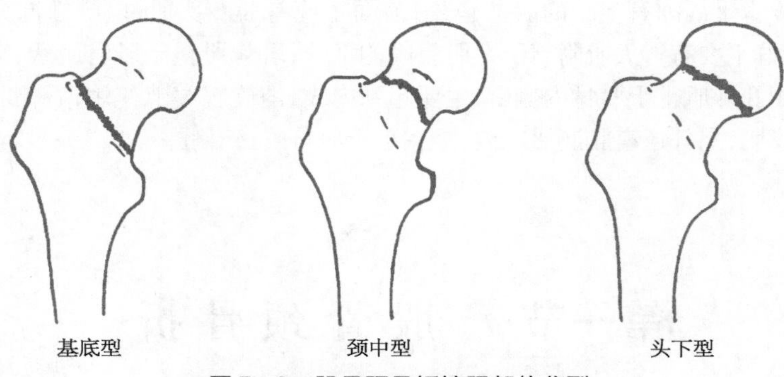

图 7-9　股骨颈骨折按照部位分型

股骨颈基底部骨折：指股骨颈基底部未被后侧关节囊包裹的部位发生骨折，又称为囊外骨折。股骨颈基底部血液循环丰富，骨折远、近端均有良好的血运供应，骨折愈合良好。

股骨颈颈中骨折：股骨颈中部被关节囊完全包裹，该部位血液循环主要由关节囊小动脉分支供应，如骨折移位明显，极易损伤股骨上端的血液循环系统，导致骨折近端血运障碍，发生骨折不愈合和股骨头缺血坏死的概率较高。

股骨颈头下骨折：股骨颈头颈结合部发生骨折，骨折断端的血运破坏严重，骨折不愈合、股骨头坏死发生率极高。

股骨颈骨折颈中型和头下型因都发生在关节囊内，与股骨颈基底部骨折相对，故又称为囊内骨折。由于此两型骨折均在关节囊内，骨折是否不愈合和发生股骨头坏死与骨折部位无明显关系，其决定因素在于股骨上端血运破坏程度。

(2) 按骨折移位程度：目前常用 Garden 分型，能较准确地判断骨折的预后，对临床治疗有较高的指导价值。

Garden Ⅰ型：有两种情况，一种是不完全骨折，另一种是更为常见的外展嵌插型骨折，同时可伴有股骨头一定程度后倾。

Garden Ⅱ型：完全性骨折，但没有发生移位。

Garden Ⅲ型：骨折部分移位，股骨头外展，股骨颈轻度上移并外旋。

Garden Ⅳ型：骨折完全移位，股骨颈明显上移外旋。

一般认为 GardenⅠ、Ⅱ型骨折属于稳定性骨折，GardenⅢ、Ⅳ型骨折属于不稳定型骨折(图 7－10)。

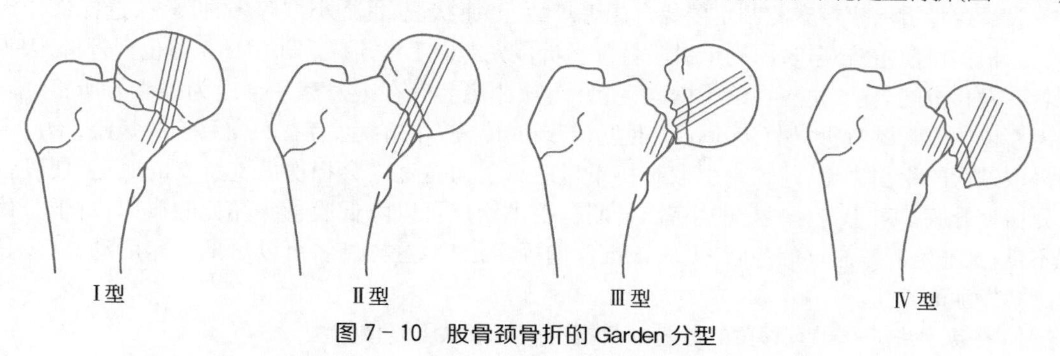

图 7－10　股骨颈骨折的 Garden 分型

【诊断与鉴别诊断】

1. 临床表现　老年人好发，老年人摔倒后，髋部疼痛，能或不能站立和行走，应首先考虑有股骨颈骨折的可能；青壮年多为交通伤和高处坠落伤。患肢疼痛、肿胀、活动受限，受伤后即出现髋关节功能丧失，不能坐起、站立和行走；但是不全骨折、无移位骨折或者嵌插骨折，患者髋关节可以站立活动，甚至可以行走等。囊内骨折因关节囊的束缚，外旋角度较小，为 45°～60°，囊外骨折则旋转角度较大，常达 90°。

2. 体征　有移位骨折，患肢短缩，是因骨折远端受肌肉牵拉而向上移位，大粗隆通常上移，导致 Nelaton 线、Bryant 三角解剖关系异常。患者可呈外旋畸形，伴有轻度屈髋屈膝畸形；无移位骨折畸形不明显。

3. 并发症

(1) 股骨颈骨折不愈合：发生率为 7%～15%，其不愈合率在四肢骨折中最高。一般来说，患者年龄＞75 岁、骨折移位越多、部位越粉碎，或为关节囊内骨折、复位不良、固定不合理、过早不合理负重均可导致骨折不愈合。

(2) 股骨头缺血性坏死：发生率为 10%～20%，是股骨颈骨折常见晚期并发症。

4. 影像学检查

(1) X 线检查：应常规拍髋关节正侧位 X 线片，一般可以明确骨折部位、类型和移位情况，对决定治疗方案和估计预后均有帮助。但是股骨颈不全骨折或者嵌插骨折，受伤后立即拍 X 线片，骨折线可能不太明显而易被忽略，等 2～3 周后，骨折断端发生骨质吸收，再摄片检查。因此，临床上凡是高度怀疑股骨颈骨折的，严格按股骨颈骨折处理，2 周后摄片复查。

(2) CT 检查：怀疑骨折的可行断层 CT 扫描以明确诊断，微小骨折往往 X 线平片不明显，CT 检查可以清晰反映出来。

(3) MRI 检查：可早期发现应力骨折、疲劳骨折，以及股骨头缺血坏死。

股骨颈骨折易发生延迟愈合或不愈合，在临床表现为超过平均骨折愈合时间而患部仍有疼痛，患肢无力和不敢负重。X 线片可见骨折线清晰可见，或有囊性改变，坏死区骨质密度增加，骨质硬化，以后坏死区与周围骨质分离，或因股骨头受压而塌陷甚至碎裂。

5. 鉴别诊断　需要与股骨粗隆间骨折、髋臼骨折、股骨头骨折脱位相鉴别，结合症状、体征及影像学资料一般可以鉴别。

【辨证论治】

股骨颈骨折治疗方案的制定要综合患者年龄、健康状况、骨折类型等多种因素，选择最佳治疗措施。根据目前主流观点，原则上讲股骨颈骨折优先考虑手术治疗。即使是无移位型骨折，因为存在着继发移位的可能，也应该给予内固定治疗，除非患者存在绝对禁忌证或为患者方所拒绝。对于无移位的股骨颈骨折，如 Garden Ⅰ、Ⅱ型，若选择传统方法治疗，存在一定移位的风险，治疗中不应采取过大的牵引力量，建议牵引取维持重量。牵引力量过大会损伤后支持支的血运，使股骨头坏死概率升高。对于身体良好的患者，早期行手术治疗可以降低股骨头坏死的概率；对于身体情况不良，又非绝对禁忌证的患者，更应该推荐内固定治疗，这样患者可以早期下床活动，减少长期卧床并发症的发生。

1. **整复方法**　对于有移位的股骨颈骨折可以采取以下复位方法。

(1) 骨牵引逐步复位法：在局麻下行胫骨结节骨牵引，置患肢外展中立位，一般重量 4～8 kg，牵引 2～3 日后，摄床边正侧位 X 线片(图 7－11)。若骨折远端已牵下，将患肢由中立位改为内旋位，以便纠正骨折端向前成角，使复位的骨折端紧紧扣住。若尚未牵下，则调整患肢内收或外展角度，或适当增加重量，至获得满意复位为止，一般应在 1 周内完成。若骨折端仍有残余移位，则采用手法整复纠正。此法优点是不会增加手法整复带来的损伤。缺点是：① 推迟手术时间，使骨折不愈合的可能增加。② 当股骨颈骨折后，由于出血关节内压力增加，超过经关节囊进入股骨头的动脉压，从而发生循环障碍。持续牵引使关节腔容积缩小，关节内压力进一步增高，从而增加股骨头坏死的可能性。③ 在牵引过程中有可能发生各种并发症，如肺炎或褥疮等。

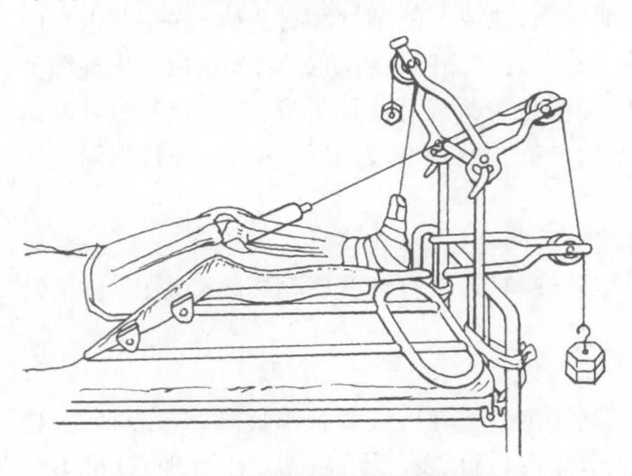

图 7－11　股骨颈骨折骨牵引疗法

(2) 徒手整复法

Leadbetter 法：麻醉后，患者仰卧位，助手按压两侧髂骨翼，固定骨盆。以左侧为例，医者立于左侧，以右前臂套住患侧腘窝部，左手握住患侧左踝。患侧髋、膝关节屈曲 90°，向上牵引患肢，矫正骨折远端向上移位。当骨折远端被拉下后，将患髋伸到 135°，再内旋患肢，矫正骨折的向前成角，使骨折端紧密嵌插。最后使患肢完全伸直，并适当外展，利用内收肌群的张力，加强骨折端的嵌插，从而使骨折端牢固地扣在一起(图 7－12)。

Whitman 法：先在伸直位牵引患肢，然后在伸直位内旋患肢并外展，继续外展并内旋，这种方法一般可以复位成功。具体方法为患者仰卧于牵引床上，健肢固定在足托上，患肢系于另一足托，处于外旋位。患肢外旋姿势保持不变，将其外展约 20°，给予足够的牵引，使患肢稍超过正常的长度，然后内旋患肢，直至髌骨内旋 20°～30°。

(3) 复位质量及评估：侧位片上，仅允许与解剖位置存在最轻微的差异；前后位像上，股骨头、颈必须达到解剖复位或轻度的外翻。Garden 提出可以接受的复位的 Garden 指数值(图 7－13)，从正侧位像观察骨小梁的排列方式来评价复位。在正位像上，股骨头内侧骨小梁系统的中轴线与股

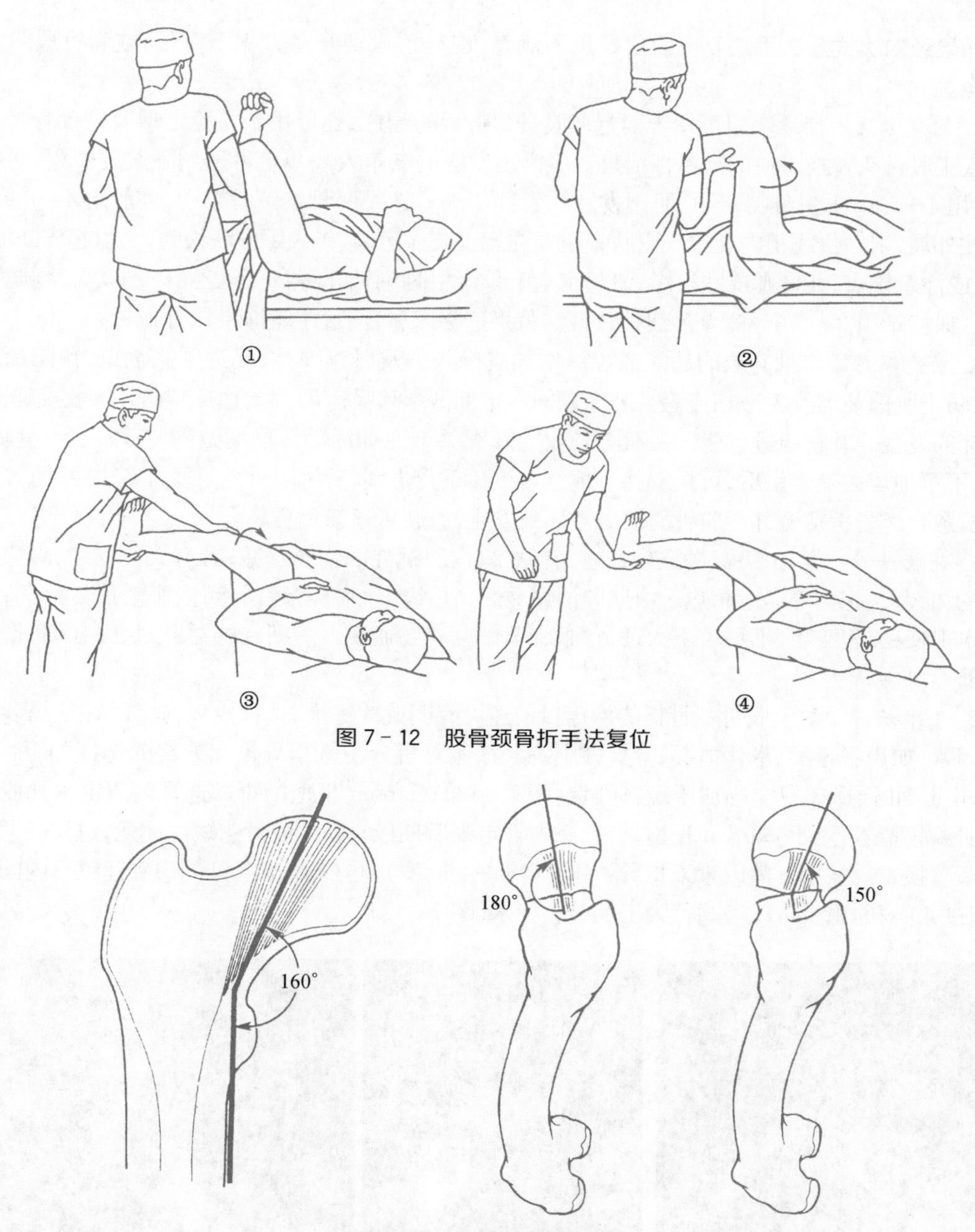

图7-12　股骨颈骨折手法复位

图7-13　Garden对线指数

骨干内侧皮质形成的角度不小于160°，不超过180°，角度<160°则表明不可接受的内翻，而>180°则表明存在严重的髋外翻，由于髋关节匹配不良，将使缺血坏死和关节退行性变的风险增高。在侧位像上，正常情况下股骨颈内骨小梁排列为一条直线，Garden对线指数是180°，复位后的Garden指数也要求与之相差不能超过20°。如果股骨头前倾或后倾，角度<150°，说明存在不稳定的非解剖性复位，需考虑重新行手法复位。任何达不到此严格要求的情况下，均需重新手法复位。如果再次手法复位，应首先将患肢置于充分的外旋位，因为内旋位将锁住骨折近端，阻碍手法复位的成功。

如果经二次或三次手法复位后位置仍不满意，应行手术切开在直视下复位，或者行股骨头假体置换。

2. *固定方法* 持续牵引可用于稳定型股骨颈骨折的治疗，亦可用于不稳定型股骨颈骨折内固定或人工股骨头置换术前的准备性治疗。肌肉不发达的老年人或儿童可选用下肢皮牵引，骨折复位后，用 4～5 kg 重量维持牵引；肌肉发达的青壮年人可选用胫骨结节骨牵引，一般给 4～8 kg，保持患肢外展、中立位或稍内旋位。皮肤牵引要注意下肢血运，老年人因皮肤松弛，易引起皮肤溃疡、坏死，应注意检查；儿童则皮肤较嫩，易起水疱。骨牵引时钢针孔每日要滴乙醇 1～2 次，预防针孔感染。保持牵引 3～6 个月，待 X 线检查证实骨折达临床愈合后，才能拆除牵引。

3. *功能锻炼* 早期有效的功能锻炼可增加肌肉张力及血管弹性，促进肿胀消退，预防深静脉栓塞，防止肌肉萎缩及关节粘连等。卧床期间应定期做深呼吸运动，主动拍打胸部、咳嗽咳痰、预防并发症的发生。并积极进行股四头肌等长收缩及踝关节屈伸活动。早期做到“三不”：不盘腿、不侧卧、不下地。去除牵引后，可扶双拐下地练习不负重行走，以后每隔 1 个月复查 1 次，并拍 X 线片至骨折愈合。骨折愈合并无股骨头缺血性坏死发生，患肢可逐渐负重。

4. *药物治疗* 早期疼痛、肿胀较甚者，宜祛瘀，内服桃红四物汤加减；若有大便秘结、腹痛胀满者可酌加大黄、枳实等通泄腑热。中期肿消痛减后，宜补养气血、舒经活络，内服舒筋活血汤；若老年人出现便秘、腹胀者，不可攻下太过，宜服麻子仁丸润肠通便。后期宜补益肝肾、强壮筋骨，可内服壮筋养血汤。

5. *手术治疗* 对于股骨颈骨折的治疗目前还没有明确的标准，选择治疗方案时往往需要考虑诸多因素，如患者年龄、身体情况、骨折分型等。按照骨折分型来指导治疗方案的选择如下：一般 Garden Ⅰ、Ⅱ选择 3 根空心加压螺钉固定(图 7 - 14)；Garden Ⅲ型尚可以选择内固定术加股方肌骨蒂肌瓣移植术；对于 Garden Ⅳ型，若选择内固定则后期极易发生股骨头缺血坏死，建议一期行人工关节置换术。按照年龄因素来指导：对于年轻(<60 岁)，非 Garden Ⅳ型的患者建议行内固定治疗；超过 60 岁的患者可以考虑行人工关节置换术(图 7 - 15)。

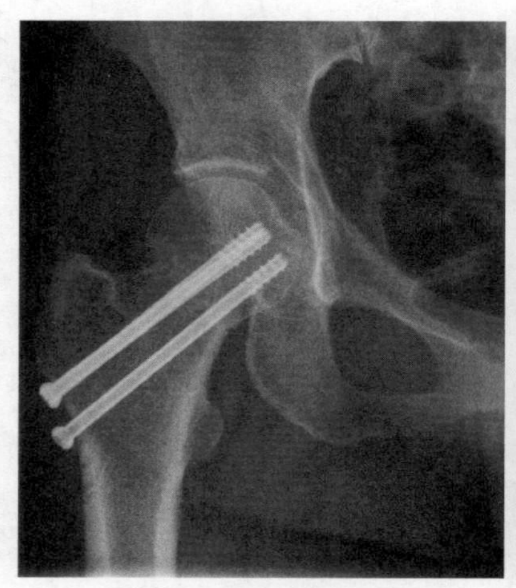

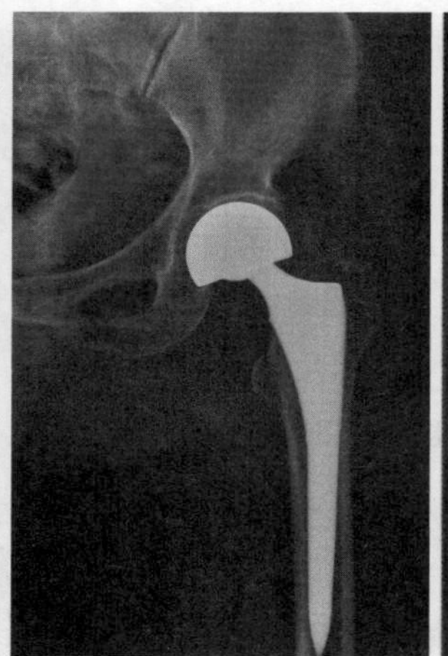

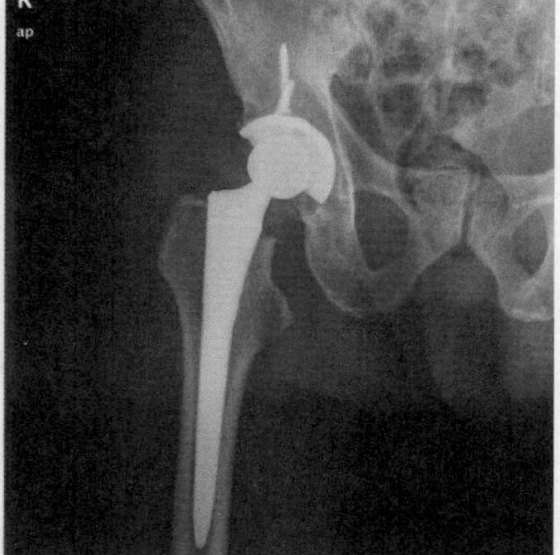

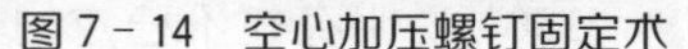
图 7 - 14 空心加压螺钉固定术

图 7 - 15 人工关节置换术(人工股骨头置换、人工关节置换)

【预防与调护】

正常老年人首先应注意治疗骨质疏松，手杖协助行走，以减少跌倒造成骨折。骨折卧床期间应加强护理,包括定时翻身、保持骶尾部干燥、经常按胸叩背、鼓励咳嗽排痰和饮水排尿、功能锻炼等,骨折稳定后尽早下床做不负重锻炼活动,以防止或减少压疮、坠积性肺炎、尿路感染、下肢静脉血栓、便秘等并发症。同时还应注意心、脑等内科疾病的护理和治疗。骨折内固定后,鼓励早期活动但应避免过早负重行走,定期复查,以减少股骨头坏死的发生。

第二节　股骨粗隆间骨折

股骨粗隆间骨折是老年人常见的损伤,患者年龄比股骨颈骨折大5～6岁。由于粗隆部血运丰富,骨折后极少不愈合,但甚易发生髋内翻,高龄患者长期卧床引起并发症较多,病死率为15%～20%。

【病因病机】

青壮年患者骨骼较为强韧,骨折多由高能量损伤所致,如交通伤、坠落伤,此时粗隆间骨折很可能仅为损伤的一部分,应注意同时存在诸如颅脑、胸、腹等其他部位的损伤。绝大多数粗隆间骨折发生于老年患者,多为生活伤,如自床上滑落或行走时跌倒引起。老年人随着增龄老化趋势,视力减退,肌肉无力,四肢协调、反应敏捷性下降,以及可能伴有诸如脑血管疾病等其他系统疾病,发生跌倒受伤概率增加。

引起骨折的直接原因可分为直接和间接暴力,大转子部位直接受到撞击,如跌倒时身体侧方着力倒地,或高能量损伤时坚硬物体表面直接作用于髋部。间接暴力可因跌倒时身体发生扭转,髋部同时受到内翻和向前成角的应力作用,小转子为支点,受到强烈挤压的同时有髂腰肌牵拉作用,形成蝶形骨块,而大转子因受臀中肌的强烈牵拉亦可形成分离骨块。

1. 按骨折部位分型

(1) 顺粗隆间骨折(顺转子间骨折):骨折线的走行方向与转子间相平行,即自大转子顶点开始,斜向内下方行走,到达小转子部。由于暴力不同,小转子或保持完整,或为游离骨片,但股骨上端内侧的骨支持柱完整,骨折复位后较稳定(图7-16)。

(2) 反粗隆间骨折(反转子间骨折):骨折线与转子间线方向相反。即骨折线自大转子下方斜

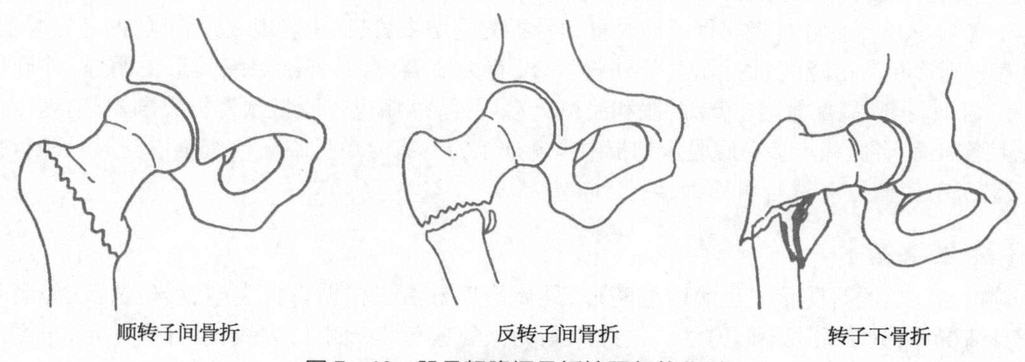

图7-16　股骨粗隆间骨折按照部位分型

向内上方走行,到达小转子上方,骨折线走向大致与转子间线或转子间嵴相垂直,小转子也可能成游离骨片。骨折近端有外展、外旋移位,远端有向内、向上移位(图 7-16)。

(3) 转子下骨折(粗隆下骨折):骨折线经过大、小转子的下方,呈横形、斜形或锯齿形,严重者可为粉碎性骨折。由于骨折不稳定,骨折近端多屈曲、外展、外旋,远端常向内并外旋移位(图 7-16)。

2. 按骨折稳定程度分型　临床上常见的分型为 Evans - Jensen 分型,根据粗隆是否受累及复位后骨折是否稳定而分为 5 型(图 7-17)。① Ⅰa 型:两骨折片段,骨折无移位。② Ⅰb 型:两骨折片段,骨折有移位。③ Ⅱa 型:三骨折片段,累及大粗隆,因为移位的大粗隆片段而缺乏后外侧支持。④ Ⅱb 型:三骨折片段,累及小粗隆,由于小粗隆或股骨矩骨折缺乏后内侧支持。⑤ Ⅲ型:四骨折片段,骨折累及两个粗隆,缺乏内侧和外侧的支持。

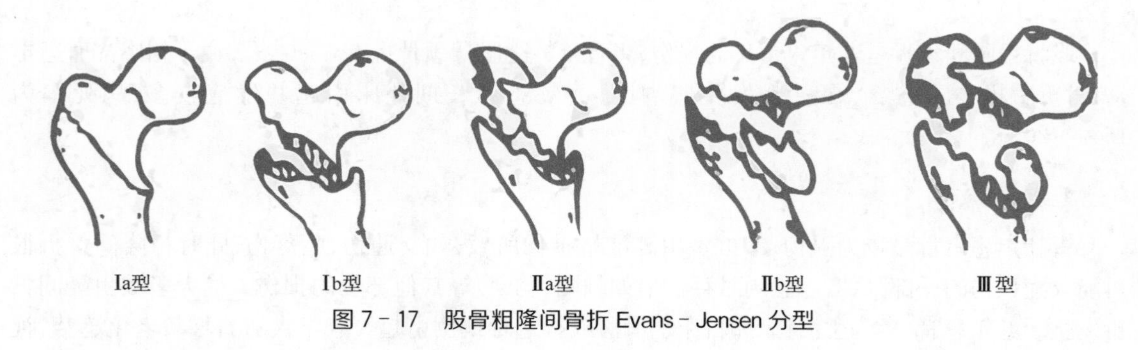

图 7-17　股骨粗隆间骨折 Evans - Jensen 分型

【诊断与鉴别诊断】

1. 临床表现　老年人好发,摔倒后髋部疼痛,不能站立和行走;青壮年多为交通伤和高处坠落伤。

2. 体征　患者髋部疼痛、肿胀、活动受限,不能坐起、站立和行走。但是不全骨折、无移位骨折或者嵌插骨折,患者症状较轻。骨折移位明显者,患肢短缩、内收、外旋畸形;无移位或嵌插骨折,上述症状较轻。大粗隆压痛明显,叩击患肢大粗隆及纵向叩击足跟时疼痛更加明显,大粗隆通常上移,导致 Nelaton 线、Bryant 三角解剖关系改变。

3. 并发症　易并发髋内翻、外旋、短缩畸形;对于不稳定的粗隆间骨折(即内侧骨皮质与股骨距不完整)晚期易形成髋内翻畸形。

4. 影像学检查　应常规拍髋关节正侧位 X 线片,一般可以明确骨折部位、类型和移位情况。CT 检查可进一步了解骨折线及骨折块的位置。

5. 鉴别诊断　股骨粗隆间骨折与股骨颈骨折的受伤姿势、临床表现大致相同,两者容易混淆,应注意鉴别诊断。粗隆间骨折属关节外骨折,没有关节囊束缚,外旋短缩畸形更明显,外旋可达 90°;粗隆间骨折因局部血运丰富,肿胀和瘀斑大多明显,疼痛也较股骨颈骨折更剧烈;前者压痛点在大粗隆部,后者压痛点多在腹股沟韧带中点的外下方。有时单凭临床检查难以与股骨颈骨折鉴别,摄髋关节正侧位 X 线片可协助鉴别诊断。

【辨证论治】

骨折治疗目的是防止发生髋内翻畸形,具体治疗方法应根据骨折类型、移位情况、患者年龄和全身情况等,分别采取不同方法。治疗原则为恢复股骨上端生物力线,良好内固定,早期离床不负重功能锻炼。患者多为高龄老人,首先注意全身情况,预防由于骨折后长期卧床引起的并发症。

1. *整复方法*

(1) 手法复位：应在麻醉下进行，患者在无痛状态下接受治疗。患者平卧位，一助手固定双腋部，另一助手握患踝部，使伤肢在中立外旋位对抗牵引，待双侧下肢等长，将患肢内旋至中立位。然后，医者用肘部套在患膝部向远端牵引，另一手按压大粗隆部，握踝助手放开，医者在牵引状态下将患髋略外展，骨折即可复位。

(2) 牵引复位：大部分采用患肢皮肤牵引。如青年患者或肌肉发达、皮肤过敏者，可采用胫骨结节骨牵引，置患肢于外展位牵引，牵引重量为6～8 kg，待双下肢等长、骨折复位后，牵引重量改为3～6 kg。

2. *固定方法*　无移位稳定型骨折或老年患者，对患肢功能无要求和中风偏瘫患者的偏瘫侧骨折，均可选择"丁字鞋"固定；牵引固定主要选择有移位的骨折、合并有较重内脏疾患不适于手术者，以及骨折严重粉碎不适宜内固定或患者要求用牵引治疗者。骨牵引重量一般为3～6 kg，患肢置于外展位，时间为10～12周。

3. *功能锻炼*　一般来说，股骨粗隆间骨折的康复早期应做到"三不"，不盘腿、不负重、不向患侧卧，并积极进行股四头肌等长收缩及踝关节屈伸活动。非手术患者因需长期卧床，应鼓励拍背、咳嗽咳痰，保持肺张力，嘱患者多喝水，防止各种并发症，并适当进行伤肢的功能锻炼及股四头肌的舒缩活动。12周开始扶拐部分负重，16周开始完全负重。

手术后患者即可离床坐轮椅，允许患者在床上行患侧下肢趾、踝主动运动。第3、第4日起，一日两次锻炼髋关节和膝关节功能，使髋关节和膝关节便于恢复活动，防止血栓栓塞的并发症。如创口愈合良好，患者全身情况许可，术后2～4周可在床上半卧位，行屈髋、屈膝运动；4周以后，可以开始扶双拐站立，下地不负重行走。根据X线检查，了解骨痂生长情况，决定下地负重时间。开始时部分负重做提踵练习、半蹲起立练习，以增加负重肌的肌力，做髋部肌肉的抗阻屈伸训练。X线检查有大量骨痂生长后方可完全负重。

4. *药物治疗*　股骨转子间骨折多为年老体衰患者，辨证用药时要除遵循骨折三期用药原则，还要注意到气血不足和肝肾虚损的老年体质特点。初期宜用活血化瘀、消肿止痛之品如三七、丹参等养血活血药，祛瘀而不伤新血；慎用桃仁、三棱、莪术等破血伤气药，使之耗伤正气。中、后期重补益气血、强筋壮骨，方用八珍汤、健步虎潜丸加减。外用中药，初期瘀肿明显者用消肿止痛膏外敷，中、后期外敷接骨续筋药膏。

5. *手术治疗*　一般能耐受手术的股骨粗隆间骨折患者可选择手术治疗。手术治疗可以早期下地，避免长期卧床并发症。对于稳定型和部分欠稳定型骨折，选择闭合手法复位、穿针固定术，以减少损伤；不稳定型骨折可以选择切开复位内固定或复合复位髓内钉内固定术。

(1) 简单固定：包括外固定架、空心螺纹钉等。

(2) 钢板固定：滑动髋螺钉(DHS)是治疗稳定型粗隆间骨折内固定治疗的常用方法(图7-18)；针对粉碎性粗隆间骨折，可采用股骨近端锁定钢板(图7-19)。

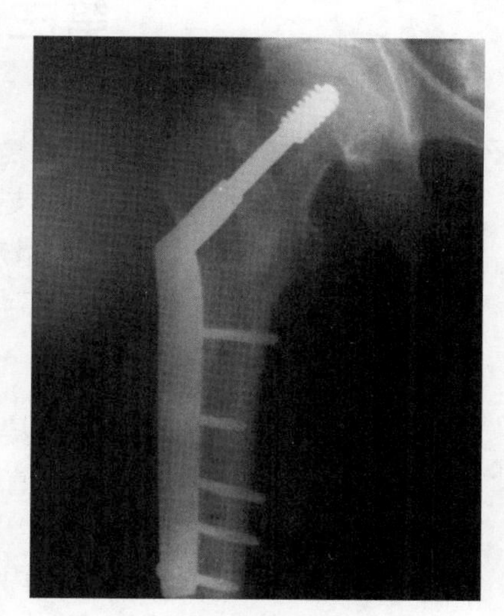

图7-18　滑动髋螺钉(DHS)

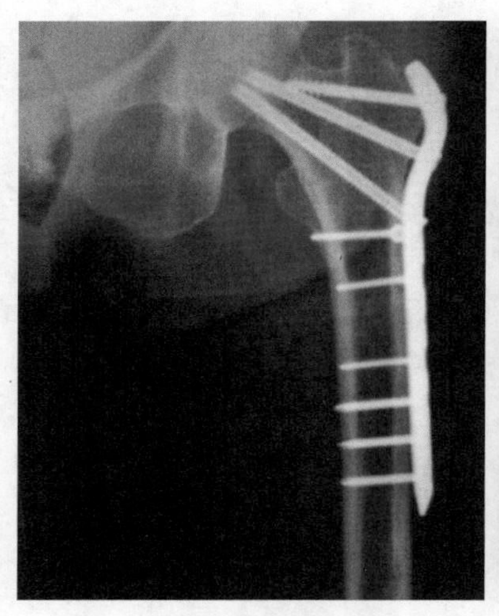

图 7－19 股骨近端锁定钢板

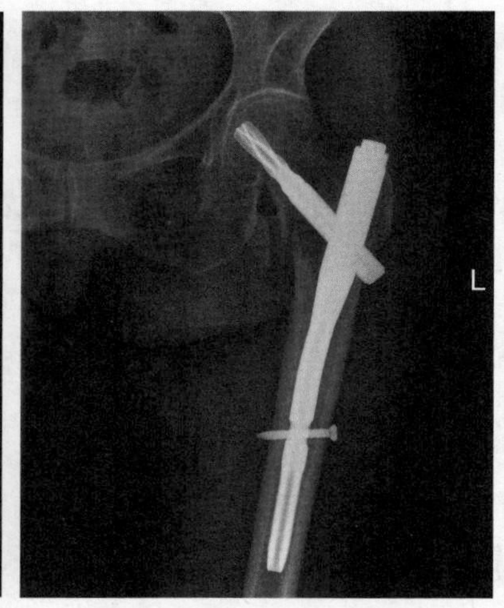

图 7－20 髓内钉 PFN－A

(3) 髓内固定：髓内钉经过 Gamma 钉、PFN、PFN－A 等不断地改进，目前已适用于大部分粗隆间骨折的固定(图 7－20)。优点是半闭合操作，创伤小，并保留骨折端血运，较之 DHS，它还有固定力臂短、力学优势突出的优点。

【预防与调护】

非手术患者因需长期卧床，为防止各种并发症，应鼓励咳嗽、保持肺张力，定期坐起，嘱患者多喝水，保持皮肤清洁和被褥柔软干燥，预防肺炎、压疮、泌尿感染等。并适当进行伤肢的功能锻炼及股四头肌的舒缩活动，防止肢体功能障碍。

第三节 股骨干骨折

股骨是人体最长的管状骨，形态上具有 12°～15°的前弓。上端以股骨头与髋臼构成髋关节，下端与髌骨、胫骨上端构成膝关节，支撑全身体重。股骨干骨折包括粗隆下 2～5 cm 至股骨髁上 2～5 cm 的骨干骨折，是骨科临床上最常见的骨折之一，由于股骨是人体最大的骨骼，且是下肢主要的负重骨之一，故治疗不当，可引起长期的功能障碍及严重的疾病。

【病因病机】

股骨干骨折多数为强大的直接暴力所致，如撞击、挤压等；亦有一部分为间接暴力所致，如杠杆作用、扭转作用、高处跌落等。直接暴力所致者以粉碎性及横形骨折常见，间接暴力以斜形或螺旋形骨折常见，少年儿童亦可发生嵌插骨折或不全骨折。直接暴力打击或火器伤所致骨折周围软组织损伤重，出血多，闭合骨折的内出血量可达到 500～1 000 ml，可并发休克。如合并有头、胸、腹部损伤和(或)多发骨折则更易发生休克。

股骨干骨折按骨折的部位可以分股骨干上 1/3、中 1/3 及下 1/3 骨折(图 7-21)。

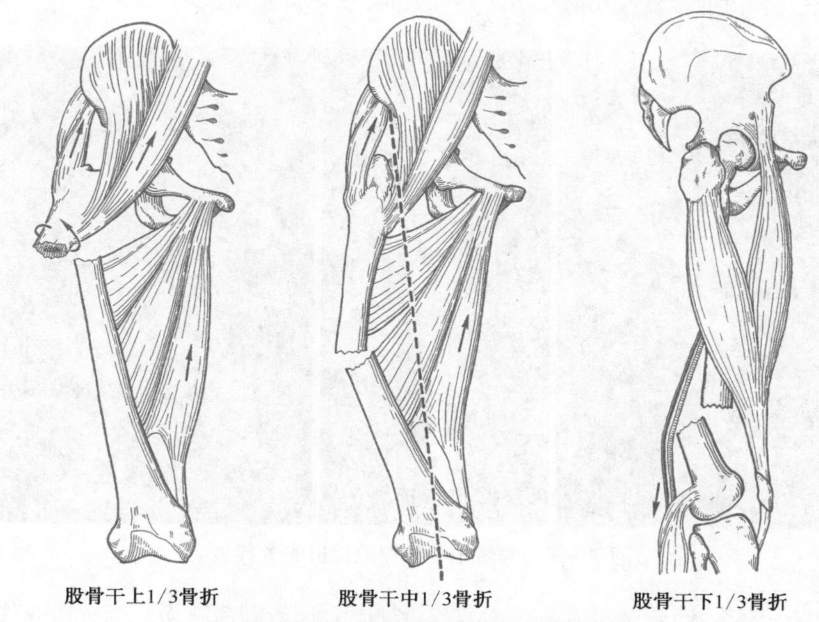

图 7-21　股骨干不同部位骨折移位机制

1. 股骨干上 1/3 骨折　近端因髂腰肌、臀中肌及外旋肌牵拉而屈曲、外展、外旋;远端因内收肌群、股四头肌群和后侧肌群作用而内收并向后上方移位。

2. 股骨干中 1/3 骨折　近端由于同时受部分内收肌群作用,除前屈外旋外无其他方向特殊移位,远端由于内外及后侧肌群牵拉而往往有较明显的重叠移位,并易向外成角。

3. 股骨干中下 1/3 骨折　远端受腓肠肌牵拉向后倾斜移位,可损伤腘窝部血管和神经,非手术治疗难以复位固定。

上述移位并非固定不变,骨折端因受各种外力的作用,肌群收缩和肢体重量及搬运等因素影响可发生各种不同方向的移位,但其固有的移位机制对牵引治疗均有参考价值。

【诊断与鉴别诊断】

1. 临床表现　青壮年及小儿居多,有明确的外伤史,一般为高能量损伤。伤后大腿疼痛、肿胀、出血(开放性),不能站立。

2. 体征　大腿局部压痛,纵向叩击痛阳性,大腿活动受限,可扪及骨擦音及异常活动,出现患肢缩短、成角和旋转畸形。

3. 并发症　由于剧痛及内出血肿胀(患肢肿胀比健侧粗约 1 cm,内出血估计 500 ml),若患者出现面色苍白、口渴口干、呼吸急促、出冷汗、手足厥冷、脉细数、血压降低,为失血性休克表现(气随血脱);严重的创伤、挤压伤、粉碎性骨折或多发性骨折,还可并发脂肪栓塞综合征;严重移位的股骨下 1/3 骨折,在腘窝部位有巨大血肿,小腿感觉和运动障碍,足背、胫后动脉搏动减弱或消失,末梢血液循环障碍,足趾苍白、发凉、麻木等应考虑是否存在血管、神经损伤。

4. 影像学检查　股骨 X 线正侧位可见股骨干骨质不连续、成角、旋转、短缩移位等(图 7-22),一般诊断比较容易。由于常合并髌骨、股骨近端、髋臼等部位骨折或髋关节脱位等其他损伤,所以应常规行包含膝关节和髋关节的股骨全长 X 线摄片。CT 检查可以明确骨折线的形态及走向，必要时行三维重建。怀疑有血管损伤时可行超声检查，必要时行血管造影。

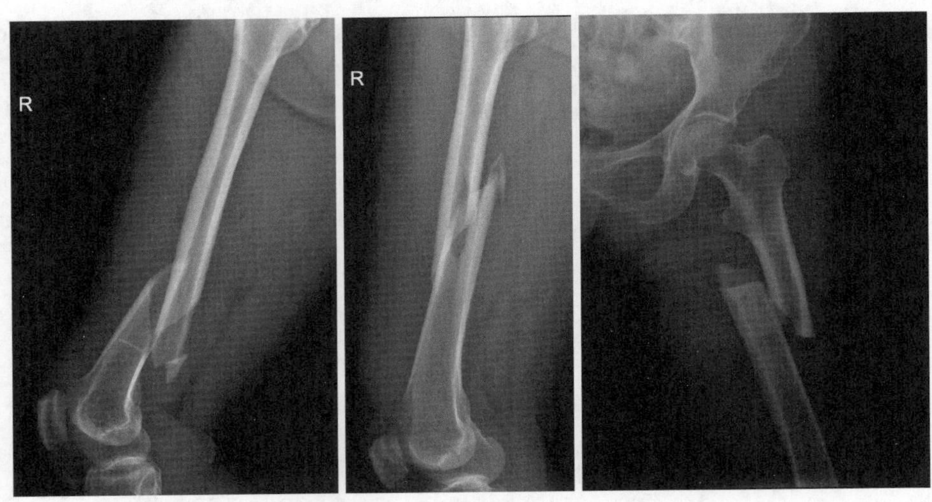

图 7-22 股骨干不同部位骨折的 X 线片

5. 鉴别诊断　结合症状、体征及影像学表现，诊断不难，应判断有无血管损伤或其他部位伴发损伤。临床上尚需与病理性骨折相鉴别，后者一般暴力较轻，局部有肿瘤学相关表现，如骨质破坏等。

【辨证论治】

应早期进行牵引治疗，以减少并发症发生率。成人肌肉丰厚多需手术治疗，儿童肌肉不发达的可以考虑非手术治疗，婴幼儿一般通过手法复位牵引固定即可奏效。复位时应做到对位对线良好，恢复负重力线，避免成角或旋转畸形。

1. 整复方法　手法整复适用于股骨干横形、短斜形或者短螺旋形骨折，复位后骨折较稳定者。由于整复引起疼痛，应在麻醉下进行。选择全麻或连硬外麻，麻醉生效后，患者仰卧位于牵引床上，内收躯干和受伤的下肢，伸直未受伤下肢(图 7-23)。首先，患髋屈曲 15°，经骨牵引或足部支架进

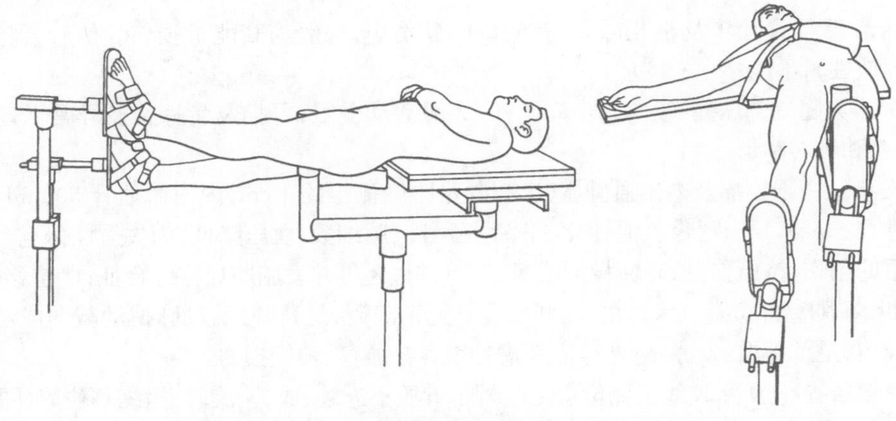

图 7-23 股骨干骨折牵引复位架

行牵引。以未受伤下肢作为参照调整肢体旋转对线,用C臂X线机显示未受伤下肢的小转子并将患肢的小转子与其匹配。应调整患肢的旋转使其与未受伤腿匹配,或者是匹配近侧和远侧骨折段的皮质厚度与骨小梁。根据下肢的外观及C臂X线机下透视来调整牵引床的力度及方向,调整及尝试复位时需要的方法,力求达到解剖复位。

(1) 股骨上1/3骨折：将伤肢外展,并略加外旋,然后医者一手握近端向后挤按,另一手握住远端由后向前端提。

(2) 股骨中1/3骨折：将伤肢外展,医者以手自断端的外侧向内挤按,然后以双手在断端前后内、外夹挤。

(3) 股骨下1/3骨折：在维持牵引下,医者徐徐屈曲膝关节,并以紧挤在腘窝内的双手作为支点将骨折远端向近端推迫。

对于成年人或较大年龄儿童的股骨干骨折,特别是对粉碎性骨折、斜形骨折或螺旋形骨折,多采用较大重量的骨骼牵引逐渐复位,只要牵引方向和牵引重量合适,往往能自动得到良好的对位,无须进行手法复位。3～5日后经X线床头透视或摄片,骨折畸形已纠正,可逐步减轻牵引重量。若为横断形骨折仍有侧方移位者,可施行端提和挤按手法以矫正侧方移位。粉碎性骨折可用四面挤按手法,使碎片互相接近。斜形骨折如两斜面为背向移位时,可用回旋手法使远端由前或由后绕过对面。粉碎性骨折因愈合较慢,牵引时间可适当延长。

2. 固定方法

(1) 夹板固定：儿童及年老体弱稳定型股骨干骨折,可采用夹板固定(图7-24)。复位后,根据上、中、下1/3不同部位放置压垫,上1/3骨折放在近端的前方和外侧,中1/3骨折放在断端的外侧和前方,下1/3骨折在近端的前方再放置夹板。内侧板由腹股沟至股骨内髁,外侧板由股骨大转子至股骨外侧髁,前侧板由腹股沟至髌骨上缘,后侧板由臀横纹至腘窝上缘,然后布带捆扎。1岁以内新生儿骨折,用木板或纸板固定2～3周即可。

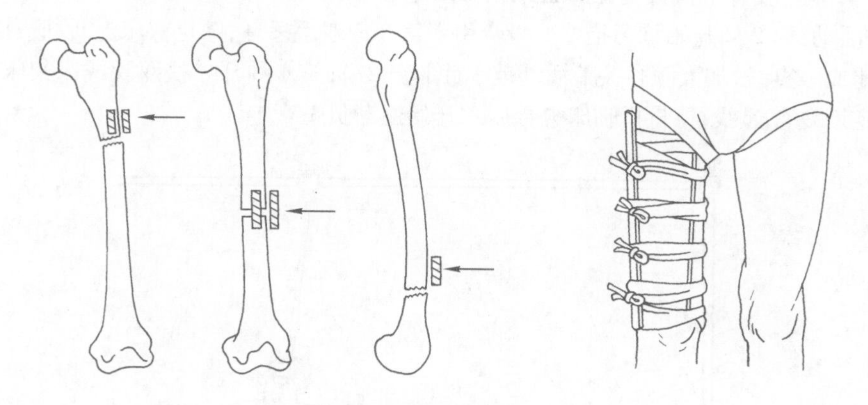

图7-24　夹板固定

(2) 皮肤牵引：适用于儿童和年老体弱的成年人。

垂直悬吊皮肤牵引(Beyant法)：适用于3周岁以下患儿。先用44根黏胶条贴在两下肢内、外侧,长度应达到大腿根部。患侧和健侧两侧同时牵引,两腿同时垂直向上悬吊,所用重量以患儿臀部稍离床为度,但健侧重量应稍轻于患侧。为了防止发生向外成角畸形,可用夹板外固定(图7-25)。用此法治疗、护理都比较方便,患儿能适应。牵引期间,要注意双下肢血液循环情况。

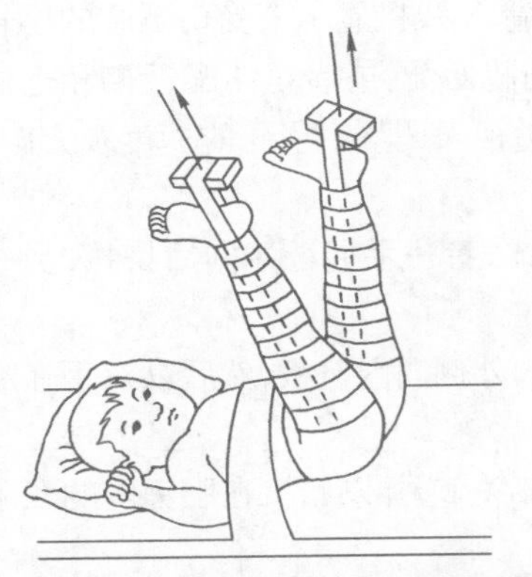

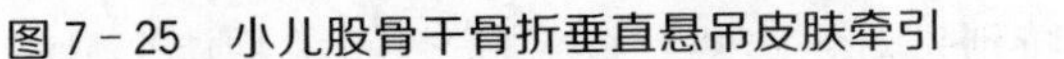

图 7－25　小儿股骨干骨折垂直悬吊皮肤牵引

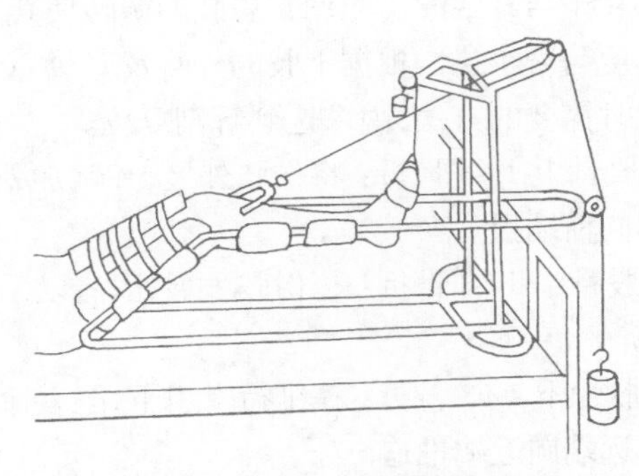

图 7－26　骨牵引及夹板外固定

水平皮肤牵引：适用于 4～8 岁的儿童，用宽胶布贴于患肢内外侧，再用螺旋绷带裹住，将患肢置于托马斯架上，牵引重量为 2～3 kg。股骨上 1/3 骨折，患肢应在充分屈髋、外展、外旋位，使骨折远端接近近端。股骨下 1/3 骨折，应尽量屈膝，以松弛膝后关节囊及腓肠肌，减少远端向后移位的倾向。牵引时应使用小夹板外固定，防止成角畸形，并应经常检查，以防止胶带脱落，4～6 周后去掉牵引，继续用小夹板固定 2～3 周。

(3) 骨牵引：适用于较大儿童和成年患者的非手术治疗，牵引部位可根据骨折类型分别做不同部位的牵引。如股骨髁上牵引，适用于中 1/3 骨折及远侧骨折端向后移位的下 1/3 骨折；股骨髁间牵引，适用于骨折位置低且远端向后移位的下 1/3 骨折；胫骨结节牵引，适用于上 1/3 骨折及骨折远端向前移位的下 1/3 骨折。上 1/3 骨折应置于屈髋外展位，中 1/3 骨折置于外展中立位，下 1/3 骨折远端向后移位时应置于屈髋屈膝中立位。骨牵引需配合夹板外固定一起治疗(图 7－26)。

3. 功能锻炼　股骨干骨折复位后若采用外固定，则固定后 1 日即可开始股四头肌等长收缩及踝关节屈伸活动，第 2 周开始练习抬臀。骨牵引者第 3 周双手吊环，健足踩床上，收腹、挺胸、抬臀，使躯干、双腿成一直线，加大髋膝关节活动范围(图 7－27)；第 4 周开始扶双拐或床架床边站立，患肢不负重，定期复查 X 线，待骨折临床愈合后才开始逐渐负重行走。

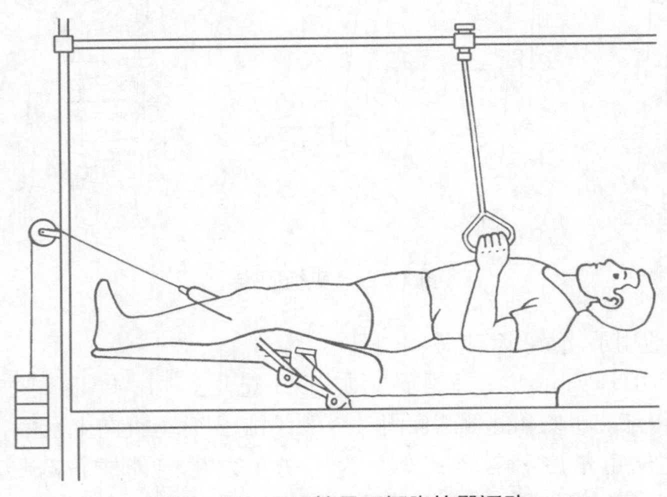

图 7－27　双手拉吊环挺胸抬臀活动

若采用内固定，术后康复方法如下：① 术后 1 日开始患肢股四头肌做等张收缩锻炼，踝、足主动活动，每日 6 次，每次 10 min。② 术后 1 周开始膝关节屈曲、伸直活动。术后 2 周可以借助健肢运动，健肢屈膝，足蹬床，双手后伸撑床练习抬臀，使身体离开床面，达到使患侧髋、膝关节运动的目的。③ 术后 3 周开始可以扶双拐下床，不负重行走。以后定期复查 X 线，若骨折愈合良好，可逐步开始部分负重行走、完全负重行走。

4. *药物治疗*　股骨干骨折因失血较多且合并伤较多，一般在急诊下评估患者病情并做相应处理。需常规补液，必要时输血。股骨干骨折容易合并脂肪栓塞综合征，需要密切观察及行药物防治。按照骨折三期辨证法行中药治疗。

5. *手术治疗*　有以下情况者，可考虑手术切开复位内固定：① 严重开放性骨折早期就诊者；② 合并有神经、血管损伤，需手术探查及修复者；③ 多发性损伤，为了减少治疗中的矛盾，便于治疗者；④ 骨折断端间嵌夹有软组织者。常用的手术方法有接骨板固定和髓内钉固定两大类。上、中 1/3 骨折多采用髓内针固定，下 1/3 骨折多采用接骨板固定。手术治疗存在着可能发生感染、骨痂生长慢、股四头肌粘连、骨折愈合时间偏长的缺点，故必须严格掌握手术适应证。

(1) 髓内钉固定：采用中心固定原理，可以很好地稳定股骨干骨折，包括顺行和逆行两种，一般通过闭合复位后行此固定术可以避免损伤骨折端的血运(图 7－28)。

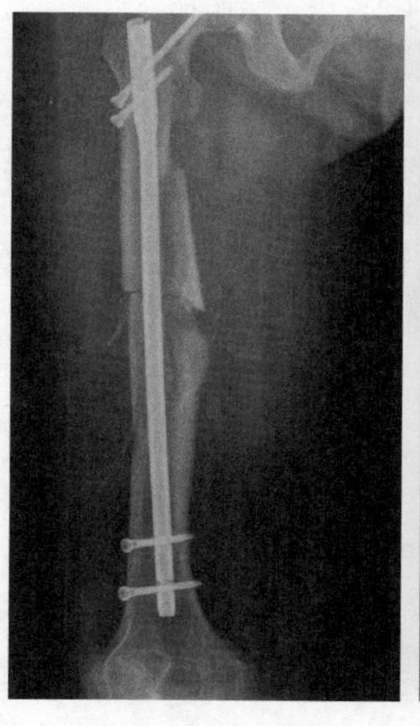

图 7－28　股骨干骨折髓内钉固定

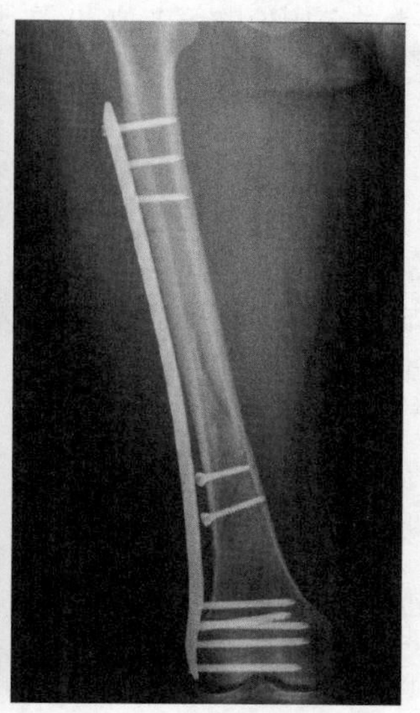

图 7－29　股骨干骨折钢板固定

(2) 钢板固定：属于偏心固定，术中应尽量少剥离骨膜，减少对周围软组织的破坏，但钢板目前已发展到锁定钢板阶段，可微创植入，更加减少对骨折端血运的破坏(图 7－29)。

【预防与调护】

骨折持续牵引时，要注意牵引重量的调整、牵引力线的方向、夹板位置及扎带的松紧度。患肢放置在牵引架上，要注意股四头肌和踝、趾关节的功能锻炼，并防止皮肤发生压疮。需长期卧床者应防止下肢深静脉血栓形成、褥疮、坠积性肺炎、尿路感染及结石、关节僵硬等并发症发生。骨折延迟愈合、不愈合是高能量股骨干骨折的常见并发症，多因软组织损伤严重，或因术中剥离广泛，血运破坏,影响骨愈合。固定不牢、内固定物松动、断端不稳或骨质缺损也有影响。应尽量少剥离骨膜,以减少对周围软组织的破坏,或选择髓内固定。

第四节 髋关节脱位

髋关节是人体最大最深的杵臼状关节,主要动能是负重,将躯干的重量传达至下肢,并能减轻震荡。其活动范围大,为人体提供前屈、后伸、内收、外展和旋转的活动功能。髋关节由球形股骨头和大而深的髋臼构成,这在结构上就决定了其稳定性和灵活性。此外,还有维持髋关节稳定的若干组织,如髋关节囊,关节囊的前后均有韧带加强,以前侧的髂骨韧带最坚强,它与臀大肌协同作用,使人体处于直立位,其他还有耻骨韧带、坐骨韧带和股骨头韧带。虽然髋关节周围有很多韧带,但在关节囊内下方与后下方仍较薄弱,是易发生脱位的部位。髋关节在屈曲、内收和轻度内旋动作时,关节囊最为松弛,常见为后脱位、前脱位及中心性脱位(图 7－33)。髋关节脱位约占全身各关节脱位的 5%,居四大关节脱位的第 3 位,仅次于肘、肩关节脱位。

【病因病机】

1. 髋关节后脱位　后脱位是髋关节脱位最常见的类型,其发生率远高于前脱位,两者之比超过 1∶10,多由间接暴力引起。当髋关节屈曲 90°位,过度的内收并内旋股骨干,此时股骨头已超越髋臼边缘而抵于关节囊上;当股骨干继续内旋并内收时,外力作用于膝部沿股骨干方向向后,股骨头向后冲破关节囊造成后脱位(图 7－30)。或外力作用于骨盆由后向前,亦可使股骨头向后脱位,有时可合并髋臼后缘或股骨头骨折。

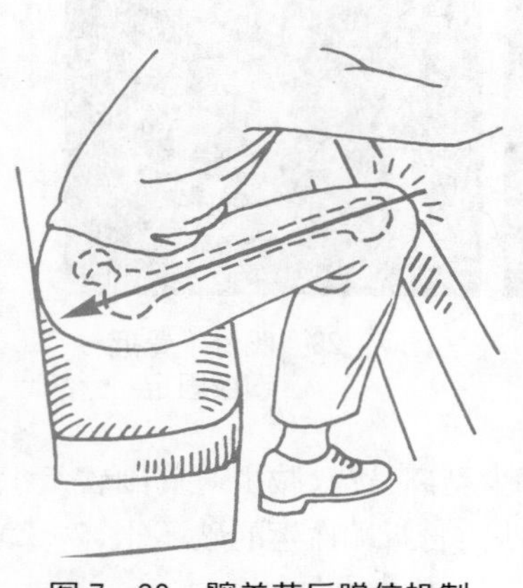

图 7－30　髋关节后脱位机制

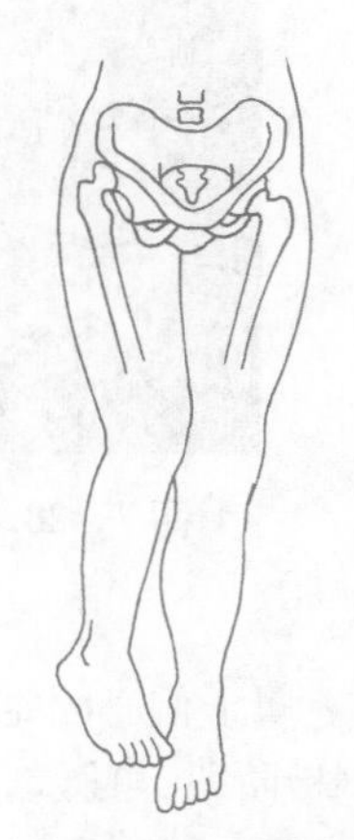

图 7－31　黏膝征

髋关节后脱位的主要病理变化是关节囊后下部的撕裂,前侧的髂股韧带多保持完整,患肢呈屈曲、内收及内旋畸形(图 7－31);如髂股韧带同时断裂,则患肢短缩、外旋,除关节囊撕裂外,有时合并臼缘或股骨头的骨折。在多数病例中,股骨头停留在坐骨切迹以前的髂骨翼上,少数病例停留在坐骨部位。

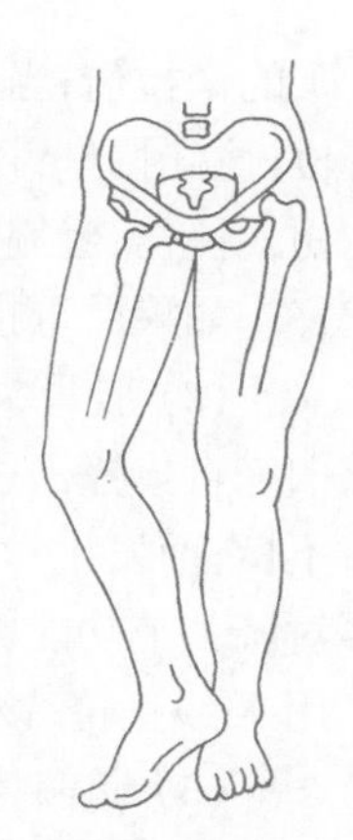

图 7－32　髋关节前脱位，粘膝征阴性

2. 髋关节前脱位　髋关节前脱位较少见，一般文献报道仅占创伤性髋关节脱位的10%～12%。其原因是当髋关节过度外展外旋时，再受到强大外展暴力迫使股骨头由关节囊前下方薄弱区脱出，髋关节囊前下方撕裂，髂股韧带一般保持完整；或者当股骨外旋时，由内下方直接作用于大腿近端，亦可发生前脱位。股骨头突破关节囊后，股骨头可向前下移位，停留在闭孔内，称为闭孔部脱位；或向上向前移位，停留于耻骨上支平面，称为耻骨部脱位；如停留在髋臼前方，称为前方脱位(图 7－32)。偶尔能引起股动、静脉循环障碍，或伤及股神经。

3. 中心性脱位　主要的创伤病理改变为髋臼骨折，常常涉及髂骨、耻骨损伤，治疗主要针对髋臼骨折，其脱位多在处理骨折后而获得纠正。多由高能量创伤造成，外伤病史明确，高空坠落、车祸伤等为常见原因。常见的为仪表盘损伤，即为汽车、摩托车的驾驶人员因紧急刹车，汽车的仪表板撞击屈曲位的膝关节，强大的冲击力沿股骨转导到股骨头，进一步冲击髋臼，由于处于屈膝屈髋位，股骨头冲击髋臼后壁，常导致髋臼后壁骨折，股骨头连同臼底一起突向盆内，形成髋关节中心性脱位。由于暴力的强度不同，股骨头向盆内脱位的程度也不相同(图 7－33)。

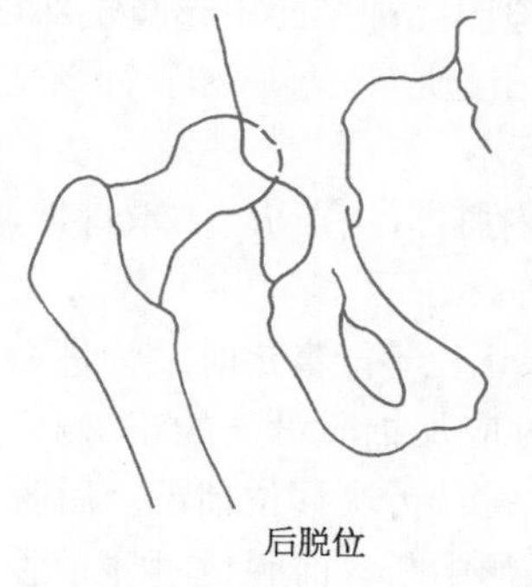

后脱位

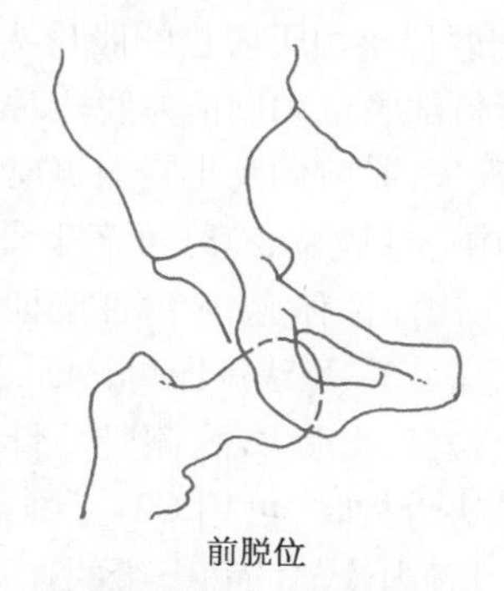

前脱位

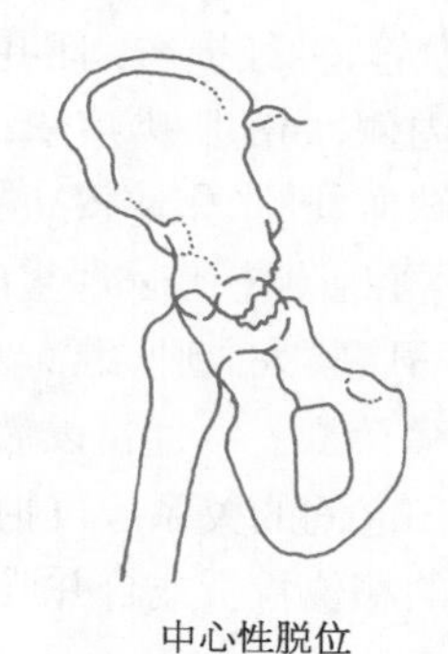

中心性脱位

图 7－33　髋关节脱位的分类

【诊断与鉴别诊断】

1. 临床表现　有明显的外伤史，一般为高能量损伤，伤后髋关节剧痛，不能活动或站立，髋部肿胀、畸形并弹性固定，髋关节屈伸功能散失。

2. 体征

(1) 后脱位：见臀后部有膨隆，髋关节呈弹性固定，患肢呈屈曲、内收、内旋和短缩畸形，于患侧臀后可摸到圆球状骨性隆起，位于髂前上棘与坐骨结节连线以上，即 Nelaton 线以上。此外，如果有合并损伤存在，如同侧股骨干骨折，坐骨神经损伤时，应出现相应的症状和体征。

(2) 前脱位：见髋关节呈弹性固定，活动功能障碍，患侧大粗隆区平坦或内陷。耻骨部脱位时，于腹股沟前面可触及球形股骨头的隆起。患肢呈屈曲、外展、外旋(闭孔部脱位有患肢的过度外展和外旋畸形，而耻骨部脱位则有患肢的轻度外展和极度外旋畸形)，并有患肢肢体变长畸形。

(3) 中心性脱位：髋关节疼痛显著，肿胀不明显，髋关节屈伸功能丧失。移位明显的脱位有肢体短缩、内旋和外旋畸形。股骨大粗隆较健侧平坦或轻度内陷。有骨盆骨折时，骨盆挤压与分离试验阳性，同时出现腹胀、下腹痛、二便不利等症状。

3. 并发症

(1) 坐骨神经损伤：在髋关节后脱位中，有10%～15%并发坐骨神经损伤。多数为坐骨神经干的牵拉伤；当髋臼后缘骨折时，移位的骨折块可压迫或挫伤坐骨神经干；当暴力过大，髋关节脱位过猛时，坐骨神经可受到突发一次性牵拉伤，一般情况下不会发生坐骨神经离断。一般的牵拉伤或挫伤，经髋关节脱位复位，3 个月可逐渐恢复。如属严重粘连，可采用手术松解，预后一般良好。如果严重损伤，如离断或者撕裂伤，则预后不良。

(2) 股骨头骨折：常因在发生髋关节后脱位时，髋关节处于非完全屈曲、内收位，股骨头与髋臼缘直接撞击引起。股骨头的骨片常滞留于髋臼内，妨碍复位，或即使复位后，骨折块也会因对位不良，而发生骨关节炎者，应采取手术治疗。如果骨折块移位不大，又处于非负重区，髋关节复位后对髋关节功能影响不大者，应先采用闭合复位法。髋关节脱位并发股骨头骨折者并非少见，但采用 X 线正位片难以发现头部嵌压型(或凹陷型)的病例，劈裂或分离骨片者则容易发现。

(3) 髋臼骨折：常因髋关节处于内收角度较小的情况下，股骨头与髋臼后缘直接撞击所引起。髋臼后缘骨折块较小、移位不大者，表明骨折块仍与关节囊相依附，故可手法整复或牵引复位，保持骨折片与髋臼后缘骨折处有接近，预后较好，并有良好的髋关节功能。如骨折块较大，或伴有坐骨神经损伤者，应及时采用手术切开复位，并对骨折块做坚固的内固定。术后仍应保持持续牵引 6～8 周，下地负重应延迟。

(4) 血管、神经损伤：闭孔部脱位可由于脱位的股骨头压迫闭孔神经而引起腿根部疼痛，并可放射至膝内侧，局部肌肉痉挛；耻骨部脱位和臼前方脱位时，可引起股动、静脉和股神经受压、损伤，引起患肢缺血、肿胀和伸膝功能丧失，股前侧及小腿内侧皮肤麻木。

(5) 盆腔脏器损伤：严重的中心性脱位，有时可产生骨盆内脏器的损伤。由于骨折、脱位可引起骨盆内后腹膜大血肿，继而发生出血性休克、麻痹性肠梗阻等，预后不良。

4. 影像学检查　通常以髋关节正位 X 线片即可诊断，如果正位不能肯定时或为进一步明确股骨头与髋臼之间的关系应再拍侧位片，如疑有同侧股骨骨折时应加拍股骨干的正、侧位片。如有髋臼后缘的移位骨折或合并股骨头骨折时，可用 CT 三维重建看骨折块移位情况。后脱位时股骨头在髋臼后侧或后上侧，显示股骨颈内缘与闭孔上缘的连续弧形中断。前脱位时显示股骨头移位至闭孔前方或与髋臼重叠，髋关节呈极度外展、外旋，小粗隆明显，股骨颈变短，髋关节间隙异常。中心性脱位时显示髋臼骨折，股骨头随骨折片向骨盆内突入。严重的可显示股骨头从髋臼底骨折的断端中突进盆内，且被断处卡住。必要时可摄骨盆斜位片，能显示骨盆前柱骨折的状况。

5. 鉴别诊断

(1) 股骨颈骨折：① 多发生于老年人。② 受伤时，遭受的暴力不如髋关节脱位大，且无髋关节脱位受力时所特有的姿势与体位。③ 患侧下肢呈略内收、外旋，短缩较明显。而髋关节后脱位则为髋屈曲、内收、内旋和显著短缩畸形。④ 无弹性固定，有时出现骨擦音，沿股骨纵向做扭转试验时，疼痛较髋关节脱位严重。⑤ 股骨大粗隆无上移。⑥ 臀后触不到圆形硬物突起。

(2) 股骨粗隆间骨折：① 发病平均年龄 65 岁以上。② 受伤遭受的暴力不如髋关节脱位大。③ 无髋关节后脱位典型的髋屈曲、内收、内旋和显著短缩畸形。④ 髋部有严重的软组织肿胀和皮下瘀斑。⑤ 股骨大粗隆明显压痛和叩击痛。⑥ 臀后触不到圆形硬物突起。⑦ 有时有骨擦音。

【辨证论治】

新鲜脱位，一般以手法复位为主；陈旧脱位，力争手法复位，若有困难，可考虑切开复位；脱位合并臼缘骨折，一般随脱位的整复，骨折亦随之复位；合并股骨干骨折，先整复脱位，再整复骨折。闭合复位的失败率为 2%～15%，干扰复位的原因为骨性或软组织因素。影响前脱位复位的因素包括关节囊裂隙卡住股骨头，形成“纽扣”作用，股直肌、髂腰肌的阻挡，破裂的前关节囊或盂唇的妨碍等。影响后脱位复位的因素包括后关节囊裂孔的卡压，梨状肌腱、臀大肌阻挡，以及圆韧带、盂唇或较大骨块妨碍股骨头就位等。闭合复位失败的患者，如果病情允许，应给予＜2 mm 层厚的 CT 扫描，明确原因，尽早实施手术复位。

1. 整复手法　对于单纯性脱位的治疗意见比较一致，应当尽快闭合复位，力争在 12～24 h 内完成，而对于Ⅱ～Ⅴ型（Thompson Epstein 分型，Levin 分型），则应当根据具体伤情酌情处理。

(1) 前脱位复位

Allis 复位法：患者仰卧位，一助手将骨盆固定或布带固定于床面，另一助手握住患者的小腿近端，维持屈髋，顺畸形方向牵引并逐渐加大力量。医者向外侧推挤大腿近端，此时助手适当增加屈髋至 60°～90°，并轻柔内收、内旋患肢，此时多可听到股骨头还纳的弹响音，畸形消失，提示复位成功(图 7－34)。有条件时，应即刻摄 X 线片证实。复位成功的要点在于充分的牵引。

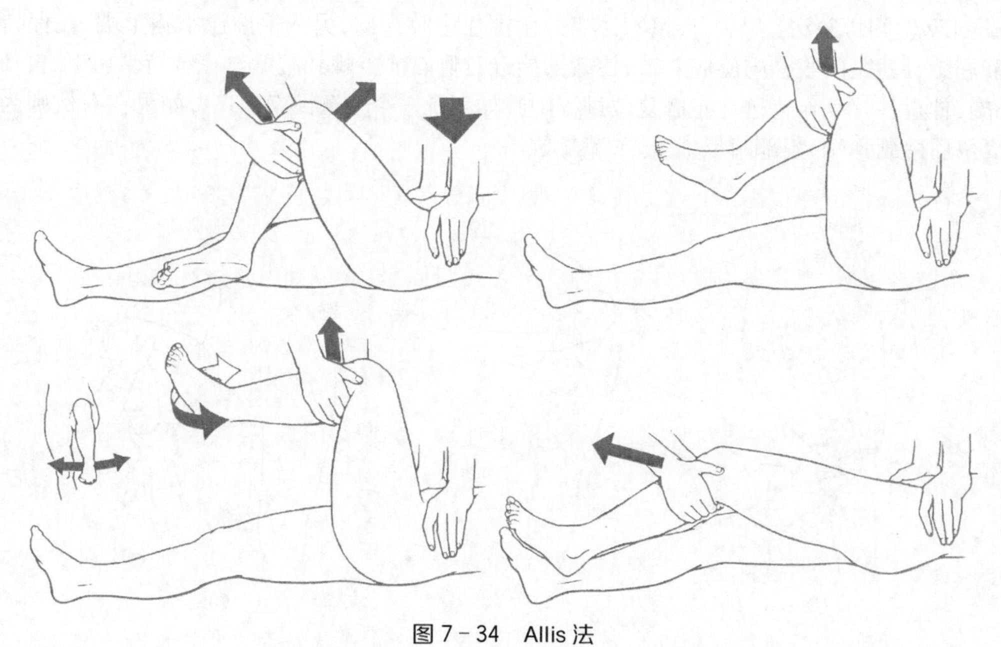

图 7－34　Allis 法

(2) 后脱位复位

Stimson 重力复位法：患者俯卧位，下肢离开床面或地上，髋、膝关节分别屈曲 90°，助手固定骨盆。医者一手握于踝部，另一手向下按压小腿近侧，即沿股骨干长轴牵引，适当旋转髋关节，主要是外旋(图 7－35)。若有明显的弹响感，则表明复位成功。此法借助重力，理论上的优点是可以减少股骨头关节软骨继发性损伤。

改良 Allis 复位法：与前脱位复位时的 Allis 法相区别。患者仰卧于床面，助手按压髂前上棘固定骨盆。医者位于患侧，面对患者，将患肢髋、膝关节逐渐屈曲至 90°左右，小腿置于医者双膝内侧，双手握住小腿上端，沿股骨长轴方向持续牵引，维持牵引状态下适当外旋髋关节，感到明显的弹跳、弹响、畸形消失，表明股骨头还纳入髋臼，复位成功(图 7－36)。此法最为常用，成功率较高。

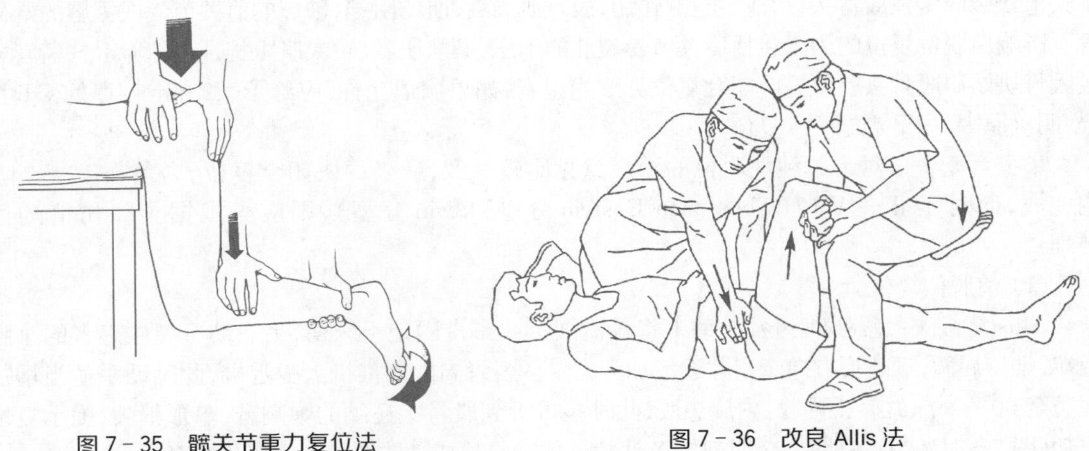

图 7－35　髋关节重力复位法　　　　图 7－36　改良 Allis 法

Bigelow(“问号”)法：患者仰卧位，医者一手握住患肢踝部，另一手握住小腿上端，在保持牵引下逐渐屈髋、屈膝、内收并内旋髋关节，使膝部接近对侧髂前上棘和腹壁。在维持牵引下，再使髋外展、外旋、伸直。其动作轨迹在左髋复位过程中犹如划了一个“?”(图 7－37)，如果在右侧则为反问号。复位后感到弹响，髋部畸形消失，关节复位。

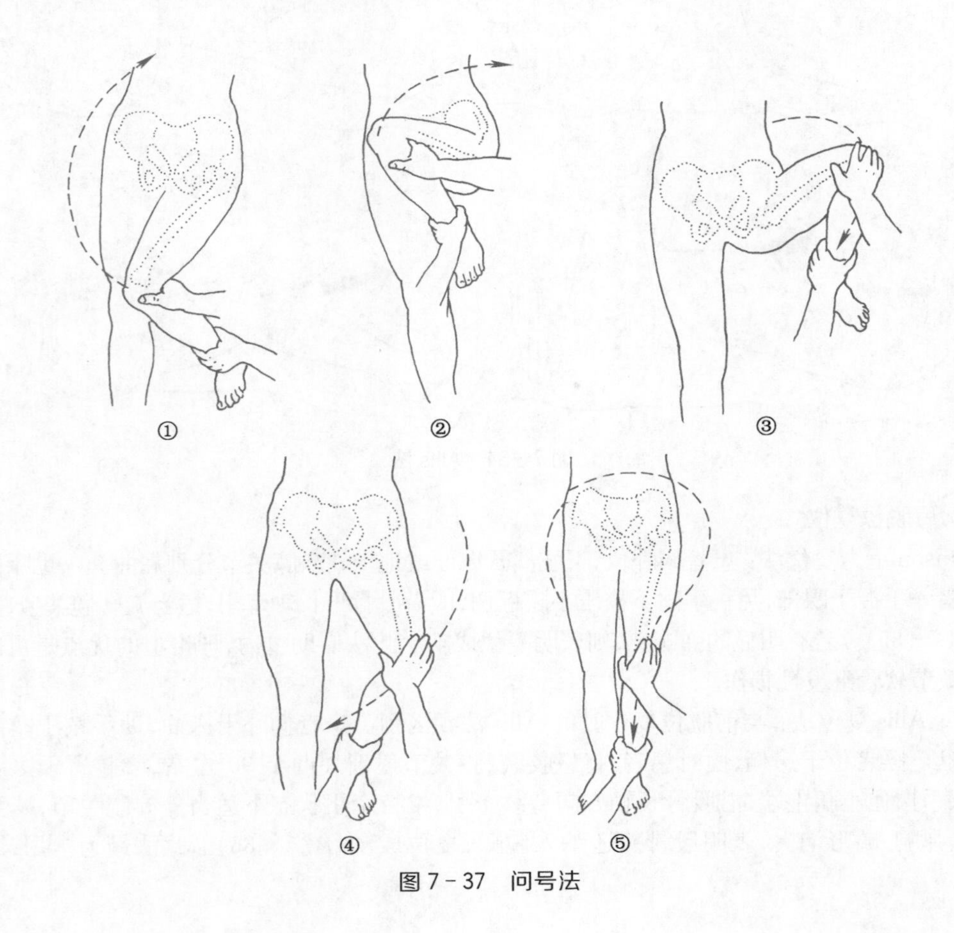

图 7－37　问号法

2. 固定方法　整复后,可采用皮肤牵引或骨牵引固定,患肢两侧置沙袋防止内、外旋,牵引重量5～7 kg,髋关节后脱位一般维持在髋外展30°～40°中立位3～4周。如合并臼缘骨折,牵引时间可延长至6周左右,待关节囊及骨折块愈合后再解除牵引。前脱位维持在内旋、内收伸直立牵引4周左右,避免髋外展。中心性脱位中立位牵引6～8周,要待髋臼骨折愈合后才可解除牵引。陈旧性脱位可用皮肤牵引4周,重量3～5 kg。

3. 功能锻炼　整复后,即可在牵引制动下,进行股四头肌收缩及踝关节活动锻炼。解除固定后,可先在床上做屈髋、屈膝和内收、外展及内旋、外旋活动锻炼。以后逐步进行扶拐不负重锻炼。3个月后,做X线检查,见股骨头供血良好,方能下地进行下蹲、行走等负重活动。中心性脱位,因有关节面破坏,床上练习可适当提早而负重锻炼则应相对推迟,以减少创伤性关节炎和股骨头无菌性坏死的发生率。

4. 药物治疗　初期宜活血祛瘀、行气止痛,内服活血止痛汤、肢伤一方等;若腹胀、大便秘结、口干舌燥苔黄者,宜加通腑泄热药如厚朴、枳实、芒硝等。外用药可选用活血散、消肿止痛膏等。中期宜理气活血、调理脾胃,兼补肝肾,以四物汤加续断、五加皮、牛膝、陈皮、茯苓等。后期宜补气血、养肝肾、壮筋骨、利关节,内服健步虎潜丸或补肾壮筋汤。外用以海桐皮汤熏洗。

5. 手术治疗　髋关节后脱位合并大块髋臼缘骨折,妨碍手法复位者,可行切开复位,螺丝钉固定,修补关节囊。中心性脱位,骨折块夹住股骨头难以脱出者,亦可考虑切开复位。如臼底骨折为粉碎者,则不宜切开复位。如考虑有坐骨神经、闭孔神经、股动、静脉受压,手法复位不能解除压迫,则应尽快切开复位,以便及时解除压迫。复位后,持续的足背或胫后动脉搏动消失,是手术探查动脉的指征。坐骨神经损伤,多为压迫所致,如考虑为髋臼缘骨折块脱落压迫,要及时手术去除压迫,使神经功能早日恢复。髋关节脱位合并股骨干骨折,创伤严重,可切开复位修补关节囊,股骨干骨折用钢板内固定。陈旧脱位超过2～3个月,估计手法复位有困难,可考虑进行切开复位。

【预防与调护】

股骨头缺血坏死是髋关节脱位常见并发症。早期复位可缩短股骨头血液循环受损时间,是预防股骨头坏死的最有效方法。髋关节脱位患者一般2～3个月内患肢不允许完全负重,以免缺血的股骨头因受压而塌陷,伤后每隔2个月摄髋部X线片1次,大约在1年左右或以上证明股骨头血运供给良好,无股骨头坏死方可弃拐,逐渐恢复正常活动。

附:髋关节脱位分型

Levin(1998)认为其他分型在指导治疗、估计预后方面不够实用,而提出一些综合性分类(图7-38、图7-39)。该分类考虑到复位前后的临床表现和多种影像学资料,因此在选择非手术治疗或者手术治疗,以及手术方案的设计、预后、固定等临床治疗的指导意义较强。髋关节后脱位的Levin分型与髋关节前脱位的Levin分型一致,仅"前""后"有别。

1. 髋关节后脱位的Levin分型

Ⅰ型:后脱位,没有合并明显的骨折,复位后关节稳定。

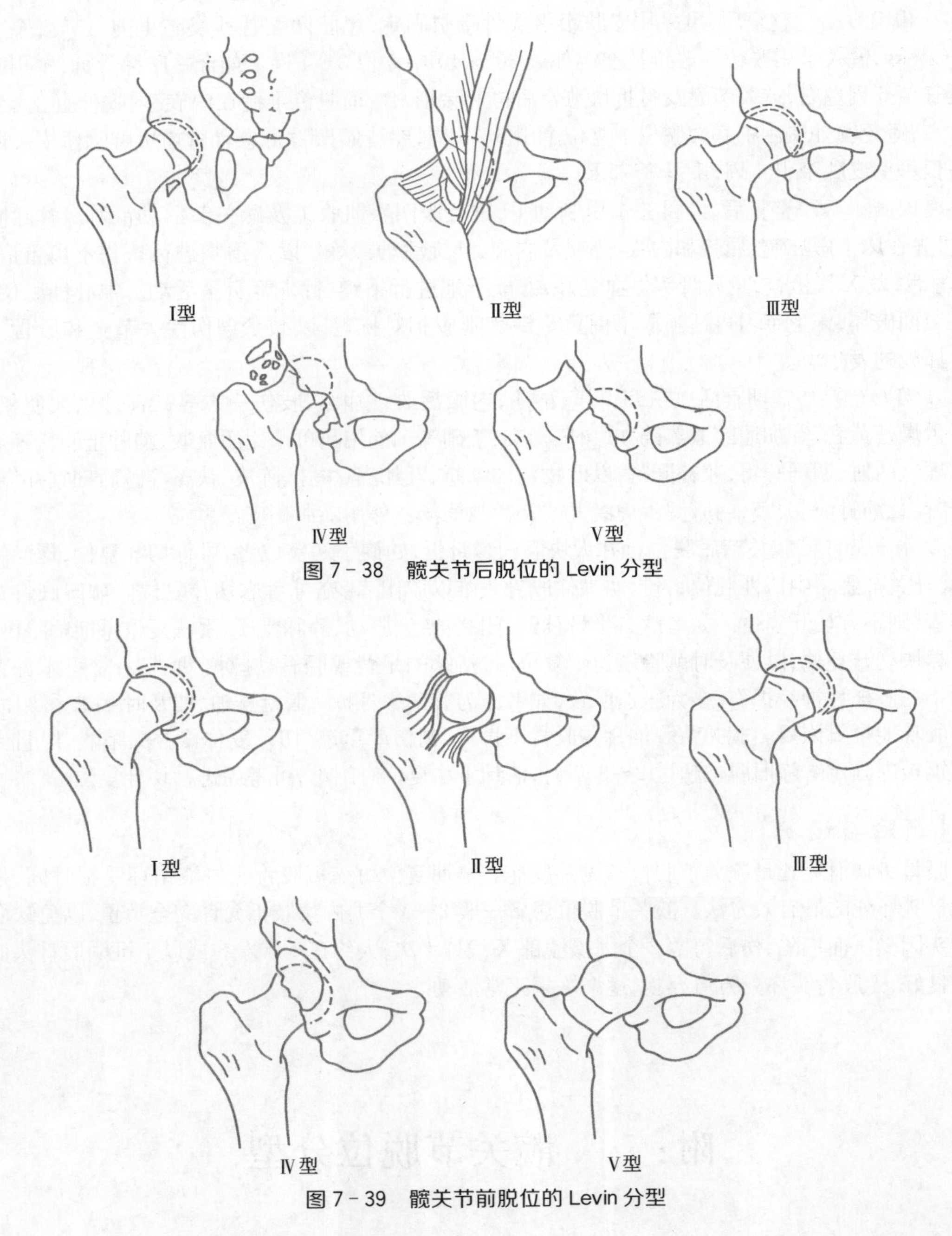

图 7-38　髋关节后脱位的 Levin 分型

图 7-39　髋关节前脱位的 Levin 分型

Ⅱ型：难复性的后脱位，若尝试复位需在全麻下进行。

Ⅲ型：后脱位，复位后不稳定，或关节间隙内嵌入软骨、撕裂的盂唇或碎骨块等。

Ⅳ型：后脱位，伴有髋臼骨折，该骨折需要修复，以恢复关节形状和稳定。

Ⅴ型：后脱位，伴有股骨头或股骨颈骨折。

2. 髋关节前脱位的 Levin 分型

Ⅰ型：前脱位，没有合并明显的骨折，复位后关节稳定。

Ⅱ型：难复性的前脱位，若尝试复位需在全麻下进行。
Ⅲ型：前脱位，复位后不稳定，或关节间隙内嵌入软骨、撕裂的盂唇或碎骨块等。
Ⅳ型：前脱位，伴有髋臼骨折，该骨折需要修复，以恢复关节形状和稳定。
Ⅴ型：前脱位，伴有股骨头或股骨颈骨折。

第八章 膝、小腿骨折及脱位

导学

(1) 掌握各疾病的分型、临床表现、体征、影像学检查及整复、固定方法。
(2) 熟悉各疾病的病因病机。
(3) 了解各疾病的预防与调护。

股骨干周围有3组肌肉包围,由股直肌、股外侧肌、股内侧肌、股中间肌组成的最大的伸肌群股四头肌不同程度地负责膝关节的伸直,由股神经支配。屈肌群次之,包括股二头肌、腘绳肌,由坐骨神经支配,两者相互拮抗,保持平衡,但伸肌群肌力大于腘绳肌的3倍,股四头肌中内侧肌对伸膝运动尤为重要,手术尽量勿使其受伤。内侧肌可拉紧髌骨,促使胫骨外旋,完成后10°～15°伸直运动,使关节趋于稳定。内收肌群较小,是闭孔神经支配,而股骨干外侧没有与内收肌群相对抗的外展肌群,所以股骨远侧骨折段常有内收移位,由于腓肠肌的牵拉而又向后翻转移位。

股骨髁周围有关节囊、韧带、肌肉及肌腱附着。骨折块受这些组织的牵拉,不易复位也不易维持复位。股骨髁骨折,多伴发腘动脉、神经及其周围软组织的广泛损伤。在伴有相邻支持结构如侧副韧带、交叉韧带损伤时,可造成膝关节不稳定,也因股四头肌、髌上囊损伤而造成伸膝装置粘连,损害膝关节功能。骨折可造成股骨髁与胫骨平台、髌骨与股骨关节面之间相应关节的破坏,改变了膝正常的解剖轴与机械轴,破坏膝关节正常负荷与传导。

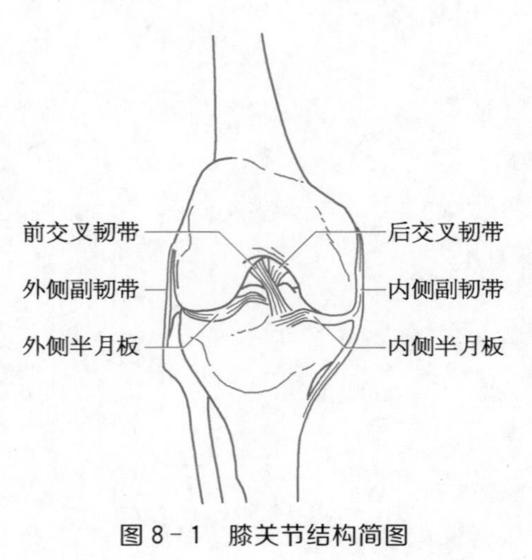

图8-1 膝关节结构简图

膝关节为人体内最大的活动关节,由股骨髁、胫骨平台、髌骨及其周围滑膜、关节囊、韧带、半月板和肌肉等组织共同构成(图8-1)。股骨远端以松质骨为主要成分,向两侧及后方形成两个突出的骨膨大,分别为内髁和外髁,外侧髁高,限制髌骨脱位。内、外髁相接部后侧凹陷,为髁间窝,有交叉韧带附着,前、后交叉韧带及内、外侧副韧带对膝关节起重要的稳定作用。外侧髁的后外侧及内侧髁的后上方分别为腓肠肌的内、外侧头的起点,故股骨髁骨折后,受肌肉及韧带的牵拉,股骨髁骨折块易形成分离或旋转移位。内外髁远端呈弧形关节面称为股骨滑车,与胫骨平台构成关节;股骨髁前侧呈凹面,与髌骨关节面构成髌股关节,正常膝关节的股、胫关节面相互适应,关节间隙内外距相等。

股四头肌肌腱、髌骨及髌韧带组成伸膝装置。膝关节内侧支持结构：第1层是包裹缝匠肌的深筋膜，第2层是胫侧副韧带浅层，第3层是关节囊。膝关节的外侧支持结构：第1层是筋膜层，第2层是腓侧副韧带，第3层是关节囊。前交叉韧带：上端附着在股骨外髁内侧面的后半部分，下端附着在胫骨髁间区和内侧髁间结节之间，并与内外侧半月板前角相连接。宽约11 mm，长约38 mm，屈膝时，其前内侧紧张，后外侧松弛。屈膝45°时前交叉韧带松弛度最大。作用为限制胫骨过度前移、限制膝关节过伸、限制胫骨的旋转、限制伸膝位的侧向活动。后交叉韧带：上端附着在股骨内髁外侧面的后半部分，下端附着在髁间隆起的槽沟内，部分纤维与外侧半月板相连。宽约13 mm，长约38 mm。屈膝时后部纤维松弛、前部紧张，屈曲30°时大部分纤维均紧张。作用为限制胫骨过度后移、限制膝过伸、限制膝关节旋转活动。

半月板内、外各一，位于股骨髁与胫骨平台之间，为边缘较厚而中央部较薄的纤维软骨，附着于胫骨内外髁的边缘，可加深胫骨髁的凹度，以适应股骨髁的凸度，加强膝关节的稳定性，同时有缓冲震荡的功能。半月板可分为内侧半月板和外侧半月板两部分，内侧半月板呈"C"字形，较大，前、后角间距较远。其后半部分与内侧副韧带相连，故后半部固定；外侧半月板呈"O"字形，较小，前后角间距较近，其活动度比内侧大。伸膝时半月板被股骨髁向前推挤，屈膝时半月板则向后移动。由于半月板属纤维软骨组织，无血运供应，仅靠关节滑液获得营养，故损伤后修复力极差。其边缘与关节囊相连，血运尚好。外侧半月板常有先天性盘状畸形，称先天性盘状半月板。

下肢的轴线对骨折整复较为重要。骨干轴线是指肢体各管状骨本身的轴线即解剖轴线，基本上是直的，其中股骨与胫骨有轻度的前侧弧度(图8-2)。膝关节的运动轴主要是额面轴，运动是屈曲与伸直。踝关节的运动轴是与额面轴成10°倾斜向外旋20°～30°，其运动为背伸及跖屈。膝、踝关节的水平运动轴线是相互平行的，并与地面大致平行。

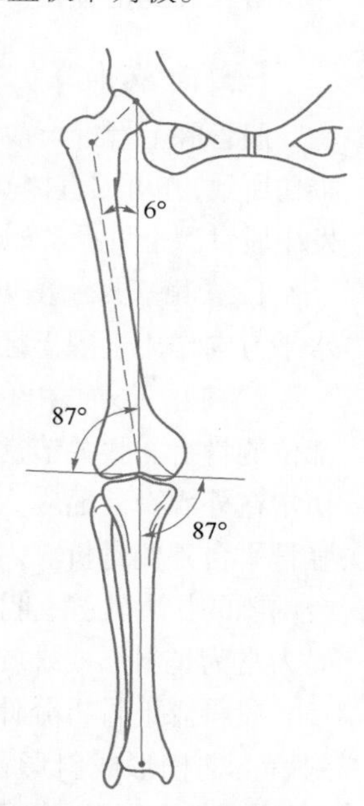

图8-2 下肢力线图

股骨干中轴线即解剖轴线向下与膝关节水平轴线中点相交成角，称为股内角，正常人约为100°。从股骨头的中心点与膝关节水平轴线中点的连线，向下一直交于踝关节水平轴线的中点，此为下肢纵行运动轴线(力线轴)。此线与膝关节水平轴线的内侧交角为94°左右，并不是垂直的。下肢股骨干中轴线与下肢纵行运动轴线之间，有5°～7°的外倾角。

胫骨是重要的承重骨骼，位于皮下，前方的胫骨嵴是进行骨折后手法复位的重要标志。胫骨干中、上段横切面呈三菱形，在中、下1/3交界处变成四边形，在三菱形和四边形交界处是骨折的好发部位。由于整个胫骨均位于皮下，骨折端容易穿破皮肤，成为开放性骨折，胫骨上端与下端关节面是相互平行的。在治疗时必须防止成角和旋转移位，保持踝膝关节轴的平行一致，若骨折对位对线不良，使关节面失去平行，改变了关节的受力面，易发生创伤性关节炎；腓骨的上、下端与胫骨构成胫腓上关节和胫腓下关节，为微动关节，腓骨不产生单独运动，但可承受1/6的负重。胫腓骨间有骨间膜连接，在踝关节承受的力除沿胫骨干向上传递外，也经骨间膜由腓骨传导。

小腿肌肉主要分布于后外侧，造成小腿内动力不平衡。因此，胫腓骨干骨折后，在不平衡的肌力牵拉作用下，骨折往往有向前、内成角的趋势。在固定过程中如未及时调整外固定，当肿胀消退时骨折易发生再移位。此外，胫骨上端前侧和内侧分别有股四头肌和腘绳肌，胫腓骨干骨折后，此两肌收缩牵拉，可使骨折近端向前、内侧移位。

腘动脉在分出胫前动脉后，穿过比目鱼肌腱向下走行，此处血管固定，胫骨上 1/3 骨折，可致胫后动脉损伤，引起下肢严重血液循环障碍，甚至缺血坏死，小腿的肌筋膜与胫骨、腓骨和胫腓骨间膜一起构成四个筋膜室，由于骨折后骨髓腔出血，或肌肉损伤出血，或因血管损伤出血，均可引起骨筋膜室高压，导致肌肉缺血性坏死，后期成纤维化，将严重影响下肢功能。胫骨的营养血管从胫骨干上、中 1/3 交界处进入骨内，在中、下 1/3 的骨折使营养动脉损伤，供应下 1/3 段胫骨的血液循环显著减少，同时下 1/3 段胫骨几乎无肌肉附着，由胫骨远端获得的血液循环很少，因此下 1/3段骨折愈合较慢，容易发生延迟愈合或不愈合；在腓骨颈有腓总神经由腘窝后、外侧斜向下外方，经腓骨颈进入腓骨长、短肌及小腿前方肌群，腓骨颈有移位的骨折可引起腓总神经损伤。

第一节 股骨髁上骨折

股骨髁上骨折是指发生于腓肠肌起始点上 2～4 cm 范围内的骨折。目前以交通事故和工农业外伤所致高能量损伤多见，多发生于青壮年患者。

【病因病机】

股骨髁上骨折大多由间接暴力导致骨折，如从高处坠落受伤，患者足部或膝部着地，或车祸高速损伤所致，亦可因直接暴力打击导致骨折。此外，若膝关节强直、废用性骨质疏松，亦容易因外力而发生股骨髁上骨折。如老年患者，由于干骺端骨质疏松，在屈曲位跌倒时，可引起该处嵌插性骨折。

1. *直接暴力* 多见于高速撞击，外力经髌骨将应力变为楔形力造成单髁或双髁骨折。当外力水平方向作用于髁上区时，常造成髁上骨折，常发生横形或粉碎性骨折。

2. *间接暴力* 由高处坠落，在膝关节伸直位或屈曲位，不同方向的应力，可造成股骨下端不同部位的骨折。膝关节常有生理性外翻，外髁的应力比内侧集中，且外髁的结构较内侧薄弱，因此损伤常在外髁。外翻应力，可造成股骨外髁斜形骨折，有时产生内上髁撕脱骨折、内侧副韧带撕裂或胫骨平台外侧骨折。内翻应力可造成股骨内髁斜形骨折。如果发生胫骨平台骨折，则由于胫骨平台内髁的抗力较强，骨折线先出现在胫骨棘外侧，经过骨干与干断端的薄弱区再转至内侧。间接暴力常为长斜形或螺旋形骨折。

股骨髁上骨折分伸直型和屈曲型，屈曲型骨折多见(图 8-3)。屈曲位受伤时，可形成由前上到后下的横形或斜形骨折，远折端因受腓肠肌牵拉和关节囊紧缩，向后移位，易出现腘动静脉损伤，近折端向下可刺伤髌上囊及前面皮肤。伸直型骨折为膝关节伸直位受伤所致，与屈曲型相反，骨折线由后下至前上斜行，远折端在前、近折端在后重叠移位。

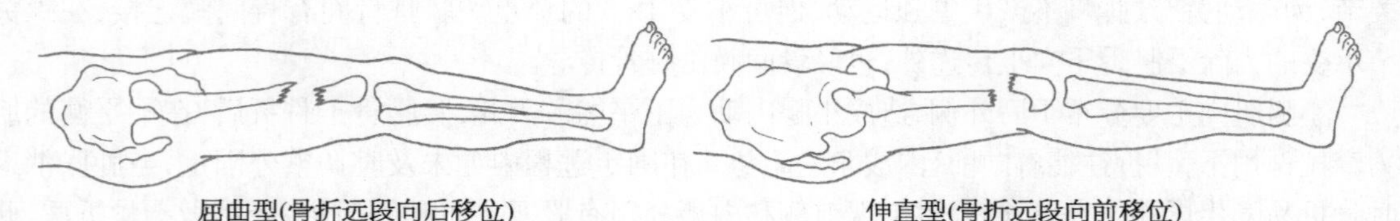

屈曲型(骨折远段向后移位)　　伸直型(骨折远段向前移位)

图 8-3 股骨髁上骨折分型

【诊断与鉴别诊断】

1. 临床表现　常有明确的外伤史，伤肢由于强大暴力，致使骨折周围软组织损伤亦很严重，故肢体肿胀明显而疼痛。

2. 体征　伤肢短缩，远折段向后旋转，成角畸形。即使畸形不明显，局部肿胀、压痛及功能障碍亦明显。

3. 并发症

(1) 失血与休克：股骨下 1/3 骨折的出血量可达 1 000 ml 以上，如为开放性则出血量更大。刚入院的患者常有早期休克的表现，如精神紧张、面色苍白、口干、肢体发凉、血压轻度增高、脉搏稍快等。在转运过程中处理不当及疼痛，均可加重休克。

(2) 腘动脉损伤：股骨髁上骨折及股骨下 1/3 骨折，两者凡向后移位的骨折端，均可能刺伤腘动脉，腘窝部可迅速肿胀，张力加大。若为腘动脉挫伤，血栓形成，则不一定有进行性肿胀。腘动脉损伤症状可有小腿前侧麻木和疼痛，其下 1/3 以下肢体发凉，感觉障碍，足趾及踝关节不能运动，足背动脉搏动消失。所有腘动脉损伤患者都有足背动脉搏动消失这一特点，因此在骨折复位后搏动仍不恢复者，即使患肢远端无发凉、苍白、发绀、感觉障碍等情况，亦应立即行腘血管探查术。在闭合复位后仍无足背动脉搏动恢复者，不应长时间保守观察。如为腘动脉血栓形成，产生症状有时较慢而不典型，开始足背动脉搏动减弱，最后消失，容易误诊，延误手术时机。

(3) 合并伤：注意患者的全身检查，特别是致命的重要脏器损伤者，在休克时腹部外伤症状常不明显，必须随时观察，反复检查及腹腔穿刺，以免遗漏。高能量损伤引起的股骨髁上骨折常见于多发性骨折，检查时必须排除是否伴有髋部的骨折脱位或股骨干骨折。股骨髁上骨折合并膝关节韧带结构的损伤约占 20%，且在骨折固定前常难以诊断。股骨髁上骨折常可合并胫骨骨折，在内翻及外翻应力作用下发生胫骨平台骨折。由于股动脉在此处的解剖特点，高能量损伤时常引起股动脉损伤，合并韧带损伤时发生动脉损伤的危险性可高达 40%。

4. 影像学检查　应常规的摄前后位和侧位的 X 线片，牵引下摄正侧位片可更清楚地显示骨折的形态，X 线片应包括整个股骨干和髋关节，以免漏诊股骨颈骨折和髋关节脱位(图 8-4)；有条件可行 CT 三维重建；怀疑膝关节软组织损伤，尤其是涉及神经血管损伤者，可辅以 MRI、Doppler 或

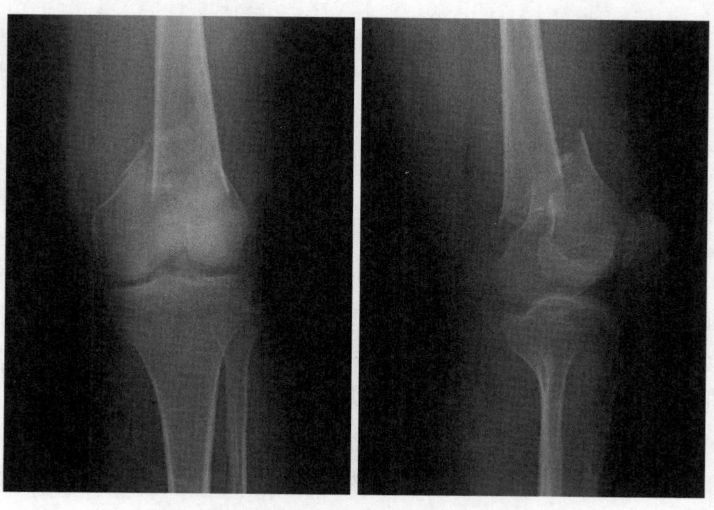

图 8-4　股骨髁上骨折(伸直型)X 线片

血管造影检查。

5. 鉴别诊断

(1) 股骨下端病理骨折：股骨下端为骨肿瘤的好发部位，如骨巨细胞瘤、骨肉瘤等。患者有股骨下端慢性进行性肿胀史，伴有疼痛迁延时间较长，进行性加重，轻微的外伤可造成骨折，X线检查可明确诊断。

(2) 股骨下端急性骨髓炎：发病急骤，高热，寒战，脉数，大腿下端肿痛，关节功能障碍，早期局部穿刺可能有深部脓肿，发病后7～10日进行X线检查可见有骨质破坏，诊断便可确定。

【辨证论治】

股骨髁上骨折无论牵引或手法复位，均不必强求解剖复位。股骨冠状面(内外)允许有7°以内的成角，在矢状面(前后)成角不超过7°～10°，长度短缩则应≤2 cm，在此范围内的功能复位对患肢的功能影响较小。

1. 整复方法　由于股骨髁上有强大肌肉牵拉，骨折断端移位不易纠正，且手法整复后又重新移位，故常在牵引下进行，或配合牵引复位矫正残余移位。

(1) 骨牵引：牵引可以起到拔伸的作用，同时减少手法整复引起的神经、血管损伤。一般伸直型股骨髁上骨折采用胫骨结节牵引，屈曲型骨折采用股骨髁上牵引；如骨折远端向后移位严重，可以选用股骨髁上和胫骨结节双骨牵引(图8-5)。

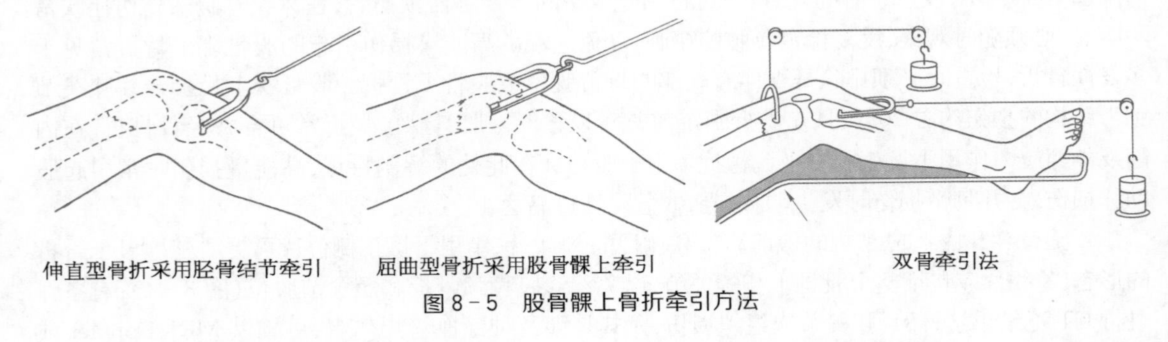

图8-5　股骨髁上骨折牵引方法

(2) 手法整复：屈曲形骨折的整复时将膝关节屈曲90°左右，一助手握小腿，向下牵引。医者双手抱住小腿上端近腘窝处向前牵引，纠正重叠、成角移位。然后，两手可把骨折近段向前提托挤压，纠正前后移位。伸直型骨折在膝关节屈曲20°～30°，两助手分别握住大腿中下段及小腿近段，对抗牵引，医者一手将近端向前上提托，另一手向后按压骨折远端，握小腿的助手逐渐屈曲膝关节至90°～110°，骨折即可复位。

2. 固定方法(图8-6)

(1) 石膏及小夹板固定法：适用于成人无移位的股骨干下1/3骨折及股骨髁上骨折、儿童青枝骨折，可采用超膝关节管型石膏固定或用4块夹板固定，其夹板规格为：前侧板下端至髌骨上缘，后侧板的下端至腘窝中部，两侧板以带轴活动夹板行超膝关节固定。固定时将膝关节屈曲于70°～90°位。先在股骨下端放好衬垫，小腿部的固定方法与小腿骨折相同，膝上、膝下均用4根布带绑扎固定夹板，一般固定6～8周后去除，练习活动，功能恢复满意。

(2) 骨牵引加小夹板固定：适用于移位屈曲型髁上骨折。后旋型在手法整复后，选用股骨髁部冰钳牵引或骨牵引，将后移的远端骨折向前牵引而复位。待骨折端被牵引复位，应减轻牵引重

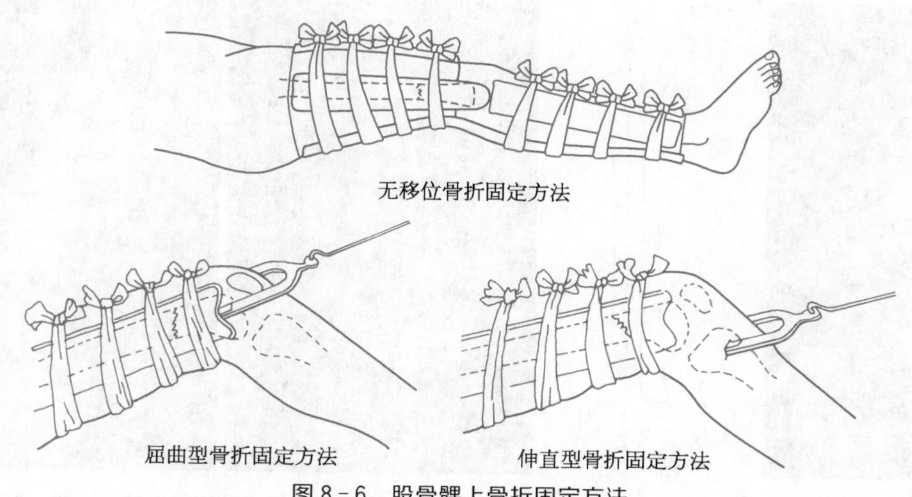

图 8-6　股骨髁上骨折固定方法

量至 5 kg 左右,并对残余移位用手法纠正。膝屈至 100°的位置上,置于 Thomas 或 Braun 架上,使腓肠肌松弛。伸直型可采用胫骨结节牵引,牵引姿势、位置同前。达到复位,然后外加小夹板固定。所用固定夹板,其两侧板的下端呈叉状,骑在冰钳或骨圆针上。6～8 周后解除牵引,改用超膝关节夹板固定至骨折愈合。

本法优点在于经济、安全、愈合率高,配合早期功能锻炼,减少了并发症。但患者卧床时间较长,有时需反复床边透视、复位及调整夹板或压垫,虽不愈合者极少,但畸形愈合者常见。如有软组织嵌入骨折端,则不易愈合。横形骨折可见过度牵引而致骨折端分离,造成延迟愈合。由于长时间的外固定,亦容易并发膝关节活动受限。

3. 功能锻炼　整复固定后,即可练习股四头肌收缩及踝、趾关节屈伸活动,参照股骨干骨折功能锻炼的方法练习 6～8 周。骨折临床愈合后,可扶双拐下床练习行走,逐渐活动膝关节。

4. 药物治疗

(1) 内治法:根据骨折愈合过程,分为三期辨证治疗,再根据年龄、体质和损伤程度、损伤部位进行个性组方配药。一般规律是:骨折早期宜破,中期宜和,后期宜补。这种破、和、补的分期治疗,就是在治疗骨折的始终必须掌握治伤与扶正的关系。骨折初期是指骨折伤后 1～2 周,常用攻下逐瘀法、行气消瘀法、清热凉血法等,可服活血祛瘀汤;中期是指骨折伤后 3～4 周,常用和营止痛法、接骨续筋法、舒筋活络法等,可服接骨丹;后期是指骨折 1 个月以后,常用补气养血法、健脾益胃法、补益肝肾法、温经通络法等,可服健步虎潜丸。

(2) 外治法:指骨折损伤后的局部用药,如敷、贴、洗、搽、撤、浸、熨等,根据骨折三期辨证,一般初、中期以药膏、膏药敷贴,如活血止痛膏;后期以药物熏洗、热熨或涂擦,如展筋丹、展筋酊。

5. 手术治疗　股骨髁上骨折目前大多采用切开复位内固定,对于移位较大的骨折,非手术疗效多不满意。手术应达到精确解剖复位,合理内固定,早期活动,早期进行膝关节功能锻炼,以期最大限度地恢复患肢膝关节的功能。开放性股骨髁上骨折合并股动脉、腓总神经等损伤者则不宜牵引,需行手术治疗,以免加重血管、神经的损伤。内固定可采用多根克氏针内固定辅助石膏外固定、95°角钢板、股骨髁支持钢板、DCS 动力髁螺钉(图 8-7)、逆行交锁髓内钉(图 8-8)、锁定钢板(图 8-9)等。

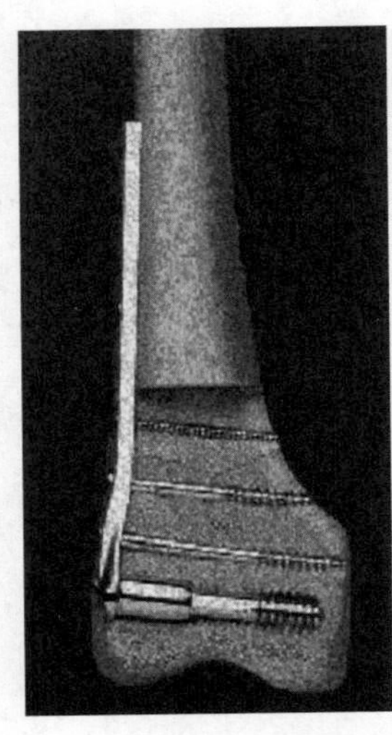
图 8-7 DCS 动力髁螺钉

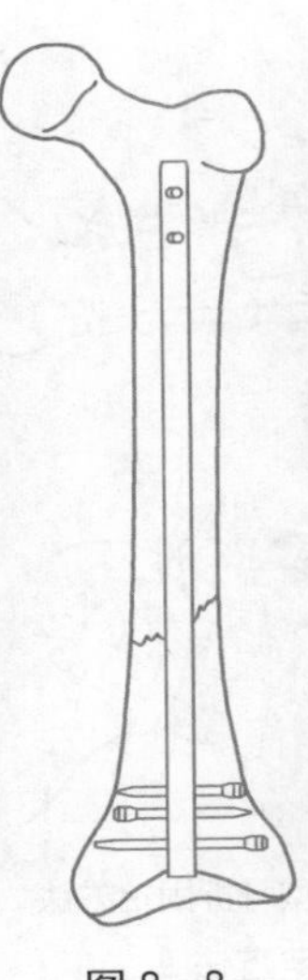
图 8-8 逆行交锁髓内钉

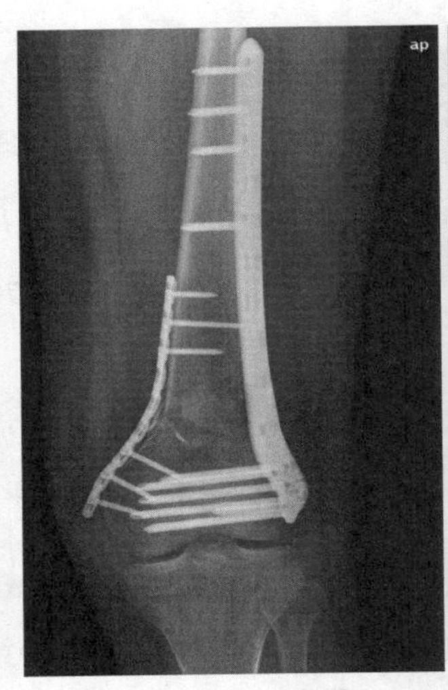

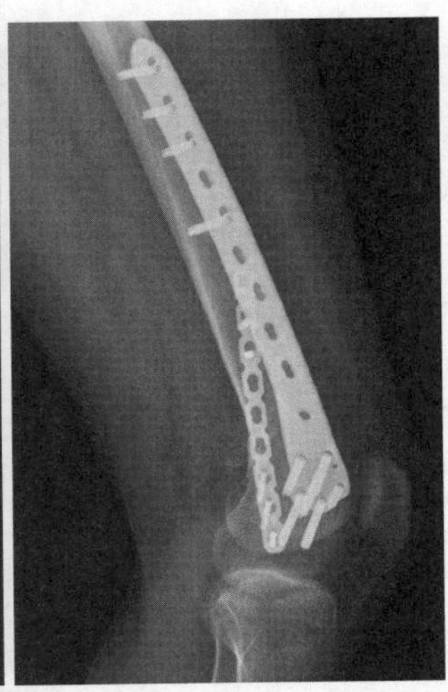
图 8-9 股骨髁上骨折锁定钢板结合内侧支撑钢板

对于开放性骨折皮肤条件较差的患者、多发伤或血管损伤的股骨远端的骨折患者，或患者身体基础情况不允许进行内固定的患者，可考虑使用外固定支架。外固定架具有快速、软组织剥离小、可维持长度、方便换药及患者可以早期下床活动的优点。此时多选跨关节外固定器，计划使用接骨板最终固定时，外固定支架应避免在股骨外侧穿针，否则会妨碍将来的手术切口。其缺点是易出现针道渗出及感染，股四头肌粘连继发膝关节活动受限，骨折延迟愈合或不愈合，去除外固定架后复位丢失。对粉碎性股骨髁上骨折，特别是老年患者或高能量损伤的年轻患者，存在骨缺损和严重开放骨折延迟愈合，为防止发生不愈合时，应考虑植骨。

【预防与调护】

总体而言，股骨髁上骨折的预后比较满意，发生骨折不愈合的机会很少，但因骨折畸形愈合所造成的行走障碍和股四头肌粘连或关节内及周围粘连引起的膝关节伸屈受限则较常见。股骨髁上骨折术后，应采用早期综合康复治疗，使患者的关节功能障碍均降至最低程度。术前后应积极进行股四头肌收缩及踝、趾关节屈伸活动和肌力训练，并于术后配合中药熏洗等治疗。

第二节 股骨髁间骨折

股骨髁间是髁关节面以上 9 cm 内的干骺端骨折。股骨髁骨折比较少见，占全身骨折的 0.4%。股骨髁间骨折主要包括部分关节骨折（B 型骨折）和完全关节骨折（C 型骨折），C 型骨折易发生骨块分离，易于产生 T 或 Y 型骨折（图 8-10）。

【病因病机】

髁间骨折多由较严重的间接暴力所致，直接暴力偶有发生。股骨髁部骨折主要为股骨轴向暴力合并内、外翻或旋转暴力所造成。近年来，随着交通事故的频繁发生，该类骨折的青壮年病例往往由高速、高能量暴力引起。

1. 直接暴力　多见于高速撞击，外力经髌骨将应力变为造成单髁或双髁骨折的楔形力。当外力水平方向作用于髁上区时，常造成髁上骨折。

2. 间接暴力　由高处坠落，在膝关节伸直位或屈曲位，不同方向的应力可造成股骨下端不同部位的骨折。

3. 分型分度　根据受伤机制和骨折端移位方向，分为伸直型和屈曲型，以后者多见。

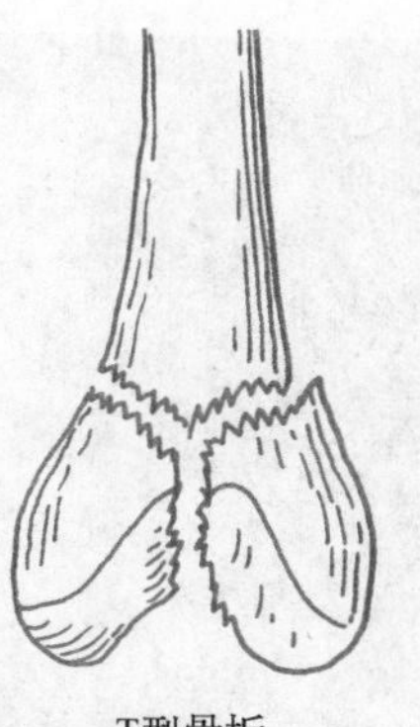

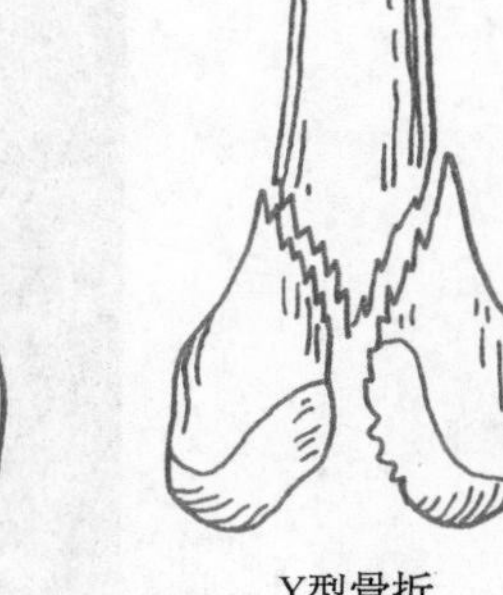

图 8-10　股骨髁间骨折类型

屈曲型：跌下时，膝关节微屈位足底着地，暴力自地面向上经小腿传至膝部，在造成髁上屈曲型骨折的同时，暴力继续作用，骨折近端将远端劈成两块，并向后移位，骨折近端则向前移位。

伸直型：跌下时，膝关节受过伸暴力，在造成髁上骨折时远折端向前移位的同时继续作用，近折端插于远折端并劈开，造成远折端被劈开并前移，近折端后移，骨折块呈 T 或 Y 形。根据骨折部位及骨折类型有以下几种：① 单髁骨折：外髁、内髁、后髁型。② 髁间骨折：V 型、T 型、Y 型。③ 髁上骨折：螺旋形、斜形、横形。④ 骨骺分离。⑤ 软骨及骨骨折。

临床上又根据移位程度，股骨髁间骨折又可分为4度。① Ⅰ度：骨折无移位或轻微移位，关节面平整。② Ⅱ度：骨折有移位，但两髁无明显旋转及分离，关节面不平。③ Ⅲ度：骨折远端两髁旋转分离，关节面不平。④ Ⅳ度：骨折粉碎，股骨髁碎成3块以上，且游离的骨块较大，关节面严重移位。股骨髁间骨折多为闭合性损伤，骨折严重移位时骨折端可刺破皮肤。与股骨髁上骨折相似，严重移位的骨折端可伤及腘动脉和胫神经。

【诊断与鉴别诊断】

1. 临床表现　大腿远端肿痛、关节积血，膝部皮下瘀斑，有时张力甚大而胀痛，或有骨折端活动、肌肉痉挛收缩而发生剧烈疼痛。

2. 体征　膝部畸形、异常活动及功能障碍。膝关节多呈外旋半屈曲位，功能丧失，患肢缩短、成角，膝部可有横径或前后径增大。局部压痛明显，并可扪及骨擦音。

3. 并发症

(1) 失血与休克：股骨下 1/3 骨折的出血量可达 1 000 ml 以上，如为开放性则出血量更大。患者常有早期休克的表现，如精神紧张、面色苍白、口干、肢体发凉、血压轻度增高、脉搏稍快等。在转运过程中处理不当及疼痛，均可加重休克。

(2) 多发伤及合并伤：注意患者的全身检查，特别是致命的重要脏器损伤者。常合并半月板或韧带损伤，应注意合并血管、神经损伤。注意检查腘动脉处是否有血肿，足背、胫前动脉的搏动，以及小腿和足的皮肤感觉、温度，以便判定血管、神经损伤。

4. 影像学检查　膝关节 X 线正侧位片(图 8-11)；可行三维 CT 重建、MRI 或血管造影检查。

5. 鉴别诊断　① 股骨下端骨折肿、痛、畸形的部位不同，拍 X 线片可以明确骨折部位。② 股骨髁上骨折属于同一类型骨的不同部位，只有拍 X 线片可以鉴别诊断。

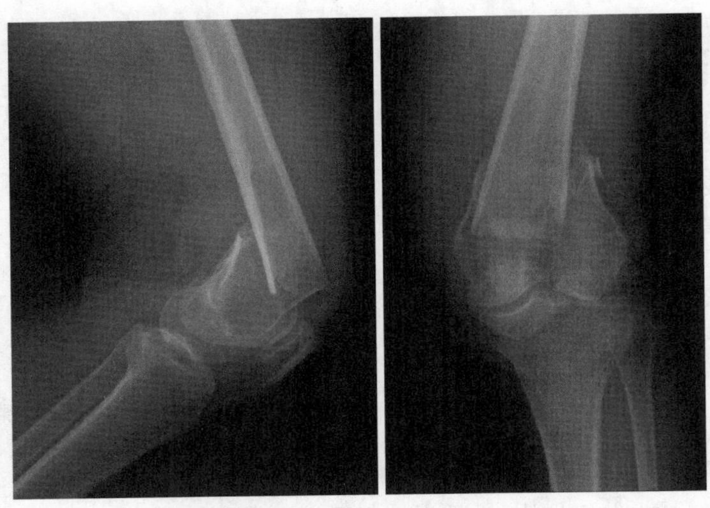

图 8-11 股骨髁间骨折(屈曲型)X线片

【辨证论治】

股骨髁部骨折是关节内的骨折,治疗要求较高。治疗原则是恢复股骨髁部的解剖对位、关节面的平整和下肢正常的力线,并尽快清除膝关节内血肿,防止出现创伤性关节炎。对仅有远折端移位而两髁无明显分离及旋转移位的,且关节面基本平整的Ⅰ、Ⅱ度骨折,可用手法复位加超膝关节夹板固定。膝部肿胀严重,远近折端重叠移位,两髁旋转,分离的Ⅲ、Ⅳ度骨折,可用手法整复。股骨髁冰钳或胫骨结节牵引,加大腿四夹板固定。骨折粉碎,关节面严重破坏的老年人,超膝关节固定,早期功能锻炼;年轻患者则考虑切开复位内固定。

1. 整复方法　患者仰卧位,膝关节屈曲30°～50°,先在无菌操作下,抽净关节积血。一助手握持大腿中下段,另一助手握持小腿中下段。医者用两手掌抱髁部,并向中心挤压,以免在牵引时加重两髁旋转分离。在抱髁下,两助手徐徐用力对抗牵引,注意牵引时不要用力过猛,以免加重损伤和造成两髁旋转。当重叠移位纠正后,可用纠正髁上骨折前后移位的方法,即医者用手从腘窝部或膝前用力,纠正前后移位,注意不可矫枉过正。为使关节面平整,医者在维持牵引下,对向两手反复向中心推挤(图8-12)。复位后,放好衬垫及夹板固定,进行X线检查。如果关节面已平整,仅有少许前后移位,在股骨髁或胫骨结节牵引下纠正。若为单侧髁骨折块仍向外移时,用拇指向内推挤。如移位仍较明显,需再行复位,达到对位满意为止。

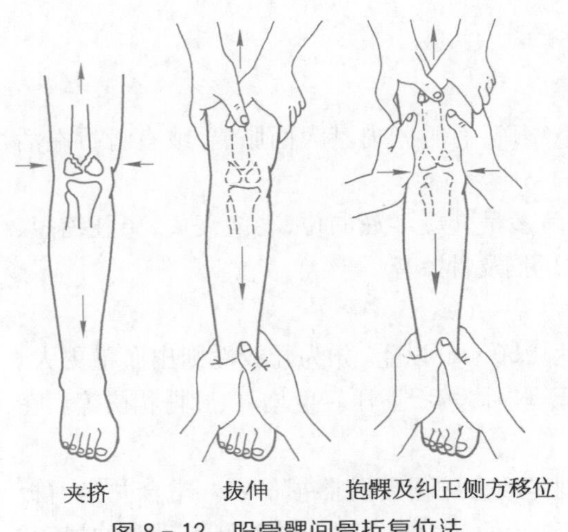

图 8-12 股骨髁间骨折复位法

2. 固定方法

(1) 超膝关节夹板固定:骨折整复后,移位不明显、关节面基本平整,用超膝关节夹板固定。采用带活动轴的超膝关节夹板固定,大腿、小腿分别捆扎固定,便于膝关节练功锻炼。固定时间6～8周。

(2) 超膝关节夹板固定加胫骨结节牵引：骨折整复后，如关节面已平整，仅有少许前后移位，用超膝关节夹板固定加胫骨结节牵引。先以超膝关节夹板固定，小腿置于牵引架上，膝关节屈曲45°位，使腓肠肌松弛。再行胫骨结节骨牵引，牵引重量视患者体重和骨块移位程度而定，一般为体重的1/7～1/8。

3. 功能锻炼　患者在行夹板或牵引期间注意行股四头肌屈伸功能锻炼，6 周后解除牵引，继续超膝关节夹板固定。可逐步练习膝关节屈曲活动，练习扶拐不负重行走。骨折愈合坚固后，再练习弃拐行走。

4. 药物治疗　早期宜活血祛瘀、消肿止痛，内服复元活血汤或桃红四物汤加泽泻、车前子、萆薢、牛膝等。中期肿胀已消，瘀血未尽，宜和营生新、接骨续筋，内服和营止痛汤或肢伤二方。后期宜补肾壮筋，内服补肾壮筋汤或健步虎潜丸等。解除夹板固定后，可用下肢损伤洗方或海桐皮汤熏洗，以舒筋活络，促进膝关节功能恢复。

5. 手术治疗　随着内固定器材不断改进，比较复杂的股骨髁骨折也能得到较为可靠的内固定，因此当前在治疗方面的总趋势倾向于手术。其治疗原则是切开解剖复位和坚强内固定，术中保护骨折块的软组织，以减少骨块缺血坏死的风险。术后早期关节活动，促进关节软骨的愈合，防止骨关节炎的发生。

(1) 手术指征：① 手法复位失败，或Ⅱ～Ⅳ度骨折；② 合并韧带或半月板损伤；③ 合并严重的血管、神经损伤，以及骨折块游离，血液供应不良。

(2) 内固定方法

单髁骨折(Ⅱ度骨折)：年轻患者骨松质致密，使用 2 枚 6.5 mm 松质骨螺钉和垫圈可获得牢固固定(图 8-13)。但对于骨质疏松的老年患者，必须使用额外固定，建议使用远端带松质骨螺钉孔的支持钢板固定。术后患肢以石膏固定膝关节于伸直位。

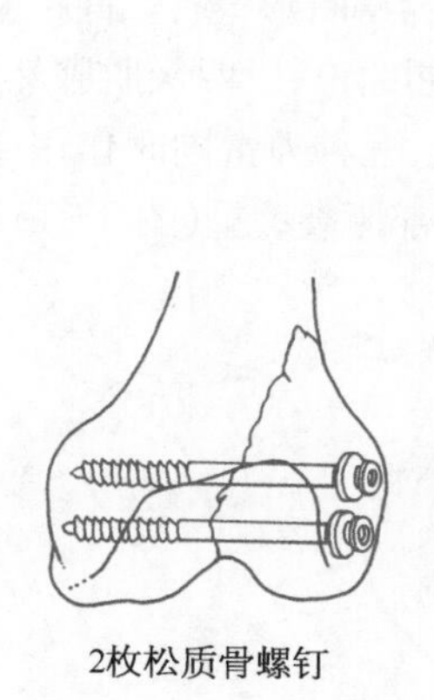

2枚松质骨螺钉

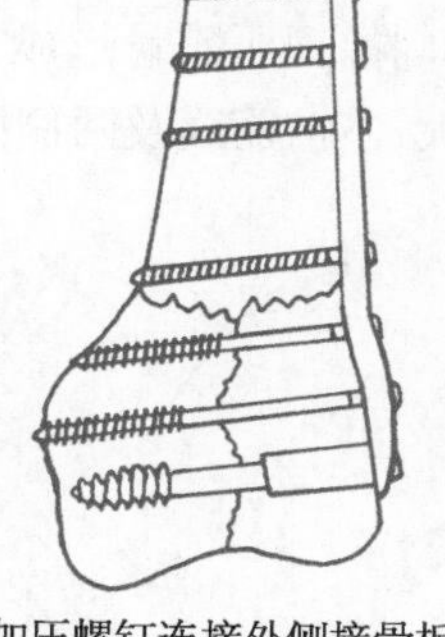

加压螺钉连接外侧接骨板

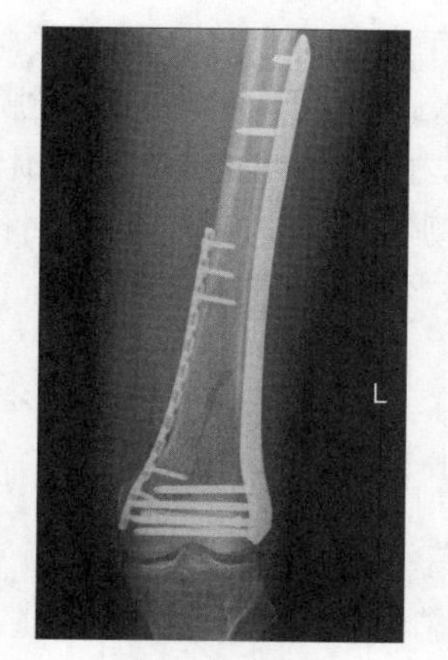

锁定接骨板

图 8-13　单髁骨折固定方法

双髁骨折(Ⅲ、Ⅳ度骨折)：对于粉碎的髁间骨折，解剖型接骨板对治疗很有帮助。对于严重粉碎的髁间骨折建议使用锁定接骨板固定，其最佳适应证是严重骨质疏松病例。使用髓内钉时，双髁骨折必须充分解剖复位，并在插钉过程中维持复位。可用拉力螺钉在髓内钉路径之外预先固定，插入髓内钉后必须检查关节面的复位情况。

【预防与调护】

股骨髁间骨折要注意早期复位并给予有效固定，若治疗不及时，预后较差。在骨折初期练功时，夹板往往容易松脱，要及时重新绑扎，保证有效的固定。在骨折治疗 3 个月以内，要防止膝内翻或外翻，以及过早负重，从而造成骨折重新移位。

第三节 髌骨骨折

髌骨俗称膝盖骨，系人体中最大的籽骨。髌骨呈三角形，上缘宽厚，下缘尖薄，前面粗糙，位于皮下，后面平滑，与股骨的髌面相接触(图 8－14)。股四头肌腱连接髌骨上部，前方有股四头肌腱膜覆盖，并向下延伸形成髌韧带，止于胫骨结节，两侧为髌旁腱膜。伸膝活动中可使股四头肌肌力减少 30%左右，因此，髌骨能起到保护膝关节、增强股四头肌肌力、伸直膝关节滑车作用。在治疗中应尽量保持髌骨后面是完整的关节面，其内外侧分别与股骨内外髁前面形成关节面恢复平整，以减少髌股关节炎的发生。《医宗金鉴・正骨心法要旨》曰："膝盖骨即连骸，亦名髌骨，形圆而扁，覆于腱上下两骨之端，内面有筋联属。"

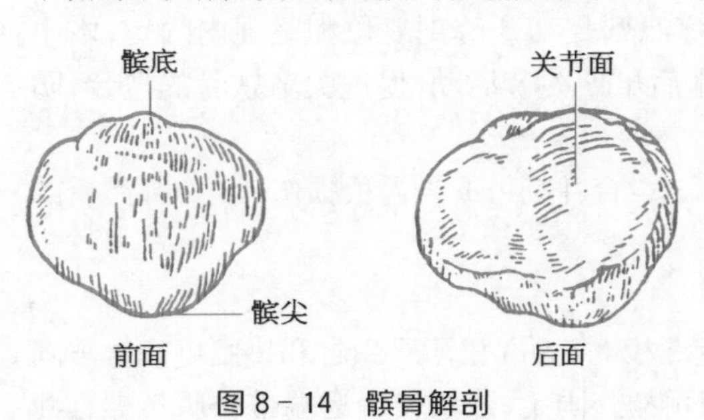

图 8－14 髌骨解剖

【病因病机】

骨折为直接暴力和间接暴力所致。直接暴力多因外力直接打击在髌骨上，如撞伤、踢伤等，骨折多为粉碎性，其髌前腱膜及髌两侧腱膜和关节囊多保持完好，亦可为横断形骨折。间接暴力多由于股四头肌猛力收缩所形成的牵拉性损伤，如突然滑倒时，膝关节半屈曲位，股四头肌骤然收缩，牵髌骨向上，髌韧带固定髌骨下部，而股骨髁部向前顶压髌骨形成支点，三种力量同时作用造成髌骨骨折。间接暴力多造成髌骨横形骨折，移位大，髌前筋膜及两侧扩张部撕裂严重(图 8－15)。

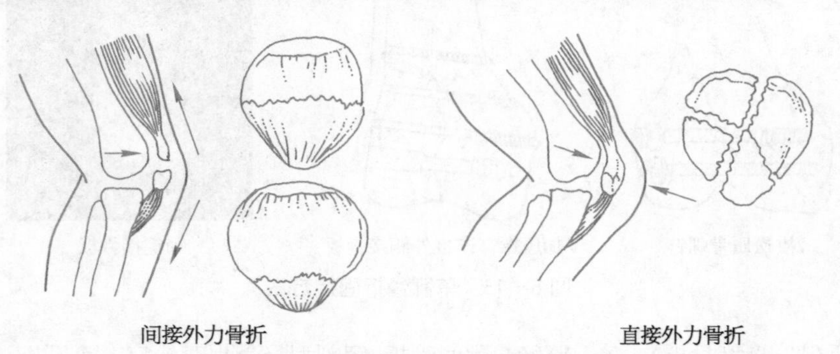

图 8－15 不同外力致骨折的不同类型

髌骨骨折可分为以下类型。① 无移位的髌骨骨折：约占 20%。② 有移位的髌骨骨折：约占 80%。③ 髌骨横形骨折：髌骨中 1/3、髌骨下 1/3 骨折，由于股四头肌猛烈收缩与肌张力，使近端骨片向上移位，分离可达 1.5 cm 以上。④ 其他：如髌骨粉碎性骨折、髌骨下极粉碎性骨折、髌骨上极粉碎性骨折（较少见）和髌骨纵形骨折。粉碎性骨折的骨折线呈星状放射，骨折片为 3 块以上（图 8－16）。

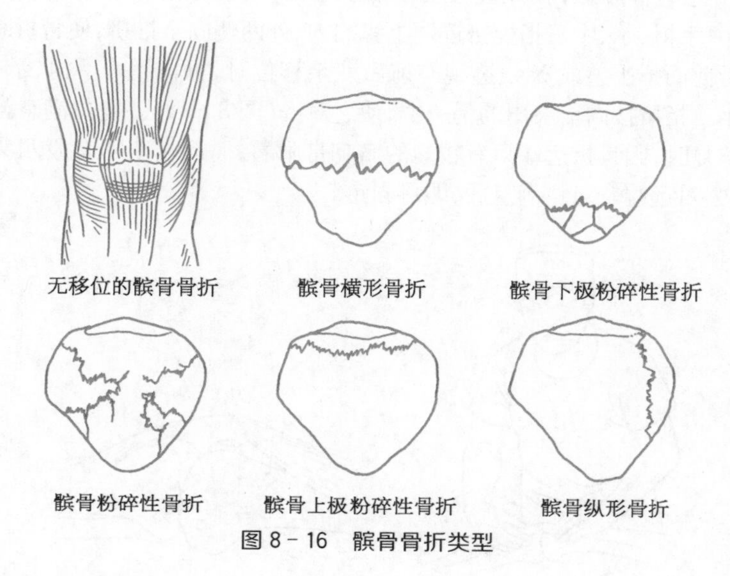

图 8－16　髌骨骨折类型

【诊断与鉴别诊断】

1. 临床表现　骨折无移位时，局部症状较轻，患者仍能主动伸直膝关节。骨折后关节内大量积血，髌前皮下瘀血、肿胀，严重者皮肤可发生水疱。

2. 体征　有移位的骨折，可触及骨折线间隙。关节内有大量积血者，浮髌试验可阳性。

3. 并发症　直接暴力损伤常可导致皮肤破损，注意及时清创，防止感染。移位明显的骨折常合并股四头肌扩张部的撕裂，影响复位稳定的效果。

4. 影像学检查　髌骨正侧位 X 线片可确诊。对可疑髌骨纵形或边缘骨折，需拍轴位片证实，髌骨内可见横断或星形的 X 线片透亮的骨折线，由于股四头肌腱和髌腱的牵扯，骨折块分离多较明显，骨折上段向上移位，而下段无移位。如股四头肌腱没有完全断裂，骨折移位较少见（图 8－17）。

5. 鉴别诊断　① 临床上怀疑有髌骨骨折而 X 线片阴性者，还应考虑有股四头肌骨附着部或髌韧带的髌骨附着部损伤的可能。这两类损伤可以不带有骨折片，但局部应有显著的压痛，伸膝困难。② 在鉴别诊断中应注意除外二分髌骨。它多位于髌骨外上极，位于外缘及下缘者少见。副髌骨与主髌骨之间的间隙较整齐，临床上局部无压痛。但如有髌骨的应力骨折则与副髌骨或其损伤较难区别。

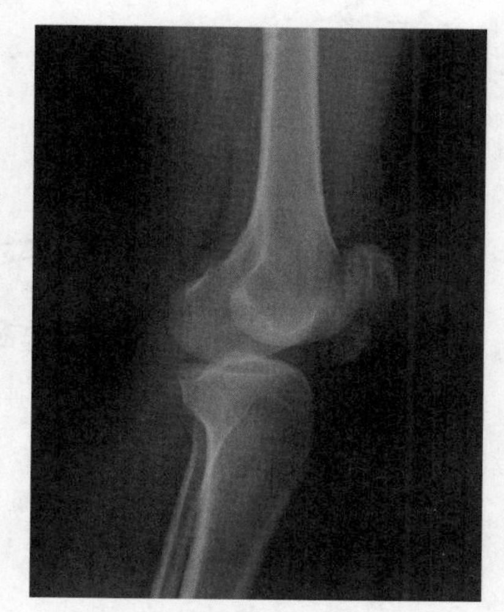

图 8－17　髌骨骨折（横断型）X 线片

【辨证论治】

髌骨不仅是伸膝装置的重要组成部位，亦是膝关节前壁的一部分。所以，髌骨骨折治疗除要求恢复伸膝装置的功能外，还应当保持关节面的完整光滑，防止创伤性关节炎的发生。

《普济方·折伤门》把髌骨损伤按无移位和有移位两种类型采用不同处理方法。该书指出:“其膝盖骨跌错开者,可用竹箍箍定,敷药夹定,要四截缚之。膝盖不开也,按直,用贴药夹一月。”

1. 整复方法　患者仰卧位,膝伸直。医者站于患侧,一手拇指及示指、中二指捏挤远端向上推,并固定之。另一手拇、示、中三指捏挤近端上缘的内、外两侧向下推挤,使骨折断端接近并对位。若用手指触摸髌骨前面不平整或X线透视有前后残余移位时,可再用一手拇、示二指固定下陷的一端,另一手拇、示二指挤按向前突出的另一端,使之对齐(图8-18)。复位满意与否,在于关节面是否平坦密接。整复时,因骨折远端只有较短的髌韧带附着,而近端则附有股四头肌腱,伸展性较大,故必须用近端去对远端。对位满意后,即可固定。

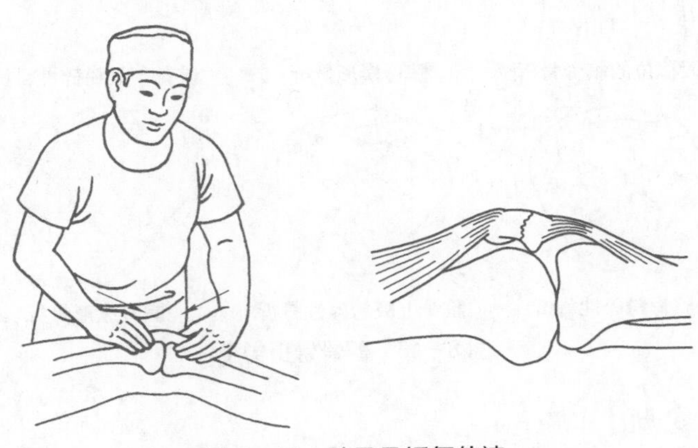

图8-18　髌骨骨折复位法

2. 固定方法

(1) 石膏托或管形固定:适用于无移位髌骨骨折。不需手法复位,抽出关节内积血后包扎,用长腿石膏托或石膏管形固定患肢于伸直位3～4周。在此期间练习股四头肌收缩,去除石膏后练习膝关节屈伸活动。

(2) 抱膝圈固定:适用于无移位或移位不多(分离移位不超过0.5 cm)者(图8-19)。《医宗金鉴·正骨心法要旨》载抱膝圈:“抱膝者,有四足之竹圈也。以竹片作圈,较膝盖稍大些许,再用竹片四根,以麻线紧缚圈上,作四足之形,将白布条通缠于竹圈及四足之上,用于膝盖,虽拘制而不致痛苦矣。”至今仍有推广应用价值。

因骨折容易整复,比较稳定,用绷带量好髌骨轮廓大小,用铅丝做一个较髌骨略大的圆圈,缠好棉花,用绷带缠好外层,另加布带4条,各长60 cm。后侧垫一托板,长度由大腿中部到小腿中部,宽13 cm、厚1 cm,板中部两侧加上固定用的螺丝钉。骨折经整复满意,置患膝于托板上,膝关节后侧及髌骨周围衬好棉垫,将抱膝圈套于髌骨周围。固定带分别捆扎在后侧托板上(图8-20)。若肿胀消退,则根据消肿后髌骨轮廓大小、缩小抱膝圈,继续固定至骨折愈合。

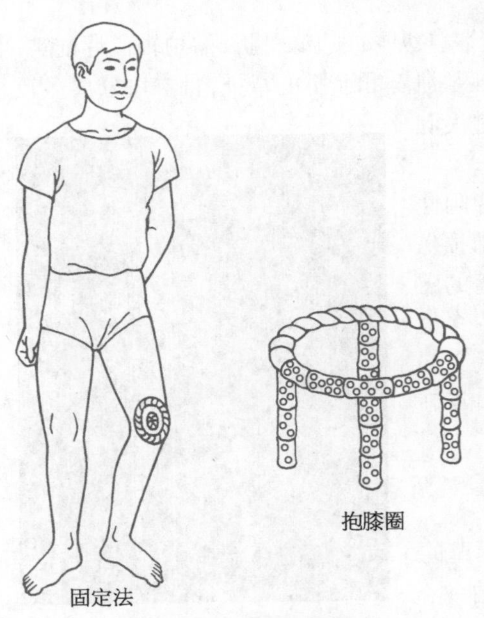

图8-19　抱膝圈及固定法

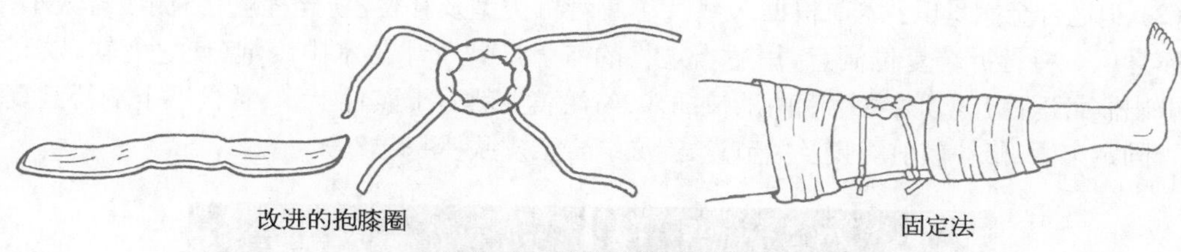

图 8 - 20　抱膝圈固定方法

(3) 髌骨爪固定：分离移位较明显的髌骨骨折，可采用髌骨爪(抓髌器)固定，抓髌器固定一般6周左右可达愈合。抓髌器是应用机械加压力和金属弹性应变力而使骨折闭合复位、加压固定以治疗髌骨骨折的，疗效颇为满意。操作方法(图 8 - 21)：在无菌操作下，麻醉后，抽净膝内积血，将抓髌器间距宽的双钩抓在髌骨上极前缘上，将其间距窄的双钩抓在髌骨下极前缘上，拧紧加压螺丝，骨折即可复位，术后2日可行走锻炼。

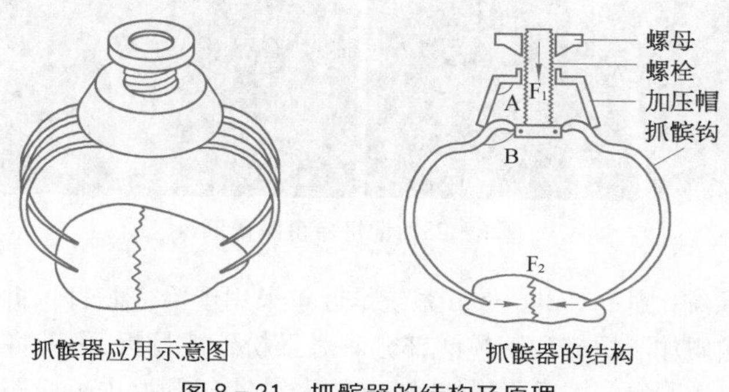

图 8 - 21　抓髌器的结构及原理

3. 功能锻炼　在固定期间应加强股四头肌及踝、足趾关节功能锻炼，2周后开始做膝关节被动屈伸，活动范围开始不超过 15°，第4周开始可嘱患者扶双拐患肢不负重下地步行 1～2 周，再改单拐。解除固定后，逐步进行膝关节的屈伸锻炼。但在骨折未达到临床愈合之前，注意勿过度屈曲，避免造成骨折的再移位。

4. 药物治疗　遵循骨折后三期辨证用药原则，早期应重用活血祛瘀、消肿渗湿，内服及外敷药物，方选如活血祛瘀汤加薏苡仁、汉防己、车前子等药。中期应采用接骨续筋、通利关节的药物，方选如合营止痛汤、接骨丹等药。后期(尤其是年老肾气虚弱者)应着重服用补肝肾、壮筋骨的健步虎潜丸等药物。解除固定后，在进行膝关节屈伸锻炼的同时应配合中药熏洗。

5. 手术治疗　为对横形髌骨骨折分离移位 1 cm 以上或关节内台阶超过 2 mm 应手术治疗；手法整复失败者、骨折端有软组织嵌入者及大多数粉碎性骨折，可采用手术切开复位内固定。

(1) 张力带钢丝内固定术(图 8 - 22)：适用于髌骨横形骨折和能复位的髌骨粉碎性骨折。一般术后不用外固定，术后第2日练习股四头肌收缩，多数骨折病例在术后2周能屈膝90°并下地行走。

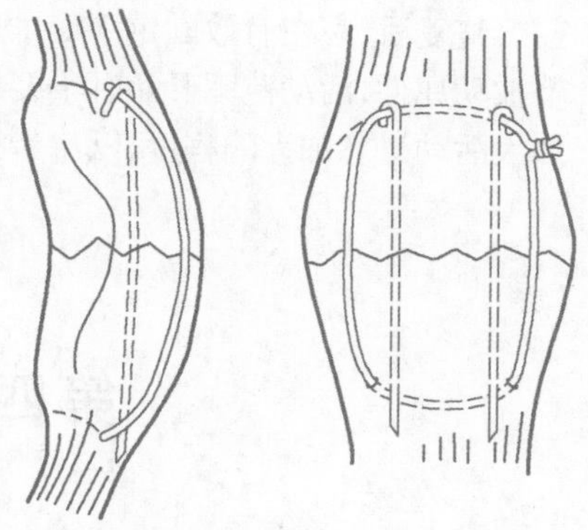
图 8 - 22　张力带钢丝内固定

(2) 记忆合金髌骨爪：术前根据X线片了解骨折类型及移位、粉碎程度，估测髌骨大小，选择适当髌骨爪。将骨折端复位满意，用适当规格的髌骨爪置于冰盐水中浸泡(使之变软，以利于塑形)，取出髌骨爪撑开塑形，将下端两爪枝插入，勾住髌尖然后于髌骨上缘、髌骨爪上端待其复形完毕检查固定牢固，修补髌前腱膜及关节囊，逐层缝合至皮肤(图8-23)。

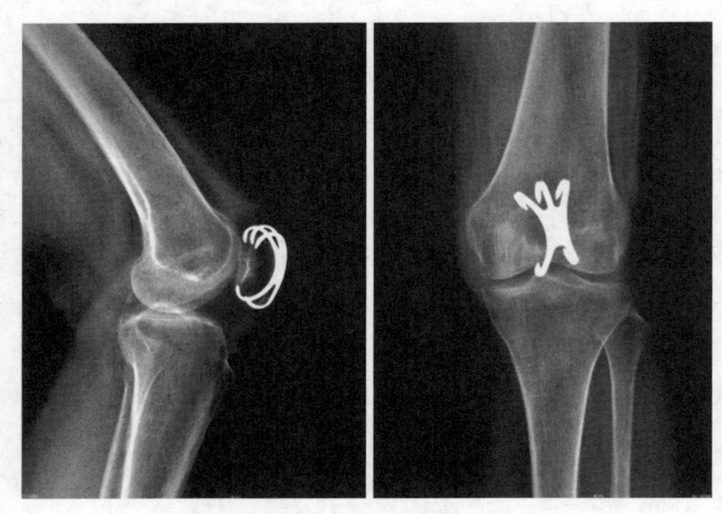

图8-23 记忆合金髌骨爪

(3) Cable-pin系统：固定Cable-pin系统是近年来用于治疗髌骨骨折的一种新的内固定材料，包括半螺纹的骨松质加压螺钉和钢缆两部分。对于粉碎性骨折，可以将复杂骨折变为简单骨折，复位后用螺钉和钢缆固定。术后不用外固定，术后24小时开始进行股四头肌和膝关节功能锻炼，两周屈膝达到90°，并开始下地负重行走。

(4) 髌骨上极或下极切除：行股四头肌腱重建术。① 切除较小骨块或骨折粉碎部分，将髌韧带附着于髌骨上段，或将股四头肌附着于髌骨下段骨折；② 术后长腿石膏伸直位固定3周，去石膏后不负重练习关节活动。6周后扶拐逐渐负重行走，并加强关节活动度及股四头肌肌力锻炼。此法可保全髌骨作用，愈合快，股四头功能得以恢复，无骨折愈合及关节面不平滑问题。

(5) 髌骨全切除：适用于不能复位、不能部分切除的严重粉碎性骨折，目前一般不主张使用。

【预防与调护】

整复后，应在有效固定下尽早进行股四头肌功能锻炼及踝、趾关节屈伸2周，然后开始做膝关节被动屈伸，活动范围开始时不要超过15°。第4周起，可嘱患者扶双拐患肢不负重下地步行，逐渐加大活动量。加大的程度，以患者自己不感到疼痛为宜。

第四节 胫骨平台骨折

胫骨平台骨折也称胫骨髁骨折，是较为常见的骨折，约占全身骨折的0.38%。其中外髁骨折多于内髁骨折,好发于青壮年,男性患者多于女性。胫骨平台骨折为关节内骨折,骨折波及胫骨近端关节面,严重者还可合并半月板及关节韧带损伤,故容易引起膝关节的功能障碍。为了获得最大限度的功能恢复,处理这种骨折时,应根据损伤的严重程度、损伤的类型以及合并损伤的情况等,采取合理的治疗方法。

【病因病机】

成人胫骨上端两侧为海绵质骨,外侧边缘下无坚强的支持,为骨的薄弱点,容易发生骨折。直接和间接外力均可造成胫骨髁骨折,常见的直接外力为汽车保险杠的撞击力,间接外力多见于高处坠落,双足着地,挤压胫骨髁而引起,或内外翻应力造成合并膝关节韧带损伤的骨折。因内侧有对侧下肢保护,不易发生内翻应力,因而外髁骨折多于内髁骨折。垂直压缩力常引起T型或Y型双髁骨折,扭转应力亦可造成胫骨髁骨折合并韧带损伤。

当膝关节伸直位受伤,多造成整个单髁骨折;而在屈曲位受伤,则骨折多局限于胫骨髁中部或后部。膝关节屈曲小腿外旋位外翻应力致伤,可造成胫骨外髁前部骨折;反之,内旋位内翻应力,可引起内髁前部骨折。

由于外力作用方向、大小、作用时间及患者在受伤时的姿势不同,胫骨髁骨折的分类方法甚多。一般常用的方法如下(图8-24)。

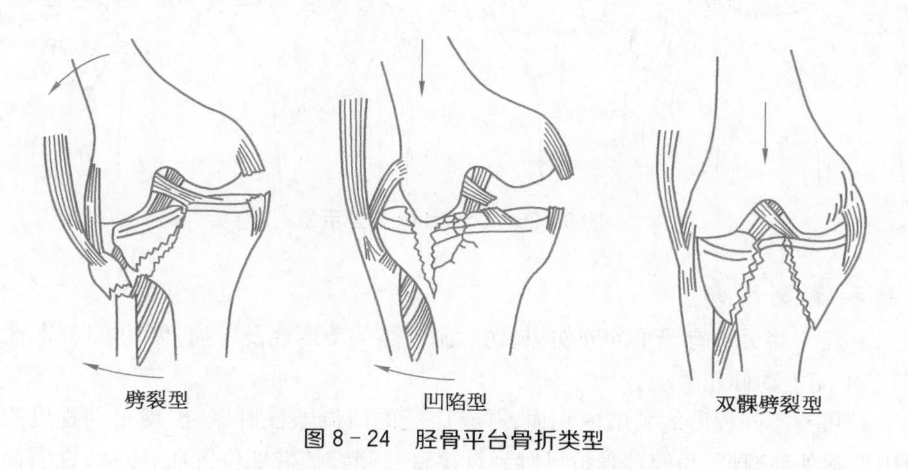

图8-24 胫骨平台骨折类型

1. *单髁骨折* 多为单纯骨外应力造成,又分为劈裂型和凹陷型。前者骨折线将一髁分离,后者主要是骨小梁骨折造成关节面塌陷。外翻损伤较多见,轻者造成内侧副韧带损伤,重者造成胫骨外髁骨折。有时合并腓骨上端骨折或腓总神经损伤。

2. *双髁骨折* 常为垂直压力致伤,如果伴有外翻应力,则一侧损伤较重。垂直压缩骨折,骨质损伤可能较重,但常不合并韧带损伤。复位后预后较好。

3. *胫骨平台压缩及粉碎性骨折* 此类损伤为胫骨髁骨折中最重者。

临床常用Schatzker分型示意(图8-25):① Ⅰ型,单纯外侧平台劈裂骨折,典型的楔形非粉碎性骨折块向外下劈裂移位,此型骨折常见于无骨质疏松的年轻患者。② Ⅱ型,外侧平台劈裂合并凹陷骨折,侧方楔形骨块劈裂分离,并有关节面向下压缩陷入干骺端,此型骨折最常见于老年患者。③ Ⅲ型,单纯外侧平台中央压缩骨折,关节面被压缩陷入平台,外侧皮质完整,易发生于骨质疏松者。④ Ⅳ型,内髁骨折,此型骨折可以是单纯的楔形劈裂或是粉碎压缩骨折,常累及胫骨棘。

⑤ Ⅴ型,双髁骨折,两侧胫骨平台劈裂,特征是干骺端与骨干仍保持连续性。⑥ Ⅵ型,伴有干骺端与骨干分离的平台骨折,除单髁、双髁及关节面骨折外,还存在胫骨近端横形或斜形骨折。

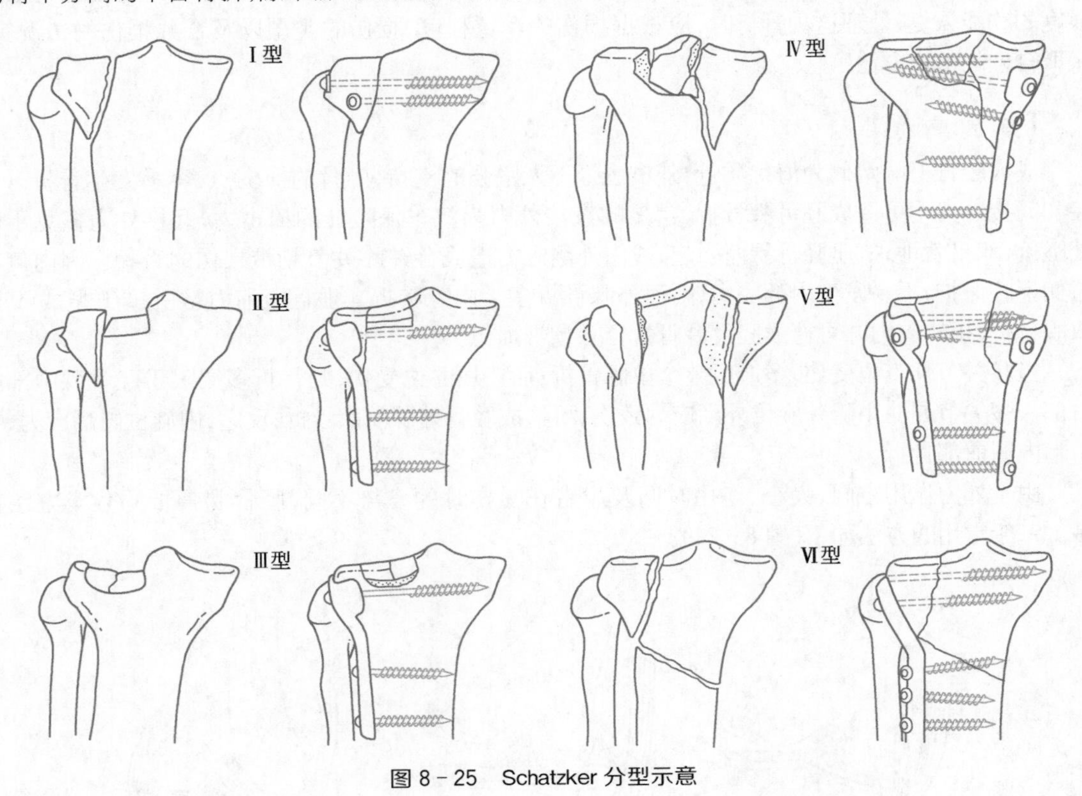

图 8-25 Schatzker 分型示意

【诊断和鉴别诊断】

1. 临床表现 膝关节有严重的外伤史,伤后出现膝关节疼痛及压痛,伴功能障碍,患侧小腿不能负重,甚至不能主动伸屈活动。

2. 体征 可有不同程度的关节内积血,并有广泛的或局限性肿胀,出现不同程度的畸形。外髁骨折可出现膝外翻畸形,粉碎性骨折可触到骨擦音。侧副韧带部位肿胀、压痛,说明侧副韧带损伤,应做抽屉试验以排除交叉韧带的损伤。

3. 并发症 诊断时注意合并软组织、半月板、腘动脉或分叉动脉损伤和筋膜区综合征,以及胫神经或腓总神经损伤。

4. 影像学检查 根据患者有膝关节外伤史,结合临床表现、X 线检查可确定骨折的部位、类型和移位程度。疑有胫骨上端骨折者,必须拍摄正侧位 X 线片,以了解骨折的程度与特点。显示受累的胫骨髁后方的轮廓拍摄斜位片很重要(图 8-26)。CT 和 MRI 检查对评估合并损伤及术前计划很有帮助,MRI 检查显示骨折的细节以及有关韧带和半月板的重要信息。

5. 鉴别诊断 本病应与髌骨骨折、股骨髁间骨折相鉴别。三者都有膝关节周围肿胀、疼痛、功能障碍等表现。髌骨骨折在膝前部位压痛明显,有移位骨折可扪及骨折分离所致的凹陷,伸膝功能障碍为主。股骨髁间骨折还伴有短缩、成角、旋转畸形,可有异常活动。影像学检查可协助鉴别。

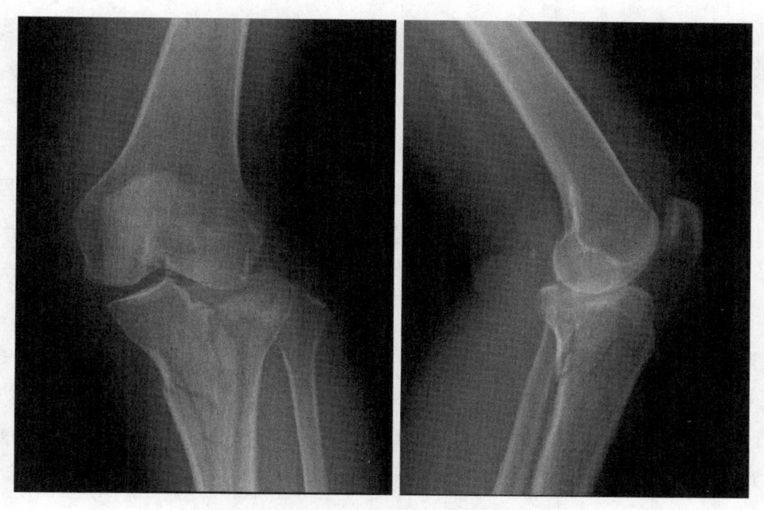

图 8－26　胫骨平台骨折 X 线片

【辨证论治】

胫骨平台骨折的治疗原则是最大限度地恢复膝部正常力线和稳定性，避免关节不稳定、畸形、僵硬与疼痛。对无移位或轻度移位的骨折宜非手术治疗；若软组织损伤严重，局部出现水疱或严重肿胀，应用外固定器延期手术；开放性骨折合并血管损伤的病例也常用跨关节外固定器。手术指征是关节面不平整，关节内骨块移位超过 3 mm，膝关节韧带不稳定或膝关节力线偏移。早期活动可以避免因关节内粘连引起的活动障碍与疼痛，更好地塑造被破坏的关节面，故应尽早开始关节活动，而损伤越严重则越需要早期活动关节。准确复位可恢复肢体的长度、力线和旋转移位，恢复关节面的解剖力线与维持骨折复位的位置可防止关节不稳定和畸形，但并不强求解剖复位。

1. 整复方法　腰麻或局部血肿内麻醉后，患者仰卧位，先在无菌操作下抽吸干净膝关节内积血，置同膝 20°～30°位，然后按根据骨折不同情况进行整复(图 8－27)。

(1) 二人复位法：适用于移位不多、关节面无挤压塌陷或塌陷不严重的单髁骨折。以胫骨外髁为例，助手一手按于股骨下段向外侧推，另一手握小腿下段牵拉并向内扳拉，使膝成内翻位，并扩大膝关节外侧间隙，有利于骨折块复位。当膝外翻被矫正时，膝关节囊即紧张，可以把骨折块拉回原处。医者站于患侧，在助手牵拉同时，用拇指推压骨折片向上、向内，以进一步纠正残余移位。

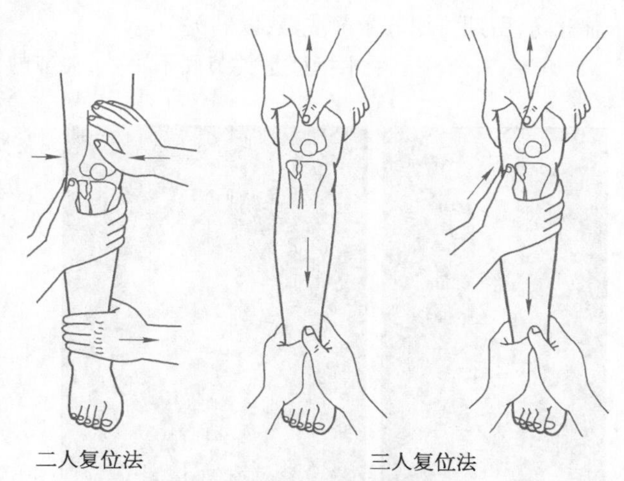

图 8－27　胫骨平台骨折复位法

(2) 三人复位法：适用于骨折移位较多的胫骨髁骨折。单髁骨折以外髁为例，一助手握大腿下段，另一助手握小腿下段行对抗牵引。在纵向对抗牵引下，远端助手略内收小腿使成膝内翻。膝内翻时，外侧关节囊若未破裂，可在其牵拉下，将骨折块拉向近、内侧。医者站于患侧，用两手拇指按压骨折片向上、向内复位。

双髁骨折手法复位时，两助手分别握大腿下段及小腿下段对抗牵引，要求持续强有力。医者在对抗牵引下，以两手掌合抱，将大鱼际部置于胫骨内、外髁上端的两侧，相向对挤，使骨折块复位。若整复时有阻力或不顺利，可反复用手推挤骨折块，使之复位，复位后应加用持续牵引。

2. 固定方法

(1) 石膏托或超关节夹板固定：对无移位或轻度移位的劈裂型骨折，或压缩骨折不超过 1 cm 者。外翻伤Ⅰ、Ⅱ度，移位不大的内翻伤与垂直伤，石膏托固定 3～4 周，并早期开始股四头肌锻炼。有时，外翻Ⅲ、Ⅳ度，可先行手法或撬拔复位后用石膏托或超关节夹板固定能维持整复的位置，固定 4～6 周，初步愈合后，拆除外固定并进行膝关节功能锻炼，负重行走不早于 8 周。

(2) 牵引治疗：对内、外翻伤，垂直伤移位较大者，以胫骨下端或跟骨牵引为宜。将患肢置于 Thomas 架上，小腿置于 Pearson 附架与 Thomas 架的结合点，应与膝关节屈伸运动轴相符合，利用附架进行膝关节屈伸锻炼。同时根据骨折的特点，利用附架将小腿置于内翻或外翻位置。待骨折初步连接后，将滑动牵引改为固定牵引，加大膝关节功能锻炼的范围。6 周后去牵引，但负重应在骨折愈合后，以免发生畸形。

3. 功能锻炼　复位固定后，应立即进行股四头肌功能锻炼及踝、足趾关节屈伸活动锻炼。采用持续牵引和外固定器固定的，固定期间应主动做膝关节活动。经 8 周左右骨折已临床愈合，可拆除外固定，做膝关节主动活动锻炼，活动范围由小到大，循序渐进，具体方法可参考股骨髁骨折。但下地负重活动，最少在伤后半年后进行。练功期间，夜间需再包后托夹板，防止膝外翻畸形。

4. 药物治疗

(1) 内治法：早期肿痛明显，宜活血化瘀、消肿止痛，选用桃红四物汤加味；中期宜通经活络舒筋，选用伤科接骨片加独活、牛膝、续断、木瓜；后期宜补肝肾、壮筋骨，选用壮筋续骨汤加续断、五加皮。

(2) 外治法：脱位整复后，早期可外敷活血止痛膏以消肿止痛，中期可用消肿活血汤外洗以活血舒筋，后期可用苏木煎洗熏，以利关节。

5. 手术治疗　手术指征是关节面不平整，关节内骨块移位超过 3 mm，膝关节韧带不稳定或膝关节力线偏移。若软组织损伤严重，局部出现水疱或严重肿胀，应用外固定架延期手术，开放性骨折合并血管损伤的病例也常用跨关节外固定架。

解剖复位并用胫骨解剖接骨板固定是治疗胫骨平台骨折的最佳方法(图 8－28)，用于急性期或已用一段时间跨关节外固定器之后。

放置内侧接骨板时，应另做切口，绝不能经放置外侧接骨板的切口放置内侧接骨板，这一点极其重要。锁定接骨板固定效果良好，可防止内侧平台骨块的轴向塌陷。如骨折移位轻微或可经小切口复位，微创解剖接骨板是很好的治疗选择(图 8－29)。对同时伴有的韧带损伤和单纯的半月板撕裂伤应予修补，严重的半月板损伤因修复困难一般主张切除。

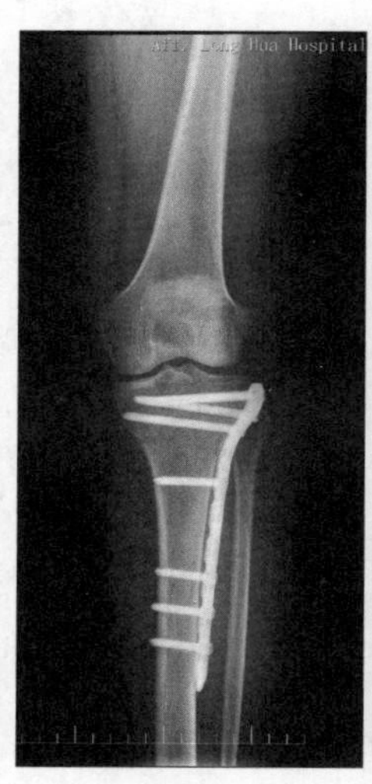

图 8－28
胫骨解剖接骨板固定

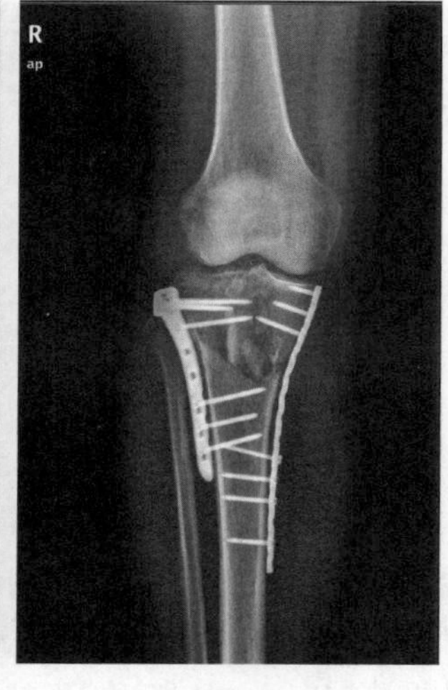

图 8－29
微创解剖接骨板固定

【预防和调护】

胫骨平台为松质骨，位于关节内，骨折的类型多种多样，无论用什么方法治疗，都难以绝对恢复软骨面的平滑，再加上损伤软骨的再生能力极低，后期常遗留骨关节炎或改变关节稳定性，并发症主要有关节炎、不愈合、畸形愈合、关节粘连、感染及晚期平台塌陷。术后早期具有坚强内固定的患者，持续被动活动锻炼可减少膝关节的粘连。但单纯的被动活动不足以恢复关节功能，应鼓励患者早期进行患肢无活动的肌肉收缩锻炼，以早日恢复肌力。采用传统固定的应避免负重 12 周，劈裂型骨折 6 周后开始部分负重，使用锁定接骨板后，一旦观察到骨痂形成(多见于术后 6 周)，即开始逐步负重。

第五节　胫腓骨干骨折

胫腓骨干骨折是常见的长骨骨折之一，各种年龄均可发生，尤其是儿童或青壮年较多见。以胫腓骨双骨折最多(约占全身骨折 5.1%)，胫骨干骨折次之(约占全身骨折 3.85%)，腓骨干骨折最少(约占全身骨折 0.59%)。治疗虽较容易，且多无明显的功能障碍，但如果处理不当，可能出现迟缓愈合、不愈合和感染等并发症，将给下肢功能造成难以代偿的障碍。

【病因病机】

1. 直接暴力　胫腓骨干骨折以重物打击、踢伤、撞击伤或车轮碾轧伤等多见，暴力多来自小腿的外前侧。骨折线多呈横断形或短斜形，巨大暴力或交通事故伤可造成粉碎性骨折(图 8-30)。因胫骨前面位于皮下，所以骨折端穿破皮肤的可能性极大，易造成开放性骨折。

2. 间接暴力　为由高处坠下、旋转暴力扭伤或滑倒等所致，特点是骨折线多呈斜形或螺旋形，腓骨骨折线较胫骨骨折线高(图 8-30)。儿童胫腓骨骨折遭受外力一般较小，加上儿童骨皮质韧性较大，可为青枝骨折。

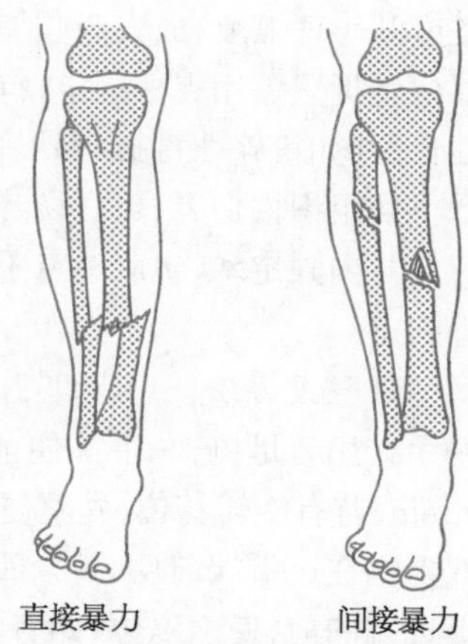

图 8-30　胫腓骨干骨折类型

胫腓骨骨干骨折可分为 3 种类型。① 胫腓骨干双骨折最多见，损伤重，并发症多。② 单纯胫骨干骨折较少见，由于腓骨支撑移位不明显。③ 单纯腓骨干骨折少见，常于小腿外侧踢伤，移位少，预后好。

依据骨折后局部是否稳定而分为以下两型。① 稳定型包括不伴有胫腓关节脱位的胫骨单骨折或腓骨单骨折，胫腓骨双骨折中至少胫骨为横形或微斜形者。② 不稳定型指胫腓骨双骨折，其骨折线呈斜形、螺旋形及粉碎性者，或伴有胫腓关节脱位之胫骨非横形骨折。

【诊断与鉴别诊断】

1. 临床表现　伤后患肢疼痛、肿胀、活动受限。小儿青枝骨折或裂纹骨折，临床症状可能很轻，但患儿拒绝站立和行走，局部有轻微的肿胀和压痛。胫骨上 1/3 骨折者检查时应注意动脉的损伤，腓骨上端骨折者要注意腓总神经的损伤。

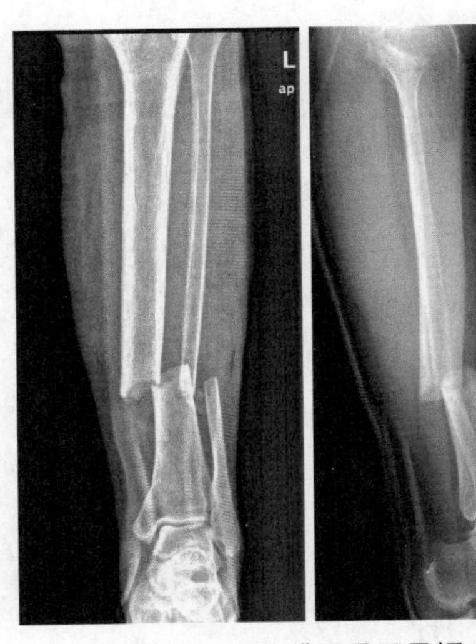

图 8-31 胫腓骨骨干骨折 X 片

2. 体征　可见局部肿胀，甚至有皮下瘀斑，骨折处压痛明显。完全骨折者可于皮下摸到移位的骨折端，有异常活动和骨擦音。开放性骨折者局部皮肤裂伤，深层组织甚至骨折断端均暴露在伤口。

3. 并发症　主要有早期和晚期两种。早期主要是神经与血管损伤、失血性休克和骨筋膜室综合征，晚期主要是骨延迟愈合或不愈合、关节僵直、慢性骨髓炎和深静脉血栓形成等。

4. 影像学检查　小腿正侧位 X 线片可以明确骨折类型、部位及以移位方向。因胫骨和腓骨骨折处可以不在同一平面，故 X 线摄片应包括胫腓骨全长(图 8-31)。

5. 鉴别诊断　需与胫腓骨应力骨折、骨样骨瘤、骨膜炎和骨肉瘤相鉴别，可根据临床表现、X 线、MRI 表现及生化检查进行鉴别。

【辨证论治】

胫腓骨骨折的治疗原则是恢复小腿长度和负重功能，应重点处理胫骨骨折。对骨折端的成角和旋转移位，应予以完全矫正，恢复胫骨上下关节面的平行关系，以免影响膝踝关节的负重功能和发生关节劳损。除儿童病例患肢与对侧健肢等长可稍放宽外，成人应注意恢复患肢与对侧肢体的长度及生理弧度，成人患肢缩短不超过 1 cm，成角畸形不超过 10°，骨折端对位至少 2/3 以上。无移位骨折只需用夹板固定；有移位的稳定性骨折(如横断形骨折)，可用手法整复，夹板固定；不稳定性骨折(如粉碎性骨折、斜形骨折)，可用手法整复，夹板固定，配合跟骨牵引。有血管、神经损伤或严重软组织损伤者，可行切开复位内固定。一般而言，胫腓骨骨折尽量不要采用切开内固定，即使行切开内固定术，也应注意不要过多地剥离骨膜，以免影响骨折端的血运。术后应以长腿石膏托外固定。

1. 整复方法　患者仰卧于床，患膝关节屈曲 20°～30°。一助手用肘关节套住患肢腘窝部，另一助手在患者足侧，一手握住前足部，另一手握住足跟部，两助手沿胫骨长轴方向做拔伸牵引 3～5 min，若有旋转移位，先整复旋转移位，再矫正重叠及成角畸形。如骨折近端向前内移位，则医者双拇指在远折端前侧，其余四指环抱于小腿后侧，近端牵引助手将近端向后按压，医者双手四指端提远端向前，使之复位；如有左右侧方移位，可推挤近端向外，拉远端向内，一般可复位。螺旋形、斜形骨折时，远端多向外移位，医者可用拇指置于胫腓骨间隙，将远端向内侧推挤，其余四指置于近端的内侧，向外提拉，并嘱足侧助手将远端稍向内旋，可使复位。然后，在维持牵引下，医者双手握住骨折处，嘱助手徐徐摇摆骨折远端，使骨折端紧密嵌插。最后以拇指和示指沿胫骨前嵴及内侧面来回触摸骨折部，检查对位对线情况(图 8-32)。

2. 固定方法　对于无移位的骨折，只需小夹板固定直至骨折愈合。对于有移位的稳定性骨折(横断)，可用手法整复后采用小夹板外固定。对于不稳定性骨折(粉碎、斜形)，手法整复后应使用夹板固定及足跟骨牵引(图 8-33)。对于开放性骨折，应彻底清创，尽快闭合伤口，将开放性骨折转为闭合性骨折，然后采用合适的外固定方法。

(1) 小夹板固定：使用夹板 5 块、纸压垫及分骨垫，在维持牵引下，医者两手分骨，捏住骨折部。

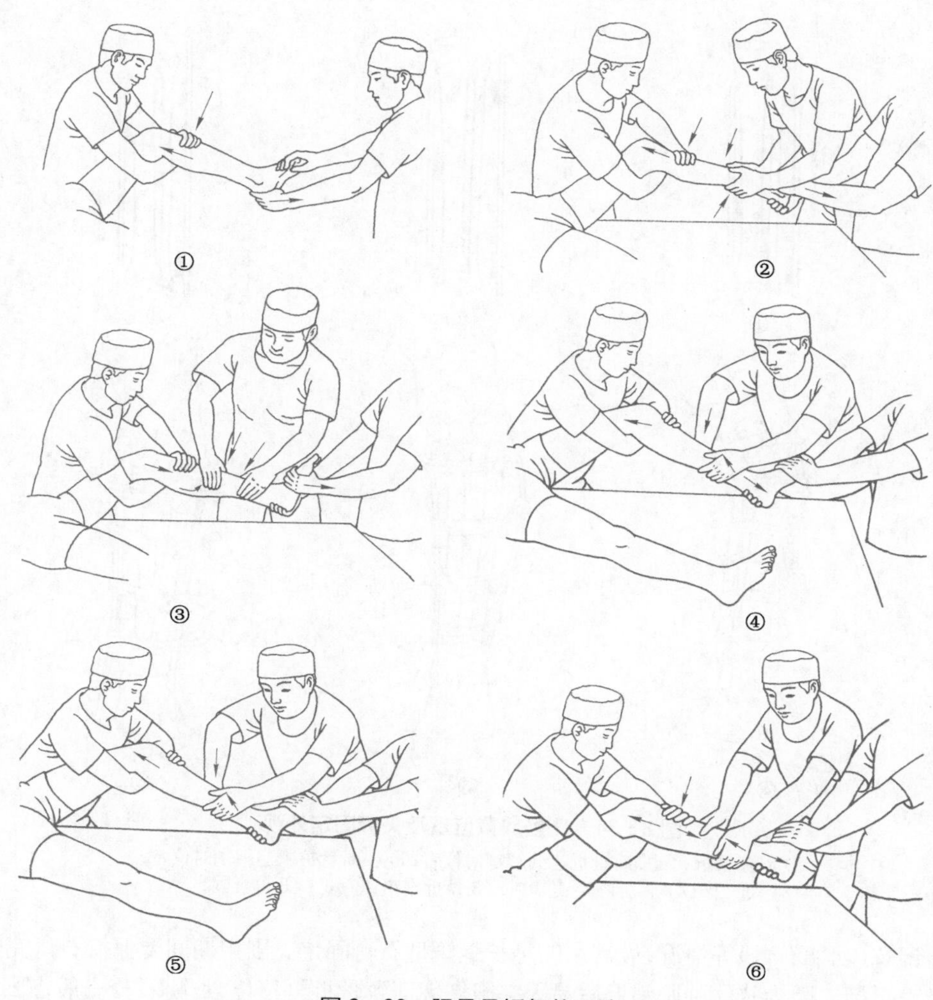

图 8-32　胫骨骨折复位手法

① 对抗拔伸；② 纠正前后移位；③ 纠正线外移位；④ 纠正侧方移位；⑤ 挤压捺正；⑥ 检查复位情况

1) 斜面骨折在骨折远端的前外侧(胫腓骨之间)放分骨垫,分骨垫上缘平骨折线,在骨折部位的内侧及小腿外侧的上下两端各放一纸压垫。

2) 横断骨折达到解剖对位者,不用分骨垫;未达到解剖对位者,一般近折端易移向内侧,可将内侧的纸压垫放在向内移位的骨折断端,分骨垫放在远折端的前外侧,促使骨折持续复位。

3) 小夹板放置方法根据骨折部位的不同来放置夹。上 1/3 骨折,小夹板应使用超膝关节固定;中 1/3 骨折,夹板不超过膝关节和踝关节固定;下 1/3 骨折,超踝关节固定(图 8-34)。

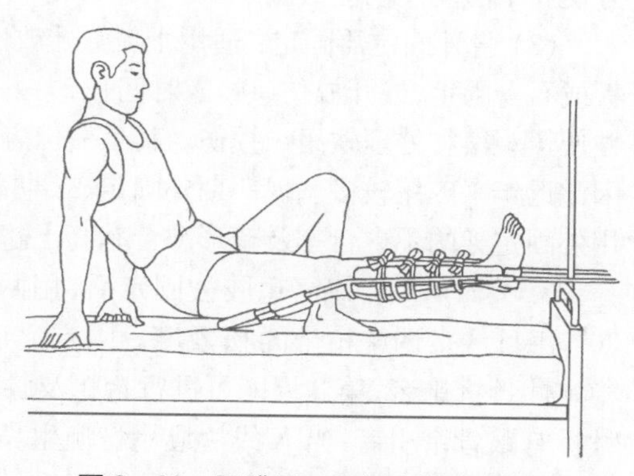

图 8-33　胫腓骨干骨折夹板牵引固定

(2) 石膏外固定: 适用于比较稳定的骨折或经过一段时间牵引治疗后的骨折,以及辅助患者

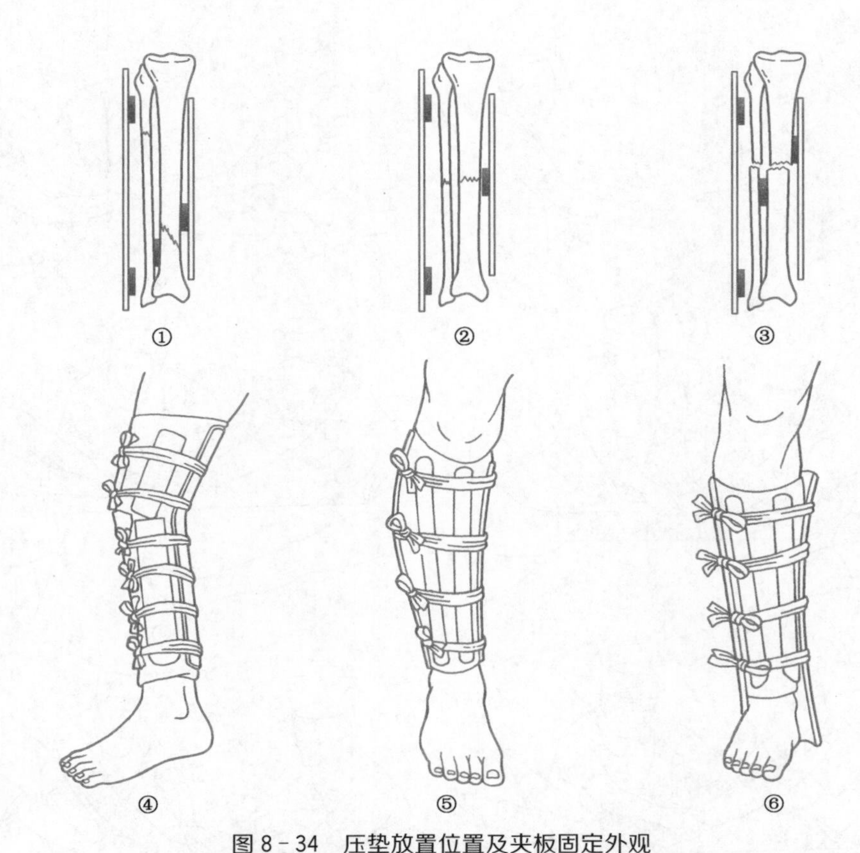

图 8-34 压垫放置位置及夹板固定外观

① 斜形骨折;② 横断骨折达到解剖对位者;③ 横断骨折未达解剖对位者;
④ 上 1/3 骨折固定;⑤ 中 1/3 骨折固定;⑥ 下 1/3 骨折固定

进行功能锻炼(功能石膏)等情况,最常用的是长腿管型石膏固定。固定期间要保持石膏完整,若有松动应及时更换。因为肢体肿胀消退后易因空隙增大而致骨折再移位,长腿石膏一般需固定 7～8 周后拆除。发生在胫腓骨中下 1/3 交界处以下的稳定型骨折,也可采用小腿"U"型石膏固定,操作方便利于活动及功能锻炼。

(3) 骨外固定器固定:适用于新鲜开放性骨折,伤口超过 2 cm,伴有严重的碾挫伤不能使用夹板或石膏固定,或开放伤口暴露时间长,失去一期缝合机会者。外固定架可使骨折得到确实固定,并便于观察和处理软组织损伤。其另一优点是膝、踝关节运动不受影响,甚至可带支架起床行走,因此近年来应用较多。现一期外固定、二期髓内钉固定越来越多地用于严重的胫骨干骨折,但使用外固定架的不愈合率及畸形愈合率高于髓内钉(图 8-35)。

3. 功能锻炼　患者患肢被固定后,用两个薄枕抬高患肢,小腿于中立位,膝关节屈曲 20°～30°,每日注意调整布带的松紧度。固定之后,即可开始做踝关节的背伸及股四头肌收缩锻炼。稳定性骨折患者,第 2 周即可进行抬腿及膝关节活动,第 4 周开始架双拐不负重步行。不稳定性骨折有跟骨牵引者,当 X 线片显示骨痂生长良好,骨折已稳定则可拆除牵引,床上继续练习 1 周后才可扶双拐不负重行走,此时虽不负重,但要足底放平,不要单用足尖着地,更不要悬空,以免引起骨折旋转或成角移位。8～10 周后根据 X 线和临床检查,达到临床愈合标准,即可去除外固定。

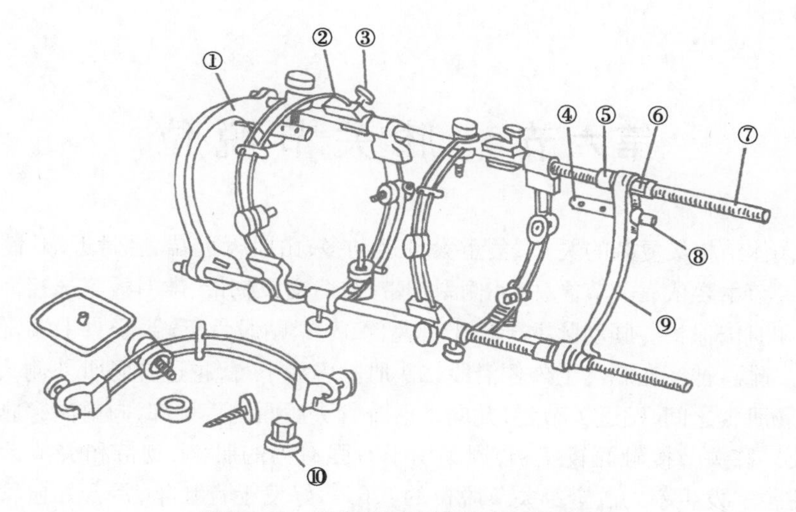

图 8-35 胫腓骨干骨折外固定器固定

① 踝部托板；② 钩形固定锁；③ 紧固螺母；④ 锁针器；⑤ 伸缩螺母；⑥ 伸缩六角螺母；⑦ 支撑杆；⑧ 骨针固定柱；⑨ 框架；⑩ 滑轨上定位螺母

4. *药物治疗* 按骨折三期辨证内外兼治，早期肿胀明显者，宜活血祛瘀、消肿止痛，酌加利水消肿药；中期宜和营生新、接骨续损；后期应着重补气血、养肝肾、壮筋骨。

5. *手术治疗* 手术的适应证包括不稳定性骨折手法复位失败者；严重粉碎性骨折或双段骨折；合并血管、神经损伤及两处以上的多段骨折者；软组织损伤严重的开放性胫腓骨干双骨折。在进行彻底的清创术后，选用钢板螺钉或髓内针固定，同时做局部皮瓣或肌皮瓣转移覆盖创面，不使内固定物或骨质暴露，或在复位后，采用外固定器固定，既稳定骨折，又便于术后换药。

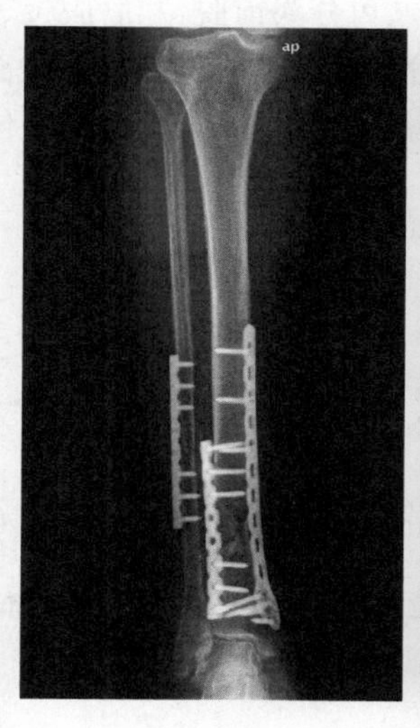

图 8-36 胫腓骨骨折钢板螺钉固定

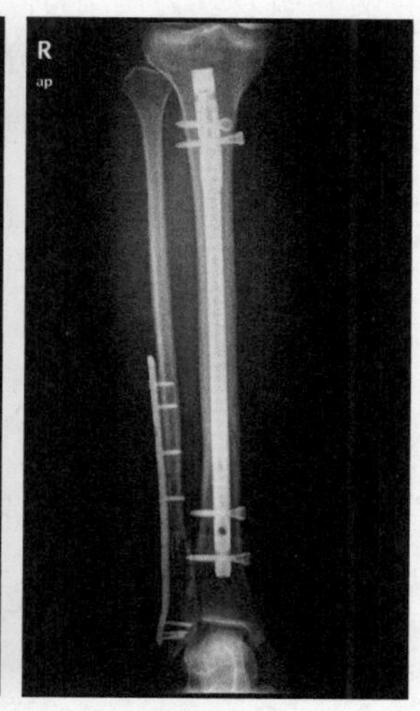

图 8-37 胫腓骨骨折髓内钉固定

临床上根据实际情况选用钢板螺钉(图 8-36)、髓内钉或交锁髓内钉(图 8-37)等进行内固定。对于胫骨近端或远端难以进行髓内钉固定的，可采用锁定钢板或微创经皮钢板内固定。

【预防与调护】

本病主要是由于外伤性因素所引起，注意生产、生活安全是预防关键。由于其并发症较常见，所以对于患者而言更重要的是预防并发症的发生，如失血性休克、骨不连、关节僵硬等；采用夹板固定时，要注意松紧度适当，既要防止消肿后外固定松动而致骨折重新移位，也要防止夹缚过紧而妨碍患肢血液循环或造成压疮；还需注意患肢的早期功能锻炼，促进骨折愈合和功能恢复。

第六节 膝关节脱位

膝关节是人体结构最复杂的关节，负重大且运动多，由股骨远端、胫骨近端、髌骨构成，属于屈戌关节。膝关节主要依靠关节囊、内外侧副韧带、前后交叉韧带、半月板等连接而加固，周围还有坚强的韧带和肌肉保护。腘动脉主干位于腘窝深部，紧贴股骨下端、胫骨上端，位于关节囊与腘肌筋膜之后。腓总神经在腘窝上外侧沿股二头肌腱内缘下行，越过腓肠肌外侧头后面，行于股二头肌腱和腓肠肌腱之间，贴近关节囊，并向下沿腓骨头后面绕其颈部，向前内穿腓骨长肌起点，分为深、浅两支。膝关节接触面较宽阔，周围由于有强有力的肌肉、韧带和关节囊保护，结构坚固，很少发生脱位。发生率约占全身关节脱位的0.6%，好发于青壮年，常合并血管损伤、神经损伤及骨损伤。

【病因病机】

膝关节脱位由强大的直接暴力和间接暴力引起，以直接暴力居多，多为强大的暴力直接作用于胫骨上端或股骨下端，以及股骨下端在固定的胫骨上端上强力旋转所致。根据脱位后胫骨上端所处位置及暴力作用方向，可分为前脱位、后脱位、内侧脱位、外侧脱位和旋转脱位(图8-38)；根据股骨髁及胫骨髁完全分离或部分分离可分为完全脱位和部分脱位。其中，以前脱位最常见，内侧脱位、外侧脱位、旋转脱位较少见。因1/3的脱位可自发复位，故脱位方向往往难以确定。

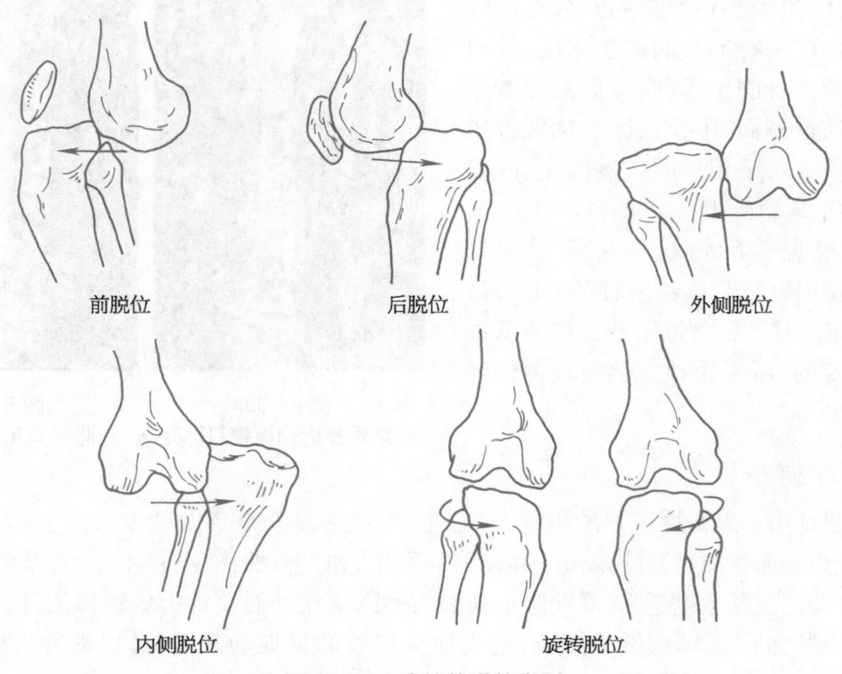

图8-38 膝关节脱位类型

1. 膝关节前脱位　多为膝关节强烈过伸损伤所致。当膝关节过伸超过30°，或屈膝时，外力作用于股骨下端，或外力由后向前作用于胫骨上端，使胫骨向前移位。前脱位最常见，多伴有后关节囊撕裂、后十字韧带断裂，或伴有腘动、静脉损伤。

2. 膝关节后脱位　当屈膝时，暴力作用于胫骨上端，使其向后移位。多有前十字韧带断裂，腘动、静脉在此种损伤中较常见，占此型脱位病例的50%左右。后脱位亦多见。

3. 膝关节外侧脱位　强大外翻力或外力直接作用于股骨下端而使胫骨向外侧移位。

4. 膝关节内侧脱位　强大内翻力使胫骨向内脱位，严重者易引起腓总神经牵拉性损伤或撕裂伤。内侧脱位较少见。

5. 膝关节旋转脱位　强大的旋转外力，使胫骨向两侧旋转脱位，以向后外侧脱位居多。一般移位幅度小，较少合并血管和神经损伤。旋转脱位较少见。

膝关节完全脱位时，常造成关节周围软组织的严重撕裂和牵拉伤，多为前、后十字韧带完全撕裂，一侧副韧带断裂和关节囊后部撕裂；周围的肌腱，如腘绳肌、腓肠肌、股四头肌及腘肌等，都可造成一定程度的损伤，并可使肌腱及韧带附着的骨骼如胫骨结节、胫骨棘及胫、股骨髁撕脱或受挤压骨折。因膝关节位置表浅，可发生开放性脱位。前脱位和后脱位占整个脱位的半数以上，且常伴有腘动、静脉损伤，可使腘动脉断裂或分支损伤。腘动脉断裂后，造成膝以下供血下降的同时，因大量出血而在腘部形成巨大血肿，压迫腘部血管分支；出血后向下流入小腿筋膜间隔，又加重膝以下缺血。若不及时处理，则可导致肢体坏死而截肢。或暴力使血管内膜撕脱而造成栓塞，引起患肢末端缺血坏死。内侧严重脱位常引起的腓总神经损伤，多数是广泛被撕裂而造成永久性损害。有时，被撕裂的软组织嵌顿于关节间隙内，或股骨髁被套住在关节囊裂口，或嵌入股内侧肌形成的扣孔或裂口内而影响闭合复位。因局部软组织被嵌顿，常牵拉皮肤向内而在局部出现皮肤陷窝。

【诊断与鉴别诊断】

1. 临床表现　严重外伤后膝关节剧烈疼痛、肿胀，关节活动受限，下肢功能丧失。

2. 体征

(1) 膝关节前脱位：膝部前后径增大，髌骨下陷，在腘窝部可触及突出于后侧的股骨髁后缘，髌骨前两旁可触及向前移位的胫骨平台前缘。膝关节畸形，有异常活动，前后抽屉试验可为阳性。

(2) 膝关节后脱位：胫骨上端下陷，髌骨下缘空虚，腘窝部可触及向后突出的胫骨平台后缘，有明显的异常活动。膝部畸形，前后抽屉试验可为阳性。

(3) 膝关节侧方脱位：内外侧脱位，关节横径增大，侧向活动明显。内侧脱位时，在外侧可扪及股骨髁下缘，在内侧可扪及胫骨平台上缘。外侧脱位时在外侧可扪及胘骨平台外上缘，在内侧可扪及股骨下段。膝关节畸形，侧向试验阳性。

(4) 旋转脱位：膝关节畸形，有明显异常活动，侧向及抽屉试验阳性。胫骨上端与股骨下端关系异常。

不全脱位者，由于胫骨平台和股骨髁之间不易交锁，脱位后常自行复位或没有畸形。完全脱位者，患膝明显畸形，下肢缩短，筋骨在膝部松软堆积，可出现侧方活动与弹性固定，在患膝的前后或侧方可摸到脱出的胫骨上端与股骨下端。合并十字韧带断裂时，抽屉试验呈阳性。合并内、外侧副韧带断裂时，侧向试验呈阳性。

3. 并发症　由于膝关节受到直接暴力引起膝关节强力过伸侧屈或扭转所致的胫股关节分离，

早期并发膝关节韧带和关节囊的损伤，严重还引起血管和神经的损伤，一般腘动脉和腓总神经容易损伤。膝关节脱位的后期并发症包括关节粘连、残留结构松弛及外侧结构残缺，关节不稳定者易导致创伤性关节炎，乃是影响疗效的主要原因之一。

4. 影像学检查　膝关节正侧位X线片可以确诊，并显示脱位的类型及是否合并骨折。初步复位后行MRI检查进一步评估。MRI检查能够区分韧带撕裂或合并撕脱性骨折，这对造成后交叉韧带撕裂的膝关节脱位手术极为重要。

5. 鉴别诊断　膝关节脱位应与胫骨平台骨折、股骨髁间骨折相鉴别。虽然三者均有膝关节疼痛、肿胀、活动受限和下肢功能受限及异常活动等症状，但股骨髁间骨折，局部压痛明显，并可扪及骨擦音；胫骨平台骨折，可有膝内、外翻畸形，有骨擦音；而膝关节脱位往往侧向试验阳性，抽屉试验阳性，拍摄膝关节正侧位片可以确诊。

【辨证论治】

膝关节脱位一旦诊断明确，必须做急诊处理，一般均可闭合复位，复位后需重复血管、神经检查。为使肌肉放松，最好使用麻醉。一般闭合复位不困难，顺纵轴牵引，并按脱位的相反方向推压或提拉胫骨上端即可。有血管损伤表现，在复位后未见恢复，应及时进行手术探查。神经损伤如为牵拉性，可允许闭合复位后进行观察。若韧带、肌腱或关节囊嵌顿而妨碍手法复位，应早期手术复位。神经或韧带断裂，亦可早期修补。脱位后广泛的韧带损伤及关节囊损伤应考虑修补。

1. 整复方法

(1) 膝关节前脱位：一助手抱住患者大腿，另一助手握住患肢踝部或小腿远端做对抗牵引。医者站于患侧，一手把持大腿下端后侧向前提，另一手置于小腿上端前方向后压，同时用力(图8-39)；或两手拇指置于胫骨近端前方向后按，余各手指置于腘窝后方向前提股骨下端，同时用力即可复位。

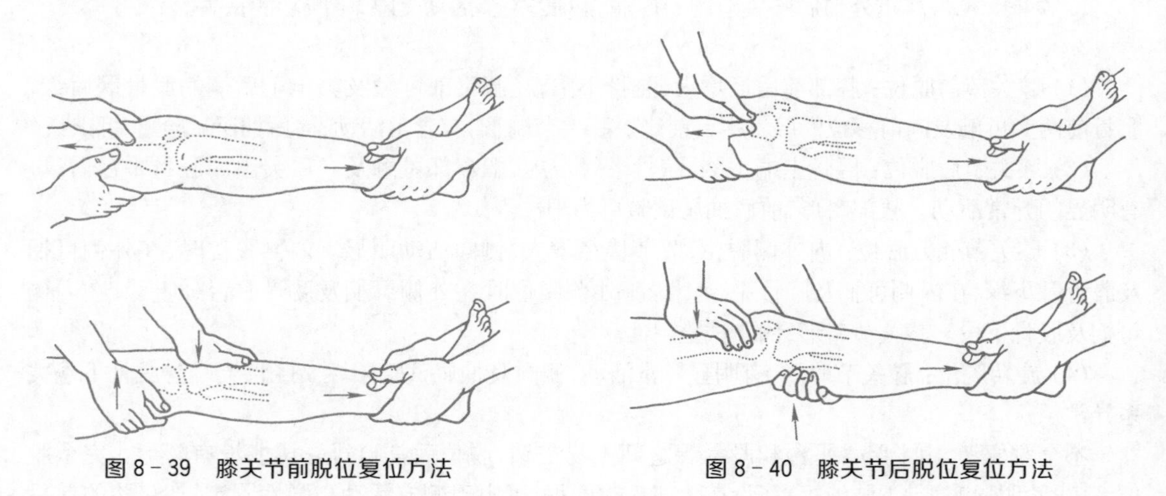

图8-39　膝关节前脱位复位方法　　图8-40　膝关节后脱位复位方法

(2) 膝关节后脱位：两助手先做对抗牵引，医者站于患侧，一手托住小腿上端后方向前托，另一手置于大腿下端前面向后压；或双拇指置于股骨远端前方向后按，双手余四指置于胫骨近端后方向前提，同时用力，膝关节即可复位(图8-40)。

(3) 侧方移位：两助手先做对抗牵引，若向内侧脱位，医者一手置于大腿下端外侧，另一手置于小腿上端内侧；外侧脱位时则相反，医者一手置于大腿下端内侧，另一手置于小腿上端外侧；同时两手反向用力，即可复位(图 8－41)。

(4) 旋转脱位：在对抗牵引的同时，医者一手握住大腿下端，另一手握小腿上端，根据脱位方向反向旋转用力；或两手同时握持小腿上端，在近端牵引的助手固定大腿，医者向脱位反方向旋转而复位。但此时一定要充分拔伸牵引，有足够的间隙使骨端活动。

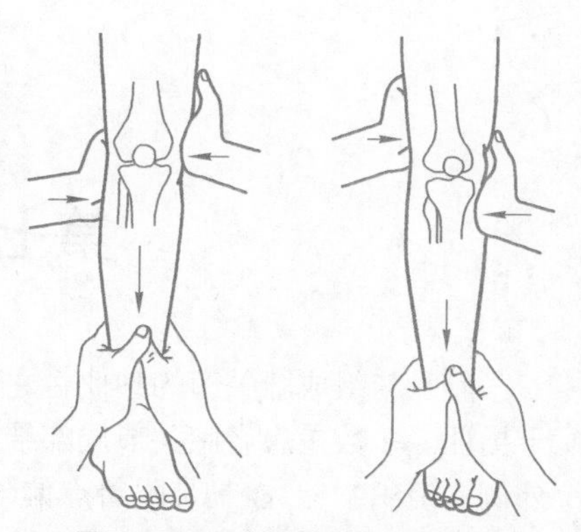

图 8－41　膝关节外侧、内侧方脱位复位方法

2. *固定方法*　整复成功及无合并血管损伤后，在严格无菌操作下，用针头抽吸出关节腔内积血，然后加压包扎，可用长腿夹板或石膏托固定。夹板固定前，先加压力垫及用软棉垫保护腓骨头及其他骨突处。侧方移位时，可用两点式加压，即内侧脱位，压力垫放在大腿下端外侧、小腿上端内侧；外侧脱位时，放在大腿下端内侧及小腿上端外侧。固定膝关节屈曲 20°～30°位 6～8 周。禁止伸直位固定，以免加重血管、神经损伤。抬高患肢，以利消肿。若肿胀严重，尤其是疑有小腿筋膜间隔综合征时，可先置患肢于牵引架上，行跟骨牵引 1～2 周，以观察肢体血运。固定 2～3 周后，肢体肿胀消退，关节可能会重新移位，应再进行 X 线检查，如有移位应及时矫正。

3. *功能锻炼*　整复固定后，即可做股四头肌收缩及踝、足趾关节屈伸活动锻炼。4～6 周后，可在夹板固定下，扶双拐不负重步行锻炼，8 周后可解除外固定。先在床上练习膝关节屈伸。待股四头肌肌力恢复及膝关节屈伸活动等稳定后，才可逐步负重行走。

4. *药物治疗*

(1) 内治法：早期肿痛明显，宜活血化瘀、消肿止痛，方选活血疏肝汤加木瓜、牛膝。中期宜活络舒筋，方选丹栀逍遥散加独活、牛膝、续断、木瓜。后期宜补肝肾、壮筋骨，方选用补肾壮筋汤加续断、五加皮。

(2) 外治法：脱位整复后，早期可外敷活血止痛膏以消肿止痛，中期可用消肿活血汤外洗以活血舒筋，后期可用苏木煎熏洗，以利关节。

5. *手术治疗*　闭合复位失败者及合并血管损伤时，应手术切开复位，修补血管。脱位后合并广泛的韧带损伤及关节囊损伤，应考虑手术进行修补。临床上应根据合并损伤的具体情况选择适当的手术修补方法，但均以恢复患肢血运和重建膝关节的稳定性为重点。常用的手术方法有：① 切开复位十字韧带重建术、关节囊紧缩术、韧带重建术、腘动脉探查修补术、腓总神经探查修补术(术后长腿石膏托外固定或特制的支具制动)；② 关节镜手术(待膝关节恢复功能性活动度后再考虑关节镜手术，膝关节脱位后 14 日以内忌行关节镜检查，因为破损的关节囊易造成液体外渗)；③ 人工膝关节置换术；④ 膝关节融合术等。

【预防与调护】

膝关节脱位后期发生创伤性关节炎的主要原因之一是关节不稳，因此，不宜过早进行膝关节屈伸活动。如有膝关节明显不稳，应延长固定时间，预防创伤性关节炎的发生。对血管损伤诊断的延误或治疗不及时，往往会带来截肢的后果，因此必须认识到其严重性。

第七节 髌骨脱位

髌骨与组成膝关节的其他骨之间失去正常的对位关系，称为髌骨脱位。多见于儿童，女性多于男性。多数是患者膝关节局部结构发育异常，经轻微的外伤引起。而局部结构发育异常者，有膝外侧软组织挛缩、髌韧带附着点偏外侧、股外侧肌止点异常、髌骨发育小而扁平、股骨髁间凹浅外髁发育不良、膝外翻畸形等(图8-42)。

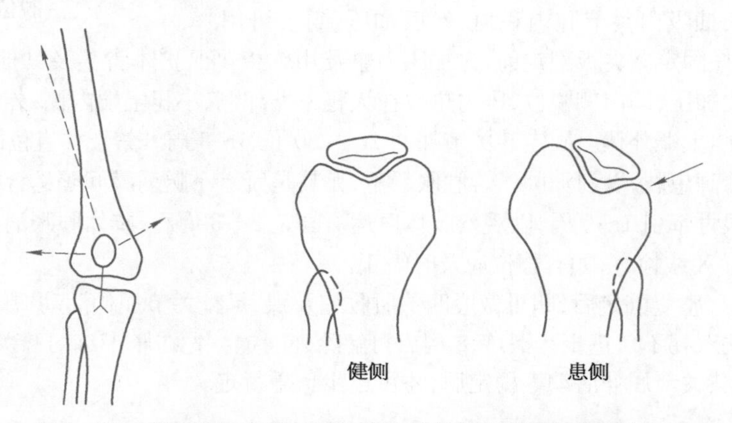

图8-42 股四头肌力线与髌韧带力线关系及股骨外髁发育不良

【病因病机】

髌骨上缘与股四头肌腱相连，下缘通过髌韧带止于胫骨结节，两侧被股四头肌扩张部包绕，其后面的两个斜形关节面，在中央部呈纵嵴隆起，该嵴与股骨下端的滑车关节面相对应，可阻止其左右滑动。股四头肌中的股直肌、股中间肌及股外侧肌的作用方向是向外上方，与髌韧带不在一条直线上用力，股内侧肌止于髌骨内上缘，其下部肌纤维呈横位。因此，股内侧肌下部肌纤维的走向及附着点，能有效纠正髌骨向外的移动倾向而防止向外滑脱。髌骨在伸膝及屈膝时，都位于膝关节顶点，在屈膝时并不向内、外侧滑动。由于解剖、生理上的不甚稳定，若出现解剖、生理缺陷，或暴力致股内侧肌及扩张部撕裂，外力促使髌骨向外侧脱位；而外力作用于正常的髌骨外侧，使之向内脱位则比较罕见。

根据其脱位机制可分为急性髌骨脱位、复发性髌骨脱位和固定型髌骨脱位。

1. 急性髌骨脱位　指髌骨突然完全从股骨滑车中脱出以致没有关节面的对合，常与创伤有关，或与先前存在的对线不良和施加在伸膝装置上的扭转应力有关，从而导致髌骨从股骨滑车中完全脱出。

2. 复发性髌骨脱位　临床上最为常见，是因为初次的髌骨脱位诱发髌骨内侧的不稳定，当膝关节扭转或屈伸活动时反复出现髌骨的脱位或半脱位现象，或有髌股关节的不稳定感(图8-43)。

3. 固定型髌骨脱位　指在膝关节整个屈伸过程中，髌骨与股骨远端的软骨始终无接触。在伸膝位，髌骨可能接近中线，但当屈膝时髌骨始终位于股骨外髁的外侧。固定型髌骨脱位儿童多见，可分为先天性和后天性两种类型。先天性髌骨脱位的发病原因多为有异常的纤维组织止于髌骨外侧，后天性髌骨脱位可能与进行性股四头肌纤维化疾病有关。在成人中，小部分固定型髌骨脱位由复发性髌骨脱位演变而来，大部分为先天性髌骨脱位或者儿童期发育性髌骨脱位未得到治疗的后遗状态。

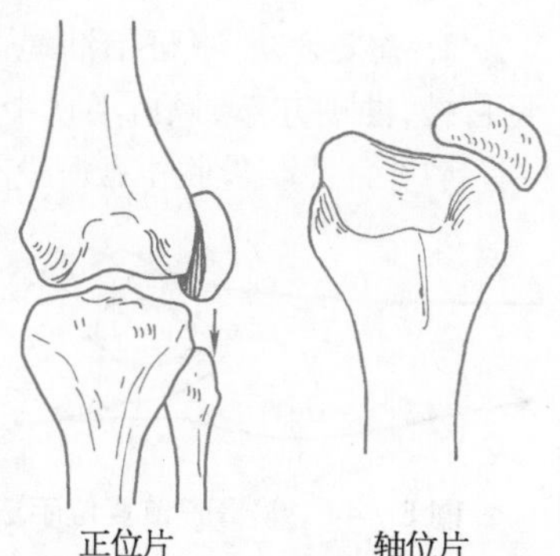

图 8－43　复发性髌骨脱位

【诊断与鉴别诊断】

1. 临床表现　急性髌骨脱位可出现膝关节疼痛、肿胀，屈伸活动受限。复发性髌骨脱位常发生于 10 多岁的青少年，女性多发，部分患者可能在数年间只有两三次脱位，在脱位发作间隙也有膝关节的不稳定感和不适主诉。脱出时伴响声，膝部乏力、腿部酸软、活动不灵、摔倒，患者准确叙述髌骨脱位病史具有诊断意义。固定型髌骨脱位患者膝关节疼痛常不明显，主要表现为伸膝无力，下蹲起立困难，行走时打软腿。

2. 体征

(1) 急性髌骨脱位：① 膝前平坦，在膝关节的外、下、上方可触及脱出的髌骨。② 膝关节呈半屈曲位，不能伸直。③ 部分患者就诊时，髌骨已复位，仅表现为关节腔内积血或积液，髌骨内上缘明显压痛。

(2) 复发性髌骨脱位：① 被动伸直膝关节能够使髌骨自行复位。② 膝关节血肿明显，但是张力不高。③ 髌骨向外的活动度过大，外推时很容易将髌骨重新脱位，恐惧症阳性。④ 髌骨内侧缘有压痛，表示内侧髌周结构撕裂，包括内侧髌股韧带。

(3) 固定型髌骨脱位：① 常合并较严重的继发性畸形，包括膝外翻、胫骨外旋、股骨外髁发育不良、小髌骨等。② 先天性髌骨脱位患者髌骨外上侧能够触及异常的纤维条索，患者伸膝肌力减弱，但是能够负重。③ 后天性固定型髌骨脱位主要表现为屈膝髌骨外脱，患者一般无屈膝挛缩和伸膝障碍，完全伸膝时髌骨更接近中线。

3. 并发症　关节软骨损伤、骨软骨骨折继发游离体、关节积血、股骨外髁和髌骨内侧骨挫伤或骨缺损、支持带破裂以及内侧髌股韧带撕裂是该病的常见并发症。长期反复发作外侧脱位可导致关节松弛和不稳，加之 Q 角增大，股四头肌收缩，更使膝外侧结构挛缩及内侧结构松弛。

4. 影像学检查　对未复位的髌骨脱位，X 线检查可协助诊断，能显示髌骨形态和位置是否正常。髌骨轴位片可显示髌骨及滑车发育不良，髌股关节面不相适及髌骨移位情况。CT 扫描可以更准确地反映髌股关节对合情况。MRI 检查在评估髌股关节稳定方面优于 CT 检查，并可进一步明确在髌骨脱位之外是否存在交叉韧带断裂和半月板损伤，是否有游离骨软骨片，有助于关节镜下的治疗。

5. 鉴别诊断　髌骨脱位应与膝关节创伤性滑膜炎相鉴别。膝关节创伤性滑膜炎也常有膝部肿胀、疼痛和浮髌试验阳性，但髌骨脱出时常伴响声，而在伸膝之时可自动复位。膝关节创伤性滑膜炎常无上述病史，根据病史可资鉴别。

【辨证论治】

急性髌骨脱位，一般以手法整复为主；复发性髌骨脱位，则视具体情况做矫正伸膝装置力线手术；固定型髌骨脱位主要行手术矫正治疗。

1. **整复方法** 《证治准绳·节骨条分》载:“若膝关骨跌出臼,牵合不可太直,不可太曲,直则不见骨棱,曲则亦然,只可半直半曲。”

(1) 急性髌骨脱位:一般不需助手,医者站立患侧,一手持踝,另一手持膝上,在向远端牵引的同时,将膝关节伸直,脱出的髌骨即可弹回而复位。若遇髌骨与股骨外髁相嵌顿而不易复位时,可令一助手固定大腿部,另一助手持踝关节将膝关节屈曲,使肌肉松弛,医者双手由外侧持膝,两拇指推压脱位的髌骨内缘,使髌骨更向外翻(即扩大畸形)以松解嵌顿,此时嘱牵踝的助手将膝关节伸直,同时医者推挤髌骨外缘,即可复位(图8-44)。

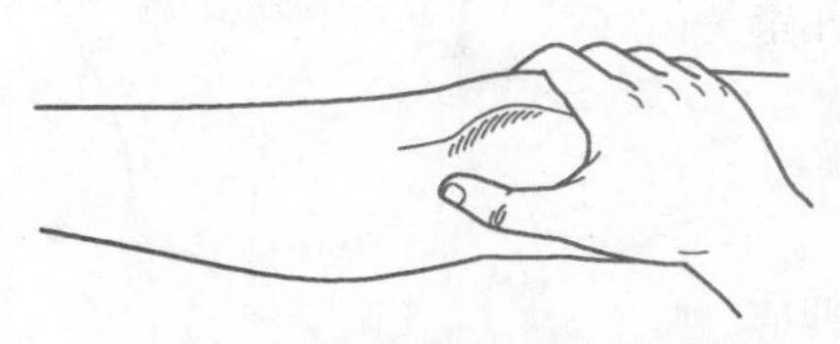

图8-44 髌骨脱位复位手法

(2) 复发性髌骨脱位:一般不需麻醉,患者仰卧位,医者站于患侧,一手握患肢踝部,另一手拇指按于髌骨外方,使患膝在微屈状态下逐渐伸直的同时,用拇指将髌骨向内压迫,使其越过股骨外髁而复位。

(3) 固定型髌骨脱位:无法通过手法复位,需要手术矫正治疗。

2. **固定方法** 用长腿夹板或石膏托,将患肢固定于膝关节20°～30°位2～3周,即可开始膝关节的功能锻炼;若合并股四头肌扩张部撕裂,则应固定4～6周,固定时应在髌骨外侧加一压力垫。

3. **功能锻炼** 整复固定后,抬高患肢,并积极做股四头肌收缩及踝、足趾关节屈伸活动锻炼。解除外固定后,有计划地指导患者加强股内侧肌锻炼,逐渐锻炼膝关节屈伸。早期的肌力练习和功能锻炼对功能恢复是十分重要的,要做到动静结合。

4. **药物治疗** 早期宜活血、消肿、止痛,方选活血疏肝汤加木瓜、牛膝;中期宜养血通经活络,方选养血止痛汤;晚期宜补肝肾、强筋骨,方选健步虎潜丸。外用药则早期可用活血止痛膏以消肿止痛,后期以苏木煎熏洗患肢以舒利关节。

5. **手术治疗**

(1) 急性期初发性髌骨脱位:原则上采取非手术治疗,手术治疗的指征为:① 关节内骨软骨骨折形成关节交锁。② 较大、带有骨质层的骨软骨骨折块需要复位固定。③ 内侧髌股韧带从一侧端撕脱。复发性髌骨脱位和固定型髌骨脱位常存在髌骨对线异常,合并严重的软骨损伤,应尽早行手术治疗。

(2) 常见手术方式:髌骨外侧支持带和(或)外侧结构松解术、髌骨内侧支持结构紧缩术、内侧髌股韧带重建术、胫骨结节移位术、股内侧肌成形术、股骨滑车成形术、髌骨成形术和关节镜下手术等。针对骺板未闭儿童可选择大收肌悬吊式内侧髌股韧带重建。

【预防与调护】

髌骨脱位患者多合并有髌股关节力线异常,平时加强髌骨内推、股内侧肌肌力训练,以维持髌股关节的动态稳定。生活中应尽量避免参加剧烈运动,减少膝关节过度负荷。针对初次脱位患者,应规范使用支具或夹板固定3周,并早期行股内侧肌电刺激,促进髌骨内侧结构愈合,以避免出现髌骨反复脱位。

第九章 踝、足骨折及脱位

导学

(1) 掌握各疾病的临床表现、体征、影像学检查及整复、固定方法。
(2) 熟悉各疾病的病因病机及鉴别诊断。
(3) 了解各疾病的功能锻炼及预防与调护。

第一节 踝部骨折及脱位

踝关节是人体负重量最大的滑车关节。站立时全身重量均落在踝关节上，行走时的负荷值约为体重的5倍。日常生活中行走、跳跃活动，主要依靠踝关节的背伸、跖屈运动。踝关节由胫骨、腓骨下端和距骨组成。胫骨下端内侧向下的骨突称为内踝，其后缘向下突出者称为后踝，腓骨下端骨突构成外踝。内、外、后三踝构成踝穴，距骨位于踝穴内。踝关节的活动范围因人而异，一般背屈可达70°，跖屈可到140°，有70°的活动范围。当踝关节背伸时，腓骨外旋上升并向后移动，踝穴增宽1.5～2 mm，以容纳较宽的距骨体前部进入踝穴。

踝关节的关节囊前后松弛，两侧较紧，关节的前后韧带菲薄软弱，这样的解剖结构有利于踝关节的伸屈活动。踝关节关节囊纤维层增厚形成韧带，主要有3组(图9-1)。

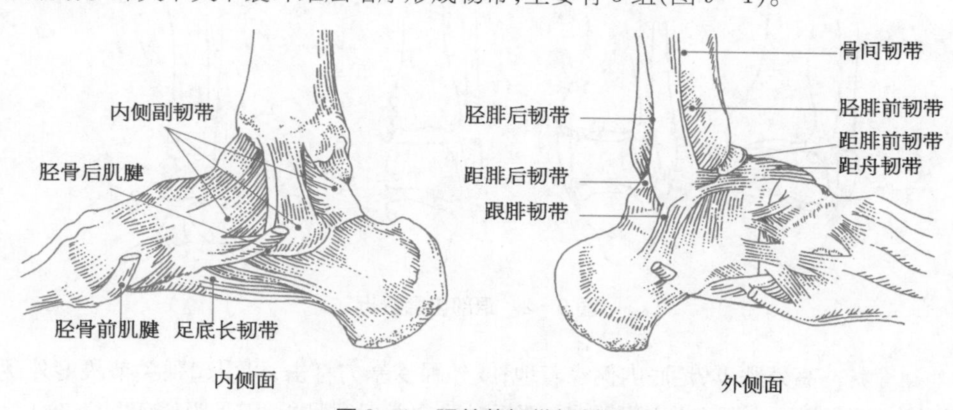

图9-1 踝关节韧带解剖图

1. 内侧副韧带　又称三角韧带，是踝关节最坚强的韧带。起自内踝，呈扇形向下，分束止于足舟骨、距骨和跟骨。根据纤维走向及止点的不同又分为舟胫韧带、距胫韧带、跟胫韧带和距胫后韧带。由于内踝的内侧副韧带较外踝的腓距、腓跟韧带坚强，故阻止外翻的力量大，阻止内翻的力量小。

2. 外侧副韧带　外侧副韧带不如内侧副韧带坚强，起自外踝，分3束分别止于距骨前外侧、距骨外侧或距骨后方，称为距腓前韧带、跟腓韧带和距腓后韧带，是踝部最薄弱的韧带。

3. 下胫腓韧带　又称胫腓横韧带，胫腓骨下端之间被坚强而有弹性的下胫腓韧带连接在一起。有两条分别于胫腓骨下端的前方和后方将胫骨、腓骨紧紧地连接在一起，加深踝穴的前、后方，稳定踝关节。当做背伸运动时，下胫腓韧带紧张，关节面之间紧贴，关节稳定，不易扭伤，多造成骨折。而跖屈时距骨体较宽部分滑出踝穴，其较窄部分进入踝穴，距骨内旋、下降并向前移动，踝穴变窄。距骨与两踝关节面仍然接触，但下胫腓联合韧带变松，踝关节相对不稳定，容易发生韧带损伤。

踝关节周围有肌腱包围，但缺乏肌肉和其他软组织遮盖。后面主要为跟腱，前面有胫前肌腱和踇伸、趾伸长肌腱，及第3腓骨肌腱。内侧有胫后肌腱、踇屈及趾屈长肌腱，外侧有腓骨长、短肌腱。这些肌肉的协调动作是踝关节背伸、跖屈和足多种功能活动的解剖基础。足的内、外翻活动发生在距跟、距舟和跟骰关节之间，这些跗间关节还具有缓冲暴力对踝关节的冲击，减少踝关节损伤机会的作用。

【病因病机】

踝部骨折及脱位发生的原因复杂，类型很多，韧带损伤、骨折和脱位可单独或同时发生。根据受伤姿势可分为内翻、外翻、外旋、纵向挤压、侧方挤压、跖屈和背伸等多种，其中以内翻损伤最多见，外翻损伤次之。踝部骨折为最常见的关节内骨折，多由间接外力引起，极少数由纵向挤压所致。当踝关节跖屈位时，小腿突然受到强有力的向前冲击力，可导致踝关节后脱位。当踝关节背伸位，自高处坠落、足跟着地，可导致踝关节前脱位。当压缩性损伤使下胫腓关节分离时，可导致踝关节上脱位。根据骨折及脱位的程度，损伤又可分为3度：单踝骨折为一度；双踝骨折、距骨轻度脱位为二度；三踝骨折、距骨脱位为三度。

1. 内翻骨折　高处跌下，足底外侧缘着地；或步行在平路上，足底内侧踏在凸处，使足突然内翻。骨折时，内踝多为斜形骨折，外踝多为横形骨折；严重时可合并后踝骨折、距骨脱位(图9-2)。

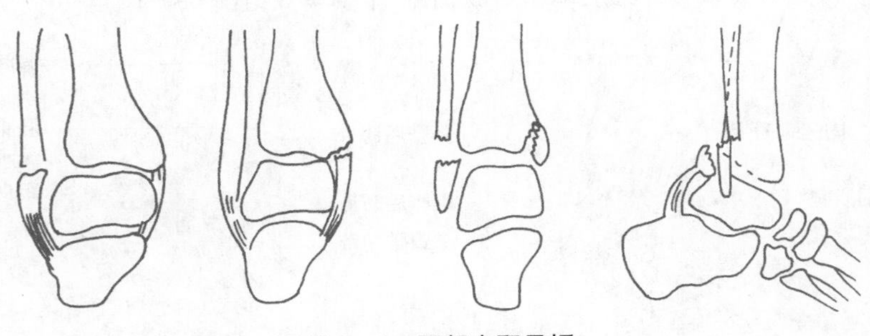

图9-2　踝部内翻骨折

2. 外翻骨折　高处跌下，足底内侧缘着地；或外踝受暴力打击，可引起踝关节极度外翻。骨折时，外踝多为斜形骨折，内踝多为横形骨折；严重时可合并后踝骨折、距骨脱位(图9-3)。

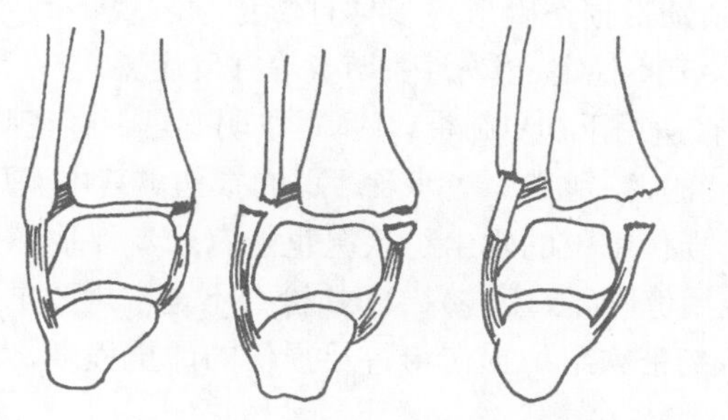
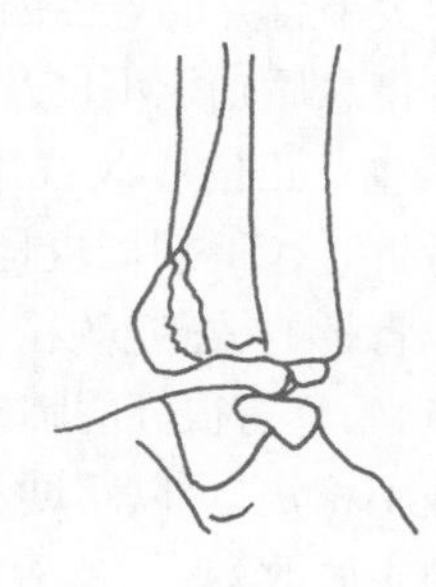

图 9-3　踝部外翻骨折

3. 外旋骨折　跌倒时或间接暴力使足过度外旋，或足部不动而小腿内旋，使足外旋加外翻，内踝被撕脱，外踝被距骨撞击，骨折线可为螺旋形或长斜形，外旋加外翻过大，可造成三踝骨折、距骨脱位(图 9-4)。

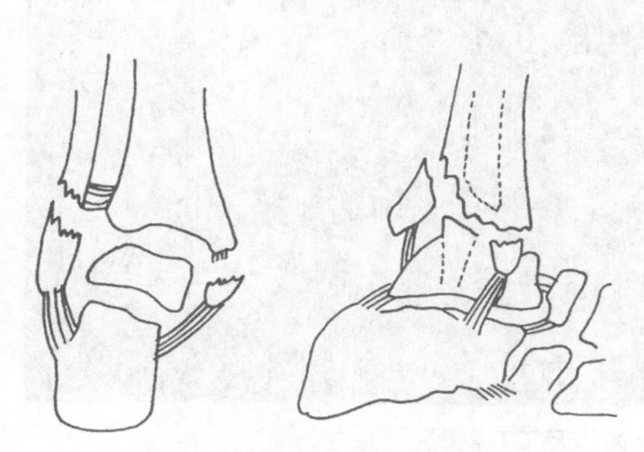

图 9-4　踝部外旋骨折

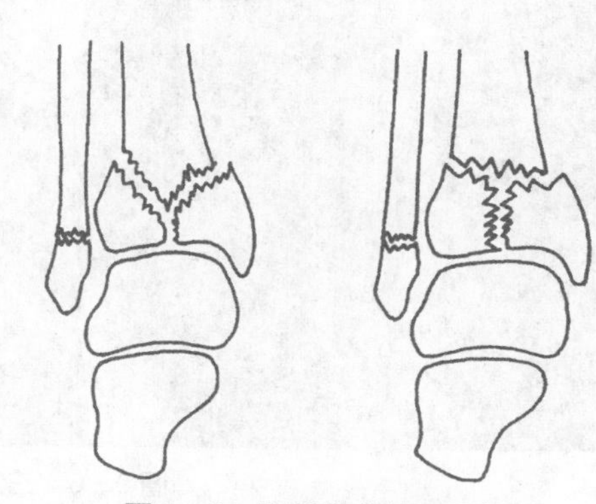

图 9-5　踝部纵向挤压骨折

4. 纵向挤压骨折　高处坠落，足跟着地，可引起踝关节纵向挤压骨折。严重时，胫骨远端包括关节面在内发生粉碎性骨折，即 Pilon 骨折。腓骨远端往往也有横断或粉碎性骨折。若踝关节极度背伸或跖屈时受到纵向暴力，胫骨远端前缘或后缘可受到距骨体的冲击而骨折，引起部分关节面骨折(图 9-5)。

【诊断与鉴别诊断】

1. 临床表现　伤后引起踝部疼痛和压痛，皮下瘀血。

2. 体征　踝部受伤后局部瘀肿、功能障碍，骨折处可闻及骨擦音。踝关节内脱位可见踝关节肿胀、疼痛瘀斑、足踝功能丧失，呈足外翻外旋，内踝下高突，局部皮肤紧张，外踝下凹陷，畸形明显；踝关节外脱位伤后足呈内翻内旋，外踝下高突，皮肤紧张，内踝下空虚；踝关节前脱位足极度背屈，不能跖屈，跟腱两侧有胫腓骨远端的骨性突起，跟骨前移，跟腱紧张；踝关节后脱位可见足跖屈、跟骨后突、跟腱前方空虚、踝关节前方可触及突出的胫骨下端，而其下方空虚。外翻骨折多呈外翻畸形，内翻骨折多呈内翻畸形，距骨脱位时则畸形更加明显。

3. 并发症　临证时需立刻评估足部的神经、血管状况。重要血管的损伤可导致永久性感觉或运动缺陷、距骨坏死、软组织坏死甚至坏疽，故应触诊足背动脉的搏动，必要时可进行多普勒超声检查确认足部的血流灌注状况。不同的脱位类型可能损伤相应的神经，也需要进行足部皮肤感觉的详细检查。踝关节合并的急性内侧副韧带损伤因形式多样且影像学表现不确切，容易漏诊，可能导致内侧副韧带愈后功能不良及踝关节不稳定、创伤性关节炎等并发症。

4. 影像学检查　正位片X线片检查适用于初步筛查，基本可以明确是否存在脱位及脱位的类型。当怀疑有骨折时，CT扫描也是必要的，特别是那些涉及后踝的损伤。其中CT三维重建对碎小骨块或无移位骨折的敏感度较高，对损伤部位的软组织状况也能有初步评估，对手术方案的选择有重要指导意义，具有很高的临床应用价值(图9-6)。MRI检查不是常规要求，但是如果患者有持续的疼痛或不稳定，可以帮助诊断韧带软组织损伤与否及损伤的严重程度，发现软骨损伤和早期创伤性关节炎的改变。

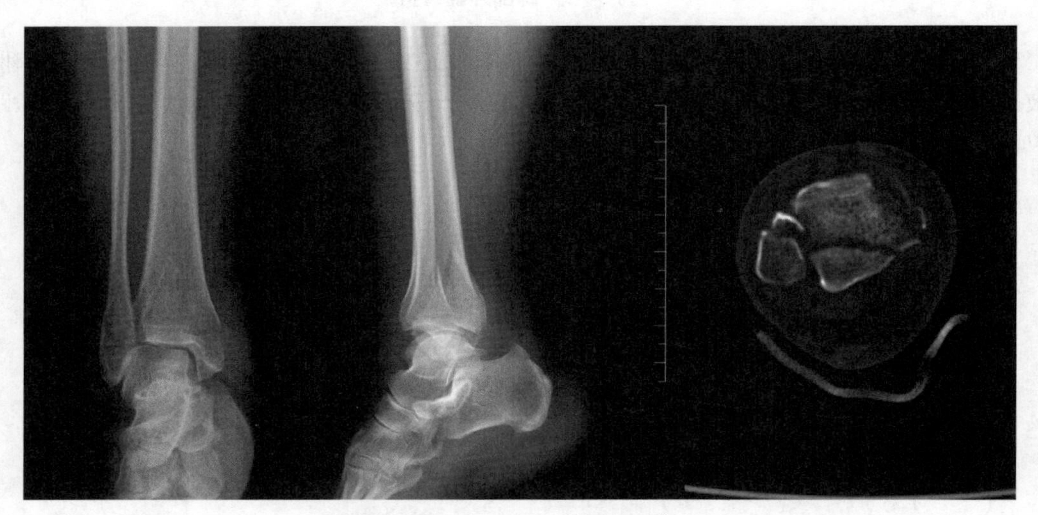

图9-6　三踝骨折X线及CT表现

5. 鉴别诊断　有明显的外伤史和相应的临床表现；踝关节正侧位X线片可明确骨折及脱位的部位、类型、移位方向，以便明确诊断。

【辨证论治】

踝关节结构复杂，暴力作用的机制及骨折、脱位的类型也较多样。一般无明显移位的骨折用石膏外固定0°中立位3～4周即可。有移位的骨折，手法复位，石膏外固定。固定期可进行功能锻炼，并配合药物治疗。若手法整复失败或系开放性骨折脱位，可考虑切开复位内固定；陈旧性骨折、脱位则考虑切开复位植骨术或关节融合术，不需手术治疗。

1. 整复方法　要根据受伤机制和损伤类型并分析X线片，以酌定整复手法。患者平卧屈膝，助手抱住其大腿，医者握其足跟和足背做顺势拔伸，外翻损伤使踝部内翻，内翻损伤使踝部外翻。如有胫腓联合分离，可在内外两踝部加以挤压；如后踝骨折合并距骨后脱位，可用一手握胫骨下段向后推，另一手握前足向前提，并徐徐将踝关节背伸。利用紧张的关节囊将后踝拉下，或利用长袜套套住整个下肢，下端超过足尖20 cm，用绳结扎，做悬吊滑动牵引，使后踝逐渐复位。

2. 固定方法　先在内外踝的上方各放一塔形垫，下方各放一梯形垫，用5块夹板进行固定。其中内、外、后板上自小腿上1/3，下平足跟，前内侧及前外侧夹板较窄，其长度上起胫骨结节，下至踝关节上。夹板必须塑形，使内翻骨折固定在外翻位或使外翻骨折固定在内翻位。最后，可加用踝关节活动夹板(铝制或木制)，将踝关节固定于0°中立位4～6周。

3. *功能锻炼* 早期下床无负重活动，预防卧床并发症；抬高患肢，以利消肿；全范围背伸跖屈足趾，促进远端血液循环，促进消肿；中后期加强踝关节主、被动屈伸功能锻炼。

4. *药物治疗* 按骨折三期辨证用药，一般中期应注意舒筋活络、通利关节；后期局部肿胀难消，应行气活血、健脾利湿；关节融合术后则需补肾壮骨，促进愈合。

5. *手术治疗* 手法复位失败者或具有以下情况者应考虑手术治疗：① 后踝骨折块较大，波及胫骨下关节面1/2以上者；② 内踝撕脱骨折，尤其内踝有软组织嵌入；③ 三踝骨折；④ 陈旧性骨折、继发创伤性关节炎而影响功能者。

【预防与调护】

整复固定后，鼓励患者活动足趾和踝部背伸活动。双踝骨折从第2周起，可在保持夹板固定的情况下加大踝关节的主动活动范围，并辅以被动活动。被动活动时，医者一手握紧内、外侧夹板，另一手握前足，只做背伸和跖屈，不做旋转或翻转活动。3周后可将外固定打开，对踝关节周围的软组织（尤其是肌腱经过处）进行按摩，理顺经络，点按商丘、解溪、丘墟、昆仑、太溪等穴，并配合中药熏洗。在袜套悬吊牵引期间亦应多做踝关节的伸屈活动。

附：踝关节骨折 Lauge - Hansen 分型

临床上常使用 Lauge - Hansen 分型来判断患者损伤机制，并根据逆损伤机制原则进行手法整复或于手术中进行复位。该分型是根据力学机制将受伤时足的位置及足部（距骨）相对于小腿的运动分为旋后外旋、旋后内收、旋前外旋和旋前外展4种类型，每种类型按韧带和骨折情况进行分度（图9-7）。

1. *旋后外旋型* 旋后位足部的外旋应力是踝部骨折的常见损伤机制，当小腿内旋足猛烈外旋时，距骨相对腓骨的螺旋剪切应力造成腓骨的骨折，即旋后外旋型骨折。其中Ⅰ度为距骨的旋转剪切应力作用于腓骨，维系胫腓骨远端的下胫腓前韧带首先断裂。Ⅱ度为下胫腓前韧带断裂后，距骨继续作用于腓骨，造成腓骨在胫骨远端平台水平的斜形骨折，即外踝骨折。Ⅲ度为旋转应力的继续作用造成下胫腓后韧带断裂或后踝发生骨折。Ⅳ度为踝关节内侧损伤，内侧副韧带断裂或内踝发生撕脱性骨折，多为横形，少数斜形。

2. *旋后内收型* 旋后位足部收到内收应力，导致踝关节外侧韧带过度牵拉，内踝受到距骨的挤压而导致骨折，即旋后内收型骨折。Ⅰ度为外侧副韧带的断裂或外踝骨折，其中最常见距腓前韧带和跟腓韧带损伤。外踝骨折多在距腓前韧带或以下水平的横形骨折，与外力的方向垂直。Ⅱ度为踝关节外侧损伤后失去了力的维系，足的内翻造成距骨进一步向内侧撞击，从而造成了内踝的斜形骨折。

3. *旋前外旋型* 受伤时足处于旋前位，踝关节受到外旋应力，以外侧为轴向前方旋转，踝关节的内侧结构受到牵拉而破坏，即旋前外旋型骨折。其中Ⅰ度为踝关节内侧受到外旋力的作用发生内侧副韧带断裂或内踝的横形骨折。Ⅱ度为下胫腓前韧带断裂或撕脱性骨折。Ⅲ度为腓骨在下

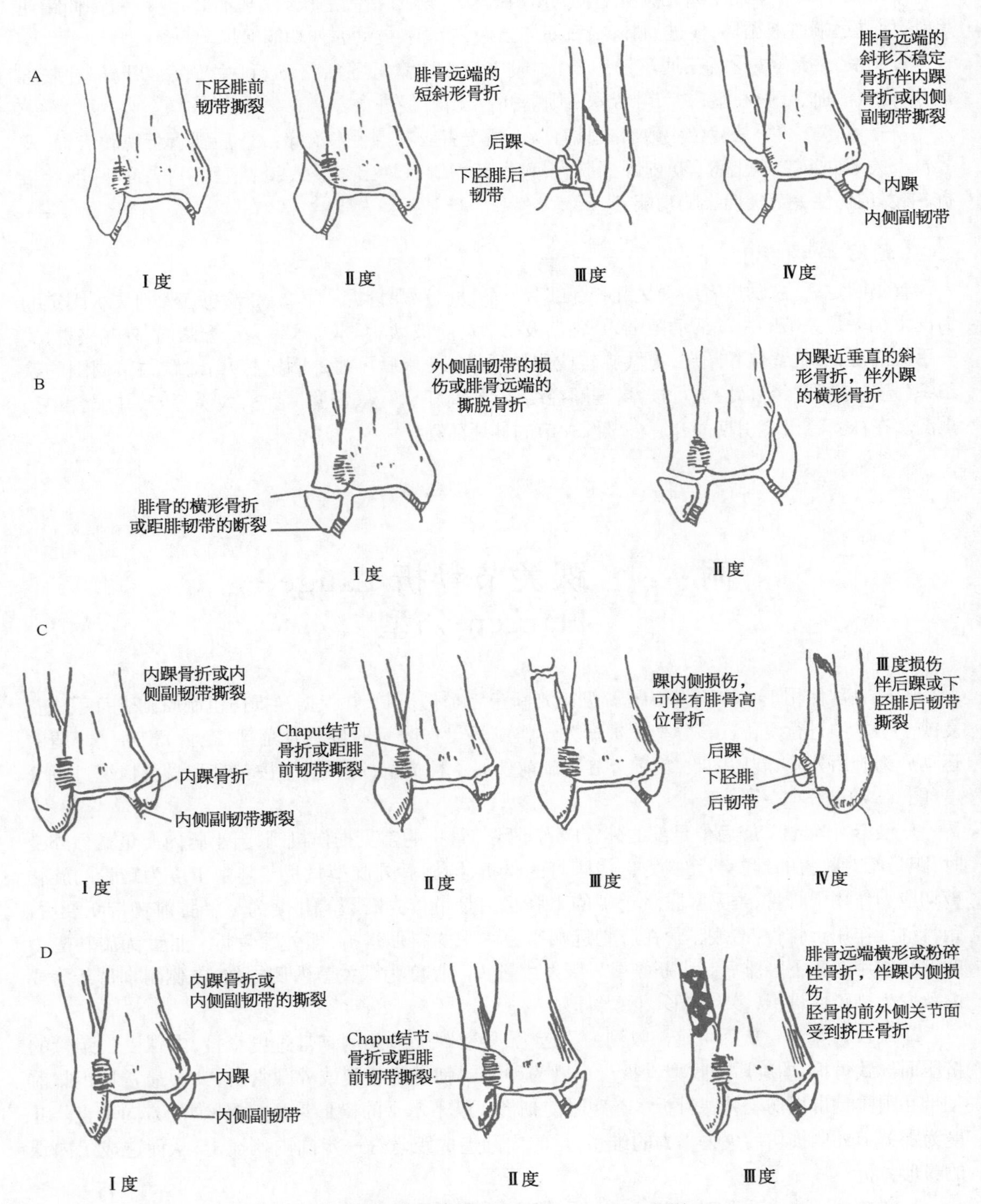

图 9－7 踝关节骨折的 Lauge－Hansen 分型

A. 旋后外旋型；B. 旋后内收型；C. 旋前外旋型；D. 旋前外展型

胫腓联合水平以上发生螺旋形或斜形骨折。侧位片上可见骨折线多从前上向后下。Ⅳ度为下胫腓后韧带断裂或后踝骨折。

4. 旋前外展型　受伤时足处于旋前位，距骨受到强力外展或外翻暴力，踝关节内侧结构受到强力牵拉，外踝受到挤压外力，即旋前外展型骨折。Ⅰ度为踝关节内侧损伤，内侧副韧带断裂或内踝的横形骨折。Ⅱ度为外翻应力继续，造成下胫腓前后韧带断裂或骨性撕脱。Ⅲ度为前两度损伤后外力继续作用于外踝，造成在下胫腓联合水平的骨折，腓骨的骨折由最初的横形到后来的粉碎性骨折。

第二节　Pilon 骨折

Pilon 骨折是指胫骨远端 1/3 累及胫距关节面的胫骨远端骨折，伴有胫骨远端关节面严重粉碎，骨缺损及远端松质骨压缩，常合并有腓骨下段骨折（为 75%～85%）和严重软组织挫伤。

【病因病机】

胫骨 Pilon 骨折最常发生于高处坠落、车祸骤停、滑雪或绊脚前摔，胫骨轴向暴力或下肢的扭转暴力是胫骨远端关节面骨折的主要原因。胫骨轴向暴力可造成关节面内陷、破碎分离，干骺端骨质粉碎，软组织损伤，大部分同时有腓骨骨折，预后不佳，主要见于高处坠落、车祸。扭转暴力可使胫骨远端骨折呈螺旋形，关节面破坏较轻，干骺端粉碎性骨折及软组织损伤较小，腓骨骨折不一定发生，多见于滑雪或绊脚前摔，预后较好。受伤时踝关节的位置与骨折类型密切相关，跖屈时为胫骨后方骨折块较大；中立位时，垂直轴向暴力使整个关节面破坏或前、后踝为大游离骨块的 Y 型骨折；背伸位时距骨宽大的前部刚好进入踝穴内，使胫骨前部和胫骨骨折；外翻位时，扭转暴力可使胫骨远端外侧骨折；内翻位时，可出现内侧骨折；当轴向暴力和扭转暴力联合作用时，踝关节可脱位，关节面嵌插，同时伴有干骺端粉碎性骨折，关节变得极不稳定。按照骨折发生时能量和作用方式，以及损伤结果，Ruedi 和 Allgower 将 Pilon 骨折分为 3 型：Ⅰ型为低能量、非直接损伤造成，累及关节面的无移位的裂缝骨折；Ⅱ型为关节面有移位但无粉碎的骨折；Ⅲ型为高能量、直接轴向压缩损伤造成的，累及干骺端和关节面的粉碎性骨折（图 9-8）。

【诊断与鉴别诊断】

1. 临床表现　伤后踝部疼痛，不能负重，有瘀斑，以及活动障碍。

2. 体征　外伤后踝部出现不同程度的肿胀、畸形，可有骨擦音及异常活动。

3. 并发症　皮肤坏死、感染是常见的早期并发症；Pilon 骨折术后若仍有关节内移位，造成关节面不平整，极容易导致创伤性关节炎；骨折延迟愈合、不愈合及力线不正也是 Pilon 骨折的晚期并发症。

4. 影像学检查　X 线片可很好地显示胫骨前内侧和后外侧关节面骨折情况；CT 片能够很好地显示骨折的形态、骨折块的数量以及移位的程度，矢状位和冠状位重建图像能够显示出事实上更为复杂的骨折情况（图 9-9）。

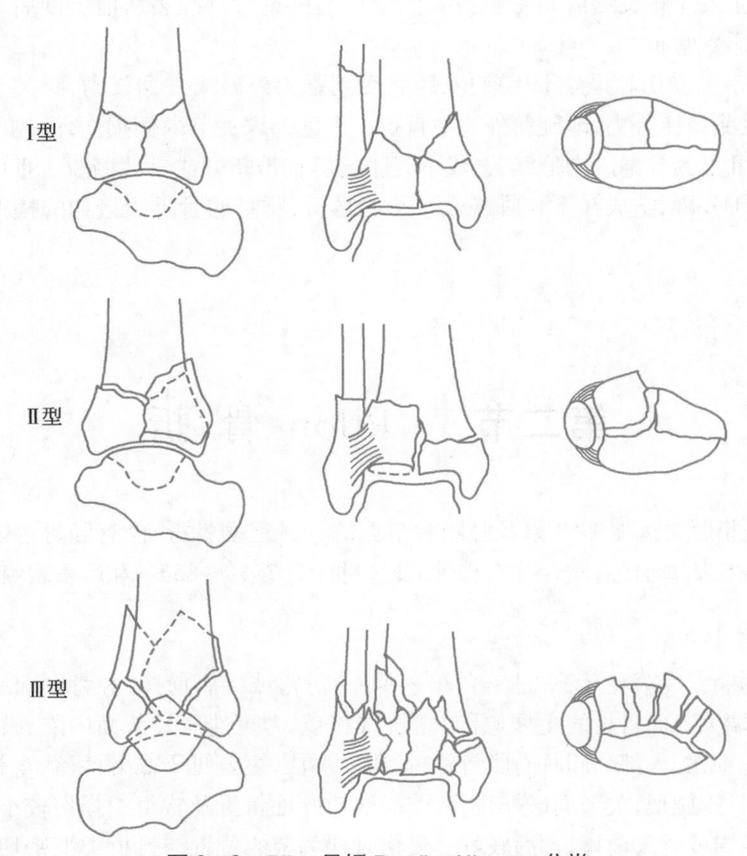

图 9-8 Pilon 骨折 Ruedi-Allgower 分类

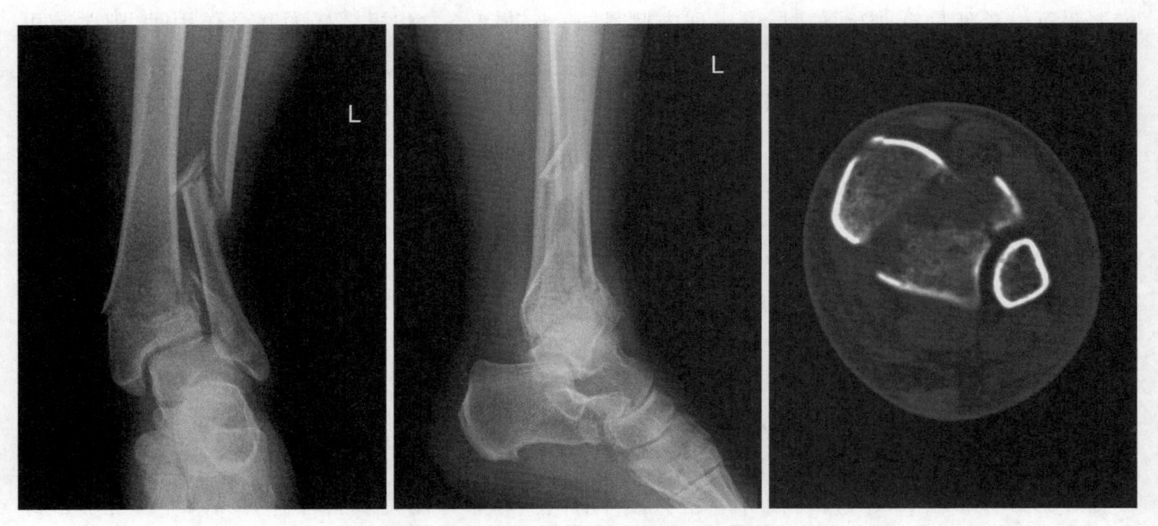

图 9-9 Pilon 骨折 X 线片及 CT 表现

5. 鉴别诊断　根据暴力外伤史，以及临床表现，结合 X 线或 CT 检查，Pilon 骨折的诊断并不困难。

【辨证论治】

对于骨折移位不明显或者关节囊保持完整，以及关节面解剖形态正常的严重粉碎性骨折患者可采取非手术治疗，先进行复位，然后石膏固定。

1. 整复方法　患者平卧位，膝关节屈曲 20°～30°。一助手用肘关节套住患者腘窝部，另一助手握住足部，沿胫骨长轴做对抗牵引 3～5 min，矫正重叠及成角畸形。若近端向前内移位，则医者两手环抱小腿远端并向前端提，一助手将近端向后按压，使之对位。如仍有左右侧移位，可同时推挤近端向外端、拉远端向内，一般即可复位。螺旋形、斜形骨折时，远端易向外移位，医者可用拇指置于胫腓骨间隙，将远端向内侧推挤，其余四指置于近端的内侧，向外用力提拉，并嘱助手将远端稍稍内旋，可使完全对位。然后，在维持牵引下，医者两手握住骨折处，嘱助手徐徐摇摆骨折远段，使骨折端紧密相插。最后，以拇指和示指沿胫骨前嵴及内侧面来回触摸骨折部，检查对位对线情况。

2. 固定方法　根据骨折断端复位前移位的方向及其倾向性而放置适当的压力垫。内、外侧板上达胫骨内、外侧髁平面，下平齐足底；后侧板上达腘窝下 2 cm，下抵跟骨结节上缘；两前侧板下达踝上，上平胫骨结节。将夹板按部位放好后，用布带先捆中间两道，后捆两端。下 1/3 骨折的内、外侧板在足跟下方做超踝关节捆扎固定。

3. 功能锻炼　术后应尽早可行足趾屈伸锻炼和踝关节主动及被动活动。术后 1 个半月根据骨折愈合情况部分负重练习，术后 3 个月待骨愈合后可完全负重练习。

4. 药物治疗　按骨折三期辨证施治。骨折后期内治法应着重补气血、益肝肾、壮筋骨。陈旧骨折实行手法折骨或切开复位、植骨术后，亦应及早使用补法。

5. 手术治疗　对于开放性骨折、骨折伴有血管损伤、骨折移位＞2 mm 或关节面台阶＞2 mm，以及出现不能接受的下肢力线改变者可考虑手术，主要方法是切开复位内固定。对于粉碎严重、移位明显、肿胀较重的 Pilon 骨折可先给予跟骨足量牵引治疗，待位置复原以后，可给予外固定架超踝固定。对于关节面不平整或仍有移位的，可给切开复位钢板螺钉内固定(图 9－10)。

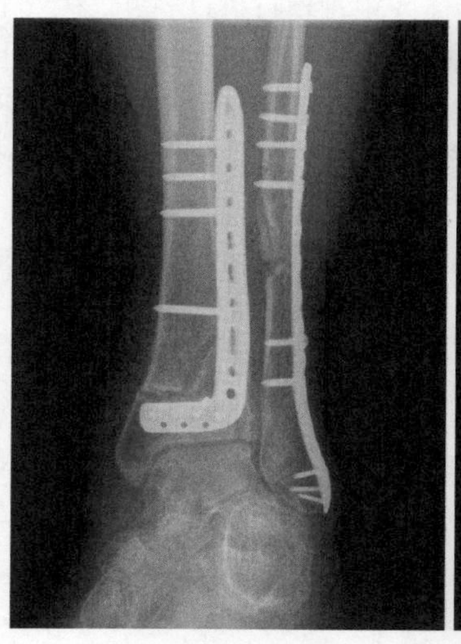
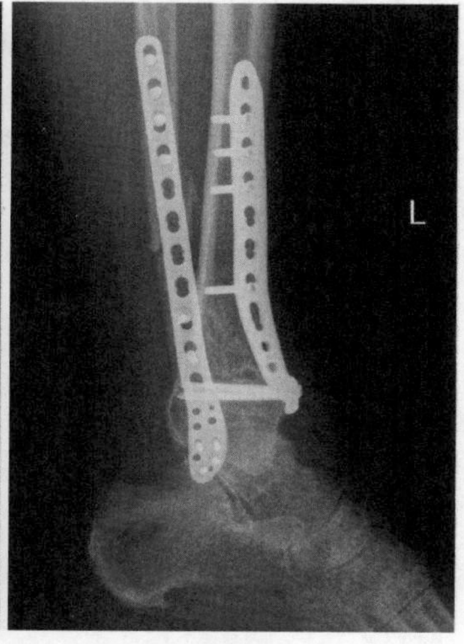

图 9－10　Pilon 骨折的切开复位内固定术

【预防与调护】

整复固定后,即做踝、足部关节屈伸活动及股四头肌操练。跟骨牵引者,还可用健腿和两手支持体重抬起臀部。稳定性骨折从第2周开始进行抬腿及屈膝关节活动,从第4周开始扶双拐做不负重步行锻炼。不稳定性骨折,解除牵引后仍需在床上继续功能锻炼5～7日,才可扶双拐做不负重步行锻炼。此时患肢虽不负重,但足底要放平,不要用足尖着地,以免导致远折段受力引起骨折旋转或成角移位。锻炼后骨折部仍无疼痛,自觉有力,即可改用单拐逐渐负重锻炼。在3～5周内为了维持小腿的生理弧度和避免骨折段的向前成角,在床上休息时,可用两枕法。若解除跟骨牵引后,胫骨有轻度向内成角者,可令患者屈膝90°、髋屈曲外旋,将患足放于健肢的小腿上,呈盘腿姿势,利用肢体本身的重力来恢复胫骨的生理弧度。8～10周后根据X线及临床检查,达到临床愈合标准即可去除外固定。

第三节 距骨骨折及脱位

足部的骨骼由28块骨组成,由韧带与肌肉相连,构成3个主要足弓,即内侧纵弓、外侧纵弓和跖骨间的横弓,足弓有负重、推进行走与吸收人体震荡的功能。距骨居于胫、腓骨与跟、足舟骨之间,构成足弓的顶,上与胫骨下端相连接,下连跟骨与足舟骨,是足部主要负重骨之一,对踝关节的活动有非常重要的作用。距骨分体、颈、头3部,其体前宽后窄,其上面为鞍状关节面。当做背伸运动时,距骨体的宽部进入踝穴,腓骨外踝稍向外后侧分开,而踝穴较跖屈时能增宽1.5～2 mm,以容纳距骨体。

【病因病机】

距骨骨折多由高处坠地,足跟着地,暴力沿胫骨向下,反作用力从足跟向上,足前部强力背伸,使胫骨下端前缘插入距骨的颈、体之间,造成距骨体或距骨颈骨折,后者较多。骨折可呈线状、星状或粉碎性。距骨体骨折往往波及踝关节及距下关节,虽然移位很轻,但可导致上述关节的阶梯状畸形,最终产生创伤性关节炎,因此距骨体骨折预后比距骨颈骨折更差。距骨脱位较骨折更多见。距骨的营养血管供给主要来自前后关节囊及韧附着处,如骨折或脱位后营养血管供给断绝,复位后距骨坏死率可高达95%以上。

根据暴力作用方向和受伤时体位不同,可分为距骨颈骨折、距骨体骨折、距骨头骨折和距骨后突骨折。

距骨颈骨折根据Hawkins分型(图9-11)可进一步分为:① Ⅰ型,距骨颈无移位骨折;② Ⅱ型,距骨颈骨折移位伴距下关节脱位或半脱位;③ Ⅲ型,距骨颈骨折移位伴胫距关节和距下关节脱位或半脱位;④ Ⅳ型,距骨颈骨折移位伴距舟关节、胫距关节和距下关节脱位或半脱位。

【诊断与鉴别诊断】

1. 临床表现　伤后引起踝关节下部疼痛,肿胀、瘀血。

2. 体征　伤后踝关节下部肿胀、不能站立和负重行走。距骨颈Ⅱ度骨折,踝关节前下部有压

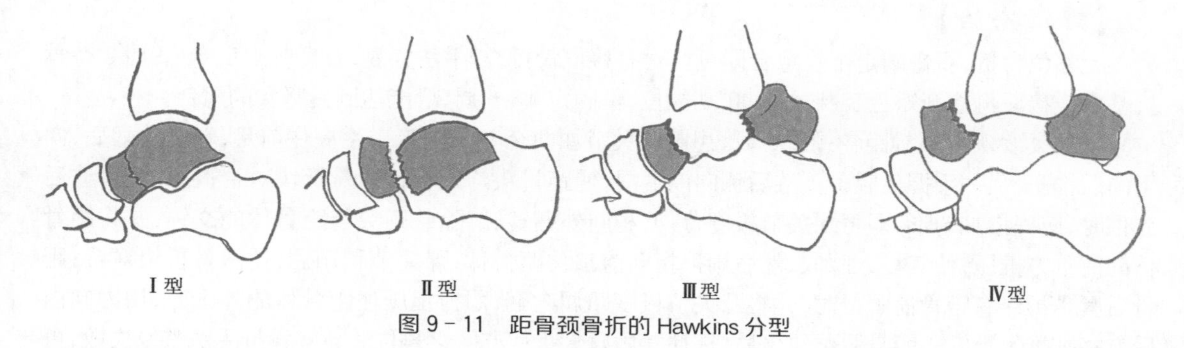

图 9-11　距骨颈骨折的 Hawkins 分型

痛和足的纵轴冲挤痛。距骨体脱出踝穴者,踝关节内后部肿胀严重,局部有明显突起,踇趾多有屈曲挛缩,足外翻、外展。内踝后部可触到骨性突起,局部皮色可出现苍白缺血或发绀。若为距骨后突骨折,除踝关节后部压痛外,足呈跖屈状,踝关节背伸、跖屈均可使疼痛加重;若为纵形劈裂骨折,踝关节肿胀严重或有大片瘀血斑,内翻状畸形;可在踝关节内侧或外下侧触有到移位的骨块突起。

3. *并发症*　距骨骨折及脱位是严重的足部损伤,骨折后易发生缺血坏死、骨折不愈合、创伤性关节炎等并发症。

4. *影像学检查*　多数在踝关节正、侧位和足部正、斜位 X 线片能观察大部分距骨骨折情况。由于距骨不规则形状、X 线片重叠作用,难以准确评估骨折。CT 检查可显示距骨的立体结构及骨折移位变化、粉碎程度(图 9-12)。

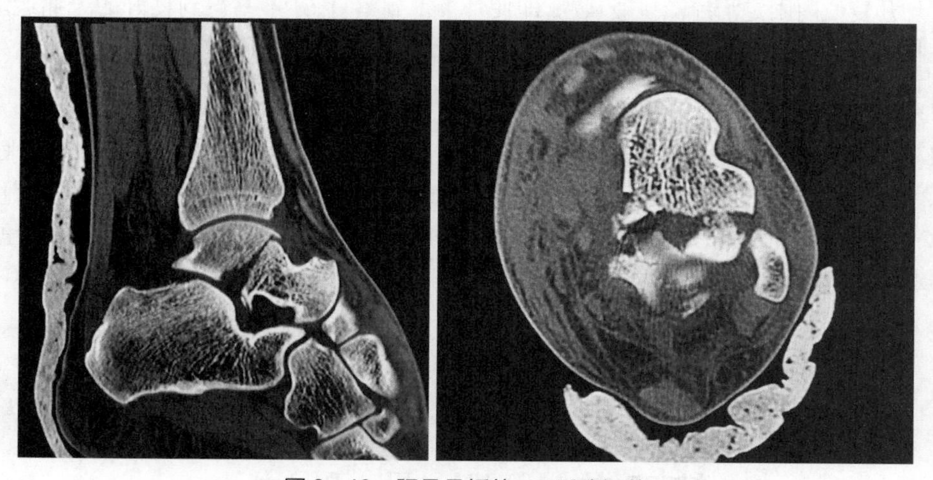

图 9-12　距骨骨折的 CT 重建评估

5. *鉴别诊断*　有明确的外伤史以及临床症状和体征,如肿痛、压痛、畸形等。踝部与跗骨正侧位 X 线片可以明确骨折的移位程度、类型以及有无合并脱位。

距骨骨折后功能障碍十分显著,易与单纯踝关节扭伤相鉴别。由于跟骨及踝部骨折可与距骨骨折同时发生,有时临床鉴别是困难的,多需 X 线检查确诊。距骨后突骨折容易与距骨后大小相似的副骨相混淆,后者是一边缘光滑的籽骨,同时距骨后缘也无缺损现象,而距骨后突骨折则相反,应注意鉴别。

【辨证论治】

无移位骨折，石膏固定至骨愈合即可。对有移位骨折，常手法整复，石膏靴固定6～8周。待骨折基本连接后再逐渐矫正至踝关节90°功能位，再固定4～6周，可能达到更坚实的愈合。

1. 整复方法　单纯距骨颈骨折时，患肢膝关节屈曲至90°，医者一手握住前足，轻度外翻后，向下向后推压，另一手握住胫骨下端后侧向前端提，使距骨头与距骨体两骨折块对合；合并距骨体后脱位时，应先增加畸形，即将踝关节极度背伸，稍向外翻，以解除载距突与距骨体的交锁，并将距骨体向前上方推压，使其复入踝穴，然后用拇指向前顶住距骨体，踝关节稍跖屈，使两骨折块对合；距骨后唇骨折伴有距骨前脱位时，先将踝关节极度跖屈内翻，用拇指压住距骨体的外上方，用力向内后方将其推入踝穴。距骨脱位复位后，往往其后唇骨折片亦随之复位。新鲜骨折手法整复失败，可切开整复。距骨体缺血性坏死、距骨粉碎性骨折、距骨体陈旧性脱位或并发踝关节严重创伤性关节炎者，应行胫距、距跟关节融合术。

2. 固定方法　距骨颈骨折整复后，应将踝关节固定在跖屈稍外翻位8周；距骨后唇骨折伴有距骨前脱位者，应固定在功能位4～6周；切开整复内固定或关节融合术者，应用管形石膏固定踝关节在功能位3个月。

3. 功能锻炼　术后第1日即开始足踝关节主、被动活动和股四头肌收缩、直腿抬高锻炼，待术后约1周后明显消肿后开始不负重足踝关节功能锻炼。

4. 药物治疗　距骨骨折容易引起骨的缺血性坏死，故中后期应重用补气血、益肝肾、壮筋骨的药物，以促进骨折愈合。

5. 手术治疗　保守治疗距骨骨折位置难以维持的，临床上多采用拉力空心螺钉或Herbert埋头钉进行切开复位内固定治疗。一般认为，即使骨折得到整复，亦不易得到良好的无痛运动范围，对粉碎性骨折或有进行性缺血性坏死征象时，可行胫距和距下关节固定术。

【预防与调护】

尽量不要强迫过早负重。距骨体的骨折如有较大的分离，手法复位虽能成功，但要求严格固定10～12周。如手法复位失败，可以采用跟骨牵引3～4周，再手法复位，然后改用石膏靴严格固定10～12周。固定期间应做足趾、膝关节屈伸锻炼，解除固定前3周，应开始扶拐逐渐负重步行锻炼；解除固定后应施行局部按摩，配合中药熏洗，并进行踝关节屈伸、内翻、外翻活动锻炼。施行关节融合术者，则扶拐锻炼时间要长些。

第四节　跟骨骨折

跟骨是人体最大的跗骨，呈不规则长方形，前部窄小、后部宽大，向下移行于跟骨结节，其内侧突较大，有踇展肌、趾短展肌附着，外侧突有小趾展肌附着，载距突的下面有踇长屈肌腱通过，外侧面的滑车突下有腓骨长肌腱通过，绕行至足底，跟腱附着于跟骨结节。跟骨上面有3个关节面，后关节面最大，中关节面位于载距突上，前关节面位于中关节面前外侧，后关节面与中、前关节面以跟骨沟相隔，三者作为一整体与距骨相应关节面构成重要的跟距关节。跟骨的结构对足弓的形成和负重有极大影响，通过跟距关节可使足有内翻、内收或外翻、外展的动作，以适应在凹凸不平的道路上行走。跟距关节遭受破坏，可引起足部功能障碍。跟骨结节为跟腱附着处，腓肠肌、比目鱼肌收缩，可做强有力的跖屈动作。跟骨结节上缘与跟距关节面成 30°～45°的夹角，称为跟骨结节关节角，为跟距关节的一个重要标志（图 9－13）。跟骨骨折较常见，约占跗骨骨折的 60％，多发生于成年人，儿童少见。

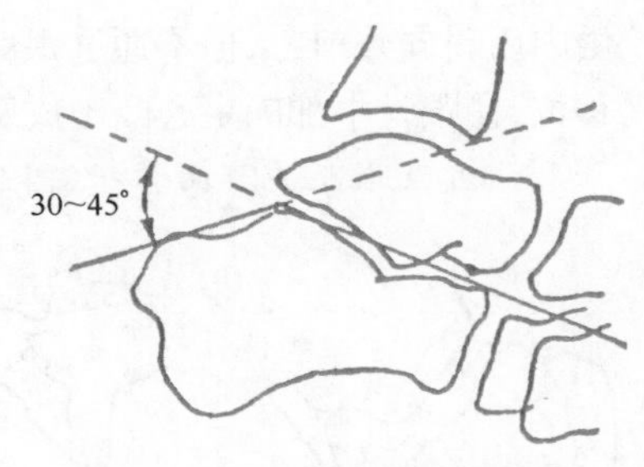

图 9－13　跟距关节面所成结节关节角

【病因病机】

跟骨骨折多由传达暴力造成。从高处坠下或跳下时，足跟先着地，身体重力从距骨下传至跟骨，地面的反作用力从跟骨负重点上传至跟骨体，使跟骨被压缩或劈开；亦有少数因跟腱牵拉致撕脱骨折。骨折多为压缩或粉碎性，足纵弓塌陷，结节关节角减小，甚至变为负角，影响足弓后臂，减弱了跖屈的力量及足纵弓的弹簧作用。

根据骨折线的走向可分为不波及跟距关节面骨折和波及跟距关节面骨折两类，前者预后较好，后者预后较差。

1. 不波及跟距关节面骨折（图 9－14）

跟骨前端骨折：由于足前部强力扭转所致，骨折线可通过跟骰关节，很少移位，较少见。

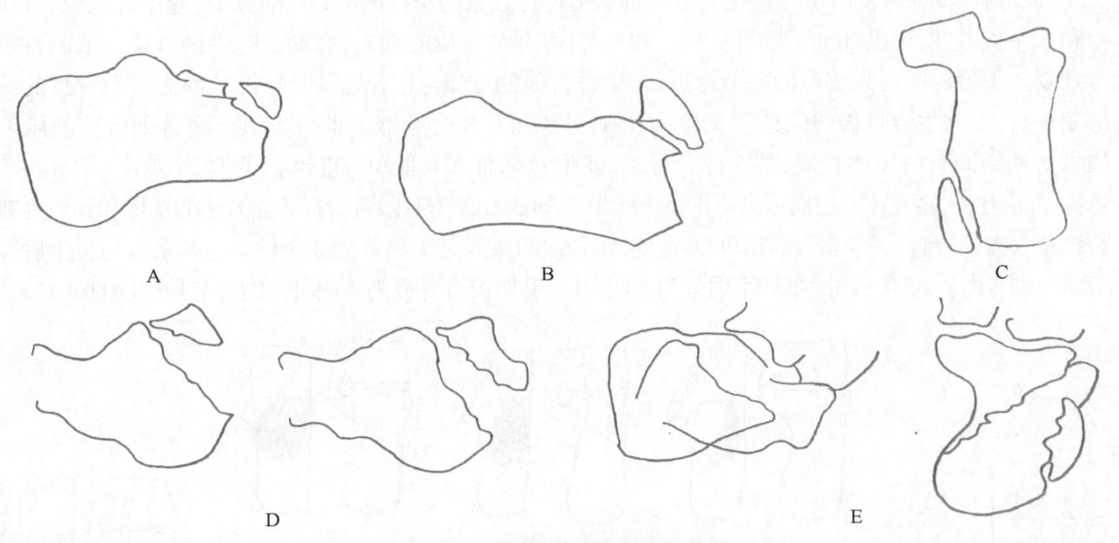

图 9－14　不波及跟距关节面骨折

A. 跟骨前端骨折；B. 跟骨载距突骨折；C. 跟骨结节纵形骨折；D. 跟骨结节横形骨折；E. 跟骨体部关节外骨折

跟骨载距突骨折：足处于内翻位，载距突受到距骨内侧向下方的冲击所致，较少见。

跟骨结节纵形骨折：从高处坠下，跟骨在外翻位结节底部着地时引起。同样情况如发生在跟骨结节，骨骺未闭合前，则可引起该骨骺分离。

跟骨结节横形骨折：又名“鸟嘴型”骨折，为跟腱撕脱骨折的一种，骨折由于跟腱的牵拉而向后方张口，较少见。

跟骨体部关节外骨折：又称接近跟距关节的骨折。跟骨体骨折，骨折线呈斜形，由正面看，它由内后斜向外前方,但不通过跟距外侧的关节面。由侧面看,跟骨体后半部连同跟骨结节向后上移位,使跟骨中部向足心凸出成躺椅状,较常见。

2. 波及跟距关节面骨折(图 9-15)

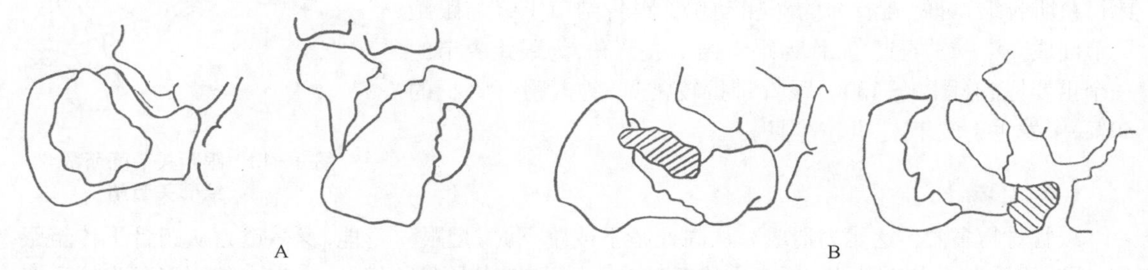

图 9-15 波及跟距关节面骨折

A. 外侧塌陷;B. 全部塌陷

跟骨外侧跟距关节面塌陷骨折:骨折线由内后斜向外前方,通过跟距关节的外侧关节面,该关节面因重力而向下塌陷。

跟骨全部跟距关节面塌陷骨折:跟骨体全部粉碎下陷、增宽,跟距关节面中心塌陷,跟骨结节上升、底部外翻,跟骨前端亦可能骨折,波及跟骰关节。

1993 年 Sanders 发展了一种经关节骨折块位置与数量为基础的 CT 扫描分型,通过矢状位、冠状位和水平位重建,可以详细了解骨折移位和关节面塌陷、移位的形态,有助于医者进行整复或制订手术计划。Ⅰ型为所有无移位的关节骨折,无论骨折线的数量。Ⅱ型类似于胫骨平台劈裂型骨折的两部分骨折,根据主要骨折线的位置又分为ⅡA、ⅡB、ⅡC 3 个亚型。Ⅲ型类似于胫骨平台劈裂压缩型骨折的中间有一压缩骨块,共 3 部分骨折,亚型包括ⅢAB、ⅢAC、ⅢBC。Ⅳ型为包括 4 部分关节骨折,高度粉碎,通常 CT 扫描可见不止 4 块碎骨。Sanders 分型对跟骨骨折诊疗方法的选择和预后判断有较高的临床价值。在距下关节面的最宽处,距骨被两条线分为相等的 3 个柱。这两条线与位于后关节面内侧缘内侧的第三条线把后平面分为 3 块,并与载距突合并成为 4 块潜在的关节骨块(图 9-16)。

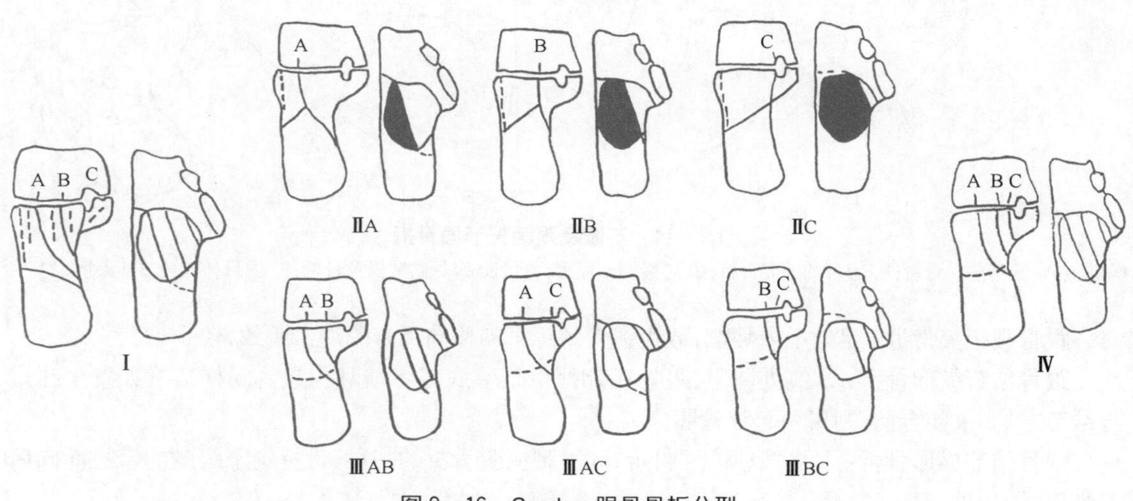

图 9-16 Sanders 跟骨骨折分型

A、B、C 表示内、中、外侧分界线

【诊断与鉴别诊断】

1. 临床表现　伤后足跟部肿胀、瘀斑、疼痛。

2. 体征　局部压痛明显，在较严重的压缩骨折时，除可见到足后跟的高度变低、足跟横径变宽和外踝下部正常凹陷消失外，距下关节活动亦完全丧失。跟骨周边骨折仅有局部肿胀及压痛，而距下关节活动范围多属正常。

3. 并发症　跟骨骨折除注意跟骨以外情况，还要注意一些并发症的发生。患者从高处坠下时，足跟部先着地，脊柱前屈，可引起脊椎压缩性骨折或脱位，甚至冲击力沿脊柱上传，引起颅底骨折和颅脑损伤，应常规询问和检查脊柱、颅脑的情况。跟骨骨折经常合并脊柱骨折，有的甚至合并颅脑损伤，应引起高度重视。另外，跟骨骨折多合并较重的局部软组织损伤，要引起高度重视。

4. 影像学检查　跟骨侧位、轴位X线检查可明确骨折部位、类型、程度和移位情况。但是当前随着CT技术的普及，跟骨骨折CT检查更能明确骨折的类型和严重程度并对治疗有着重要的意义(图9-17)。

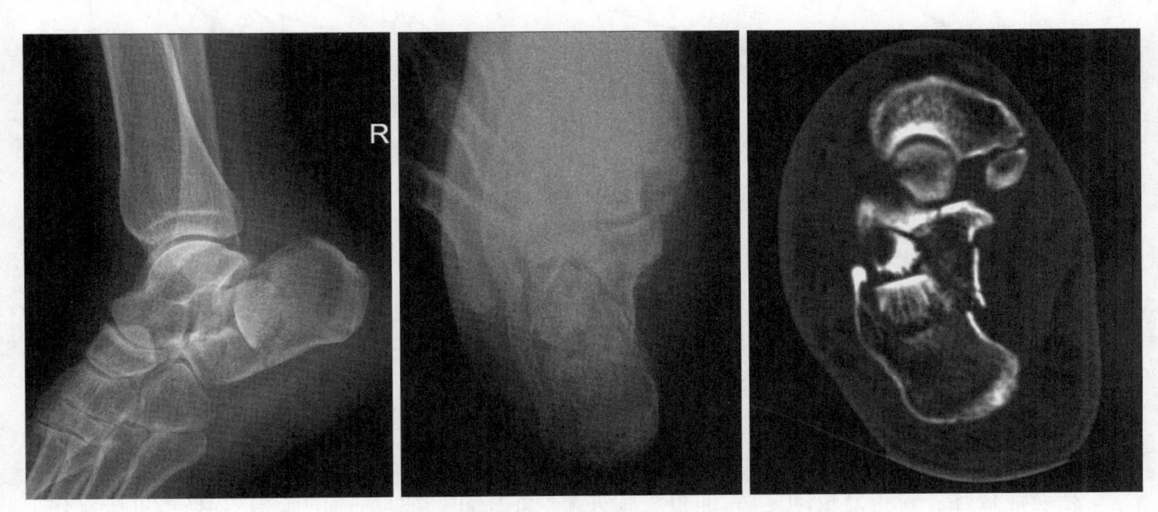

图9-17　跟骨骨折X线正位、轴位及CT表现

5. 鉴别诊断　根据外伤史、临床表现和X线、CT检查可做出诊断。

【辨证论治】

跟骨骨折治疗总的原则是纠正跟骨体增宽，尽量恢复跟骨结节关节角，恢复跟距关节面平整。近年来随着大量病例的报道，许多学者认为恢复跟骨的宽度比恢复关节面的平整更为重要。对无移位的骨折，仅外敷活血化瘀、消肿止痛的中药加压包扎制动，3～4周后逐渐练功负重，有移位的骨折应尽可能复位固定。

1. 整复方法

(1) 不波及跟距关节面的骨折：跟骨结节纵形骨折的骨折块一般移位不大，予以挤按对位即可。跟骨结节横形骨折是一种撕脱性骨折，若骨折块大且向上移位者，可在适当麻醉下，让患者取俯卧位，屈膝，助手尽量使足跖屈，医者以两手拇指在跟腱两侧用力推挤骨折块，使其复位。若跟骨体后部同跟骨结节向后向上移位，应予充分矫正，否则可因跟骨底部不平，影响日后步行和站立。可让患者仰卧位，患侧膝关节屈曲90°，助手环握患肢小腿，医者一手托住足跟后部，另一手握住足

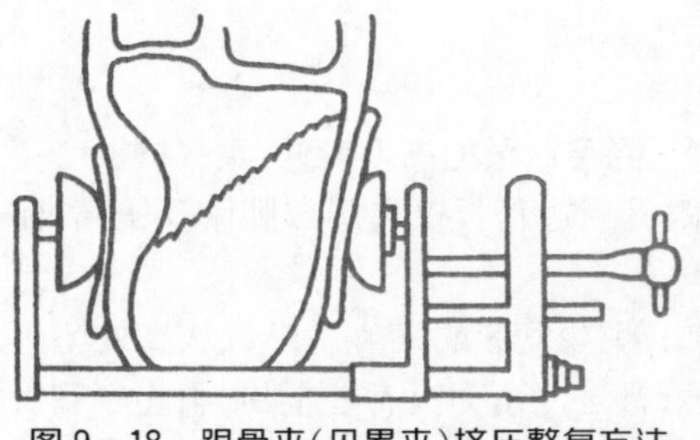

图 9－18 跟骨夹(贝累夹)挤压整复方法

背,两手同时用力向下拔伸牵引,以矫正骨折块向上移位,继而医者以两手指交叉扣于足底,两手掌根部相向用力挤压跟骨两侧以矫正侧方移位,以尽可能恢复正常的结节关节角。如未能复位者,可用跟骨夹(贝累夹)挤压整复(图 9－18),应用时注意以软棉垫保护皮肤。

(2) 波及跟距关节面的骨折:对有关节面塌陷、粉碎性骨折者,手法整复除同不波及跟距关节面外,还可采用针拨复位法(图 9－19)。

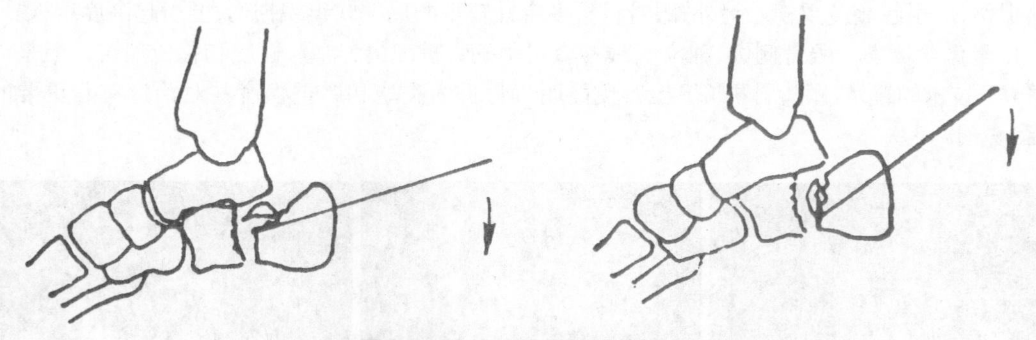

图 9－19 跟骨骨折针拨整复法

2. 固定方法 无移位骨折一般不行固定。对有移位的跟骨结节横形骨折、接近跟距关节骨折和波及跟距关节面未用钢针固定者,可用夹板固定。即在跟骨两侧各置一棒形压垫,用小腿两侧弧形夹板做超踝关节固定,前面用一弓形夹板维持患足于跖屈位,小腿后侧弓形板下端抵于跟骨结节之上缘,足底放一平足垫,维持膝关节屈曲 30°位,一般固定 6～8 周。亦可采用石膏固定,用针拨复位法复位的骨折可用石膏连针一起固定,固定方法一般为将踝关节置于跖屈位 3～4 周后,改为中立位继续固定至 7～8 周。

3. 功能锻炼 骨折复位固定后,即可行膝关节及足趾屈伸活动,待肿胀稍消退后,可扶双拐下地不负重行走。并在夹板固定下进行足部活动,关节面可自行模造而恢复部分关节功能,6～8 周后逐渐负重练习。

4. 药物治疗 初期宜活血祛瘀、消肿止痛,内服活血止痛汤或肢伤一方加木瓜、牛膝等利水消肿之品,局部外敷跌打万花油或消肿止痛膏。中期宜接骨续损、和营生新,内服肢伤二方或生血补髓汤,外敷接骨膏或接骨续筋药膏。后期宜补肝肾、壮筋骨,内服肢伤三方或健步虎潜丸。解除固定后,可用海桐皮汤熏洗或下肢损伤洗方熏洗。

5. 手术治疗 丘部塌陷骨折手法复位困难或复位失败者、手法复位失败的结节骨折可采用撬拨复位。跟骨骨折如果有下述情况者则需要考虑切开复位内固定术:① 累及跟距关节,存在关节面的分离移位而上述方法复位困难或失败者。② 存在跟骨结节骨块或后关节面下骨块而合并后距下关节脱位者。③ 有明显距下关节紊乱、跟骨体骨块旋转,或伴有腓骨肌腱移位和损伤的跟部增宽者。④ 畸形愈合的陈旧性骨折,严重影响患肢功能、步履困难者。

【预防与调护】

骨折整复固定后,早期主动活动足趾与小腿肌肉,拆除固定后应加强足踝部的功能活动,但对累及跟距关节者，外固定拆除早期不可做过量的足背伸活动，后期以锻炼时无锐痛、活动后无不适为度。

第五节 跖骨骨折

跖骨骨折在临床上多见，特别是从事体力劳动的人群。人体跖骨共5块，每块跖骨可分为基底、干和头3部。第1～3跖骨底分别与第1～3楔骨相关节，第4、第5跖骨底部与骰骨相关节。第1跖骨头与第5跖骨头是构成足内外侧纵弓前方的支重点，与后方的足跟形成整个足部主要的3个负重点。5块跖骨之间又构成足的横弓，跖骨骨折后必须恢复上述解剖关系。跖骨骨骺出现的年龄，男性为2～6岁，女性为1～5岁；愈合年龄，男性为17～19岁，女性为16～18岁。跖骨骨折是足部最常见的骨折，多发生于成年人。

【病因病机】

跖骨骨折多由直接暴力引起，如压砸或重物打击而引起，以第2、第3、第4跖骨较多见，可一根或多根跖骨同时骨折。间接暴力如扭伤等，亦可引起跖骨骨折。长途跋涉或行军则可引起疲劳骨折。骨折的部位可发生于基底部、骨干及颈部，以第2跖骨最多见。

跖骨骨折按骨折线可分为横断、斜形及粉碎性骨折，因跖骨相互支持，跖骨间有跖间韧带连接保护，骨折移位多不明显。按骨折的原因、移位特点和解剖部位可分为以下3种类型(图9-20)。

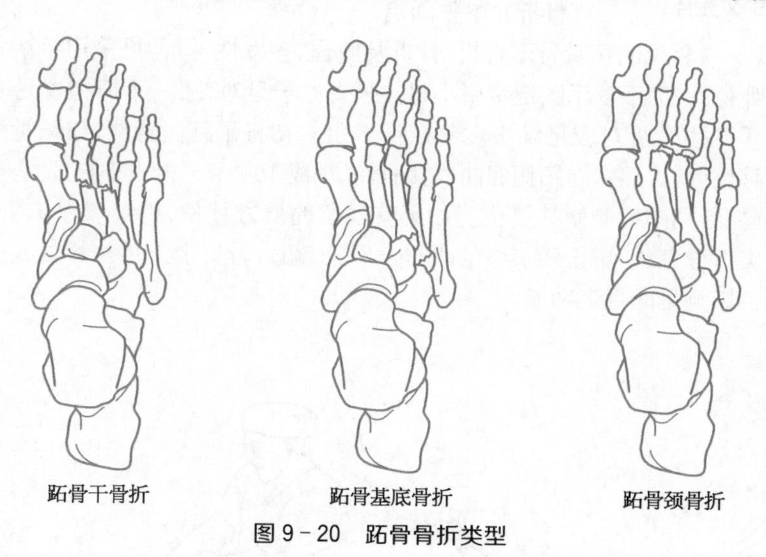

图9-20 跖骨骨折类型

1. 跖骨干骨折　由重物压伤足背所致，多为开放性、多发性，有时还并发跖跗关节、跖趾关节脱位。且足部皮肤血供较差，容易引起伤口边缘坏死或感染。

2. 第5跖骨基底部撕脱骨折　因足内翻扭伤时附着于其上的腓骨短肌及腓骨第3肌的猛烈收缩所致，一般骨折片的移位不严重。

3. 跖骨颈疲劳骨折　好发于长途行军的战士，故又名行军骨折，多发于第2、第3跖骨颈部，其中尤以第2跖骨颈发病率较高。由于肌肉过度疲劳，足弓下陷，第2、第3跖骨头负重增加，超过皮质骨及骨小梁的负担能力，即逐渐发生骨折，但一般骨折段不至完全断离，同时骨膜产生新骨。

【诊断与鉴别诊断】

1. 临床表现　伤后足背骨折局部疼痛、肿胀、有面积不同的青紫或瘀斑。

2. 体征　局部压痛明显，活动功能障碍，有纵轴挤压痛，如为移位骨折多可触及骨擦音，合并脱位者则出现足趾部畸形。

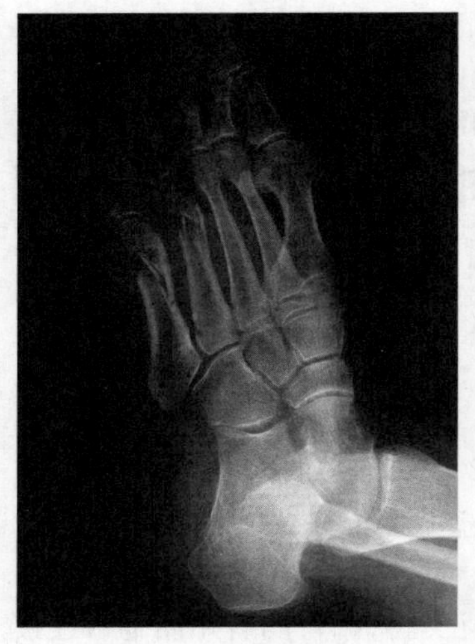

图9-21　跖骨骨折(第4、第5)X线片

3. 并发症　跖骨骨折特别是多根跖骨的骨折应注意足趾血运，被动活动疼痛、皮肤呈大理石样花纹等表现，防止骨筋膜室内高压的发生。

4. 影像学检查　足部正、斜位X线检查可明确骨折的部位和移位情况(图9-21)。必要时可以进行CT检查明确骨折移位的特点。

5. 鉴别诊断　根据受伤史、临床表现和X线检查可做出诊断。需要引起注意的是，第5跖骨基底部撕脱骨折的诊断应与跖骨基底骨骺未闭合、腓骨长肌腱的籽骨相鉴别，后两者压痛、肿胀不明显，骨片光滑规则，且为双侧性。

【辨证论治】

无移位跖骨、第5跖骨基底部骨折和疲劳骨折可局部外敷活血化瘀、消肿止痛中药，外用夹板或石膏托固定4～6周。有移位骨折要整复固定。

1. 整复方法　有移位的跖骨骨干骨折、骨折及脱位、多发性骨折，可采用手法整复。在适当麻醉下，患者取仰卧位，一助手双手固定牵引小腿。医者站于足对侧，一手拇指置足心或足趾跖侧，4指放足背，另一手牵引骨折对应足趾1～2分钟，牵引之初将足趾向背侧，与跖骨纵轴成20°～30°角；待矫正重叠移位后，再翻转向跖侧屈曲，与跖骨纵轴成10°～15°角，同时在足心或足趾跖侧的拇指由跖侧推挤远侧断端向背侧使其复位。如仍有残留的侧方移位，则继续在牵引下，从跖骨之间以拇、示二指用夹挤分骨法，矫正残余移位(图9-22)。跖骨骨折上下重叠移位或向足底突起成角必须纠正，否则会影响足的行走功能。

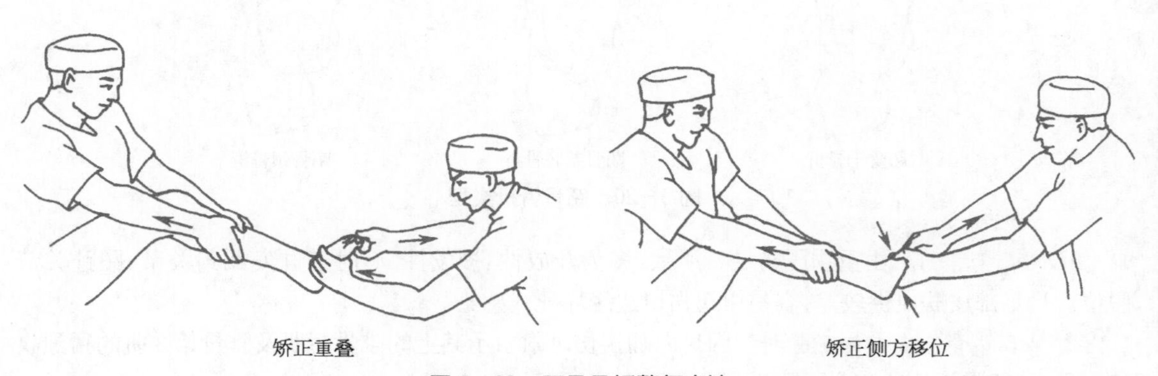

图9-22　跖骨骨折整复方法

2. 固定方法　手法整复后，先把足部托板置于足底部，将分骨垫置于背侧跖骨间隙之间，再在足背部置一扇面薄板垫，远端达趾蹼，宽度铺满足背，外用绷带包扎，固定 4～6 周，亦可用石膏前后托固定。

3. 功能锻炼　初期可行跖趾关节屈伸活动，2 周后扶拐不负重步行锻炼。4～6 周疼痛消失，解除固定后，逐渐下地负重行走。

4. 药物治疗　按骨折三期辨证用药，后期可配合中药熏洗。

5. 手术治疗　跖骨开放性骨折、闭合性骨折在手法复位失败后，可采用切开复位内固定术，用克氏针或小型解剖钛板固定，术后用石膏托固定 4～6 周。

【预防与调护】

早期进行足趾和踝关节屈伸活动，并可扶双拐行走，但患足不着地，待临床症状消失，患足方可逐渐负重行走。固定期间常规检查足部肿胀、趾端末梢血运状态，不可包扎过紧，必要时抬高患足以利消肿。第 1、第 2 跖骨基底部骨折需密切观察有无足背动脉终支损伤或胫后动脉痉挛所致的血栓形成，避免前足坏死。跖骨颈骨折复位后常有再移位倾向，应每周摄 X 线片复查 1 次。拆除固定后，如有足背僵硬不适、疼痛等症，可予熏洗、按摩、理疗，以促使患足功能恢复。

第六节　跖跗关节脱位

【概述】

跖跗关节脱位也称为中足损伤(广义的 Lisfranc 损伤)。跖跗关节位于足的中部，远端由第 1～5 跖骨基底部组成，近端由第 1～3 楔骨及骰骨组成，呈半圆拱状，维持足的纵弓和横弓。Lisfranc 韧带连接第 2 跖骨基底与第 1 楔骨的跖侧。第 2 跖骨基底部称为“基石”，嵌入第 1、第 3 楔骨之间。足背动脉在第 2 跖跗关节上方越过中足后，在第 1 趾蹼之间发出跖间支，在跖跗关节损伤时易受累及，导致筋膜室综合征。

【病因病机】

跖跗关节脱位可由直接暴力或间接暴力引起。当足部某一部分固定时，足部突然扭转所致，或当足处于垂直状态时遭受轴向负荷所致，如高处坠落时前足先着地。跖跗关节创伤通常是高能量车祸或工伤事故所致多发性损伤的一部分，跖跗关节脱位分为同向脱位、单独脱位、分离性脱位(图 9 - 23)。

【诊断与鉴别诊断】

1. 临床表现　足背中部肿胀或有瘀斑，疼痛明显，患足负重行走受限甚至不能。

2. 体征　患足可出现增宽、短缩和外展畸形，跖跗关节处压痛，患足背伸、外展加压试验可诱发“恐惧症”，足中部跖侧可见典型瘀斑，足中部触诊有不稳定感。

3. 并发症　肿胀严重者可并发筋膜室综合征，患足疼痛剧烈，足趾屈伸引起疼痛加剧，肢体末

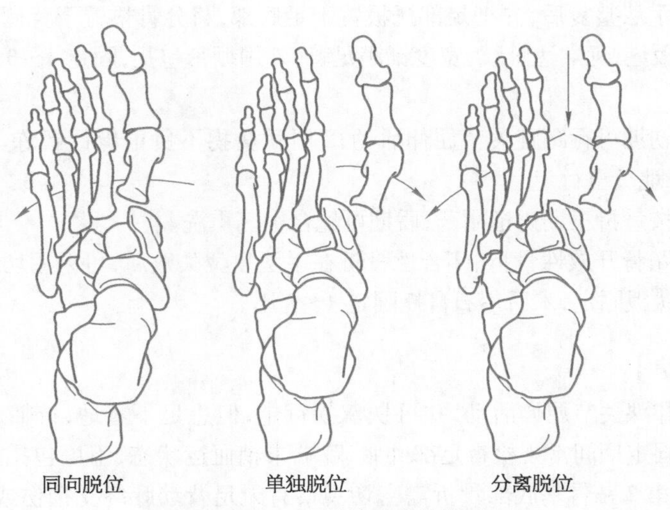

图 9-23 跖跗关节脱位类型

端触痛觉异常,血液循环障碍,需及时切开减压。并发腓深神经损伤,该神经位于第 1 跖间动脉外侧,支配第 1 趾蹼的感觉。

4. 影像学检查　正常解剖结构 X 线正位片应是第 1、第 2 跖骨基底内侧与相应楔骨的内侧对齐,第 3 跖骨基底外侧应与第 3 楔骨的外侧缘对齐。斜位片上第 4 跖骨的基底内缘与骰骨内缘对齐。在侧位片上不应看到跖跗关节背侧有任何台阶。若 X 线片上发现第 2 跖骨基底与第 1 楔骨间隙增宽 2 mm 以上或第 2 跖骨基底发现撕脱性骨折("片状"征)应高度怀疑 Lisfranc 损伤(图 9-24)。

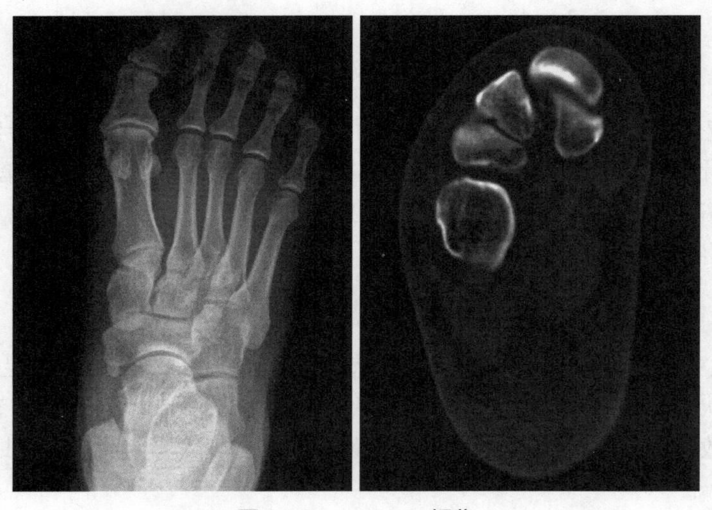
图 9-24 Lisfranc 损伤

5. 鉴别诊断　本病应与跖骨骨折相鉴别。两者都有足背肿胀、疼痛、功能丧失的表现。跖跗关节脱位,患足变宽、短缩、外展畸形,在足背可触及翘起的跖骨,而跖骨骨折则无此症。

【辨证论治】

1. 整复方法　扭伤引起的跖跗关节损伤,一般无关节脱位,稳定性好,无需复位。高暴力损伤易引起跖跗关节脱位，关节囊及周围韧带损伤严重，关节稳定性丧失，需行手术复位。

2. 固定方法　功能位夹板或石膏固定即可。

3. 功能锻炼　夹板或石膏固定后，即可做踝背伸、跖屈动作；4～6 周后，逐渐练习部分负重行走；8 周后可穿配有纵弓垫的高帮鞋做行走锻炼。

4. 药物治疗　早期以活血化瘀、消肿止痛为主，内服活血舒肝汤加牛膝；中期以舒筋活络为主，内服加味益气丸；后期补肝肾、利关节，内服健步虎潜丸。在去除外固定后可用苏木煎煎汤外洗以舒利关节。

5. 手术治疗　跖跗关节脱位或稳定性不佳需行手术治疗，恢复中足解剖关系并维持足弓的刚性，目前临床上常采用的手术方式包括切开复位螺钉内固定术、钢板内固定术，对于软组织条件欠佳的可采用外固定支架固定术。

【预防与调护】

石膏或夹板固定后，要经常检查外固定的松紧度。如患足有麻木、疼痛、皮肤苍白或发绀，足背动脉扪不清，则提示固定过紧，应及时松解，调整固定。如外固定松动，应及时加强固定。

第七节　趾骨骨折

趾骨骨折在临床上比较多见，人类趾骨除踇趾为 2 节外，余趾均为 3 节，每节趾骨分为底、体及滑车 3 部。趾骨近端骨骺出现的年龄，男性为 2～6 岁，女性为 1～5 岁；其愈合年龄，男性为 17～19 岁，女性为 17～18 岁。足趾具有增强足的附着力的功能，可辅助足的推进与弹跳。趾骨骨折多见于成年人，其骨折发生率占足部骨折第 2 位。

【病因病机】

趾骨骨折多因重物砸伤或踢碰硬物所致。前者多引起粉碎或纵裂骨折，后者多为横断或斜形骨折，以第 1、第 5 趾骨骨折较为常见。

趾骨骨折和跖骨骨折的分型基本相同，按骨折线可分为横断、斜形及粉碎性骨折，因趾骨处于足部末端，平地行走时一般不参与负重且相互支持，骨折移位多不明显。

【诊断与鉴别诊断】

1. 临床表现　伤后足趾骨折局部疼痛、肿胀，活动功能障碍。

2. 体征　局部压痛，纵轴挤压痛，如为移位骨折多可触及骨擦音，合并脱位者则出现足趾部畸形。

3. 并发症　波及关节面的骨折，后期易导致关节僵硬；如合并有皮肤或甲床损伤，局部容易引起感染。

4. 影像学检查　足部正、斜位 X 线检查可明确骨折的部位和移位情况。必要时可以进行 CT 检查明确骨折移位特点。

5. 鉴别诊断　根据受伤史、临床表现和 X 线检查可作出诊断。

【辨证治疗】

无移位趾骨骨折可局部外敷活血化瘀、消肿止痛中药，外用夹板或夹垫、石膏托固定4～6周。有移位骨折要整复固定。

1. 手法整复　有移位的趾骨骨干骨折、骨折脱位，可采用手法整复。整复手法与跖骨骨折基本相同。

2. 固定方法　趾骨固定相对简单，整复后用两块小夹板分别置于趾骨的背侧和跖侧固定，亦可用邻趾固定法进行固定。

3. 功能锻炼　初期可行跖趾关节屈伸活动；2周后扶拐不负重步行锻炼；4～6周疼痛消失，解除固定后，逐渐下地负重行走。

4. 药物治疗　按骨折三期辨证用药，后期可配合中药熏洗。

5. 手术治疗　趾骨开放性骨折、闭合性骨折在手法复位失败后，可行切开复位内固定术，用克氏针或小型解剖钢板固定，术后用石膏托固定4～6周。趾骨骨折若有皮肤破损者，应清创处理，预防感染；甲下血肿严重者，可在趾甲上开窗引出；开放性骨折，清创时拔去趾甲，视情况可同时用钢针内固定。

【预防与调护】

同跖骨骨折。

第八节　跖趾关节及趾间关节脱位

跖趾关节由各跖骨头与各趾的近节趾骨基底部构成。整个跖趾关节囊松弛，上面较为菲薄，下方较厚与跖板相连，在跖侧及侧方有跖侧副韧带和侧副韧带加强。跖趾关节属椭圆关节，可做屈伸及轻微的收展运动。趾间关节位于相续的两节趾骨之间，由趾骨滑车与其远侧趾骨的基底部构成，属于滑车关节。趾间关节的关节囊两侧有侧副韧带加强，有屈伸而无侧向活动，近侧较远侧活动度大。

【病因病机】

1. 外伤性脱位　跖趾关节脱位多因奔走急迫、足趾踢硬物或踢足球时姿势不正确而引起，由于第1跖骨较长，𧿹趾仅有两节，踢碰硬物时常先着力，外力迫使跖趾关节过伸，近节趾骨基底部冲破关节囊背侧而向跖骨头背侧脱出。趾间关节脱位多因碰撞硬物或扭伤所致，也可因过伸暴力所致，以背侧脱位多见。跖趾关节及趾间关节脱位以𧿹趾关节脱位为多见，其他趾跖趾关节脱位不常见。

2. 病理性脱位　相对于外伤引起的跖趾关节或趾间关节脱位，慢性病理性脱位也并不少见，主要见于𧿹外翻患者或类风湿关节炎的晚期患者。由于受前足外展、旋前以及𧿹收肌的牵拉，第1跖趾关节呈外翻畸形，可使第1跖趾关节侧方脱位。并进一步挤压第2、第3趾，不仅形成骑跨趾，而且第2甚至第3跖骨头相对第2、第3趾近节趾骨基底部下移，形成继发性第2、第3跖趾关节脱位，常见于严重踇外翻患者。而晚期类风湿关节炎的患者由于关节囊进一步松弛，并伴有跖趾关节面的软骨破坏，从而形成向小趾偏斜的畸形表现。

【诊断与鉴别诊断】

1. 临床表现　伤后局部疼痛、肿胀、活动功能障碍。

2. 体征　局部压痛，纵轴挤压痛，如为移位骨折多可触及骨擦音，合并脱位者则出现足趾部畸形。

3. 并发症　严重的跖趾关节脱位呈直角，或有皮肤破裂，露出近节趾骨基底部，同时可能伴有撕脱性骨折。

4. 影像学检查　足部正、斜位 X 线检查可明确骨折的部位和移位情况。

5. 鉴别诊断　跖趾关节及趾间关节脱位应与跖骨、趾骨骨折相鉴别。两者都有局部疼痛、肿胀、功能障碍等症状，但不同的是跖骨、趾骨骨折可触及骨擦音，有异常活动。而跖趾关节脱位，趾骨所呈畸形特殊并呈弹性固定，跖骨头常突出。趾间关节脱位有足趾短缩，趾间关节前后径增大畸形；X 线检查可帮助确诊。

【辨证论治】

跖趾关节及趾间关节脱位一般以手法复位为主，整复后加以固定。开放性脱位可在复位后对创口清创缝合。单纯脱位一般不需麻醉。

1. 手法复位（以第 1 跖趾关节脱位为例）　助手固定踝关节，医者一手持踇趾，或用布带提牵踇趾，另一手持第 1 跖骨远端，先扩大畸形，将踇趾极度背伸牵拉，然后持跖骨的手指将脱出于第 1 跖骨背侧的第 1 趾骨基底部推向远端，当其骨到跖骨头时在维持牵拉下，将踇趾由伸直位转为屈曲位即复位。

2. 固定方法　用绷带包扎患处数圈，再以夹板或压舌板固定跖趾关节伸直位 2～4 周。趾间关节脱位可采用邻趾固定法固定。

3. 药物治疗　早期肿胀疼痛，内服舒筋活血汤，中后期内服补肾壮筋汤或健步壮骨丸。早期外敷消肿散，后期患足以苏木煎煎汤熏洗。

4. 手术治疗　对于手法复位失败者，可用切开复位内固定或者跖趾关节置换术治疗。而对于严重病理性跖趾关节脱位患者，应在积极治疗原发疾病的同时，选用跖骨头成形术或跖趾关节融合术治疗。而趾间关节脱位的患者可采用趾间关节融合术治疗。

【预防与调护】

早期即可做踝关节屈伸活动；1 周后肿胀消退，可扶拐以足跟负重行走；4 周后即可去除外固定逐步练习负重行走。

第十章　躯干骨折及脱位

导学

(1) 掌握各疾病的诊断及辨证论治。
(2) 熟悉各疾病的病因病机。
(3) 了解各疾病的预防与调护。

躯干骨包括胸骨、肋骨和脊椎骨，它们借骨连接构成脊柱、胸廓和骨盆，具有支持体重、运动和保护内部器官的功能。

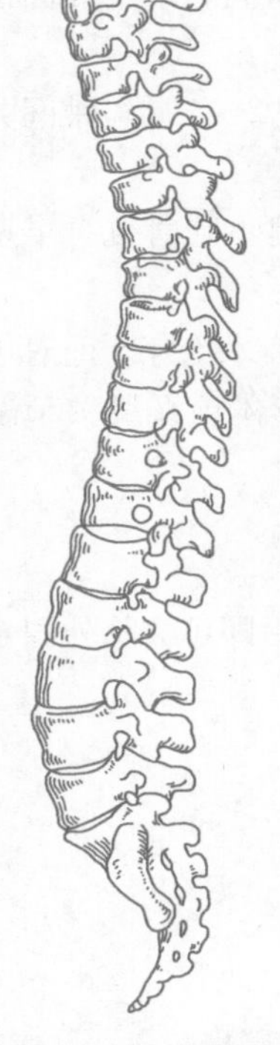

图 10-1　脊柱的生理弯曲(侧面观)

脊柱位于躯干后壁的正中，由 33 块椎骨组成，其中颈椎 7 块，胸椎 12 块，腰椎 5 块，骶椎 5 块和尾椎 4 块。成人骶椎已融合为一体，尾椎亦合成一个尾骨。因此，成人椎骨只有 26 块，能活动的只有 24 个椎体。相邻椎体由前方的椎间盘和后部两侧的关节突关节连接，共有 23 个椎间盘。脊柱有四个生理曲度，即颈段前凸、胸段后凸、腰段前凸、骶尾段后凸(图 10-1)。借椎间盘和生理弧度，以缓冲外力对脊柱的冲击和震荡。生理曲度还扩大了躯干重心基底的面积，加强了直立姿势的稳定性。

各椎骨间有椎间盘和韧带，椎体前面为坚强的前纵韧带，是人体最长的韧带；椎体后面为相对薄弱的后纵韧带；相邻椎板间有薄而坚韧的黄韧带；各棘突之间有棘间韧带；棘突末端有棘上韧带，由 C_7 棘突向上，棘上韧带移行为项韧带(图 10-2)。椎间盘位于相邻的椎体之间，通过薄层的透明软骨与椎体相连。椎间盘以坚韧致密的胶原纤维环紧密地附着于软骨终板，中央包围着富有弹性、半流体的胶状髓核，其厚度约占脊柱全长的 1/4。成人椎间盘是人体最大的

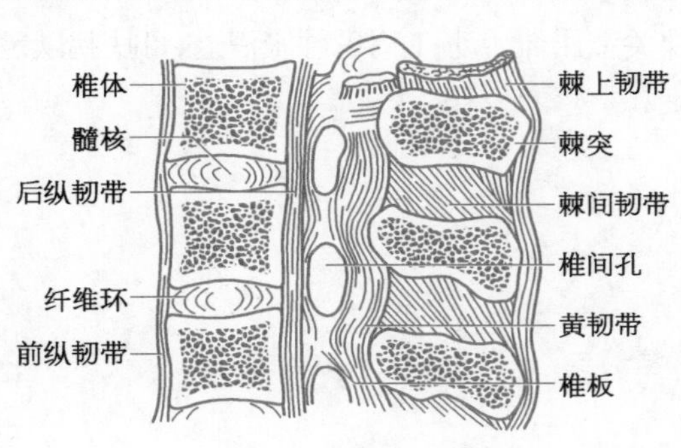

图 10-2　脊柱的韧带

无血管组织,其营养供给和代谢产物的排出是通过软骨终板的渗透、直接接触和节段动脉的小血管等途径完成的。椎间盘的主要功能是提供脊柱纵轴的稳定性,保持脊柱一定范围的活动度,即前屈、后伸、侧弯和旋转。

脊髓位于椎管内,共发出 31 对脊神经,即有颈神经 8 对,胸神经 12 对,腰神经 5 对,骶神经 5 对,尾神经 1 对。在人体发育过程中,脊柱的生长速度超过了脊髓的生长速度。因此,在成年人中,脊髓末端仅达到第 1 腰椎的下缘,其下只有浸泡在脑脊液中的马尾和终丝,故脊髓的节段与椎体的节段不相符合。一般说来,成人脊髓颈段上部(C1～4)大致与同序数椎骨相对,脊髓颈段下部(C5～8)和胸段上部(T1～4)与同序数椎骨的上一节椎体平对,脊髓胸段中部(T5～8)与同序数椎骨的上 2 节椎体平对,脊髓胸段下部(T9～12)与同序数椎骨的上 3 节椎体平对,脊髓腰段平对第 10～12 胸椎,脊髓骶段和尾段平对第 1 腰椎(图 10－3)。

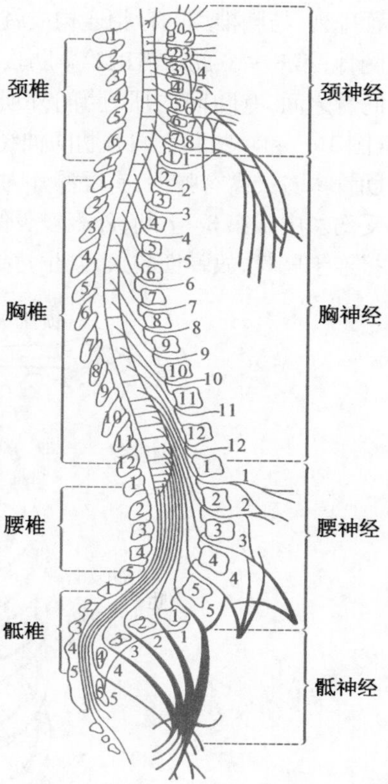

图 10－3　脊髓与脊柱的对应关系

脊髓有三个功能区,即颈膨大、胸段脊髓、腰膨大。颈膨大位于 C_4～T_1 椎体之间,为臂丛神经发出区,支配上肢的运动和感觉;胸段脊髓周径大致相同;腰膨大在 T_{10}～L_1 椎体之间,为腰骶丛神经发出区,支配下肢运动和感觉及膀胱自主排尿功能。起自腰膨大的神经根纵行向下,围绕终丝成为马尾神经。

脊柱是人体的支柱,具有传递载荷、缓冲震荡、运动、保护脊髓及体腔脏器的功能。脊柱的运动和稳定,依赖于脊柱周围的肌肉舒缩和固定作用,使脊柱能做出各种灵活动作,一旦肌肉运动失调,即可导致脊柱的受伤。脊柱亦是许多内脏的附着点和保护器,由椎孔构成的椎管包围着整个脊髓、马尾神经及被膜。因此,脊柱的损伤可严重地影响内脏的解剖和生理功能。脊椎骨折与脱位,可造成脊髓损伤,轻者尚可恢复,重者可导致终身残疾或死亡。脊髓是否损伤,与脊柱骨折、脱位损伤程度关系密切。

胸廓由 12 块胸椎、12 对肋和 1 块胸骨连接而成,具有支持和保护胸、腹腔内的脏器和参与呼吸运动等功能。骨盆是连接脊柱和下肢之间的盆状骨架,由后方的骶骨、尾骨和左右两髋骨连接而成的完整骨环,能将体重传递到两下肢,作为游离下肢的活动基础,能支持、保护盆腔内器官。躯干骨折损伤的致伤暴力强大,损伤机制较为复杂,往往合并重要组织与内脏结构的破坏,可发生严重的并发症,甚至致残致死。因此,躯干骨折及脱位的诊断与治疗,既要重视骨折,又要重视并发的重要血管、神经损伤和内脏损伤及其对全身、局部生理功能的影响。

第一节　肋骨骨折

肋骨骨折较常见,占胸部伤中占 61%～90%,好发于 18～50 岁。肋骨共 12 对,呈弓形,左右对称排列，与胸椎和胸骨相连构成胸廓，有支持和保护内脏的重要作用。上 7 对肋骨借助软骨附着于胸骨；第 8～10 肋骨借助第 7 肋软骨间接与胸骨相连；第 11、第 12 肋骨前端游离，称为浮肋。上下肋骨之间，有肋间内肌、肋间外肌交叉附着，将肋骨连成一体，故肋骨骨折一般较少发生移位(图 10－4)。两肋之间有肋间神经和血管通过，骨折移位易造成损伤。肋骨前连软骨，后有关节，肋骨本身又富有弹性，有缓冲外力的作用。第 1、第 2 对肋骨被肩胛骨、锁骨及上臂保护，一般不易受伤。中部第 3～7 肋，外表较少保护，发生骨折的机会较多。第 8～10 肋连于第 7 肋软骨而不直接连于胸骨，故弹性较大，发生骨折较少。浮肋弹性更大，不易骨折。

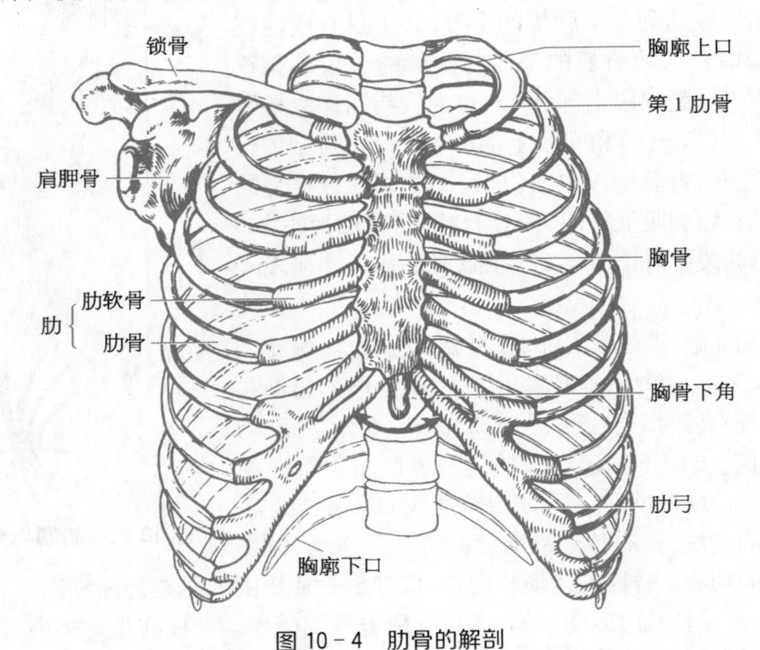

图 10－4　肋骨的解剖

【病因病机】

肋骨骨折归属于中医学“胸胁内伤”的范畴，损伤后出现胸壁肿痛，是因骨折筋伤，经脉破损，血溢脉外，瘀积肋下，阻滞气机所致，“气伤则痛”“形伤则肿”。胸胁内为肺脏，胸胁受伤严重则影响肺脏的呼吸功能。此多因气血瘀阻，使气道不畅，肺失清肃，气上逆、气不顺所致。

肋骨骨折由直接暴力和间接暴力导致，亦可由两者合并作用发生。

1. 直接暴力　多由钝器打击、碰撞等直接作用于肋骨某处。该处肋骨被迫向胸廓内陷而发生骨折，骨折端多呈横断或粉碎性，并向内塌陷。如断端移位较大，可损伤胸膜和肺脏，造成血胸或血气胸等。

2. 间接暴力　多由交通事故、塌方、重物挤压间接作用于肋骨所致。在胸廓前后方外力对挤的作用下，肋骨向外弯曲而骨折，多发生在腋中线处。在侧胸壁外力左右对挤时，则可发生前肋或后肋骨折，或胸肋关节脱位。骨折线常呈斜形，骨折断端易刺破胸膜、肺脏或皮肤，造成血胸、血气胸或开发性骨折。

3. 混合暴力　直接暴力和传达暴力共同作用胸廓，是造成肋骨多段骨折的重要原因，合并内脏损伤的机会大。骨折线特点是一根多处骨折，甚至多根多处骨折。

4. 肌肉牵拉　由于剧烈咳嗽、打喷嚏，肋间肌肉反复急剧收缩可引起肋骨骨折。多见于体质虚弱之人，如肿瘤、肺结核、慢性阻塞性肺疾病或骨质疏松患者。骨折线多为横形或斜形。

肋骨骨折多为闭合性骨折，可发生于一根或数根。一根肋骨单处或两段骨折，胸廓的稳定性常不被破坏；而多根多段骨折，或多根肋骨单处骨折合并肋软骨骨折、胸肋关节脱位时，可使该处胸廓失去支持，形成浮动胸壁即连枷胸，产生反常呼吸运动(图 10－5)，即吸气时胸腔负压增大，该处胸壁向内凹陷，呼气时因胸腔负压减低而向外凸出。由于反常呼吸运动，使肺的通气功能障碍，严重影响呼吸和循环功能，患者出现呼吸困难、低氧血症等，病死率高达 20%。

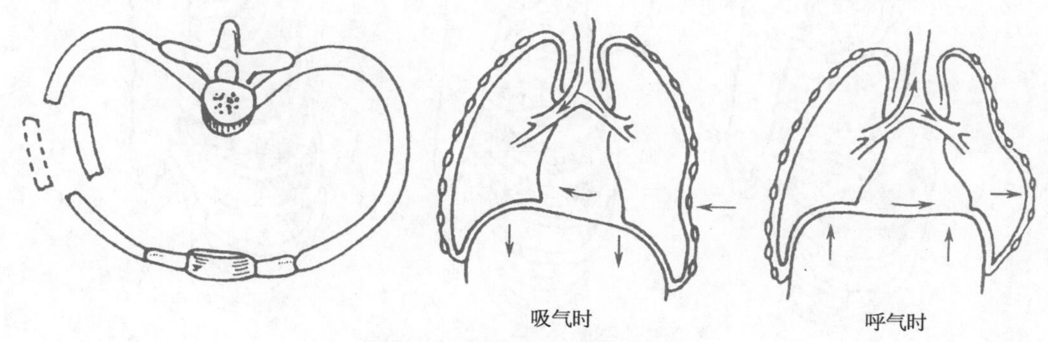

图 10－5 浮动胸壁及反常呼吸

若骨折断端刺破胸膜，空气从外界进入胸膜腔，则可并发气胸。如胸膜穿破口已闭合，不再有空气进入胸膜腔，则称为闭合性气胸；如胸壁穿破口未闭合，空气可随呼吸经胸壁缺损处自由进出胸膜腔，则称为开放性气胸(图 10－6)。

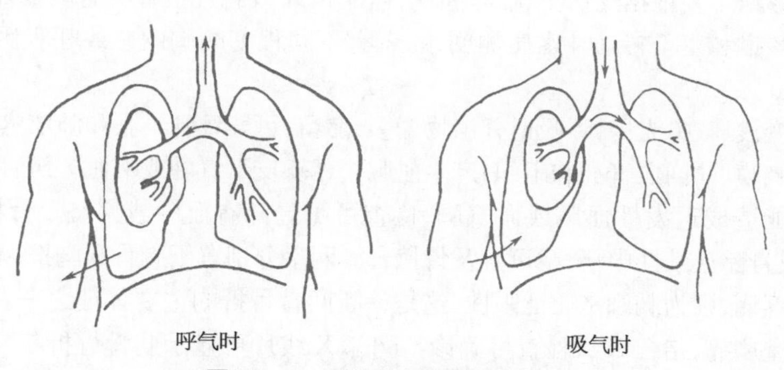

图 10－6 开放性气胸的病理变化

如胸膜穿破口形成阀门，吸气时空气通过破裂口进入胸膜腔，呼气时则不能将空气排出，胸腔内压力不断增加，导致胸膜腔压力高于大气压，形成张力性气胸，又称为高压性气胸(图 10－7)。

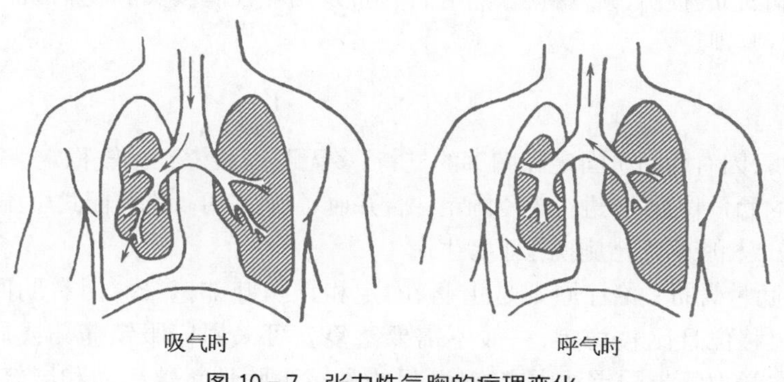

图 10－7 张力性气胸的病理变化

若骨折断端刺激胸壁和肺部的血管,血液流入胸膜腔,则并发血胸(图 10－8)。日久则产生胸膜粘连或纤维组织填塞等,成为机化血胸、纤维胸。

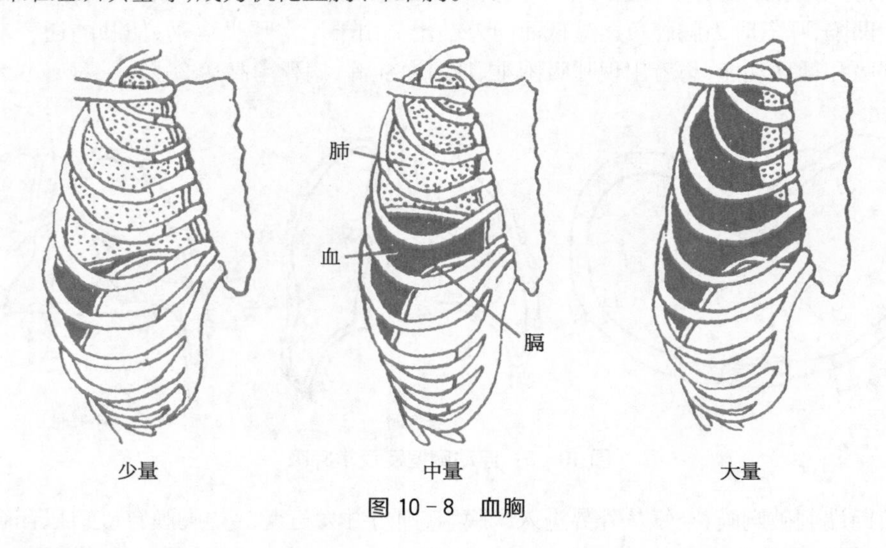

图 10－8　血胸

【诊断】

肋骨骨折的诊断主要依据受伤史、临床表现、体征和 X 线胸片检查。有胸部外伤史,伤后骨折部肿痛,深呼吸、咳嗽和躯干转动时疼痛加剧,患者有不同程度的胸闷感或呼吸困难,应考虑到有肋骨骨折的可能。

胸痛使呼吸变浅、咳嗽无力,呼吸道分泌物增多、潴留,可导致肺不张和肺部感染。骨折断端向内移位可能刺破胸膜、肋间血管和肺组织,产生血胸、气胸、皮下气肿或咯血。伤后晚期骨折断端移位发生的损伤可能造成迟发性血胸或血气胸,检查可见局部有血肿或瘀斑。骨折处有固定压痛点,沿肋骨可触及骨骼连续性中断,或可触及骨擦音。两手分别置于胸骨和胸推,前后挤压胸廓,可引起骨折处剧烈疼痛,则为胸廓挤压征阳性,这是诊断肋骨骨折的主要体征之一。当剧烈咳嗽、喷嚏后突然出现胸壁剧痛,结合 X 线检查可确诊。胸部 X 线片可显示肋骨骨折断裂线或断端错位,但前胸肋软骨骨折常无明显 X 线片征象。

肋骨骨折时,无移位性骨折是误诊的主要原因。肋骨的结构比较单薄,缺乏对比,无移位的骨折线比较细微,容易误诊为软组织损伤。当伴有其他严重伤病时易忽略肋骨骨折的存在,如发生肺挫伤合并血气胸、心脏损伤、锁骨骨折、肩胛骨骨折及结核性胸膜炎胸膜肥厚时易造成误诊,故临床上应仔细进行鉴别。

【辨证论治】

单处肋骨骨折,因有肋间肌固定和胸廓的支持,多无明显移位且比较稳定,一般不需要整复。对于有明显错位的肋骨骨折,要进行整复固定。合并血、气胸者可行胸腔闭式引流术。合并内脏损伤或休克者,要采取相应治疗措施挽救患者生命。

闭合性单处肋骨骨折:治疗原则是止痛、固定和预防肺部感染。因有肋间肌固定和胸廓的支持,多无明显移位且比较稳定,一般不需要整复。可采用口服镇痛药或局部肋间神经阻滞;胶布固定法或弹力绷带固定法固定胸廓,目的是减少肋骨断端活动和减轻疼痛,并预防肺部感染。

闭合性多根多处肋骨骨折：治疗原则是纠正反常呼吸运动，抗休克和处理合并损伤。当胸壁软化范围小或位于背部时，反常呼吸运动可不明显或不严重，可采用局部夹垫加压包扎法和肋骨牵引法。如出现严重的呼吸与循环功能紊乱，必须进紧急处理，否则可迅速导致死亡。如严重的多发性肋骨骨折或双侧连枷胸软胸综合征时，可采用器械内固定，即不锈钢丝、吸收肋骨钉和记忆合金接骨板等内固定。

开放性肋骨骨折：治疗原则是彻底清创，固定肋骨断端。清除碎骨片及无生机的组织，咬平骨折断端，以免刺伤周围组织。如有肋间血管破损者，应分别缝扎破裂血管远近端。胸膜破损者按开放性气胸处理，术后给予抗生素防治感染等对症处理。如合并血气胸，则需采用胸腔闭式引流。合并内脏损伤或休克者，要采取相应治疗措施挽救患者生命。

1. 整复方法

(1) 坐位整复法：患者坐于凳子上，挺胸叉腰，深吸气，然后屏气。助手立于患者背后，将一膝顶住患者背部肩胛间区，双手分别从腋窝绕到肩关节前方并握住两肩，缓缓用力向后上方牵拉，使患者胸廓扩展。医者立于患者前方，一手掌扶健侧，另一手掌徐徐推按患侧高凸部位使之平复。手法复位切忌使用暴力，以免产生医源性损伤。

(2) 卧位整复法：若患者身体虚弱，可让患者仰卧位，肩胛间区垫枕使患者双肩后伸、胸廓扩展，采用与上述同样的挤压手法整复移位的骨折(图 10－9)。

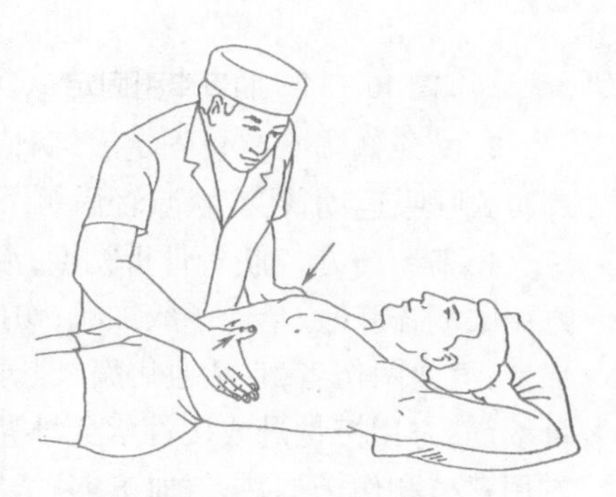

图 10－9　卧位整复法

2. 固定方法

(1) 胶布固定：患者端坐，深呼气，在呼气末胸廓周径最小时屏住呼吸，用宽 7～10 cm 的长胶布，从健侧肩胛中线绕过患侧至健侧锁骨中线，由下而上、由后向前依次环绕伤肋加以固定，固定时后一条胶布要覆盖前一条胶布上缘，重叠 1/3～1/2(图 10－10)。固定区域包括肋骨骨折区及上下两根肋骨，固定时间为 3～4 周。若皮肤对胶布过敏，以及肥胖、患有慢性阻塞性肺疾病，或心肺功能不全者，因能限制呼吸，不宜采用本法。

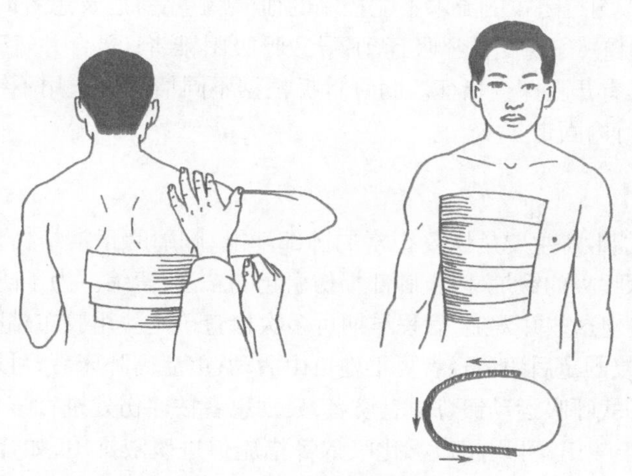

图 10－10　胶布固定法

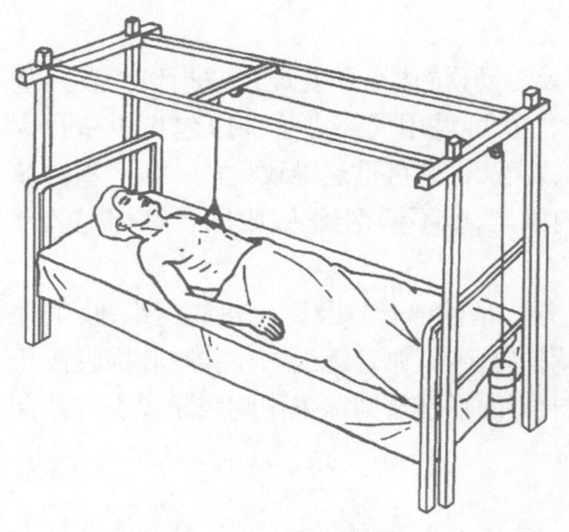

图 10-11 肋骨牵引固定

(2) 弹力绷带固定：弹力绷带有一定的伸缩性，对胸廓的限制作用较小，特别适用于老年患者有肺部疾病、心肺功能不全和皮肤对胶布过敏者。在呼气末用弹力绷带环绕胸部，固定范围及时间同胶布固定。

(3) 肋骨牵引固定：适用于多根肋骨多处骨折，造成浮动胸壁的患者。范围较小者，经过加压包扎固定可达到目的。对范围较大者，须采用肋骨牵引固定术(图10-11)。在伤侧胸壁放置牵引支架，患处常规消毒后，局麻下用无菌巾钳抓持浮动胸壁中央1～2根坚硬的肋骨，通过滑轮牵引来消除胸壁浮动，牵引重量1～2 kg，牵引时间2周左右。

3. 功能锻炼　整复固定后，病情较轻者可下地自由活动；重症需卧床者，可取半坐卧位，并锻炼腹式呼吸运动，待症状减轻后可下地活动。

4. 药物治疗　肋骨骨折初期，治宜活血化瘀、理气止痛。伤气为主者，宜理气止痛、活血化瘀，方用柴胡疏肝散、金铃子散加减；伤血为主者，宜活血化瘀、理气止痛，方用复元活血汤、血府逐瘀汤加减；气血两伤者，宜活血化瘀、理气止痛并重，方用顺气活血汤加减。骨折中期，治宜理气活血、接骨续筋，方用接骨丹或接骨紫金丹等。骨折后期，胸胁隐隐作痛或陈伤者，宜化瘀和伤、行气止痛，方用三棱和伤汤加减；气血虚弱者，用八珍汤。外治早期选用消肿止痛膏，中期选用接骨续筋膏，后期选用狗皮膏。

5. 手术治疗　大部分肋骨骨折经保守治疗均可治愈，但严重者都存在不同程度的肺容积缩小和胸廓塌陷畸形，尤其是多发性肋骨骨折和连枷胸患者。对于这类患者，采用内固定器械进行手术内固定治疗具有明显优势，不仅可以防止肋骨交叉愈合，恢复胸廓和肺脏的顺应性，而且可以避免断端嵌压所致的肋间神经痛，防止呼吸窘迫综合征(ARDS)、肺不张等晚期并发症的发生。手术时机以受伤72小时内为最佳。

肋骨骨折手术内固定治疗的适应证：① 胸壁塌陷，造成呼吸进行性加重者；② 胸壁无塌陷，但有明显胸廓畸变者；③ 胸腔闭式引流术不能控制的血气胸患者，危及患者的生命；④ 凝固性血胸者；⑤ 浮动胸壁(连枷胸)，出现反常呼吸运动，导致呼吸困难者；⑥ 合并气管、食管、纵隔、心脏和肝脾等脏器的损伤，具有开胸探查指征。肋骨骨折根据不同情况可选用不锈钢丝、吸收肋骨钉或记忆合金接骨板等进行内固定。

【预防与调护】

肋骨骨折后的功能锻炼主要是恢复正常的肺部功能、胸廓的正常结构，以及防止胸壁软组织过度粘连，主要是行深呼吸的锻炼，防止肺部损伤引起的粘连、挛缩。为了防止胸腔内出血和气胸形成，X线透视可以发现这些并发症，病程早期可多次检查确定。用胶布粘贴固定的患者，要防止皮肤过敏或湿疹。整复固定后病情轻者可下地自由活动；重症需卧床者，可取半坐卧位；肋骨牵引者取平卧位，可进行腹式呼吸运动锻炼。有痰者，鼓励患者按住伤处进行咳痰，防止肺不张和肺部感染，若痰液浓稠难于咳出，可用超声雾化吸入等措施促进痰液排出，如合并肺部疾病者应积极治疗。

第二节　颞下颌关节脱位

颞下颌关节脱位又称为下颌关节脱位，古医籍中称“失欠颊车”“落下颌”“脱颔”，俗称“掉下巴”。颞下颌关节由下颌骨髁突的下颌头、颞骨的下颌窝和关节结节、关节盘、关节囊和关节韧带组成。下颌窝前方有一骨性突起，称关节结节，后方为骨性外耳道的前壁。其关节囊前部薄，后部较厚，外侧有颞下颌韧带加强（图10-12）。

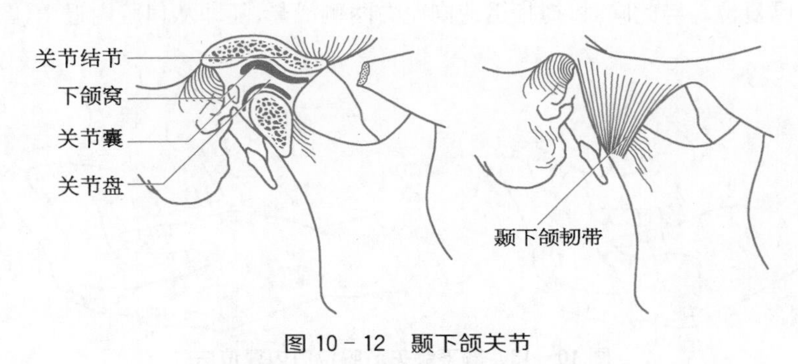

图10-12　颞下颌关节

【病因病机】

1. 过度张口　张口时，髁突向前滑至关节结节之上，为一不稳定的位置。当过度张口时，如大笑、打呵欠、拔牙等动作时，髁突越过关节结节，形成颞下颌关节前脱位。

2. 外力打击　下颌部遭受到侧方暴力打击，关节囊的侧壁韧带不能抵御打击的暴力，则可发生一侧或双侧的颞下颌关节脱位。

3. 杠杆作用　上下臼齿咬硬物时，硬物成为杠杆的支点，使髁突向前滑动，越过关节结节，形成单侧颞下颌关节前脱位。

4. 体质因素　年老体弱，肝肾亏虚，筋肉失养，韧带松弛；脱位后，未进行合理固定，造成关节囊、韧带松弛，是发生习惯性脱位的病机基础。

【诊断】

多有过度张口或暴力打击外伤史，下颌骨弹性固定于半张开状态不能自如张合，语言困难，咀嚼食物不便，流涎，患者常以手托住下颌。双侧脱位下颌骨下垂并向前突出，咬肌痉挛呈块状隆起，面颊扁平，双侧颧弓下可摸到髁突，耳屏前方可触及凹陷；单侧脱位口角歪斜，下颌骨向健侧倾斜下垂，患侧颧弓下可摸到髁突和凹陷。颞下颌关节脱位一般不需要X线检查，如有特殊需要保留影像资料或作为受伤证据时，应进行X线检查，可见髁突脱位于关节结节前上方。

(1) 急性前脱位：很容易诊断，多出现在大张口运动或下颌在张口时受到外伤时，关节囊明显松弛和肌肉运动不协调也可出现。X线片显示髁突位于关节结节前上方。

(2) 复发性脱位：有反复发作的病史，老年人、重病患者更易发生。关节造影可见关节囊松弛，关节盘附着撕脱。关节X线片除表现为关节前脱位外，髁突、关节结节变平。

(3) 陈旧性脱位：病程长，无牙颌患者、婴幼儿、重病患者易发生。关节X线片可见髁突位于关节结节前上方。

【辨证论治】

颞下颌关节脱位以手法整复治疗为主，整复较为容易，疗效确切，一般无需麻醉。

1. 整复方法

(1) 双侧脱位口内复位法：患者低位端坐头靠椅背或墙壁，医者站在患者面前，用无菌纱布数层包缠自己拇指，防止复位时被患者咬伤。医者将双手拇指伸入口腔内，拇指尖尽量放在最后方的下臼齿上，余四指放在两侧下颌骨下缘，用拇指先上下摇晃下颌数遍，使咬肌、翼内肌、翼外肌及颞肌松弛，然后将臼齿向下按压，待下颌骨移动时再向后推，余指协调地将下颌骨向上端送，听到滑入的响声，说明脱位已复位。与此同时，拇指迅速向左右两侧滑开，随即从口腔内退出(图10-13)。

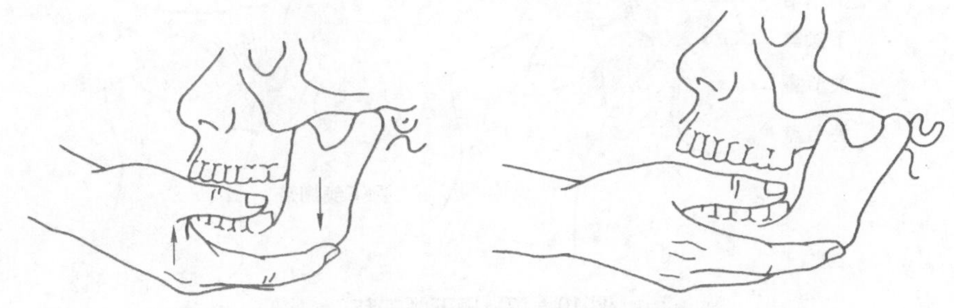

图10-13 颞下颌关节脱位口内复位法

(2) 单侧脱位口内复位法：患者坐位，医者位于患者旁侧，一手掌部按住健侧耳屏前方，将头部抱住固定，另一手拇指用纱布包缠好插入口内，按置于患侧下臼齿，其余2～4指托住下颌。操作时，第2～4指斜向上提，同时拇指用力向下推按，感觉有滑动响声，即已复位。

(3) 口外复位法(点穴整复法)：在嚼肌紧张复位困难时，可采用此法。患者坐位，头倚于墙壁，嘱其精神不要紧张。医者立于患者对面，以两手拇指放于患者髁突的前缘，即下关穴处，用力向后向上压挤髁突。此时，患者感觉两下颌酸麻，两颞部困胀，嚼肌松弛，口内流涎。医者同时以两手的示、中指托住两下颌角，以环、小指托住下颌体的下缘，各指配合向前、向上托下颌角，常在不知不觉中将脱位整复。

(4) 单侧口外复位法：患者与医者体位同前。如患者左侧脱位，头向健侧偏45°。医者以左手掌托住患者颏部，右手拇指放于脱位侧的髁突前缘，其余四指放于颈后。右手拇指向后推髁突，左手协调地向后端送下颏部，当听到滑动响声时，复位即已成功。此法适用于颞下颌关节单侧脱位的患者。

2. 固定方法　复位后，托住颏部，维持闭口位，用四头带兜住下颌部，四头分别在头顶上打结。固定时间1～2周。习惯性颞下颌关节脱位固定时间为4～8周，其目的是维持复位后的位置，使被拉松、拉长的关节囊和韧带得到良好的修复，防止再脱位。固定不宜过紧，以张口不超过1 cm为度(图10-14)。

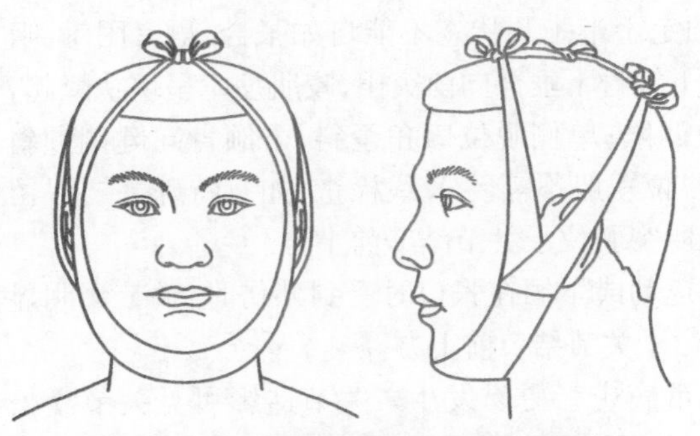

图10-14 四头带固定颞下颌关节脱位

3. *功能锻炼*　鼓励患者经常主动做咬合动作，以增强咀嚼肌的力量。

4. *药物治疗*　初期宜活血化瘀、行气止痛，内服活血止痛汤、复元活血汤、云南白药等。中、后期以补肝肾、壮筋骨、养气血为主，内服壮筋养血汤、补肾壮筋汤、八珍汤等。习惯性脱位重用补气血、壮筋骨药物。

5. *手术治疗*

(1) 复发性脱位：手法复位效果不佳者，可进行关节囊内硬化剂治疗，或在关节内镜下行关节囊壁和关节盘后组织的硬化剂注射治疗。以上效果不好可行手术治疗，如关节囊及韧带加固术、关节结节切除术和关节结节增高术等。

(2) 陈旧性脱位：手法复位效果不佳者，可在关节内镜下行关节复位，或手术将髁突、关节结节之间的纤维结缔组织剥离，关节窝修整后撬动关节复位，同时可行髁突高位切除术、关节结节切除术和关节结节增高术等。

【预防与调护】

每日进行数次叩齿动作，使咀嚼肌得到运动，增强肌肉张力，以维持下颌关节的稳定，还可配合自我按摩，以双手拇指或食、中二指在翳风穴或下关穴按摩，手法轻柔，以酸痛为度，每日 3～5 次，每次按揉 50～100 次。在固定期间，患者不应用力张口、大声讲话，宜吃松软食物，避免咬嚼硬质食物，四头带或绷带不宜捆扎过紧，应允许张口超过 1 cm。

第三节　颈椎骨折及脱位

颈椎骨折及脱位是脊柱损伤中较严重的一种，往往在骨折的同时，合并脱位伴有脊髓损伤出现四肢瘫痪甚至危及生命。根据部位可分为上颈椎骨折及脱位和下颈椎骨折及脱位。

上颈椎系指枕颈关节在内的第 2 颈椎以上部分，即枕骨、寰椎、枢椎及其所构成的关节，这三个结构和相关韧带连接组成的骨韧带复合体，称为颅颈连接。骨韧带复合体包围和保护上颈髓、脑干、低位颅神经。其功能相对独立，不仅解剖关系特殊，而且损伤后病情复杂多变，临床处理具有一定的特殊性，甚至损伤后的运送、院前处理都与存活率密切相关。

下颈椎系指第 3～7 颈椎及其所构成的关节，其包绕和保护脊髓、神经根和椎动脉。下颈椎损伤虽较上颈椎损伤致死率低，但由于其发生率较高，因此仍有较高的致残率，给治疗也带来了一定的困难。

【病因病机】

颈椎骨折，中医学病名为玉柱骨折，又名旋台骨折、颈骨折、天柱骨折、大椎骨折等。《伤科补要》卷二：天柱骨折，即颈椎骨折。《医宗金鉴》："颈骨者，头之茎骨，肩骨上际之骨，俗名天柱骨也。"《医宗金鉴》："旋台骨，即头后颈骨三节也。"《医宗金鉴·正骨心法要旨·旋台骨》记载："此骨被伤，共分四证：一曰从高坠下，致颈骨插入腔内，而左右尚活动者，用提颈法治之；一曰打伤，头低不起，用端法治之；一曰坠伤，左右歪斜，用整法治之；一曰仆伤，面仰头不能垂，或筋长骨错，或筋聚,或筋强骨随头低,用推、端、续、整四法治之。"

颈椎骨折及脱位可由直接暴力或间接暴力引起。症见颈部疼痛、肿胀、压痛明显、活动受限,伤部以下有麻木及知觉异常,严重者可出现四肢瘫痪、呼吸困难,甚至死亡。枕骨髁骨折主要为颅脑的直接暴力或速度极高的减速性损伤。寰椎损伤多为轴向压缩-后伸暴力,除高处重物坠落砸伤,高处坠落伤时头顶直接撞击暴力为其多发原因。枢椎骨折可以为前屈暴力或后伸暴力所致。下颈椎较长,周围缺少骨性结构或软组织结构保护而易遭受损伤,下颈椎损伤除少数火器性损伤及直接撞击等直接暴力外,主要为间接暴力致伤,系指作用于头颈和足臀部的暴力纵向传导至颈椎的某一节段,由于压应力及剪切力的作用而引起下颈椎骨折及脱位。

1. 上颈椎骨折脱位　不同体位,不同外力方向造成的损伤类型不同。

(1) 寰椎骨折:寰椎即第1颈椎。清代胡廷光《伤科汇纂》引《检骨图注》云:"背后颈骨共五节,第一节系致命处。"寰椎骨折好发于青壮年,往往是高处坠落重物打击、高台跳水或高处坠落头顶直接撞击地面等头顶部纵向挤压暴力所致,因此大多合并脑外伤,且病死率较高。寰椎骨折又名Jefferson骨折,由Jefferson于1920年首次报道。根据损伤机制,Levine－Edwards将寰椎骨折分为以下3型(图10－15)。

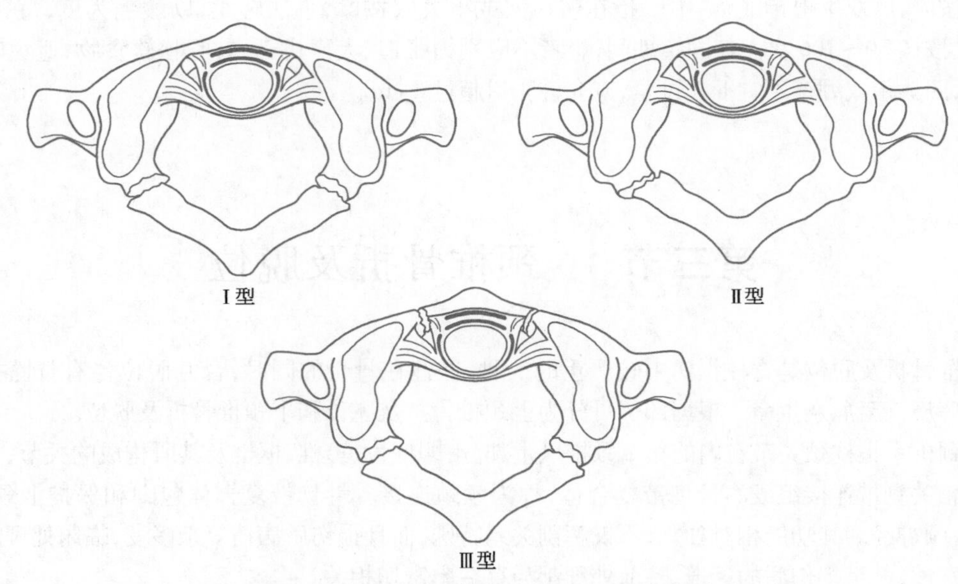

图10－15　寰椎骨折Levine－Edwards分型

Ⅰ型:寰椎后弓骨折,系由过伸和纵轴暴力作用于枕骨髁和枢椎棘突之间,并形成相互挤压外力所致,也可与第2颈椎椎体或齿突骨折并发。

Ⅱ型:寰椎侧块骨折,多发生在一侧,骨折线通过寰椎关节面前后部,有时涉及椎动脉孔。

Ⅲ型:寰椎前后弓双骨折,即在侧块前后部都发生骨折,也称为Jefferson骨折,多系单纯垂直暴力作用结果。

(2) 寰枢关节脱位:寰椎横韧带和齿突是保持寰枢椎稳定的重要结构。寰椎横韧带断裂常导致寰椎前脱位,而齿突骨折则导致寰椎前脱位或后脱位。寰枢椎脱位的常见病因为外伤性和病机性两类,前者如头颈部遭受各种暴力、手法推拿等,后者如颈椎先天性畸形、类风湿关节炎及小儿的咽喉部炎症等,造成局部肌肉、韧带及关节囊的水肿、松弛,引起横韧带的松动、撕脱,并逐渐引起寰椎向前滑脱,可发生严重的脊髓损伤。

寰枢椎旋转脱位或半脱位按照 Fielding 及 Hawkins 分型可分为 4 型(图 10－16)。

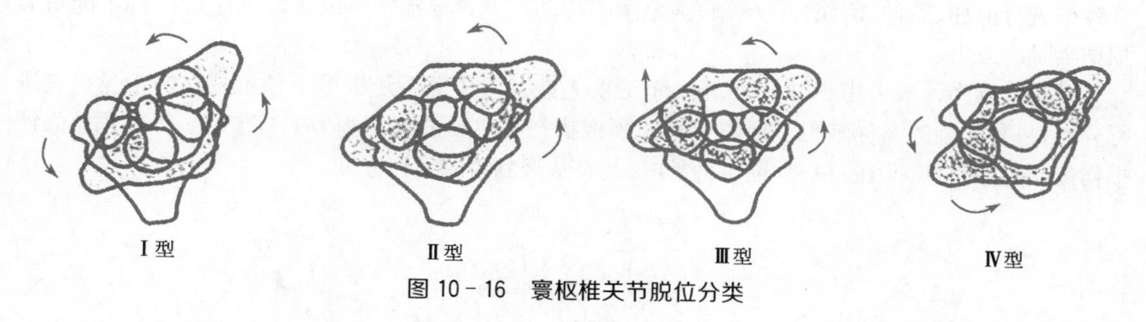

图 10－16　寰枢椎关节脱位分类

Ⅰ型:单纯的旋转型脱位,即寰椎围绕枢椎齿突做"枢"状旋转,不伴有寰椎前脱位(即左右寰齿侧间隙不对称而寰齿前间隙 ADI<3 mm、横韧带保持完整),该型为稳定性脱位(正常寰齿前间隙 ADI 成年人为 3.5 mm、儿童为 5 mm)。

Ⅱ型:以单侧侧块为旋转轴,寰椎在枢椎上旋转并前移 3～5 mm(即左右寰齿侧间隙不对称而寰齿前间隙 ADI 达到 3～5 mm、横韧带有损伤)。

Ⅲ型:在Ⅱ型的基础上,侧块明显旋转或脱位,寰椎前移>5 mm(即左右寰齿侧间隙不对称而寰齿前间隙 ADI>5 mm、横韧带完全损伤)。

Ⅳ型:寰椎在枢椎上方向后移位,常伴有齿突的缺损或骨折,该型最不稳定。

(3) 齿突骨折:齿突骨折约占上颈椎损伤的 60%,占颈椎骨折脱位的 10%～15%,前屈和后伸都会引起齿突骨折,过屈导致齿突向前移位,过伸导致齿突向后移位。按骨折线的水平,Anderson 将齿突骨折分为 3 型(图 10－17)。

Ⅰ型:齿突尖部骨折,多为撕脱性骨折,主要由附着于齿突尖部的翼状韧带撕脱所致,该型骨折大多是稳定,并发症少,预后较佳。

Ⅱ型:齿突腰部骨折,多见,此处骨折的血运影响较大,骨折不愈合率高,多需手术治疗。

Ⅲ型:齿突基底部骨折,骨折线常延及枢椎椎体上部骨质及其侧块,该型骨折较为稳定,骨折容易愈合,一般预后良好。

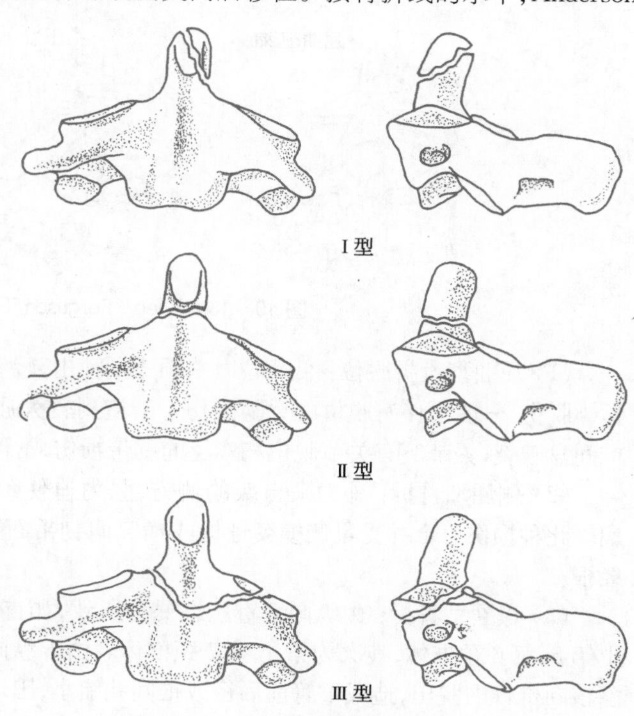

图 10－17　齿突骨折与 Anderson 分型

2. 下颈椎骨折与脱位　一般称枢椎以下的颈椎为下颈椎。通常认为,二柱系统对下颈椎常见的损伤类型可以提供较好的描述,即下颈椎由前柱和后柱二柱组成,前柱包括前纵韧带、椎间盘、椎体和后纵韧带,后柱包括后方骨性结构、小关节囊、棘间韧带、棘上韧带和黄韧带。前柱最重要的稳定结构是纤维环,后柱最重要的稳定结构是小关节。下颈椎的小关节在冠状面上相互重叠,而与矢状面和水平面约成45°角。第3～7颈椎,小关节的倾斜度逐渐减小。这种解剖结构允许颈椎进行前屈、后伸、侧屈、旋转等较大范围的活动。下颈椎损伤可以理解为生理结构不能负载损伤当时的应力。

下颈椎损伤一般采用Allen－Ferguson分类系统。该分类系统根据下颈椎损伤的常见机制进行分类,每种类型的名称阐明了损伤当时的颈椎状态和主要的作用力方向(图10－18),并且强调损伤发展的序贯性,即在每一个损伤种类内,又有从轻到重的系列分期。

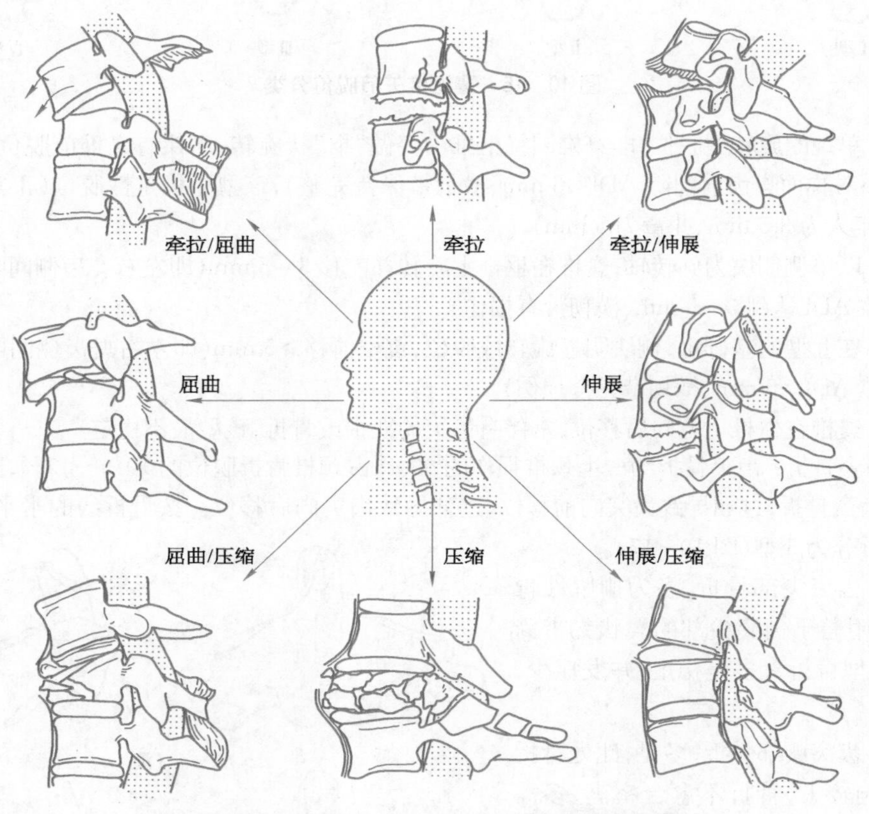

图10－18　Allen－Ferguson下颈椎分分类系统

(1) 屈曲型骨折脱位:低头位时头顶遭到撞击,轻者造成椎体楔形改变,可合并项韧带及关节囊撕脱伤,一般不伴有脱位或脊髓损伤。当遭到较大屈曲压缩和旋转暴力时,可造成椎体骨折和椎间盘破裂,关节突有关节脱位和广泛的韧带损伤,常伴有脊髓损伤。

(2) 侧屈型骨折:外力来自头的侧方,强力迫使颈椎侧屈,可造成受力节段椎体一侧压缩交扁。此种损伤可合并受累侧横突骨折或横突间韧带断裂,可致椎间孔或椎管变形,压迫脊髓或神经根。

(3) 爆裂型骨折:由纵向垂直压缩暴力所致,如直立位头顶部遭到撞击或倒立位坠地。好发于第5、第6颈椎体,其次为第4、第7颈椎体。由于纵向挤压作用,造成椎体爆裂,骨折块移位,或髓核向椎管内脱出,造成椎管前后径或椎间孔缩小,出现脊髓或神经根受压症状。

(4) 伸直型损伤:过伸位撞击池底,或体操运动员、杂技运动员失手而面部触地等,过伸暴力使颈椎强力后伸，致小关节受压，椎体前方结构受张力作用，同时后侧受剪切力的作用，使上位椎体向后移位，而下位椎体相对向前移位，椎间盘及前纵韧带可被撕裂，或引起椎体前缘撕脱骨折，脊柱的稳定性遭到严重破坏，可发生不同程度的脊髓损伤。有椎管狭窄的伤者，脊髓较少见。当暴力由前向后作用，如摔倒时面部先着地、跳水运动员颈部损伤常较严重。

(5) 挥鞭样损伤：常见于交通事故。交通工具紧急制动时，乘坐人员头颈部依惯性突然前屈，又迅速反弹后伸致伤。可造成数个椎体、椎间盘和韧带损伤，一般不伴有脊髓损伤。

【诊断】

患者有明显头部或颈部外伤史。伤后颈部疼痛，肿胀不一定明显，头颈部活动障碍，可出现头部僵硬偏歪、前屈僵硬、旋转或后凸畸形。各部位损伤的临床特点因骨折脱位的平面及是否有并发症而不同。

1. 上颈椎骨折脱位

(1) 寰椎骨折：颈部疼痛较局限，可通过枕大神经向枕后部放射，颈部活动时加重，多在枕后部有局限性压痛，颈后部肌肉痉挛僵硬，旋转及屈曲活动受限，患者在转动身体时，需以双手托住头部，保持头与躯干一致。部分患者会出现高位截瘫症状。

(2) 寰枢椎骨折脱位：视移位程度及致伤机制不同，临床症状差异较大，轻者毫无异常主诉，重者可造成完全性瘫痪甚至当场死亡。即使初始症状不严重的患者，也可能因各种并发症而危及生命，故检查时不应暴力或用力转动头部，以免加重损伤。

一般患者伤后感到颈部疼痛或明显不稳，以致不敢坐起或站立。颈部各方向活动受限，尤以旋转活动受限为重，开口亦感困难。如双侧关节均有脱位，头颈呈向前倾斜体位；如系一侧关节脱位，则头向健侧旋转，并向患侧倾斜。

齿突骨折伴寰椎脱位时，常有不同程度的脊髓损伤。早期神经症状主要有四肢无力，腱反射亢进，枕部感觉减退或疼痛；严重者出现四肢瘫痪、呼吸困难，可在短期死亡。

因为枕颈连接没有具体的感觉和运动皮节及肌节分布，并且很容易被头部损伤或者面部损伤所掩盖，故枕颈连接的神经功能评价相对困难。第1、第2神经根损伤一般表现为枕部和头后部皮肤的感觉缺失，这个水平的脊髓完全性损伤会导致呼吸肌及四肢瘫痪，通常需依赖呼吸机辅助呼吸。严重的枕颈连接和颅骨基底部损伤可能累及下颅脑神经，也可出现相应的颅神经损伤症状。

上颈段脊髓损伤可能使膈肌和肋间肌无力而导致呼吸衰竭，并且咽喉血肿可能会引起上呼吸道堵塞而导致呼吸困难。对于颈椎损伤的患者，要注意是否合并椎动脉损伤，双侧或优势侧椎动脉损伤可导致致命性脑干和小脑缺血性损伤，隐秘的椎动脉损伤会导致延迟的皮质盲和再发四肢瘫。

(3) 齿突骨折：多数患者表现为颈痛，疼痛可放射至枕部，活动受限，颈部压痛，肌肉紧张，不稳感，患者需双手托头以协助稳定颈部。

上颈椎骨折及脱位的患者，一般应拍摄张口位及侧位 X 线片。正常情况下，正位片寰椎两侧块与齿突间距离相等而对称，寰椎两侧块外缘与枢椎关节侧突块外缘在一直线上。如出现寰椎两侧块与齿突间距不等，特别是寰椎侧块向外滑动移位，即为寰椎骨折的重要征象。侧位片上寰齿间距（寰椎前弓后缘与齿状突前缘的间距）正常为 2～3 mm，若＞3 mm，常提示寰椎前弓骨折。若为单纯寰椎脱位者，寰齿间距在 3～5 mm 者，提示横韧带断裂；寰齿间距＞7 mm 者，提示横韧带合并翼状韧带、齿尖韧带及副韧带断裂。同时阅片时注意观察齿突是否发生骨折及骨折的类型，齿突骨折可能合并寰椎骨折，注意勿漏诊。CT平扫三维重建及多平面重建能清楚显示上颈椎骨折脱位发生的部位及移位程度。MRI检查可有助于判断有无有脊髓损伤。

2. 下颈椎骨折脱位

(1) 下颈椎单纯骨折：仅有局部疼痛、压痛，神经症状多不明显。

(2) 下颈椎骨折并脱位：屈曲型损伤可见伤椎棘突向后凸出，局部肿胀，压痛明显，前屈而不能伸，患者常以两手托腮以防止因活动而引起的颈部肌肉痉挛性疼痛；侧屈型损伤除肿胀疼痛及活动受限外，头颈向伤侧倾斜；伸直型损伤，头后仰、颈椎前凸加大；垂直型损伤者，头颈一般处于中立位，各方向活动受限。如合并脊髓和神经根损伤，则出现相应的临床症状，轻者仅出现神经根刺激症状，重者可出现不全截瘫或完全瘫痪。

X线检查一般需要拍摄颈椎正侧位片，必要时可加拍斜位片、动力位片，以明确诊断骨折部位、移位方向。注意伸直型损伤中产生的颈椎后脱位，但由于软组织的回弹力，移位有时可自行复位，X线片上显示不出来，怀疑者需拍摄动力侧位片，尤其是过伸位片，可见上位椎体后移。前纵韧带断裂时，有时可见损伤节段椎体前下缘三角形撕脱骨折片。CT平扫三维重建及多平面重建能清楚显示颈椎骨折脱位发生的部位及移位程度，确定椎管内有无碎骨片。MRI检查有助于判断是否并发脊髓损伤。

【辨证论治】

对颈椎损伤者急救和搬运不当可加重损伤，因此颈椎损伤患者在搬运过程中，应由一人专门扶住头部或用沙袋挤住头部以防颈椎发生旋转、屈曲、过伸等活动，保持头颈与躯干平衡，在急救和临床检查时也应遵循这一原则。在进行X线、CT、MRI等检查时，必须由医生护送。由于导致脊柱损伤的暴力往往巨大，在急救时应特别注意颅脑等其他重要脏器损伤，注意维持呼吸道通畅，监测生命体征，以便及时处理。颈椎骨折及脱位的治疗目的为恢复脊柱解剖序列，维持脊柱稳定，促进神经功能恢复；预防未受损神经组织功能丧失，争取早期获得功能恢复。

1. 整复方法　颈椎骨折及脱位应尽早进行治疗，手法复位风险较大，可能加重脊髓损伤，导致严重并发症，现已较少使用，主要采取持续性牵引达到复位的目的，可选用颌枕带或颅骨牵引。屈曲型损伤应做伸直位牵引；伸直型损伤应先采取中立位牵引，逐渐改为略屈曲位牵引；垂直压缩型损伤，宜采用中立位颅骨牵引。牵引时应注意牵引力的方向和大小，防止原有损伤加重或引起新的损伤。

(1) 枕领带牵引：适用于牵引力需要较小、牵引时间较短且骨折移位不明显，或仅需对颈部略加固定的患者。牵引重量一般为1.5～2 kg，不超过4 kg，时间为3～4周。牵引期间注意牵引带不能滑脱至颈部，以免压迫颈部血管及气管。

(2) 颅骨牵引：适用于寰枢椎骨折脱位较严重或伴有脊髓损伤，或第3～7颈椎完全脱位，或骨折合并脱位者，需要短时间内大重量快速牵引复位。牵引重量4～15 kg，根据颈椎损伤部位、肌肉强壮情况等确定牵引重量，从上至下牵引重量逐渐增加。第1颈椎开始，一般牵引重量为4 kg，每向下一个椎体，则加1 kg。有时颈部肌肉发达者，牵引重量可增至15 kg。开始时每隔1～2小时进行床边摄片，观察复位情况，并根据复位情况调整牵引重量。牵引过程中要防止牵引弓及牵引配重脱落。复位后维持2～4 kg牵引重量。牵引时，一般不采用过伸复位法，以在中立位或轻度屈曲位为宜。因过伸复位时，上下关节突嵌顿得较紧，颈椎越伸展，嵌顿就越紧，不但不能达到复位目的，反而加重脊髓损伤的危险。若无骨折和脊髓损伤，可持续牵引3～4周后再解除牵引。如有椎体及关节突骨折应延长牵引时间。在牵引时，抬高床头做反牵引，应根据复位情况及时间调整牵引方向和牵引重量(图 10－19)。

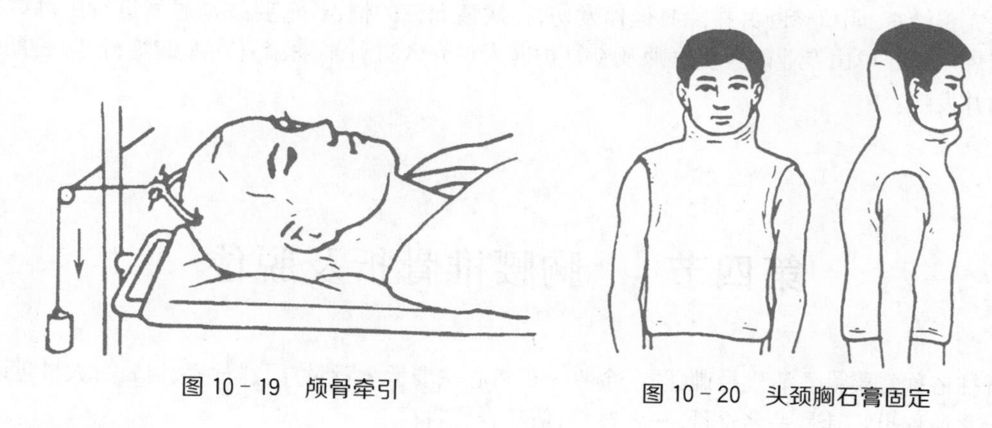

图 10－19　颅骨牵引

图 10－20　头颈胸石膏固定

2. 固定方法

(1) 颈托或头颈胸石膏固定：适用于无神经损伤的颈椎骨折及脱位(图 10－20)。

(2) 牵引固定：适用于合并神经损伤的颈椎骨折及脱位，牵引复位后继续采用牵引维持固定。

(3) 头颈胸支架固定：颈椎骨折及脱位者牵引复位后，可采用头颈胸支架固定，以利患者早期下地活动。

3. 功能锻炼　功能锻炼应遵循以下原则。① 根据康复功能需求，制定合理的康复目标和计划，有针对性地进行康复功能锻。② 功能锻炼越早则恢复越好，损伤早期，复位固定后即可开始肢体肌肉、关节的主动或被动运动。③ 循序渐进，从易到难，注重力量和耐力训练，逐步恢复日常生活能力，以期早日达到康复的要求。

4. 药物治疗

(1) 中医治疗：根据骨折三期辨证用药。骨折早期局部肿胀、剧烈疼痛、腹胀纳呆、大便秘结，舌淡红苔薄白、脉弦紧，证属气滞血瘀，治宜行气化瘀、消肿止痛，方用复元活血汤、膈下逐瘀汤等，外敷消瘀膏或消肿散。骨折中期肿痛虽消而未尽，仍然活动受限，舌暗红、苔薄白、脉弦缓，证属瘀血未尽、筋骨未复，治宜活血和营、接骨续筋，方用接骨紫金丹，外敷伸筋膏。骨折后期骨折愈合、关节虽稳定，但颈筋强硬，腰腿酸软，活动时伴有疼痛者，舌淡苔白、脉虚细，证属肝肾不足、筋络不舒，治宜补益肝肾、调养气血，方用舒筋活血汤、六味地黄汤，八珍汤加减等，外贴万应膏或狗皮膏。

(2) 西医治疗：对于有脊髓压迫或刺激的患者，均应予脱水消肿及营养脊髓神经等药物治疗，常用 20%甘露醇、糖皮质激素等。大剂量糖皮质激素冲击疗法目前仍有存在争议，如甲基泼尼松龙 30 mg/kg，15 分钟内静滴，间隔 45 分钟后，再以每小时 5.4 mg/kg 维持 23 小时，可促进脊髓损伤患者的神经恢复，一般在损伤后 8 小时内应用效果最佳。

5. 手术治疗　对于颈椎骨折及脱位移位明显，闭合复位失败，或在骨折块突入椎管压迫脊髓不稳定的骨折及脱位等，均应采用手术治疗。

手术治疗的目的是减压(恢复颈椎椎管容积)、复位(恢复颈椎的解剖序列)、固定融合(重建颈椎的稳定性)、功能锻炼(恢复颈椎及脊髓神经功能)，方法有前路齿突螺钉固定治疗齿突骨折、枕颈融合术治疗难治性上颈椎骨折脱位、后路侧块或椎弓根螺钉固定融合术治疗颈椎骨折脱位、前路钢板螺丝钉内固定治疗颈椎骨折脱位等。

【预防与调护】

颈椎损伤后,应即刻颈托等外固定进行颈椎制动保护,防止损伤进一步加重或出现二次损伤。应尽快完善检查、明确诊断并排除其他伴发伤,在病情允许的情况下,要鼓励患者进行主动或被动功能锻炼。或尽早由专业的康复医师及专科护理人员介入进行早期康复功能锻炼,预防长期卧床导致的并发症。

第四节 胸腰椎骨折及脱位

脊柱俗称脊梁骨。清代吴谦《医宗金鉴·正骨心法要旨·背骨》曰:"背者,自后身大椎骨以下,腰以上之通称也。其骨一名脊骨,一名膂骨,俗呼脊梁骨。"

胸椎12块、腰椎5块,脊柱胸段呈生理性后凸,脊柱腰段呈生理性前凸,胸腰段是胸椎后凸与腰椎前凸的转折点,为脊柱应力集中处,也是脊柱骨折及脱位好发部位,多见于第11胸椎~第2腰椎体范围。第1~10胸椎体与肋骨连接组成胸廓可对抗侧屈和轴向旋转力,不易产生骨折。肋骨、胸椎间放射状韧带和肋横韧带的相互连接可加强胸椎的稳定性。脊柱棘突连贯成纵嵴,位于背部正中线,胸椎小关节呈冠状面连接,棘突细长,斜后下方,呈叠瓦状排列,可对抗滑移活动,不易产生脱位。腰椎小关节呈矢状面连接,棘突呈板状水平向后,旋转活动大,骨折脱位的风险相对较大。下腰椎的椎体大,后方的小关节粗而坚强,腰部韧带较坚强,肌肉粗大,腰椎损伤后椎体的完整性或者连续性破坏较轻些。

【病因病机】

胸腰椎骨折脱位多是由间接暴力导致,临床上常有屈曲、后伸、侧屈、旋转、垂直压缩和水平剪切暴力等6种基本形式。直接暴力导致的临床上较少见,在胸腰部多造成横突或棘突骨折。根据损伤的暴力作用形式、损伤部位、稳定性、Denis三柱理论,有以下几种分类。

1. 根据暴力作用的形式分类

(1) 压缩型损伤:在胸椎因为生理后凸的存在,轴向压缩应力主要在椎体产生前方屈曲负荷,在胸腰段则主要产生相对垂直的压缩负荷,这可导致椎体终板的破坏,进而导致椎体压缩(图10-21);若作用力足够大,则会产生椎体爆裂性骨折(图10-22);这样的力量可导致椎体后侧皮质骨骨折,应力继续作用则可导致椎弓根椎体结合部位及椎板骨折,从而导致椎弓根间距增宽,严重时甚至会引起棘突及后方韧带结构破坏。此种类型的骨折,骨折块可以向椎体后部突出进入椎管,致使脊髓和神经根发生不同程度的损伤。

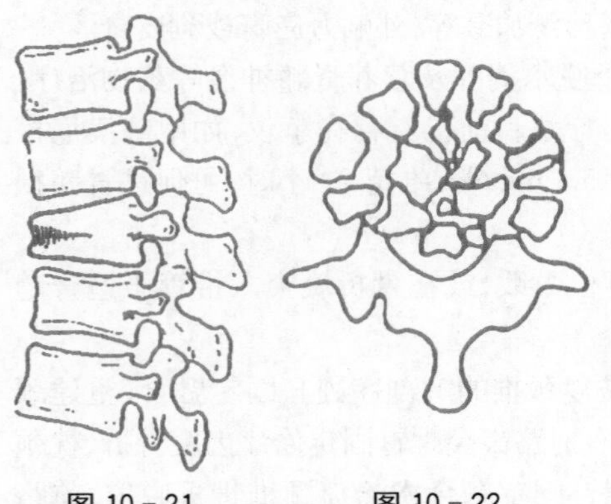

图10-21 椎体压缩骨折　　图10-22 椎体爆裂性骨折

(2) 屈曲型损伤:临床上最常见。屈曲暴力致伤,脊柱骤然猛烈向前屈曲,椎体、椎间盘前缘相互挤压，同时椎体后缘产生牵张应力，脊柱后方韧带可能发生撕裂或者附着点出现撕脱性骨折（图10-23）。在椎体前侧，随着椎体骨折及成角的增加，作用力逐渐吸收，中柱结构通常保持完整。但是，当后侧韧带和关节囊破坏后，将会产生局部不稳定。如果椎体前柱压缩超过40%～50%，将可能会导致后侧韧带、关节囊的破坏，后期将会出现不稳定及进行性后凸畸形。屈曲压缩损伤伴有中柱结构的破坏，将会导致脊柱的不稳定、进行性加重的畸形和神经的损害。

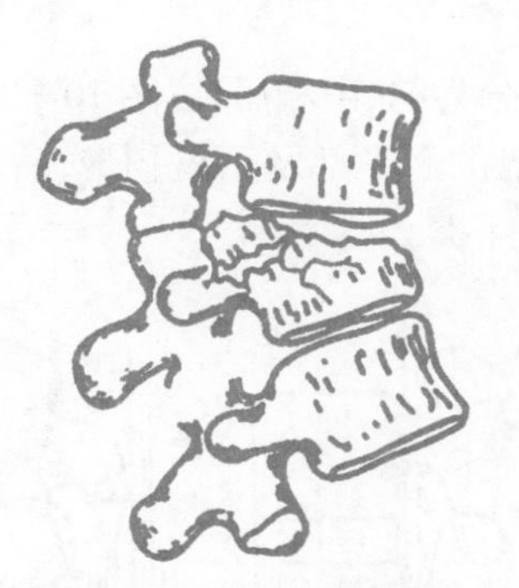

图10-23　屈曲型损伤

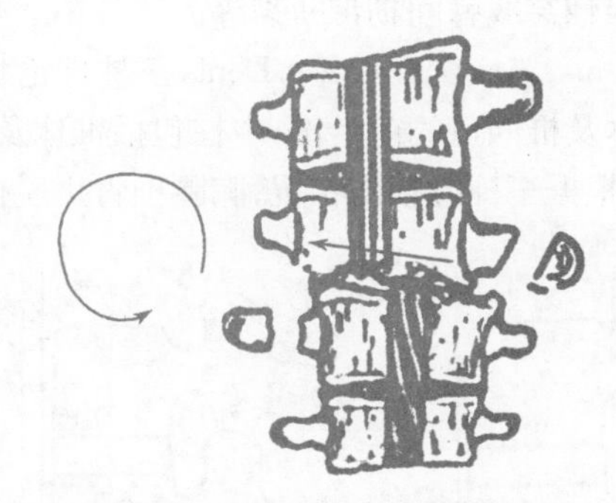

图10-24　屈曲旋转型损伤

（3）屈曲旋转型损伤：包括屈曲和旋转两种暴力作用于脊柱，损伤严重。屈曲外力主要损伤椎体前方骨结构，随着旋转暴力的增加，韧带和关节囊等结构受到牵张力与旋转力，常导致关节突骨折或脱位，下位椎体的前缘上角可被纤维环撕脱，形成小骨折片，随上位椎体向前的移位。脊柱结构出现明显不稳定，严重时可出现椎体脱位（图10-24）。

（4）屈曲分离型损伤：也称为屈曲牵张型损伤、Chance骨折、安全带损伤，常见于乘坐高速汽车腰部系安全带时发生的车祸中，此类损伤因汽车高速行驶中发生车祸，由于安全带的作用，下肢和躯体下部保持不动，上半身高速前移并前屈，造成安全带附近脊椎后部承受过大的张力，椎体、椎间盘、韧带发生骨折或撕裂（图10-25）。

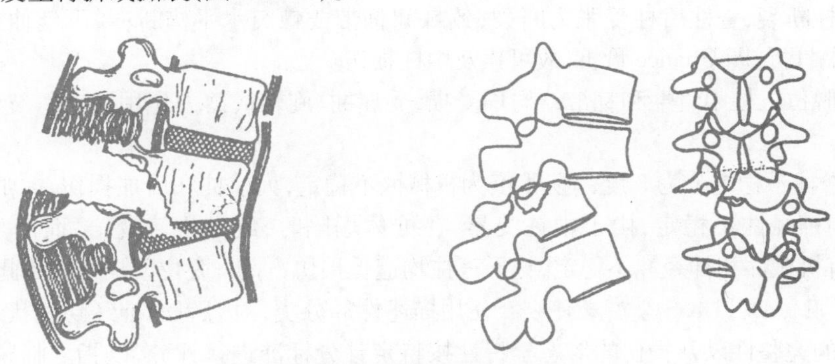

图10-25　屈曲分离型损伤

（5）伸展型损伤：多发生于仰面坠落，在坠落过程中腰部被硬物阻挡，使脊柱急骤过伸。其受伤机制与屈曲型损伤正好相反。外力作用于前纵韧带和纤维环的前部，同时后部结构受到压缩应力，导致关节突、椎板和棘突骨折，椎体的前下部也可能会发生撕脱性骨折，如前纵韧带保持完整，多数情况下这种损伤是稳定的，但严重时也可以出现上位椎体相对于下位椎体后滑移。

椎体骨质疏松性骨折常发生于绝经后妇女和老年人，根本原因是严重的骨质疏松，低能量外力即可导致椎体发生压缩骨折，如平地跌倒、乘车颠簸、突然剧烈咳嗽等；高能量外力则可导致严重的骨折及脱位。

2. 根据骨折后的稳定性分类

(1) 稳定型：椎体压缩高度未超过50%；单纯横突骨折。

(2) 不稳定型：椎体高度压缩超过50%；椎体畸形角>20°；伴脊髓神经功能损害；骨折伴脱位；压缩骨折伴棘突或棘间韧带断裂等。

3. 根据Denis三柱理论分类　Denis三柱理论将脊柱分为前、中和后柱(图10-26)。前柱包括前纵韧带、椎体及椎间盘的前半部，中柱包括椎体及椎间盘的后半部及后纵韧带，后柱包括椎体附件及其韧带。根据三柱的损伤状况，胸腰椎骨折脱位分为4类。

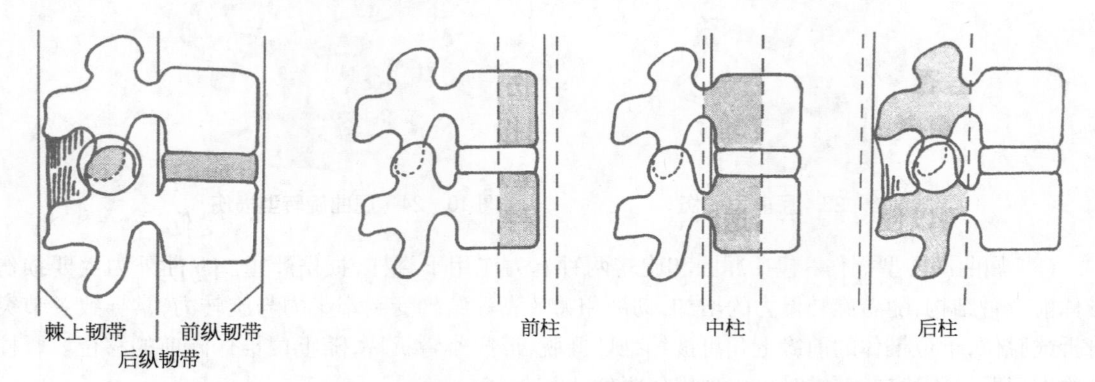

图10-26　Denis三柱理论

(1) 压缩骨折椎体前柱受压，椎体前缘高度减小而中柱完好。

(2) 爆裂骨折脊柱的前中柱受压爆裂可合并椎弓根或椎板纵行骨折。椎体前缘及后缘的高度皆减小，椎体的前后径及椎弓根间距增宽。

(3) 中后柱断裂，脊柱后柱受张力断裂，致棘间韧带或棘突水平横断；并可延伸经椎板、椎弓根、椎体的水平骨折，即Chance骨折，故可累及中柱损伤。

(4) 骨折脱位三柱中骨性和韧带结构均受损，受屈曲、旋转或剪力作用完全断裂，前纵韧带可能保持完好。

Denis把脊柱不稳定分为3度：① Ⅰ度为机械性不稳定，为前柱和后柱损伤，或中柱和后柱损伤。② Ⅱ度为神经性不稳定，由于中柱受累，在椎体塌陷时，继发椎管变窄，而产生神经症状。③ Ⅲ度为兼有机械性和神经性不稳定，见于三柱均遭受损伤，骨折-脱位型损伤均属此类。

4. 胸腰椎损伤的TLICS分型及评分　使用描述性的分类，对患者的神经功能状态、后方韧带复合体(PLC)的完整性以及损伤的形态学特性按特定计分标准进行评分，以指导临床治疗。三个变量计分如果总评分≤3，建议保守治疗；若总评分≥5，建议手术治疗；若总评分=4，可结合患者具体情况采取保守或手术治疗。

(1) 脊柱骨折形态压缩型1分，爆裂型2分，剪力或者旋转型3分，牵张型4分。

(2) 神经功能状况完整0分，神经根损伤2分，脊髓完全损伤2分，脊髓不完全损伤或者马尾神经综合征3分。

(3) 后方韧带复合体完整性完整0分，可疑损伤2分，损伤3分(MRI影像T2加权和T2脂肪抑制序列影像显示的PLC结构相应部位高信号或连续性中断提示断裂)。

【诊断】

除老年椎体压缩骨折外，胸腰椎骨折及脱位均有较严重的外伤史。受伤部位疼痛与活动有关，轻者可以双手扶腰挺直行走，损伤严重的患者不能坐起，甚至出现休克。受损部位可见肿胀、瘀斑；椎旁肌可有保护性肌痉挛，按压或叩击伤椎的棘突时疼痛加重。屈曲型损伤棘突间距可增宽，损伤部位棘突可有后凸畸形。如果椎体侧方压缩，可有轻度的侧弯畸形。如果有脊髓神经损伤则出现损伤平面以下肢体麻木、活动无力、感觉迟钝或消失，排便无力，尿潴留，或大小便失禁等。胸腰椎压缩较易出现腑实证或蓄血症状，如纳呆、胸闷、腹胀痛、恶心呕吐、二便不通、心烦失眠、全身不适等。

X 线检查对确定胸腰椎损伤的部位、类型和程度，以及指导治疗均有重要价值。不同类型的损伤 X 线片各有特点：屈曲型骨折引起椎体前部压缩，椎体前柱高度丢失；多数患者中后柱完整，棘突分离不多，椎板亦保持完整。爆裂型骨折则椎体骨折后向四周爆开，骨折块向四周挤压，前中柱均塌陷，椎弓根间距增宽，有时可见椎体中部呈纵形骨折；安全带型损伤 X 线侧位片可见棘突间距增宽，正侧位片可见椎弓根骨折；骨折-脱位型则可见椎体间侧方或旋转移位，椎间小关节突骨折或跳跃。老年性骨质疏松症伴椎体骨折可见楔形压缩改变，如椎体中央松质骨区塌陷下沉后呈双凹征改变。

CT 及三维成像检查对损伤类型观察得更全面，尤其对明确爆裂型骨折椎体后壁骨碎片、椎体附件及椎间盘损伤，以及骨块对椎管环破坏程度有很大帮助。对于骨折较为复杂的患者采用 CT 数据进行 3D 打印，可以在体外还原椎体骨折情况。

MRI 检查有助于判断脊髓马尾神经受伤受压程度，明确后柱韧带复合体及肌肉损伤情况。另外，对于轻度压缩性骨折、骨水肿等 X 线、CT 检查不容易明确的损伤，MRI 检查有助于明确诊断。

【辨证论治】

胸腰椎骨折与脱位患者的急救处理非常重要，对于受伤患者在现场应立即进行简单检查及处理，初步判断损伤部位，检查时不要随便搬动患者。如胸腰椎棘突压痛明显，且存在畸形，则应保持胸腰椎轴线位进行搬运，尤其是合并脊髓损伤的患者搬运时更应注意。在急救时应特别注意有无合并四肢骨折和颅脑、胸腔、腹腔、盆腔等重要脏器或大血管损伤，如有休克等急危重症应给予急救处理，应先抢救生命，维持呼吸道通畅、包扎止血。对被重物埋压的患者，应先移去重物再移动患者，切忌使用暴力拉拽，否则会增加脊髓损伤的风险。

搬运胸腰椎骨折脱位患者的工具最好是硬担架或木板，不宜用软担架或毯子。禁止一人背送或二三人抬送，否则会加重损伤(图 10－27)。搬运时先将患者双下肢伸直靠拢，两上肢贴于体侧，担架或门板靠近患者一侧，用滚动法，即一人扶肩及腰，另一人扶臀及下肢，将患者滚至担架上，并使其仰卧，患者躯体与木板之间要用软物垫好并予以固定(图 10－28)。若没担架或者木板，或者患者对损伤姿势记忆不清，或为昏迷患者，则需要保持患者脊柱平直位置，避免屈曲和扭转，可采用两人或数人在患者一侧，动作一致地平托其头、胸、腰、臀、腿，做平卧式搬运(图 10－29)。

1. *整复方法*　胸腰椎压缩骨折不合并脊髓、神经损伤者，可采用手法复位治疗。不稳定型骨折及脱位无论有无脊髓损伤，均应慎用手法复位。不当的手法复位有加重脊髓损伤的可能，会造成不可挽回的后果。老年体弱、骨质疏松的患者，一般不主张手法复位，仅卧床休息 3 个月左右或适当的练功活动即可。

整复方法的主要原理是使已压缩的椎体与皱褶的前纵韧带重新过伸及张开以达到复位目的。

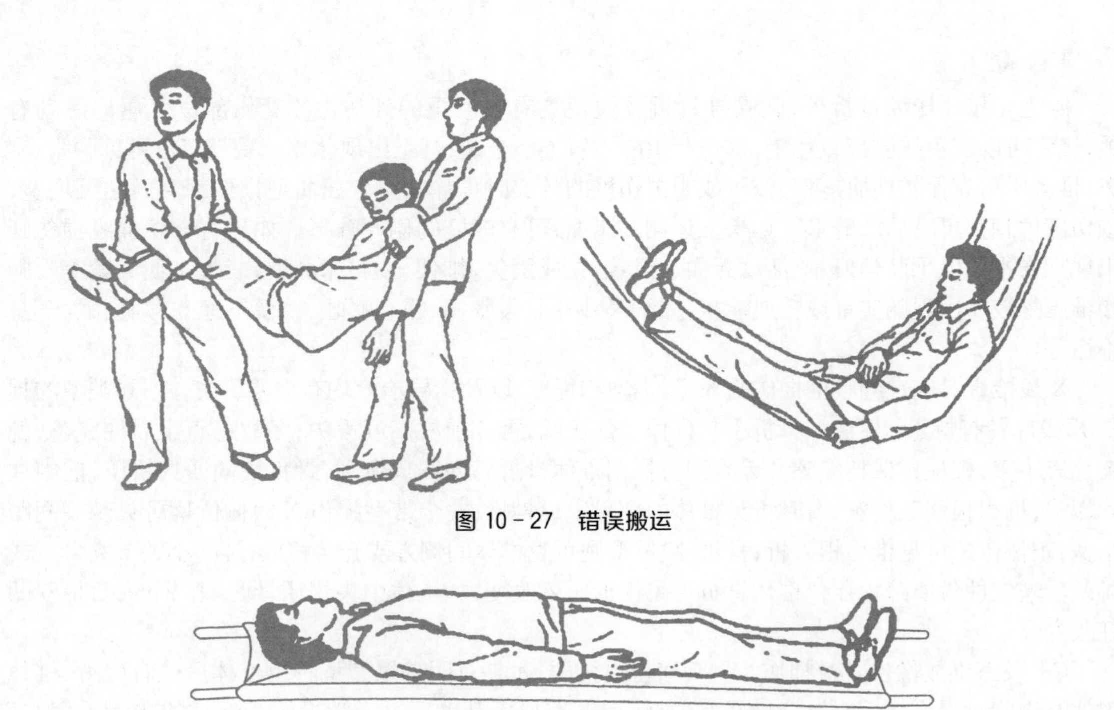

图 10－27　错误搬运

图 10－28　仰卧位搬运

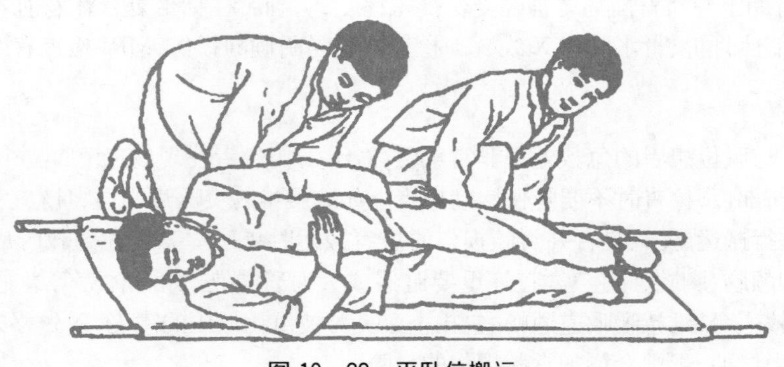

图 10－29　平卧位搬运

在整复过程中，为减少患者痛苦和松弛肌肉，可考虑给予适量的止痛药。目前常用的整复方法有以下几种。

（1）过伸复位法：胸腰椎骨折及脱位患者，属不稳定骨折，一般不主张采用一次性过伸快速复位法，因有可能造成更严重的脱位，甚至造成或加重脊髓损伤。胸腰椎骨折无脊髓损伤患者，尽早采用过伸复位法，即采用与暴力方向相反的自身重量的过伸复位。条件允许下，可采用石膏背心或腰背伸器具等外支具固定。或经过 4～6 周过伸仰卧及适当的功能锻炼，骨折获得一定程度的稳定后，可以采用支具围腰下床行走。目前复位方法常用有牵引过伸按压法、二桌过伸复位法、双踝悬吊复位法等(图 10－30～图 10－32)

（2）垫枕复位法：对于胸腰段轻度压缩骨折者，可采用姿势复位法。患者仰卧于硬板床上，在骨折平面垫约 10 cm 厚的软枕，并逐渐加高，在数日内加至 15～20 cm，使脊柱过伸复位。数日后开

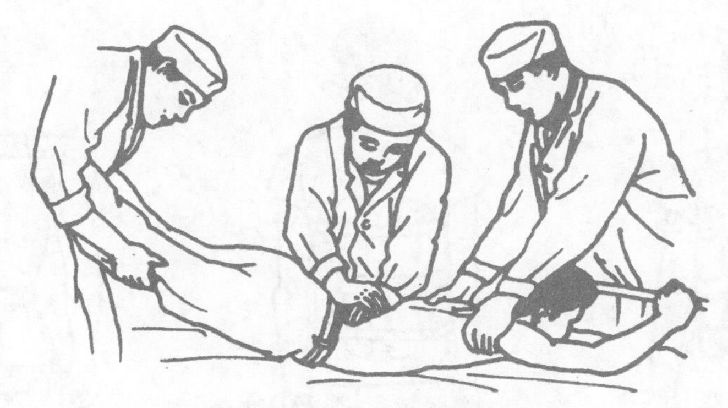

图 10-30　牵引过伸按压法

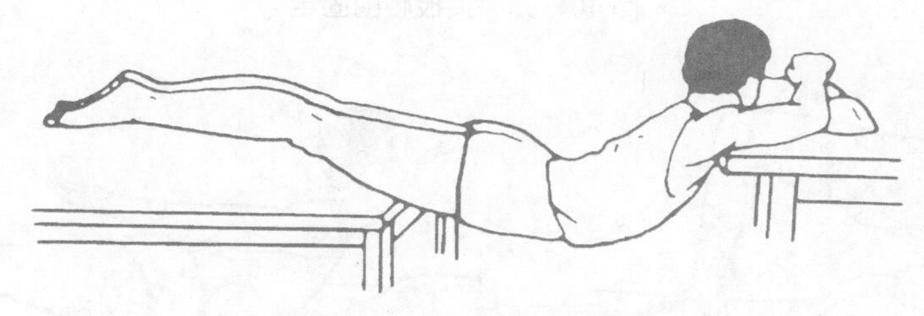

图 10-31　二桌过伸复位法

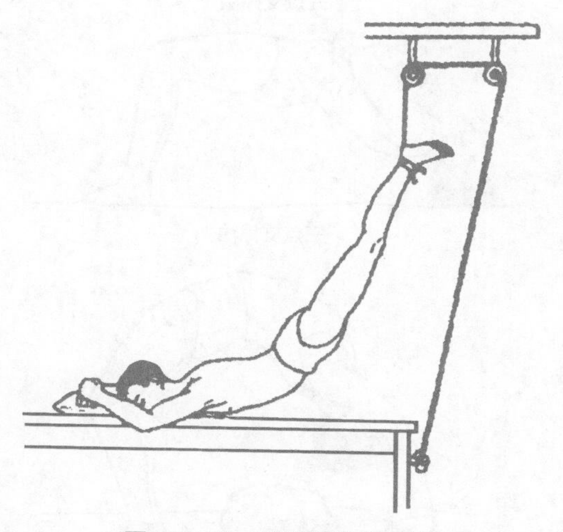

图 10-32　双踝悬吊复位法

始进行腰背肌功能锻炼，以背伸肌为动力，增加前纵韧带及椎间盘前部纤维环的张力，使压缩的椎体逐渐张开、背伸肌力加强，形成一个有力的肌肉夹板，有利于脊柱的稳定。一般轻度压缩骨折的患者，经正确积极的功能疗法可使压缩椎体逐步恢复原状，4～6 周可逐步下床活动。

2. 固定方法　对轻度胸腰椎压缩骨折的患者，不需特别固定，患者仰卧于硬板床上，骨折处垫一薄枕即可，待骨折愈合后可佩戴腰围或者支具下地活动。对不合并脊髓神经损伤者，经手法复位 5～6 周后，可在脊柱过伸位进行固定，常用石膏背心、胸腰过伸支架或腰背“工”形板固定(图 10-33)。伸展型损伤患者，应将头下垫枕抬高，膝下用枕头垫起，使髋膝关节屈曲，脊柱轻度屈曲位，便于骨折片靠拢，1～2 周的急性期过后，可予以石膏背心固定躯干于中立位或微屈曲位 2 个月。

3. 功能锻炼　骨折整复固定后，应鼓励患者早期进行四肢及腰背肌锻炼。行石膏及支架固定者，应早期进行背伸及伸髋活动。严重患者要帮助其定期翻身拍背，防止褥疮。病情稳定后，可开始练功活动，轻者可护腰下地活动锻炼，但应避免弯腰动作。常用的方法有仰卧位的五点支撑法、三点支撑法和四点支撑法(图 10-34)，俯卧位的有交替的头胸和下肢后伸及飞燕点水式(图 10-35)。

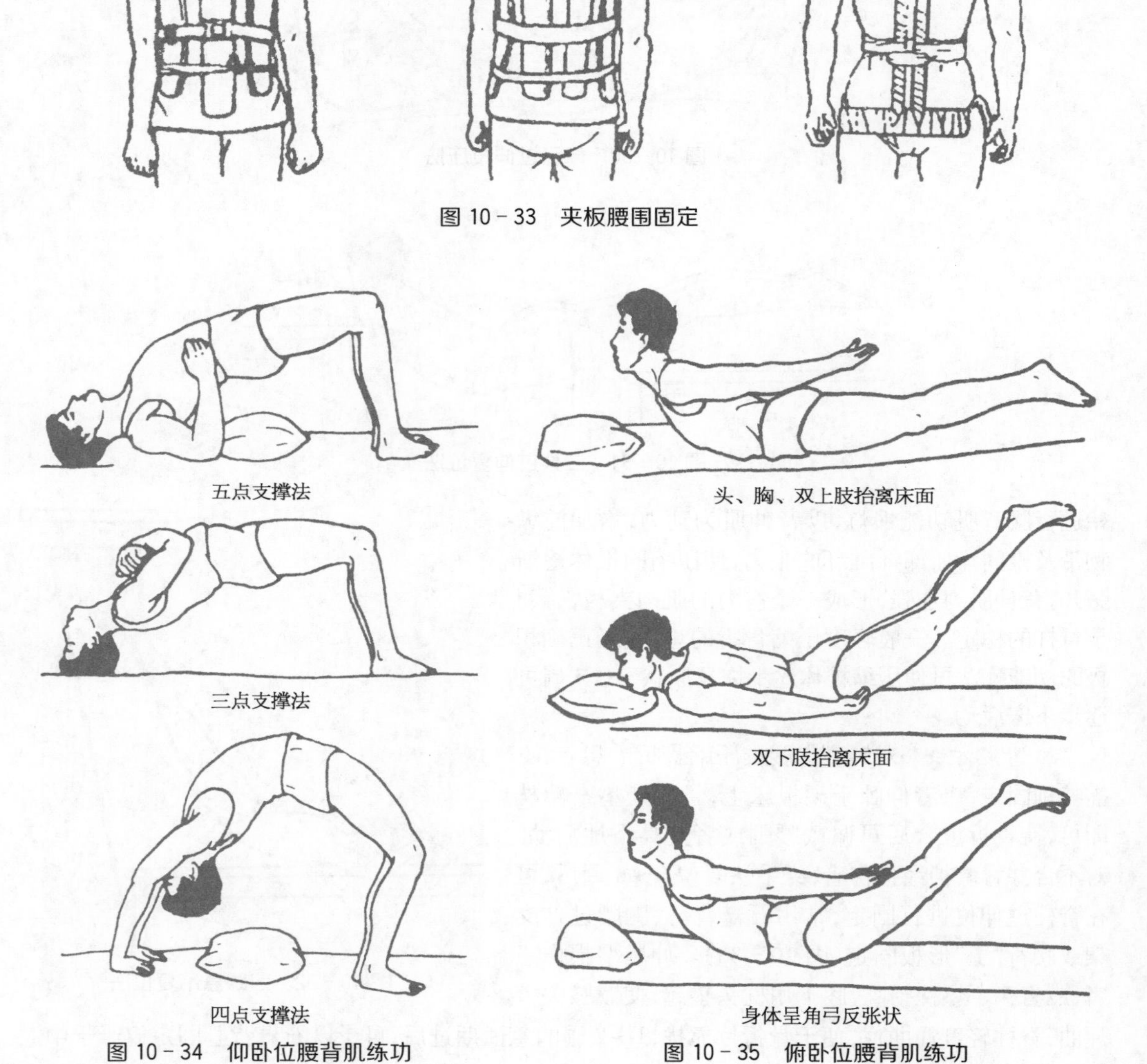

图 10－33　夹板腰围固定

图 10－34　仰卧位腰背肌练功

图 10－35　俯卧位腰背肌练功

4. 药物治疗　骨折早期，局部肿胀、剧烈疼痛、恶心呕吐、腹胀、大便秘结，证属气滞血瘀，治宜行气活血、消肿止痛，方用复元活血汤、顺气活血汤加减；如气滞血瘀、腑气不通、大便秘结，治宜行气导滞、通腑祛瘀，方用大成汤或桃核承气汤。外敷消瘀膏或消肿散。骨折中期，全身症状消除，胃肠功能恢复，证属瘀血未尽、筋骨未复，治宜活血和营、接骨续筋，内服接骨七厘片、接骨紫金丹。骨折后期，腰背筋脉不舒、局部板硬疼痛、腰酸腿软、四肢无力、活动后局部隐隐作痛，证属肝肾亏损、气血不足，治宜滋补肝肾、补气养血、舒筋活络，方用补肾活血汤、十全大补汤，内服伸筋片、筋骨痛消丸。外贴万应膏、伸筋膏、狗皮膏。

5. 手术治疗　对于严重胸腰椎骨折及脱位患者建议手术治疗，治疗目的以解除神经脊髓的压迫，重建脊柱的稳定，恢复椎体的高度。通过后路或后外侧入路切开进行骨折节段的神经脊髓直接减压，重建或扩大椎管，使用椎弓根钉棒系统固定，多数能达到良好效果。对于部分患者并依据医者的技术特点，也可行前路或侧路减压重建椎体高度。对于骨质疏松症性椎体压缩性骨折，难以耐受卧床及骨折疼痛者，可以采用经皮穿刺椎体成型等手术治疗。

【预防与调护】

胸腰椎骨折急救时，搬运过程中应避免继发性损伤或医源性损伤，局部与全身同时兼顾。胸腰椎骨折后应加强医患合作治疗，不能影响损伤的治疗和预后，循序渐进进行康复训练，有助于脊柱的稳定。卧床休息，要衡量腰背部锻炼与下地活动时间，以免加重损伤，促进骨折复位愈合，防止肌肉萎缩，预防骨质疏松，减少慢性腰痛后遗症。定期翻身，预防褥疮；翻身时要求轴向翻身，严禁身体过度扭曲。均衡膳食，加强营养。卧床期间，鼓励患者做深呼吸，预防肺部、泌尿系感染。

第五节　脊髓损伤

脊髓损伤是脊柱骨折脱位最严重的并发症。脊髓损伤所致的截瘫又称外伤性截瘫，古称“体惰”。《灵枢·寒热病》曰：“若有所堕坠，四肢懈惰不收，名曰体惰。”脊髓的解剖部位和生理功能与督脉相似。督脉起于胞中，下出会阴，经脊柱正中，直上颈项至头顶，下达鼻柱到上唇系带处，与任脉相会。《难经·二十八难》载：“督脉者，起于下极之俞，并于脊里，上至风府，入于脑。”手、足三阳经均与督脉交会，因此督脉能总督周身之阳气，故脊髓损伤与督脉受累、经络阻塞有密切关系。

脊髓损伤多因椎体或附件骨折及脱位，移位的椎体或突入椎管的骨折片，压迫脊髓，或外伤导致脊髓前动脉或根动脉损伤，致脊髓缺血坏死，或脊髓静脉回流受阻，造成脊髓内压增高而水肿，并造成脊髓损伤。此外，患者受伤前即有椎间盘突出或椎管狭窄等退行性变，再受轻微外伤亦可造成外伤性截瘫。受伤平面以下，双侧胸、腹部以下对称性感觉、运动、反射完全消失，膀胱、肛门括约肌功能完全丧失者，称为完全性截瘫。存在部分功能者称为不完全性截瘫。脊髓颈段损伤后，双上、下肢功能障碍者，称为四肢瘫痪。

脊髓损伤治疗上比较困难，疗效亦不满意，可致使患者终身残疾，也给患者家庭及社会带来很大的负担，因而脊髓损伤已成为全球性的医疗和社会问题。

【病因病机】

脊髓损伤多由直接或间接暴力损伤，破坏脊柱的结构和稳定性，导致骨折脱位挤压脊髓或者直接损伤脊髓所引起。间接暴力损伤是导致脊髓损伤的最主要原因，外来的暴力并不是直接作用于脊髓，而是通过严重的暴力作用于脊柱，导致脊柱的骨折及脱位的损伤，或是无骨折及脱位的损伤，间接作用于脊髓而导致损伤。直接暴力损伤极为少见，由于脊髓位于脊柱椎管内，一般情况下，当受到来自刀刺伤及枪弹火器伤时，穿过椎板或通过椎板间隙，直接损伤脊髓。最常见的暴力形式是垂直压缩型损伤和屈曲型损伤，约占 90%，其次是过伸型、旋转型及侧屈型损伤。由于损伤阶段的不同，脊髓损伤可分为原发性脊髓损伤和继发性脊髓损伤。

1. 脊髓损伤的病理阶段　脊髓损伤发生的病理机制包括即刻的机械损伤和随之发生的血管、生化反应所致的继发性损害。即刻的机械损伤主要有急性椎间盘突出、爆裂性骨折、骨折脱位等。损伤导致脊髓原始变性，突出、骨折碎块和畸形造成持续的压迫。一般将其分为三个发展阶段。

(1) 急性期：伤后至最初数日内，脊髓及周围组织(包括血管内皮)受到初始机械损伤后，神经细胞死亡瞬间发生，局部突触联系丧失，通过损伤部位的信号传导中断。受伤数分钟后，细胞内 Na^+ 和细胞外的 K^+ 增加，引起细胞去极化，致传导阻滞。发生的出血、水肿、血管痉挛、血栓形成等导致微循环障碍，血管自我调节机制紊乱，脊髓损伤进一步加重。

(2) 亚急性期：伤后数分钟至数周内，细胞继续缺血性死亡、电解质紊乱和水肿。机械损伤致细胞溶解，突触或非突触间的运输改变，细胞外谷氨酸盐等兴奋性的神经递质浓度急剧升高，谷氨酸盐受体激活致脂质过氧化和自由基的产生，一种不同于缺血坏死的继发性细胞程序死亡即细胞凋亡发生，导致反应性神经胶质过多。同时，炎症细胞的侵入使局部细胞因子和趋化性细胞因子的浓度增加，损伤区神经再生的抑制因子和阻断物质浓度也有增加，导致更大范围的细胞死亡。

(3) 慢性期：发生在受伤后数日至数年，主要机制有细胞凋亡范围扩大，一些受体和离子通道浓度和活性改变，瘢痕出现，脱髓鞘导致传导功能受损、囊性变，脊髓空洞区域扩大，受损区及附近轴突再生反应，神经冲动传导通路改变。

2. 脊髓损伤的病理分型　脊髓损伤后的病理形态分为 3 种类型。

(1) 脊髓震荡：又称生理性脊髓横断或脊髓休克征，是脊髓的一种可逆性功能性紊乱，一般于伤后 24～48 小时内症状、体征消失，且不留任何神经系统后遗症。脊髓无明显器质性改变，无压迫，脑脊液通畅。镜下仅见脊髓灰质中有少数点状出血灶，神经细胞及轴突轻度退变，此病理改变持续 6～8 周。早期脊髓震荡的临床体征很难与脊髓横断相鉴别。

(2) 脊髓挫伤：脊髓灰质、白质、脊膜及血管等有不同程度的结构性改变。肉眼可见挫伤区脊髓肿胀、紫红色、脊膜出血及脊髓血管萎缩。镜下见灰质内广泛出血并向白质扩散，神经纤维髓鞘消失。最后，成纤维细胞和神经胶质增生，损伤部位形成纤维和胶质瘢痕。

(3) 脊髓破坏横断：为脊髓的实质性损伤，包括神经纤维束的撕裂和髓质内神经细胞的破坏。可见脊髓中央进行性出血性坏死，血管痉挛，轴浆外溢，溶酶体释放，表现为脊髓自溶现象。伤后 6 周，脊髓断端 1～2 cm 内均为胶质及纤维瘢痕替代。当脊髓完全横断损伤后，断面以下首先表现为脊髓休克。脊髓休克多于数小时后开始消失，而有不同程度的各类反射出现，这对判断完全与不完全性脊髓损伤有着重要的临床意义。

【诊断】

1. 脊髓损伤的轻重程度及临床分类

(1) 脊髓震荡：脊髓神经细胞遭受强烈刺激而发生的超限抑制，脊髓功能暂处于生理停滞状态，随着致伤外力的消失，神经功能得以恢复。无器质性改变，镜下无神经细胞和神经纤维的破坏，或仅有少量渗出、出血。临床表现为损伤平面以下运动、感觉和反射的完全丧失，一般伤后数十分钟感觉、运动开始逐渐恢复,数小时后即可完全恢复,不留任何后遗症。

(2) 脊髓不完全损伤：脊髓遭受严重损伤,但未完全横断,表现为损伤平面以下运动、感觉、括约肌和反射的不同程度保留,是临床上最常见的实质性损伤,有以下几种类型。

1) 中央性脊髓损伤综合征：这是最常见的不全损伤,症状特点为上肢与下肢的瘫痪程度不一,上肢重下肢轻,或者单有上肢损伤。在损伤节段平面以下,可有感觉过敏或感觉减退;也可能有触觉障碍及深感觉障碍,有的出现膀胱功能障碍。其恢复过程是：下肢运动功能首先恢复,膀胱功能次之,最后为上肢运动功能,而以手指功能恢复最慢。感觉的恢复则没有一定顺序。

2) 脊髓半切综合征：也称 Brown－Sequard 综合征,损伤水平以下,同侧肢体运动瘫痪和深感觉障碍,而对侧痛觉和温度觉障碍,但触觉功能无影响。由于一侧骶神经尚完整,故大小便功能仍正常。如脊髓第 1、第 2 胸段受伤,同侧颜面、头颈部可有血管运动失调征象和 Horner 综合征,即瞳孔缩小、睑裂变窄和眼球内陷。此种单侧脊髓的横贯性损害综合征好发于胸段,而腰段及骶段则很少见。

3) 前侧脊髓综合征：可由脊髓前侧被骨片或椎间盘压迫所致,也可由中央动脉分支的损伤或被压所致。脊髓灰质对缺血比白质敏感,在损伤、压迫或缺血条件下,前角运动神经细胞较易发生选择性损伤。它好发于脊髓颈下段和胸上段。在脊髓颈段,主要表现为四肢瘫痪,在损伤节段平面以下的痛觉、温觉减退而位置觉、震动觉正常,会阴部和下肢仍保留深感觉和位置觉。在不全损伤中,其预后最坏。

4) 脊髓后方损伤综合征：多见于颈椎于过伸位受伤者,系脊髓的后部结构受到轻度挫伤所致。脊髓的后角与脊神经的后根亦可受累,其临床症状以感觉丧失为主,亦可表现为神经刺激症状,即在损伤节段平面以下有对称性颈部、上肢与躯干的疼痛和烧灼感。

5) 马尾-圆锥损伤综合征：由马尾神经或脊髓圆锥损伤所致,主要病因是胸腰结合段或其下方脊柱的严重损伤。临床特点：支配区肌肉下运动神经元瘫痪,表现为弛缓性瘫痪;因神经纤维排列紧密,故损伤后其支配区所有感觉丧失;骶部反射部分或全部丧失,膀胱和直肠呈下运动神经元瘫痪,因括约肌张力降低,出现大小便失禁。马尾损伤程度轻时可与其他周围神经一样再生,甚至完全恢复,但损伤重或完全断裂则不易自愈。

(3) 脊髓完全性损伤：脊髓休克过后,在脊髓损伤平面以下的最低位骶部(S4、S5)感觉(肛门皮肤黏膜交界处的感觉及肛门深感觉)、运动(肛门指检时,肛门括约肌的自主收缩)功能完全丧失。脊髓完全损伤,不同节段损伤的主要临床表现。

1) 脊髓颈段损伤：C4 以上的脊髓与延髓相连,发出枕大神经、枕小神经和膈神经等,损伤后多因膈肌和肋间肌麻痹不能自主呼吸而迅速死亡。C4 以下脊髓颈段损伤时,四肢高位麻痹。上肢远端麻木无力,腱反射减弱或消失,表现为下运动神经元瘫痪;双下肢则肌张力增高,腱反射亢进,病理征阳性,表现为上运动神经元瘫痪。损伤平面以下感觉消失,并伴有括约肌障碍,在伤后 7～8 周建立反射性膀胱。由于肋间肌麻痹胸式呼吸消失,而腹式呼吸明显代偿性增强。C8～T7 损伤可累及脊髓外侧角的交感神经,出现 Hornor 综合征,表现为瞳孔缩小、眼睑下垂及同侧汗腺障碍等。

2) 脊髓胸段损伤：由于胸椎椎管较窄,脊髓损伤多为完全性,双下肢呈痉挛性截瘫,损伤平面以下感觉消失。感觉平面改变对脊髓胸段损伤水平的定位具有重要意义,T4 平乳头,T6 在剑突水平,T7、T8 在肋下,T9 在上腹部,T10 平脐,T11 在下腹部,T12 在腹股沟。T6～9 损伤,因腹直肌上段神经支配完好而中下段受损,故该肌收缩时可见肚脐上移,称为 Beevor 征阳性。脊髓休克阶段,如 T6 以上损伤,可出现交感神经阻滞综合征,临床表现为血管张力消失、血压下降、脉搏缓慢、体温随外界变动等。腹壁反射在 T6 损伤时全部消失,上、中、下腹壁反射消失,提示损伤平面分别在 T7,T8;T9,T10;T11,T12。

3) 脊髓腰骶段(L1～S2)损伤:也称腰膨大损伤,多由 $T_{10\sim12}$ 脊柱骨折脱位导致。该段脊髓是腰骶神经根发出处。表现为双下肢肌肉不同程度的迟缓性瘫痪,提睾反射、髌腱、跟腱反射消失,大小便失禁。皮肤感觉丧失区 L1～3 分别为大腿上、中、下 1/3,L4～S2 分别为小腿内侧、足背、足底和小腿后侧。

4) 脊髓圆锥(S3～5)及马尾损伤:主要表现为排尿中枢损伤及肛门括约肌功能障碍,大小便潴留或失禁,会阴部有马鞍状感觉障碍区。L2 椎体以下骨折脱位,仅损伤马尾神经,多为不完全性损伤,两侧症状多不对称。以大腿小腿后部,足部及会阴区皮肤感觉减退或消失较为明显,小腿肌肉瘫痪。

2. 影像学检查

(1) X 线检查:可判断脊柱损伤的部位、类型、程度等情况,从而间接判断脊髓损伤平面,估计其损伤程度。如遇到 X 线片不能显示其骨折脱位情况,而临床表现脊髓损伤很重,此时必须做进一步的辅助检查,明确诊断,避免误诊漏诊的发生。

(2) CT 检查:可显示普通 X 线片不能显示的断面扫描情况,从三维层面了解椎管形态及骨块突入侵占情况,对检查脊柱损伤合并的脊髓损伤具有特别重要的价值。

(3) MRI 检查:可有更好的软组织分辨率,故被经常用来鉴别椎间盘、韧带和神经损伤。当神经损伤不能用其他检查或已知水平的损伤来解释时,就选择 MRI 进行评价。另外,MRI 在评价脊髓损伤的预后和指导进一步的治疗以促进恢复方面发挥着重要作用。研究证实,若在急性脊髓损伤患者的脊髓中发现有血肿表示预后不良。

(4) 血管造影:与传统的血管造影相比,CTA 和 MRA 可以用更小的创伤获得更清晰的脊柱部血管图像。

(5) 电生理检查:最主要的目的是确定截瘫程度。完全性脊髓损伤时,SEP 无诱发电位波形出现;不完全损伤时,则可出现诱发电位,但波幅降低和(或)潜伏期延长,其中尤以波幅降低意义更大。

3. 脊髓损伤严重程度评判　最准确和有价值评价脊髓损伤的方法是进行标准的脊髓损伤的神经学检查,一般采用美国脊柱损伤学会(ASIA)发表的标准体格检查方法。特定的肌肉和感觉功能的评价是检查的主要组成部分,肌肉牵张反射检查包括球海绵体反射则有助于评价下运动神经元损伤的情况。

【辨证论治】

1. 脊髓损伤的急救、转运及处理原则　大部分脊髓损伤是由脊柱损伤继发的,稳定性破坏,如急救及转运不当,会加重原始的脊髓损伤,使可逆的不完全损伤转变为不可逆的完全性损伤。因此,正确急救、转运尤为重要,处理原则如下:① 急救与转运时,必须采用防止脊柱脊髓损伤加重的搬运方法和器具,有相应专科救治条件或专业急救人员对抢救脊髓损伤尤为重要,应尽量给患者创造更好的条件。② 注意防止休克及其他部位的合并伤。③ 开放性脊髓创伤者,应在保持其良好的体位下,及早进行清创术及脊髓减压术。④ 高位截瘫者,要保持呼吸道通畅和防治并发症,行颅骨牵引,防治肺部感染及肺不张,必要时行紧急气管切开术。⑤ 已发生截瘫者,要防止尿路及肺部感染、压疮及肢体畸形挛缩。⑥ 闭合性脊柱伤合并有脊髓受压时,应及早手术。

2. 手术治疗　脊髓损伤有手术适应证时,应积极尽早地进行减压手术。没有手术条件时,也应及时将骨折复位，为脊髓功能的恢复创造有利条件。手术治疗是针对骨折及脱位的整复、矫形、椎管减压或扩容、固定与植骨融合。目的是重建脊柱的稳定性，解除对脊髓的压迫。成人的无骨折及脱位性脊髓损伤，必要时也可及早手术，以扩大椎管容积，解除脊髓压迫，从而减轻脊髓水肿，降低神经组织内部张力，改善血流灌注状况，有助于改善脊髓功能。

3. 药物治疗

(1) 西药治疗

1) 甲基泼尼松龙是当前临床治疗急性脊髓损伤最常用的一种，脊髓损伤 8 小时内是治疗的黄金时期，可用甲基泼尼松龙大剂量冲击治疗，每千克体重 30 mg 剂量一次给药，15 分钟静脉注射完毕，间隔 45 分钟，以 5.4 mg/(kg · h)剂量持续静脉滴注 23 小时。

2) 急性脊髓创伤会发生不同程度的脊髓水肿，从而加重脊髓的压迫。使用药物进行脱水治疗，可以减轻脊髓水肿，对减轻脊髓的继发性损伤也有一定的作用，利尿剂与脱水药物并用可增强脱水治疗的效果。用药期间应计 24 小时出入量、监测血压、脉搏及电解质等指标变化。

3) 低分子右旋糖酐能改善组织的微循环，减少缺血坏死，促进水肿消退，有助于脊髓功能恢复。

4) 促神经功能恢复药物的神经节苷脂、神经生长因子、三磷酸胞苷二钠、维生素 B_{12} 等。

5) 氧自由基清除剂如维生素 E、维生素 A、维生素 C 及辅酶 Q 等，以及钙离子阻滞剂，对防止脊髓损伤后的继发性损害有一定益处。

6) 支持疗法包括维持水、电解质、酸碱平衡，热量、营养和维生素的补充等。

(2) 中医治疗：脊髓损伤主要损伤督脉，而督脉正是阳经之会，督伤络阻，因而四肢或下肢出现不同程度的瘫痪和一系列的并发症。阳经久病之后，必然损及阴经，久则出现阴阳俱虚。临床上必须根据病程发展和轻重缓急，辨证施治。

1) 损伤早期：外伤性截瘫的早期，多为瘀血阻滞，经络不通，治宜活血祛瘀、疏通督脉，兼以壮筋续骨，方用桃仁红花煎加减，辅以地龙、穿山甲、王不留行等通络药物，依据病情加用葛根、桑枝、怀牛膝等引经药物。如腹部胀满作痛、饮食不振、大便干结不通，可选用顺气活血汤加大黄、芒硝等。外敷祛瘀消肿膏。

2) 损伤中期：局部肿痛减轻，饮食增进，腹胀减轻，治宜补养气血、续筋接骨为主，内服壮筋续骨丹。外贴神筋膏。

3) 损伤后期：因督伤络阻，久病及肾，骨痿肉脱，辨证多属脾肾阳虚。治宜补肾壮阳、温经通络，方用桂附理中丸加减等。如出现痉挛性瘫痪，属血虚风动，治宜养血柔肝、镇痉息风，可内服四物汤加蜈蚣、全蝎、䗪虫、钩藤、伸筋草等。如为气血虚弱，身体消瘦，精神不振，面色无华，应大补气血为主，可选用八珍汤、补中益气汤或归脾汤等。

脊髓损伤后康复治疗时，应合理地结合理疗、针灸等，促进肌肉及关节的功能恢复。针灸处方选用以手足阳明经和夹脊穴为主，因阳明经多气多血，取“治痿者独取阳明”之意；夹脊穴位于督脉之旁，又与膀胱经第一侧线的脏腑背俞穴相通，可调脏腑阴阳、通行气血。

4. 高压氧治疗 可提高脊髓损伤段组织内氧分压，改善脊髓缺氧状态，防止神经进行性破坏及退变坏死。

5. 并发症预防及治疗

(1) 排尿障碍及泌尿系感染：应尽早建立自动排尿功能，防止或减轻尿路感染，目前常用的方法是采用留置导尿管及间断导尿。指导患者进行腹肌的锻炼，控制饮水和寻找诱发膀胱排尿反射的因素。在截瘫早期，留置导尿管应定期夹管，使膀胱习惯于节律性充盈与排空，以有助于反射性收缩功能的恢复。膀胱括约肌的功能有所恢复以后,应鼓励患者练习自行排尿,若有尿液沿留置导尿管的周围流出,说明已恢复排尿功能,可尽早拔出导尿管,同时合理选用抗生素,以预防感染。

(2) 呼吸困难及肺部感染:这是脊髓颈段损伤患者最常见的并发症,由于肋间肌瘫痪,使潮气量和肺活量明显降低,加之咳嗽力量较弱,难于清除气道内的分泌物,发生限制性或混合性呼吸障碍,导致缺氧,并可引起肺部感染、肺不张。应注意保暖,预防感冒,定期翻身,同时轻轻叩击背部及胸廓,协助患者排痰,鼓励患者深呼吸、咳嗽。对于脊髓颈段损伤伴通气功能障碍者,要及时行气管切开;已经发生或将要发生呼吸功能衰竭者,应使用机械通气;已发生或将要发生肺部感染者,应依据培养结果合理选用敏感抗生素的治疗;对肺不张者,可应用纤维支气管镜灌洗或吸痰。

(3) 压疮:多由脊髓损伤平面以下感觉障碍,缺少正常保护性反应,受压组织缺血坏死,以及潮湿、皮肤过度摩擦等所致。压疮面积较大、坏死较深的,可使患者丢失大量组织液,造成营养不良等,还可继发全身感染。预防压疮发生,应定时翻身,清洁皮肤,适当按摩,改善营养状况。

(4) 四肢挛缩与畸形:截瘫患者长期卧床,全身代谢功能受到抑制,生理功能衰退,肌肉萎缩,关节僵直。对不完全瘫痪的肌肉关节进行功能锻炼,可改善代谢功能,促进血液循环,增进食欲,防止肺炎、压疮和泌尿系感染等并发症,且能加速功能代偿和重建。

6. 功能锻炼 强调脊髓损伤患者的康复应从伤后之日开始,早期功能锻炼可促进全身经络及气血运行,加强新陈代谢,提高机体抵抗力,防止肺炎、压疮、尿路感染、深静脉血栓形成等并发症,是调动患者主观能动性去战胜截瘫的一项重要措施。未瘫肌肉的主动锻炼对防止肌肉萎缩是十分重要的。

【预防与调护】

脊髓损伤治疗时需要患者配合,如适量、主动锻炼,但不能锻炼过激,应循序渐进,劳逸结合;合理饮食,多吃些高纤维素、高蛋白质、少胆固醇等食物;注意保暖,特别是冬季寒冷天气。

附: 美国脊柱损伤学会(ASIA)体格检查标准

评价患者的 ASIA 水平(表 10-1),需要参考 ASIA 分类,并按下面 20 个步骤进行:① 左右对比检查 10 块肌肉的情况,5 个在上肢,5 个在下肢。② 左右对比检查 28 个皮区的针刺觉和轻触觉。③ 进行完整的直肠感觉和运动功能检查。④ 判断左右的感觉平面。⑤ 判断左右的运动平面。⑥ 确定最后的运动和感觉平面。⑦ 计算运动和感觉评分。⑧ 判断神经损伤水平。⑨ 完全或不完全损伤的分级(依据 ASIA 脊髓损伤分级,从 A 到 E)。⑩ 判断部分保留区的范围。

(一) 运动检查

根据 ASIA 标准,每个肢体 5 个主要肌肉肌力分 6 个等级,为 0～5 级。进行肌力检查有三个方面需要记录,即对抗阻力活动、重力的作用和关节运动的范围。肌力检查时患者仰卧位,从近端到远端按顺序进行检查。如果不能进行肌力检查,记为无法检查(NT)。将每侧评分相加(总分 50 分),再将两侧评分相加,就可以提供运动指数评分(总分 100 分)。如果无法检查,运动评分不能计算。运动肌的检查包括膈肌(通过透视)、三角肌、腹肌、内侧腘绳肌和髋内收肌。

表 10-1 脊髓损伤评估表

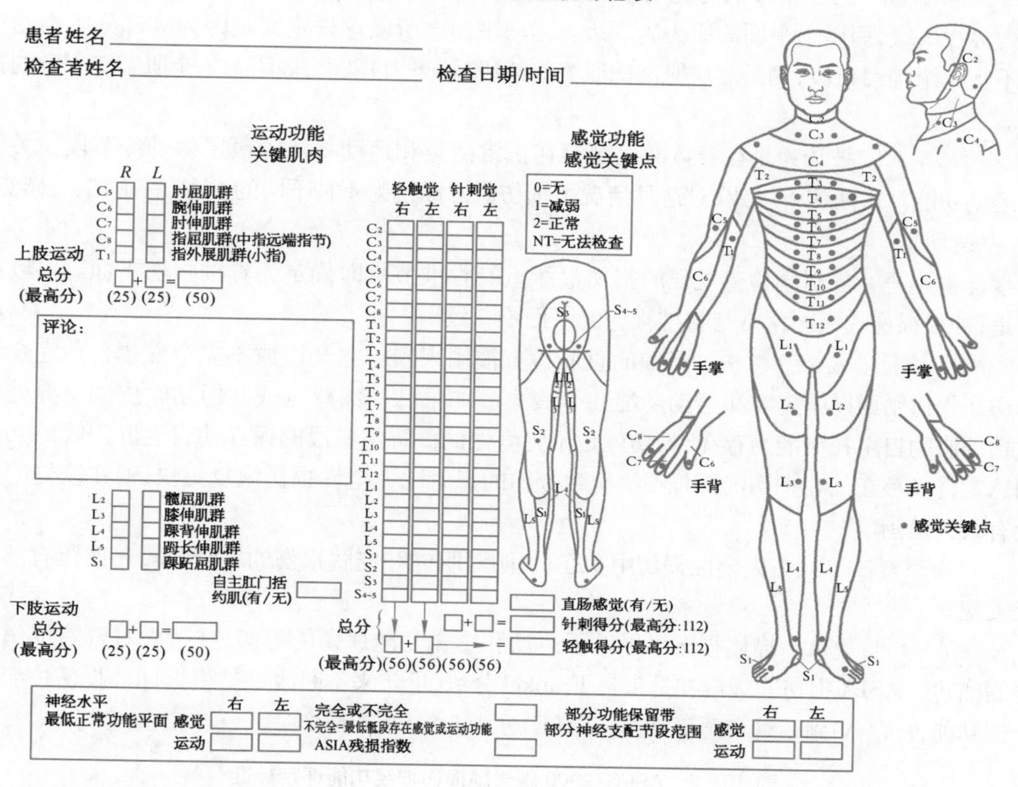
患者姓名＿＿＿＿＿＿＿＿
检查者姓名＿＿＿＿＿＿＿＿ 检查日期/时间＿＿＿＿＿＿

运动功能
关键肌肉

	R	L	
C5			肘屈肌群
C6			腕伸肌群
C7			肘伸肌群
C8			指屈肌群(中指远端指节)
T1			指外展肌群(小指)

上肢运动
总分 □+□=□
(最高分) (25) (25) (50)

评论：

	R	L	
L2			髋屈肌群
L3			膝伸肌群
L4			踝背伸肌群
L5			跗长伸肌群
S1			踝跖屈肌群

自主肛门括约肌(有/无) □

下肢运动
总分 □+□=□
(最高分) (25) (25) (50)

轻触觉 右 左　针刺觉 右 左
C2 C3 C4 C5 C6 C7 C8 T1 T2 T3 T4 T5 T6 T7 T8 T9 T10 T11 T12 L1 L2 L3 L4 L5 S1 S2 S3 S4~5
总分 □+□= □
(最高分)(56)(56)(56)(56)

感觉功能
感觉关键点
0=无
1=减弱
2=正常
NT=无法检查

直肠感觉(有/无) □
针刺得分(最高分:112) □
轻触得分(最高分:112) □

手掌　手背　感觉关键点

神经水平
最低正常功能平面　右 左
感觉 □ □
运动 □ □
完全或不完全 □
不完全=最低骶段存在感觉或运动功能
ASIA残损指数 □
部分功能保留带
部分神经支配节段范围　右 左
感觉 □ □
运动 □ □

(二) 感觉功能检查

需要对主要的 28 个皮节进行轻触觉和针刺觉检查。用 0、1 和 2 分分别记录感觉消失、感觉减退和感觉正常。面部的感觉被用来作为评价轻触觉和针刺觉的标准。感觉消失指无法区别出针刺觉，记为 0 分。感觉减退是指能够区别出针刺觉和轻触觉，但是针刺觉没有面部那么锐利，记为 1 分。针刺觉过敏同样被认为感觉减退而记为 1 分。

棉花被用来评价轻触觉，棉签应该被弄开不超过 1 cm。如果检查部位的感觉和面部一样记为 2 分，比面部感觉减退记为 1 分，没有感觉记为 0 分。大部分的感觉检查在身体前部进行，下肢、枕骨和肩部的检查在背部进行，手指和脚趾在背面检查，躯干部沿锁骨中线进行。

感觉评分是每一边针刺觉和轻触觉的总和(联合的总分，每一种感觉 56 分)。两边的评分相加得出标准分(112 分针刺和 112 分轻触觉)。如果由于一些原因感觉情况没被记录，就记为无法检查，而这一病例的感觉评分就没办法计算。

(三) 直肠检查

记录肛门的自主收缩能力，记为存在或消失。检查者必须区分出肛门括约肌的自主收缩和反射收缩。在进行直肠检查时还要进行肛门深感觉检查，记为存在或消失。患者可能有压痛或其他的一些感觉。

(四) 损伤平面

1. 感觉平面　即身体两侧均具有正常感觉功能(针刺觉和轻触觉)的最尾侧的脊髓节段。

2. 运动平面　为正常最低的运动节段，在身体两侧有可能不同。它的标准是最低平面的关键肌肌力最少3级，而以上平面的肌力为5级。运动平面之所以这样定义是因为大部分肌肉的神经支配不止一个神经节段，如果一块肌肉的肌力在3级(抗重力)以上，表明上一个肌节有完整的神经支配。

3. 神经平面　被认为是在身体两侧都存在正常感觉和运动功能的最尾侧神经节段。关于感觉和运动功能常常两侧不一致，对这种情况下损伤最好描述为4种不同的类型(右感觉、左感觉、右运动、左运动)。

4. 骨骼水平　放射学检查发现的损伤最严重的脊椎节段即确定为脊椎损伤平面。但应该注意的是，神经损伤的平面常常与脊椎损伤的平面不一致。

5. 完全性和不完全性损伤　仔细的直肠检查被用来判断完全性或不完全性损伤。完全性脊髓损伤在损伤平面以下感觉和运动功能完全丧失。如果肛门深感觉或肛门黏膜皮肤交界处的感觉或括约肌的自主控制能力存在，损伤就是不完全性的。脊髓骶段的保存使自主肛门收缩功能和肛门感觉得以存在。在损伤的部位不完全性损伤的患者比完全性损伤恢复更快，但在恢复的程度上没有太大差别。

6. 部分保留区　只在完全性损伤中存在，说明对肌肉和皮肤损伤的神经节段还保留有部分的神经支配。

7. ASIA损伤等级　描述损伤水平以下运动和感觉功能保留的等级，并考虑对脊髓损伤保留功能的描述。ASIA损伤等级最初是来自Frankel分级，近年来不断改进。根据标准损伤按症状从完全性功能丧失(A)到运动和感觉功能正常(E)分为5级(表10-2)。

表10-2　ASIA-2000版脊髓损伤神经功能评定标准

分　级	功能状况
A. 完全性损伤	脊髓S4、S5无任何运动及感觉功能保留
B. 不完全性损伤	在神经损伤平面以下，包括骶段(S4、S5)存在感觉功能，但无运动功能
C. 不完全性损伤	在神经损伤平面以下有运动神经功能保留，1/2以上的关键肌肌力<3级
D. 不完全性损伤	在神经损伤平面以下有运动神经功能保留，至少1/2的关键肌肌力>或=3级
E. 正常	感觉和运动功能正常

第六节　骨盆骨折及脱位

随着现代化工农业和高速交通的发展，高能量损伤引起的骨盆骨折的发生率在迅速提高，也往往是多发性损伤的重要方面。在因交通事故死亡的患者中，骨盆骨折是第3位的死亡原因，其中与骨盆骨折相关的失血性休克、脏器破裂后严重感染、脂肪栓塞和弥散性血管内凝血是其早期死亡的主要因素。

临床上骨盆骨折的发生率仅次于脊柱和四肢骨折，并往往伴发直肠、泌尿生殖系统及神经干的损伤和某些大中血管及静脉丛的破裂。不稳定的骨盆骨折虽经积极治疗，其致残率仍高达4%～20%，病死率在3.4%～42%。因此，对于骨盆和髋臼损伤的治疗已经成为骨科学尤其是创伤骨科学中的重要分支。骨盆和髋臼的解剖、生物学特点比较复杂，目前无论非手术或手术治疗的并发症发生率和致残率仍然较高。虽然如此，现对骨盆和髋臼骨折的研究取得了比较大的进步，对损伤机制的认识日趋深入，分型也渐趋明确统一，基于良好生物力学原理的治疗方法也逐渐得以推广。

1. *骨盆环的解剖* 骨盆是一个环形结构，是由骶骨和两侧髋骨连接而成的坚强骨环，形如漏斗(图10-36)。从发育而言，髋骨是由3个独立的骨化中心融合形成的，即髂骨、坐骨和耻骨。它们会合于三角软骨，16岁左右完全融合。虽然有骶髂关节及耻骨联合等结构的存在，但骨盆的三个骨块间并没有内在的稳定性，如果不是周围韧带结构的连接，骨盆环就会分离。两侧耻骨借纤维软骨性的耻骨盘相连，有耻骨上韧带和耻骨弓状韧带加强。在人体内，骨盆上连脊柱，支撑上身的体重，同时又是连接躯干与下肢的桥梁，是负重的重要结构，能承受较大重量，因此，软组织对于维持骨盆环的稳定性非常重要，而稳定性也是骨盆最主要的解剖特征。

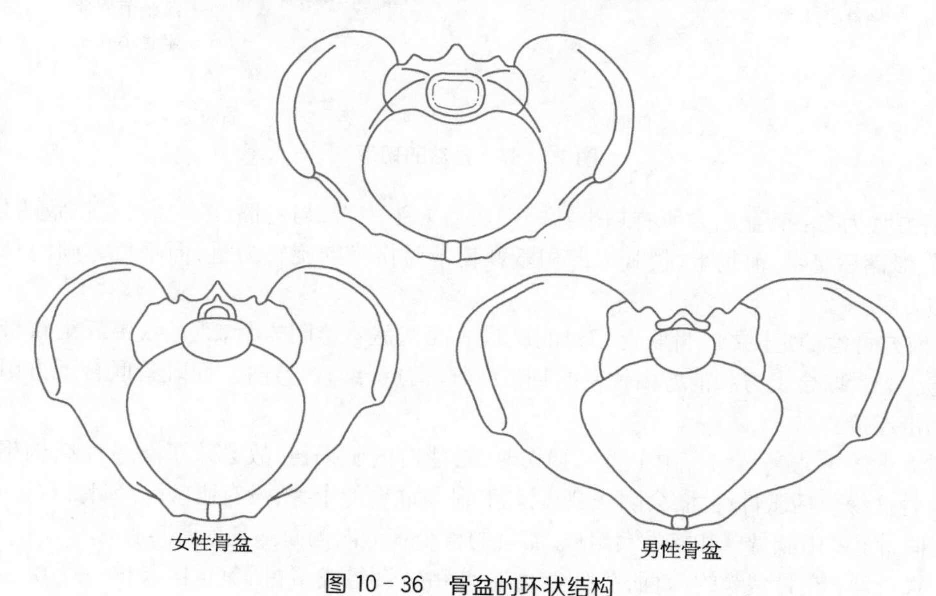

图10-36 骨盆的环状结构

2. *结构稳定性* 由于人体主要负重线通过骶髂关节传导至股骨颈，因此可认为骨盆的主要稳定结构在于后方。前方关节即耻骨联合，看起来更像一个支撑结构，防止骨盆塌陷，而并非主要的负重和稳定结构。

(1) 后方骨盆稳定性

1) 骶髂关节：骶骨和髂骨相邻面分为两部分，下方是关节面，上方是骶骨粗隆，骶骨关节面通过纤维软骨和髂骨相邻表面相连接。然而，骶髂关节并非真正的滑膜关节，存在微动，但受到数条韧带的限制，其中最强大的是骶髂骨间韧带，这是人体最坚固的韧带，维持后方骶髂关节复合体的稳定性。骶髂前韧带也非常牢固，其纤维束平直，从骶骨前表面发出，止于前方髂骨相邻的表面。

2) 连接韧带：骶结节韧带极其牢固，形状宽阔，形成骨盆出口的一部分。起于骶骨整个背面的外侧部分及髂后上棘后表面，止于坐骨结节。其内侧缘像镰刀样延伸至坐骨结节，与闭孔筋膜相连续。其外侧上缘的起点,附着于臀大肌。骶棘韧带是三角形结构,起自骶骨和坐骨的外缘,深处为骶结节韧带,止于坐骨棘。骶棘韧带将坐骨区分为坐骨大孔和坐骨小孔两部分,其骨盆面覆盖着尾骨肌。髂腰韧带双侧都有,附着于第5腰椎的横突尖,终于髂棘。腰骶外侧韧带从第5腰椎横突发出,向下止于骶骨翼,其陡峭的内侧缘与第5腰椎神经的前支相毗邻(图10-37)。

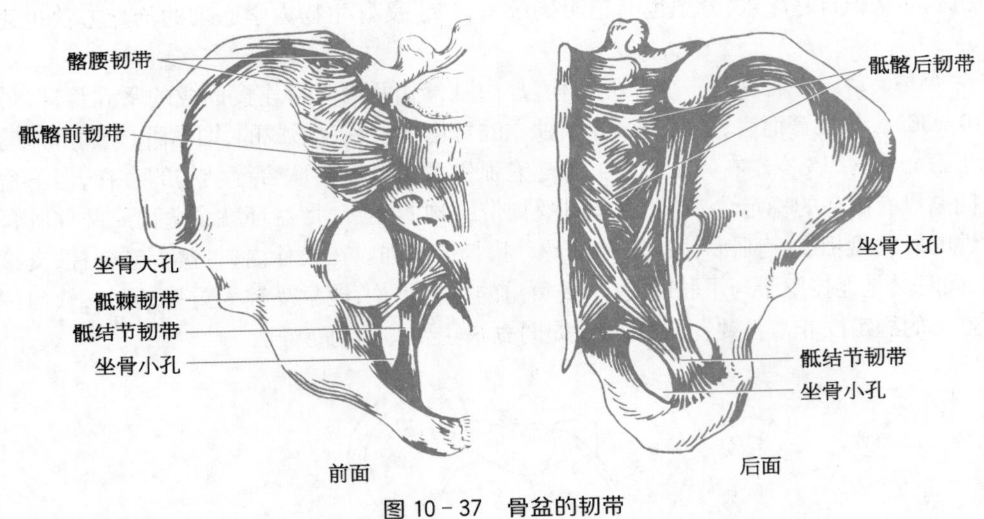

图10-37 骨盆的韧带

3)后方张力带:骨盆后方所有韧带共同形成后方张力带,与骨骼因素共同对抗致畸作用力。横向韧带、骶髂后韧带、前韧带、腰骶韧带和骶棘韧带对抗横向旋转力量,而垂直方向的韧带对抗纵向剪切力。

(2)前方骨盆稳定性:耻骨联合相对的耻骨表面覆盖着透明软骨,通过数层纤维软骨和纤维组织相连。耻骨联合上方和前方由致密的韧带纤维混合纤维软骨连接,而耻骨联合下方则通过耻骨弓状韧带连接。

3.骨性骨盆的内部结构　由于骨盆损伤时,常伴有内脏损伤,故必须了解骨性结构相邻内脏的损伤。骨盆缘包括骶骨岬、髂会阴线、耻骨嵴和耻骨联合的上缘,没有肌肉跨经骨盆缘。

(1)假骨盆:由骶骨翼和髂骨窝组成,髂骨的整个扁形内侧面都覆盖着髂肌。

(2)真骨盆:在骨盆缘的深面,外侧壁由耻骨和坐骨组成,包括负重区域的一小块三角形髂骨。闭孔分隔了坐骨和耻骨,表面覆有一层膜,在膜顶部有开口,闭孔血管和神经在此穿出骨盆。闭孔下方的骨盆外侧壁附着闭孔内肌和筋膜,它们从坐骨小孔穿出骨盆。梨状肌在骶骨的外侧和前部起始,从坐骨大孔穿出骨盆。大多数人坐骨神经从梨状肌下方离开骨盆。

(3)骨盆膈:肛提肌和尾骨肌穿出骨盆,形成盆腔的底面,支撑骨盆器官,并将它们与会阴部隔开。盆腔膈由自主肌组成,膈上有尿道、直肠和阴道穿过。

4.骨盆环的生物力学机制

(1)解剖结构

1)前方结构:耻骨前支起支撑作用,防止负重时前方骨盆环塌陷。

2)后方结构:骨盆的稳定性由后方韧带复合体决定。后方韧带复合体相当复杂,能将人体重量从脊柱转移至下肢,否则骶骨容易向前移位,而髋骨则易向后移位。骶髂前韧带宽而薄,有防止外旋和抵抗剪切力的作用。骶髂后韧带是影响骨盆环稳定性的最主要张力带。如果把骶骨比作桥梁的话，那么完整的后方韧带复合体如悬吊式桥梁的钢索，骶髂骨间韧带则是桥梁的栅栏(图 10－38)。髂腰韧带位于第 5 腰椎的横突和髂骨嵴之间，与骶髂骨间韧带的纤维相交叉，以增强桥梁的稳定性(图 10－39)。

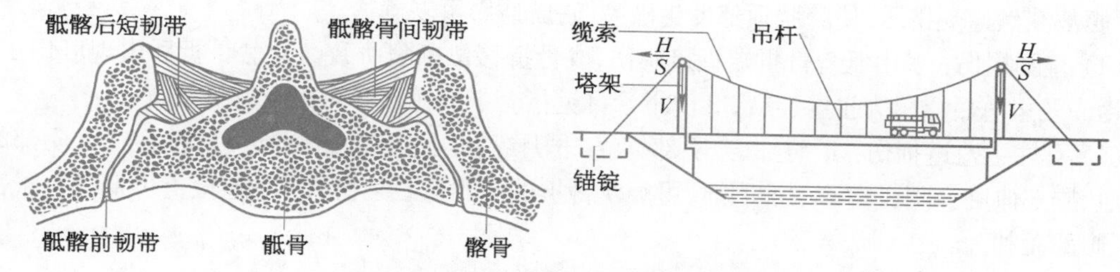

图 10－38　骶骨韧带类似悬吊式桥梁

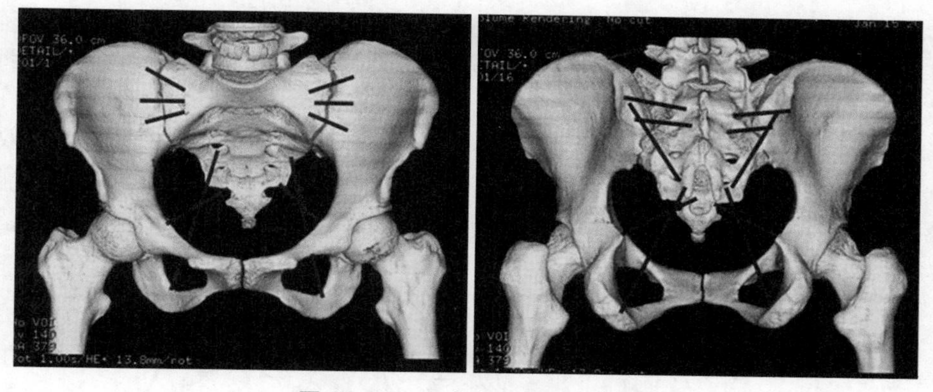

图 10－39　骨盆主要的韧带结构

前方为耻骨联合，后方张力带包括髂腰韧带、骶髂后韧带、骶棘韧带和骶结节韧带

(2) 骨盆稳定性的概念：治疗骨盆损伤患者时，分析其骨盆稳定性至关重要。骨盆外伤时不仅累及骨性骨盆、盆腔血管和脏器，而且全身各系统也将受损，不稳定的骨盆骨折患者更可能严重失血和伴有其他器官损伤。骨盆损伤时治疗的基本目的是防止骨盆畸形，不稳定骨折中由于后方结构仅提供骨盆 60％的稳定性，单行后方固定术仅可预防半侧骨盆再次移位，所以这些患者需要前后方联合固定以使患者能够安全活动整个骨盆。

5. 易于合并损伤的组织结构

(1) 神经：第 4 腰神经的一个分支经过第 5 腰椎横突；第 5 腰神经经过骶骨翼，与第 4 腰神经一起形成腰骶干。上方 4 对骶骨神经前支穿出骶孔，行于骶骨外侧块的沟内。腰骶干和第 1 骶神经位于骶髂关节前方，而第 2、第 3、第 4 骶神经位于梨状肌的前方，它们共同发出神经分支，如坐骨神经、阴部神经和许多小分支，包括臀上和臀下神经。

(2) 血管：① 骨盆内的动脉包括骶正中动脉、直肠上动脉和髂内动脉。骨盆外伤严重时，髂内动脉甚至髂总动脉都有可能被撕裂，引起致命性的出血。臀上动脉是髂内动脉的最大分支，此动脉损伤是骨盆骨折时大量出血的常见原因。臀下动脉位于第 1～3 骶神经之间，在梨状肌下方出骨盆，支配臀大肌。沿着骨盆侧壁行走的闭孔动脉，位于其同名静脉和神经之间，由于其通过闭孔膜上方的缺损出骨盆，因此耻骨支损伤时常常累及该动脉。② 骨盆静脉丛血液有些经直肠上静脉回流至肠系膜下静脉和门静脉，骨盆外伤损伤此静脉丛容易导致患者大量渗血。

(3) 泌尿道损伤：主要为后尿道损伤和膀胱破裂，多由耻骨支或耻骨联合分离对其挤压、牵拉和穿刺引起。主要表现为有尿意但排不出尿，会阴或下腹部胀痛，尿潴留或尿外渗，尿道口流血或有血迹，尿道逆行造影可明确诊断。膀胱破裂多由移位明显的骨折端穿刺所致，也可在膀胱充盈时，下腹部突然遭受挤压，使膀胱顶部发生破裂，膀胱造影可以确诊。

(4) 直肠损伤：多由骶骨骨折端直接刺伤，或骨折移位撕裂所致。骨盆骨折后出现肛门出血、下腹疼痛及里急后重感为主要症状，肛门指诊可见指套上有血迹并可触及骨折端。

(5) 女性生殖道损伤：下腹部、会阴部疼痛，非月经期阴道流血，体检发现下腹部、会阴部的皮下瘀血、局部血肿。阴道指诊触痛明显，可触及骨折端及阴道破裂伤口。B超检查可发现有子宫破裂、下腹部血肿等。

【病因病机】

骨盆骨折多由强大的直接外力所致，也可通过骨盆环传达暴力而发生他处骨折，如车轮碾轧、碰撞、房屋倒塌、矿井塌方、机械挤压等外伤所造成，少数情况是由摔倒或由肌肉强拉而致骨折。暴力作用方向决定骨折类型。

1. 侧方压缩暴力　外力作用于髂嵴或大转子，使伤侧骨盆向中线旋转，造成单侧或双侧耻骨支骨折，或耻骨联合交错重叠、髂骨翼骨折内旋移位，或骶髂前韧带保持完整而骶髂后韧带断裂，出现骶髂关节旋转性半脱位。也可发生骶髂后韧带附着处的髂骨后半部骨折，该骨折块留在原位(图 10－40)。

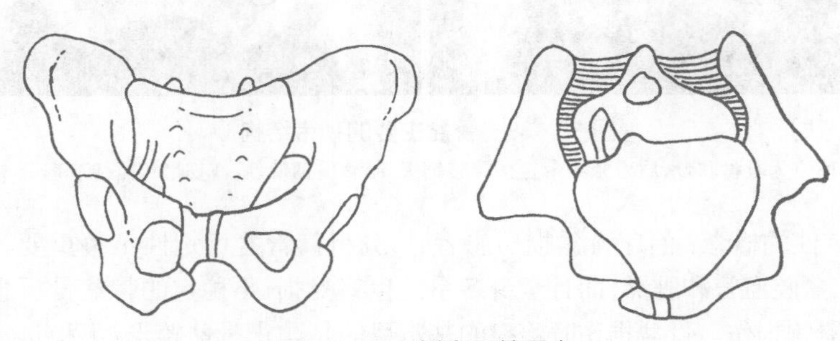

图 10－40　侧方压缩暴力

2. 前后挤压暴力　骨盆受到前后方向的撞击或使两髋分开的暴力，使骨盆以骶髂关节为轴向两侧分离，故又称“开书样”损伤。外力造成耻骨联合分离或耻骨支骨折，骶髂后韧带保持完整而骶髂前韧带断裂，出现骶髂关节向外旋转性半脱位，或髂骨翼骨折向外旋转移位(图 10－41)。

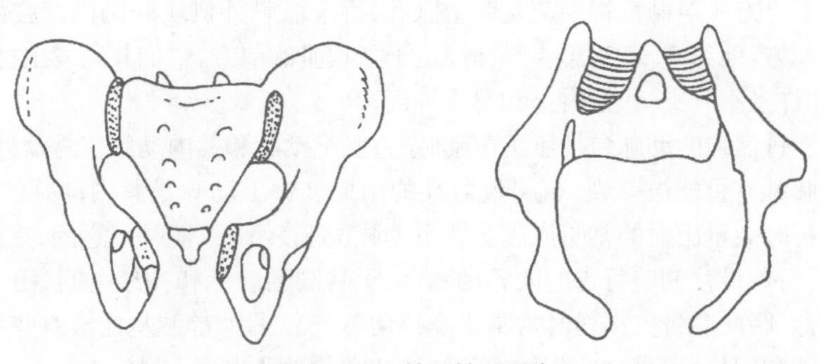

图 10－41　前后挤压暴力

3. 垂直压缩暴力　由高处跌落，双下肢着地后，骨盆受到上下方的垂直剪切暴力致伤。表现为耻骨联合分离、耻骨支骨折、骶髂关节纵向分离脱位，或骶孔处的纵向骨折、骶髂关节髂骨侧的纵向骨折，其特征是半侧骨盆向头侧的纵向移位(图 10-42)。

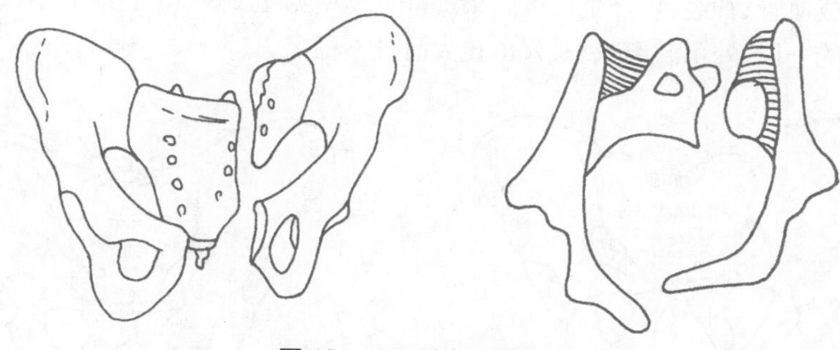

图 10-42　垂直压缩暴力

4. 撕脱性骨折　由于肌肉急骤收缩所致，多发生于青少年剧烈运动过程中，如快跑、跳跃时，尤以髂前上、下棘和坐骨结节撕脱骨折常见。该损伤不影响骨盆环的完整和稳定，但骨折块往往移位较大，局部软组织撕裂较明显。根据损伤机制和骨盆的稳定性及损伤严重程度可分为 3 种类型。

(1) 稳定型：主要是骨盆边缘骨折，这类骨折不影响骨盆的完整性，病情较轻，如髂前上棘、髂前下棘、坐骨结节、尾骨等骨折(图 10-43)。

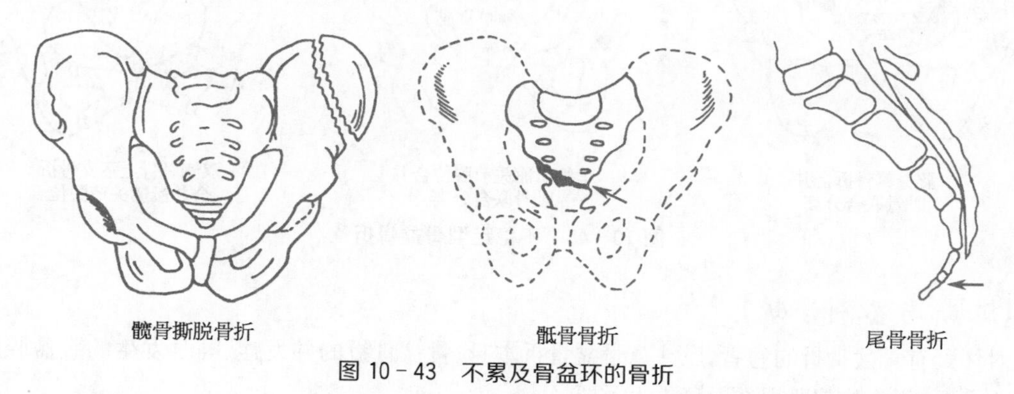

图 10-43　不累及骨盆环的骨折

(2) 部分稳定型：主要是骨盆环单弓断裂无移位骨折，这类骨折影响到骨盆环，但未完全失去连接，基本保证环状结构的完整。如一侧耻骨上支或下支，或坐骨上支，或耻骨水平支单独骨折、髂骨骨折、耻骨联合轻度分离、骶髂关节轻度脱位等(图 10-44)。骨折仅表现为裂纹骨折，或有轻度

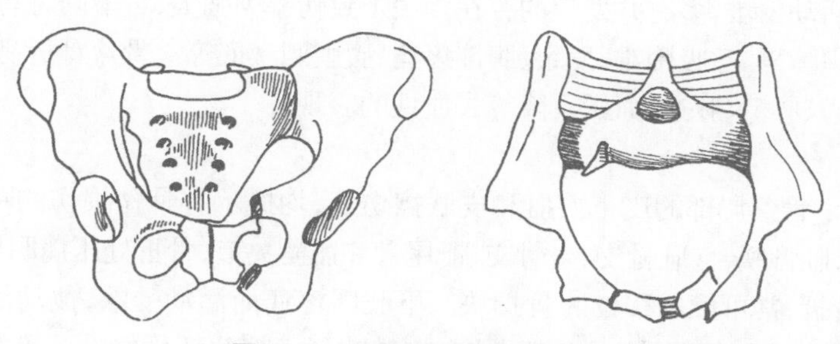

图 10-44　骨盆环的单处骨折

移位，但较稳定，愈合良好。

(3) 不稳定型：主要是骨盆环双弓断裂移位骨折，这类骨折均由强大暴力引起，多为挤压伤，由于骨折移位和伴有关节错位，而致骨盆环的完整性遭到破坏，不但导致功能的严重障碍，而且常损伤盆腔内脏器或血管、神经，可产生严重后果。常见类型见图 10－45，这些骨折共同特点是折断的骨块为骨盆环的一段，处于游离状态，移位较大而且不稳定。

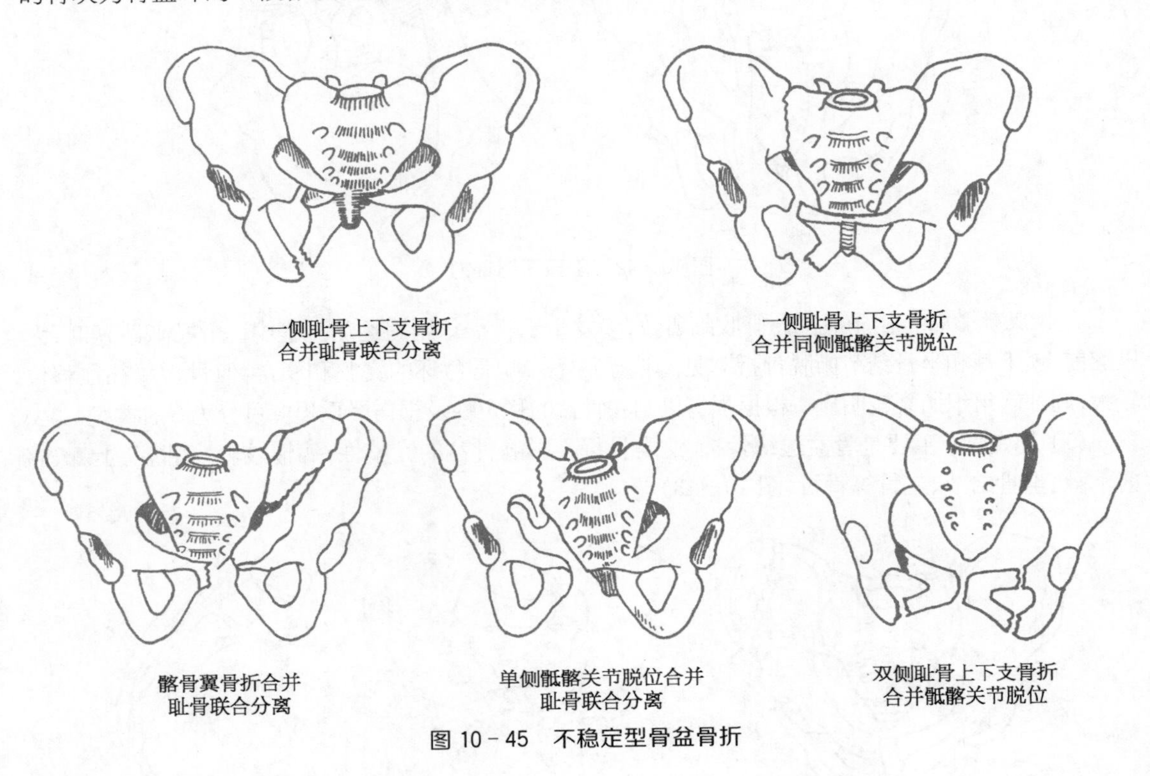

图 10－45 不稳定型骨盆骨折

【诊断与鉴别诊断】

对怀疑有骨盆骨折的患者，应注意骨盆骨折本身、骨盆骨折的并发症、同时发生的腹盆腔脏器损伤 3 方面，腹盆腔脏器损伤无疑更为重要。

1. 临床表现　多有交通事故、重物砸伤或高处跌落等高能量损伤病史，要了解受伤时间、受伤方式、受伤原因和作用部位等，以及伤后大小便情况，女性患者要询问月经史和是否妊娠等。临床上见骨盆局部疼痛肿胀、皮下瘀血和皮肤擦伤痕。除边缘骨折外，其他较重的骨折患者不能翻身、坐起或站立，下肢活动困难，多有并发症的存在。由于致伤暴力强大，可能同时有颅脑、胸部和腹部脏器损伤，出现意识障碍、呼吸困难、发绀、腹部疼痛、腹膜刺激征等。骨盆骨折易造成大出血，出现面色苍白、头晕恶心、心慌、脉速、血压下降等失血性的表现。

2. 体征

(1) 局部情况：骨盆局部的皮下瘀血和皮肤擦伤痕，均提示有骨盆损伤的可能。按顺序触按髂嵴、髂前上下棘、耻骨联合、耻骨支、坐骨支、骶尾骨和骶髂关节，骨折处压痛明显。髂前上下棘和坐骨结节撕脱性骨折，常可触及移位的骨折块。下肢因疼痛而活动受限，被动活动伤侧肢体时可使疼痛加重。无下肢损伤而两下肢不等长，或有旋转畸形。骨盆环移位骨折可触到骨折线及凹凸不平的骨折端，耻骨联合分离其间隙增宽并有压痛；尾骨骨折或脱位可有异常活动，纵向挤压痛，肛门指检可触到向前移位的尾骨。

（2）全身情况：临床上必须进行详细的检查和严密观察，以防漏诊而发生意外。有移位的复杂骨折，由于患者精神恐惧、剧烈的疼痛和大量出血，常发生晕厥和虚脱，早期可能出现休克。骨盆复杂骨折，往往伴随血管的损伤，造成大量的出血，这是休克的主要原因。盆腔内脏器的损伤，除了出血之外，尿液外渗、肠内容物外溢都是加重休克的重要因素。

对于骨盆骨折的患者，首先重视休克或急腹症的处理，全力抢救患者的生命。测量血压以观察血压的变化，查血色素以观察失血的情况，检查肢体远端动脉搏动情况以了解休克情况。检查会阴部有无血肿、瘀斑，尿道外口有无渗血，小腹部有无压痛或反跳痛，腹肌是否紧张，有无移动性浊音，必要时行腹腔穿刺；肛门是否带血，询问伤后二便情况，以了解盆腔脏器是否破裂。检查下肢运动、感觉、反射，确定是否合并神经损伤。

（3）特殊检查：骨盆分离试验、挤压试验阳性，说明骨盆骨折，骨盆环完整性被破坏；“4”字试验阳性，说明骶髂关节损伤；患者缓慢将下肢平抬，引发骨盆部疼痛，对诊断骨盆骨折有临床指导意义；脐与两侧的髂前上棘的距离不等长，较短的一侧为骶髂关节错位上移；肛门指诊，指套上有血迹，直肠前方饱满、张力大，或可触及骨折端，说明有直肠损伤，肛门指诊应当作为骨盆骨折患者的常规检查；对耻骨支、耻骨联合处损伤者，应做常规导尿检查，如导尿管无法插入及肛门指诊发现前列腺移位者，为尿道完全断裂；阴道检查可发现阴道撕裂的部位和程度。

3. *并发症*

（1）失血性休克：严重的骨盆骨折，可在短时间内出血量达到全身血量的40%～50%，并很快出现失血性休克，这是骨盆骨折死亡的主要原因。由于骨盆骨骼大部分由松质骨构成，骨折端的渗血量多且不易自止，骨盆内有丰富的互相交通的血管网络，尤其是静脉管壁薄，弹性回缩差，周围又多为疏松组织，无压迫止血作用，损伤后可引起大量失血。在合并有内脏如子宫、阴道、直肠、膀胱损伤时，出血量则更为明显。主要表现为骨盆骨折后迅速出现面色苍白、出冷汗、躁动不安，或意识淡漠、肢体发凉、口渴、少尿或无尿、脉搏细数、血压下降等。

（2）泌尿道损伤：主要为后尿道损伤和膀胱破裂。后尿道损伤多由耻骨支或耻骨联合分离对其挤压、牵拉和穿刺引起。主要表现为有尿意但排不出尿，会阴或下腹部胀痛，尿潴留或尿外渗，尿道血或有血迹。试插导尿管受阻，肛门指诊发现前列腺向后上回缩，尿道逆行造影可明确诊断。膀胱破裂多由移位明显的骨折端穿刺所致，也可当膀胱充盈时，下腹部突然遭受挤压，使膀胱顶部发生破裂。如同时发生腹膜破裂，则可有大量尿液流入腹腔。但早期可无腹膜刺激征，稍后才出现明显的腹膜刺激征。这种腹膜炎出现的“迟发”现象，可与腹腔其他脏器破早期即可出现严重腹膜刺激征相鉴别。膀胱破裂时导尿管虽可顺利插入，但无尿液或仅有少许血尿，注入生理盐水200～300 ml后回抽，却不能抽出，或抽出量明显少于注入量，膀胱造影可以确诊。

（3）直肠损伤：多由骶骨骨折端直接刺伤或骨折移位撕裂所致，以骨盆骨折后出现肛门出血、下腹疼痛及里急后重感为主要症状，肛门指诊可见指套上有血迹，可触及骨折端。

（4）女性生殖道损伤：女性骨盆内器官拥挤而固定，当直接暴力作用于骨盆，骨盆被碾压而成粉碎或严重变形时，易发生子宫、阴道及周围脏器联合伤。伤后可出现下腹部、会阴部疼痛，非月经期阴道流血，体检发现下腹部和会阴部的皮下瘀血、局部血肿，阴道指诊触痛明显，可触及骨折端及阴道破裂伤口。B超检查可发现子宫破裂、下腹部血肿等。

（5）神经损伤：多因骨折移位牵拉或骨折块压迫所致，可引起腰丛、骶丛、闭孔神经或股神经损伤。伤后可出现臀部或下肢麻木、感觉减退或消失、肌肉萎缩无力，也可引起阳痿，多为可逆性，一般经治疗后能逐渐恢复。

(6) 大血管损伤：骨盆骨折偶尔可损伤髂外动脉或股动脉，局部血肿及远端足背动脉搏动减弱或消失是重要体征。因此，对骨盆骨折病例应检查股动脉与足背动脉，以及时发现有无大血管损伤。

(7) 腹盆腔脏器损伤：骨盆遭受暴力发生骨折时，亦可损伤腹盆腔脏器，除上述骨盆骨折的并发损伤之外，可有实质脏器或空腔脏器损伤。实质性脏器损伤表现为腹内出血，出现移动性浊音。空腔脏器破裂主要表现为腹膜刺激征、肠鸣音消失或肝浊音界消失。腹腔穿刺检查有助于诊断。

4. 影像学检查

(1) X线检查：是诊断骨盆骨折的主要方法。对高处坠落伤、交通事故伤及重物压砸伤者，均需常规拍摄骨盆前后位X线片，对可疑隐匿性骨折者可根据情况加摄特殊体位X线片，以明确诊断。

骨盆前后位片：第5腰椎横突尖端撕脱骨折时，几乎可以肯定是不稳定骨折。骶棘韧带任意止点的撕脱性骨折(如坐骨棘或骶骨附近的骨块)，都表明此侧的骨盆不稳。

骨盆入口位片：患者仰卧于X线检查台上，投照光与检查台呈60°角，从头端射向中骨盆。投照方向垂直于真骨盆界，代表真正骨盆入口结构，经过骶髂关节复合体的后方移位在该投照为显示最清楚，还可以观察侧方挤压造成的内旋，以及剪切力或髋臼骨折时的外旋。

骨盆出口位片：患者仰卧于X线检查台上，投照光与检查台呈45°角，从尾端射向耻骨联合。切位像有助于发现骨盆后部的上移位，以及骨盆前部的上或下移位(图10-46)。阅片时应寻找骨折稳定性的X线征象。耻骨联合分离>2.5 cm，说明骶棘韧带断裂和骨盆旋转不稳定。骶骨外侧和坐骨棘的撕脱骨折同样为旋转不稳定的征象。前骨盆增宽易引起前骶髂韧带断裂，于前后位X线片上可见骶髂关节增宽。但在轴位CT上所见，骶髂关节的后方韧带可保留完整，骨盆仍可保留

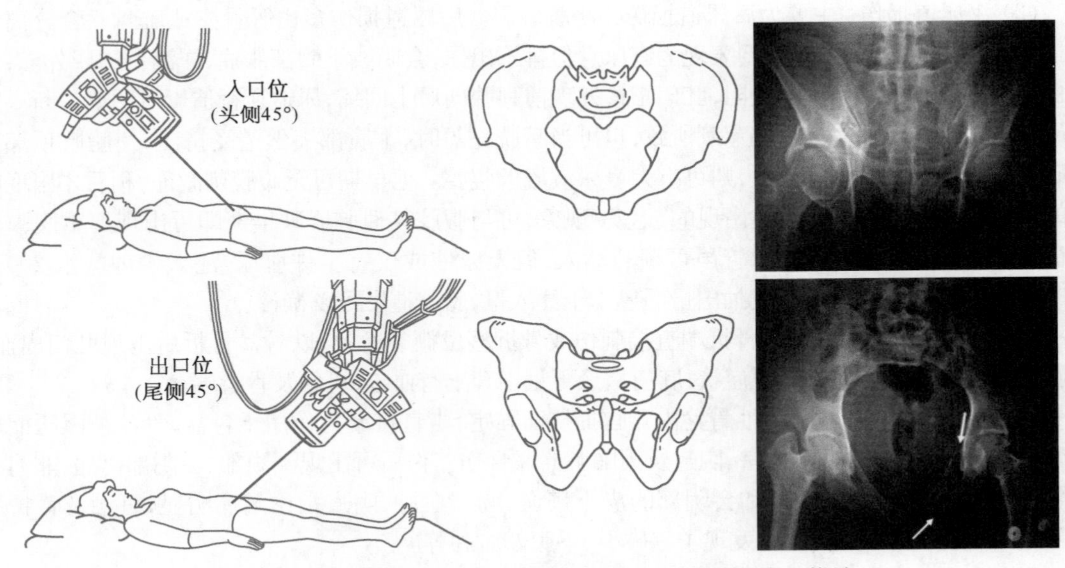

图10-46　骨盆入口位(头侧45°)与出口位(尾侧45°)X线片

其垂直稳定性。骶骨前侧皮质的压缩骨折常发生了侧方压力损伤，一般属稳定型，但骶骨骨折伴有裂隙通常表示垂直不稳定。垂直不稳定通常指半侧骨盆向头侧移位 1 cm 以上，第 5 腰椎横突的髂腰韧带附着点的撕脱性骨折为垂直不稳定的又一表现。有些骨盆损伤，垂直不稳定表现明显，当垂直稳定性可疑时，应力试验将会有所帮助。在 X 线控制下做骨盆的推拉试验，具体操作是检查者握住一侧的下肢向上推，同时握住另一侧的下肢向下拉，此时摄一 X 线片；然后交换推拉方向再摄一张 X 线片，比较两张 X 线片，则可测出其最大移位。当在这一试验中，向头侧移位>1 cm，则说明骨折为垂直不稳定型。一般该试验应仅做一次，摄得的 X 线片作为永久测量头向移位的准确资料。在患者急性期有明显血流动力学不稳定时不做这一试验，对于Ⅱ区或Ⅲ区骶骨骨折可能引起神经损伤的患者也不做此试验。

(2) CT 扫描：CT 横断面扫描可以显示骨盆的骨质和软组织结构，对确定是否有骨盆环移位和骨盆不稳定有重要意义。CT 是评价骨盆损伤的一种重要方法，可评估普通 X 线片上显示不清楚的骨盆环后部(图 10－47)。CT 广泛应用之前，大多数骨盆骨折被考虑为单纯的前部损伤，而事实上单纯的前部损伤极为少见。CT 在显示旋转和前后移位方面明显优于普通 X 线片，但在垂直移位的诊断上，X 线片要优于轴位 CT 片。尽管三维 CT 不能提供更多的信息，但可以通过模拟大体解剖来帮助医生更好地了解骨折情况(图 10－48)。三维图形可以在任何平面旋转、从任何角度观察骨折，从而有助于手术计划的制订。当有明显的活动性出血的证据时，静脉内注射对比剂加多层 CT 组成的血管造影图像，可以提供更广泛部位(如全腹和骨盆可以显示在一张图像中)的高分辨率图像。

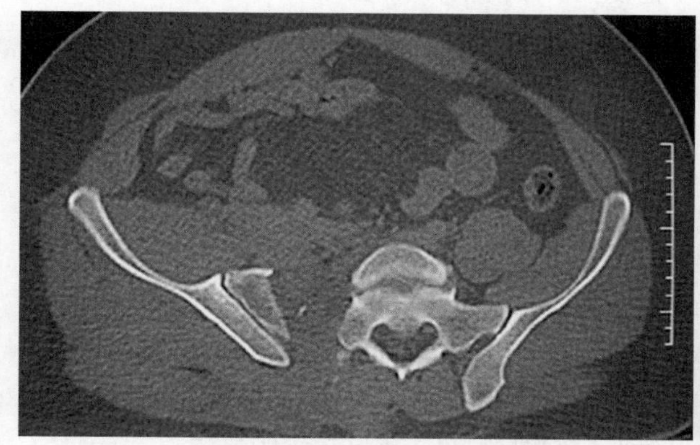

图 10－47　CT 横断面扫描显示开书型骨折

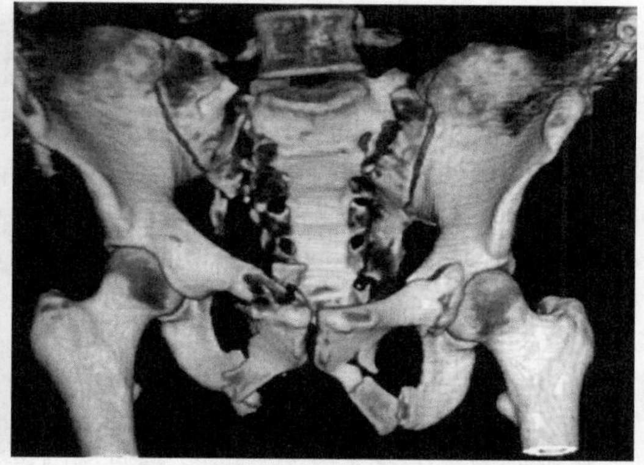

图 10－48　三维 CT 可全面显示骨盆骨折情况

5. 鉴别诊断　与骨盆骨折需要鉴别的有肌肉组织挫伤与韧带损伤。肌肉组织挫伤受伤时臀部、髋部着地，可损伤骨盆周围肌肉组织，此时可出现骨盆疼痛，鉴别时首先是疼痛的症状，软组织挫伤疼痛多表现为钝痛，可以忍受，挤压骨盆时疼痛加重明显，X 线检查一般可排除骨折，但是有时需要做 CT 来明确。骨盆骨头由强大的韧带连接，如果韧带断裂，也可以出现剧痛，挤压骨盆也可以出现明显疼痛，可造成骨盆骨头的脱位，造成的损伤有时比骨折还要严重，故要给予格外重视，以 CT 及 MRI 检查来明确伤情，决定进一步的治疗。

【辨证论治】

稳定的骨盆骨折大多可以采用保守治疗方法获得较好的效果，部分不稳定骨盆骨折也可以通过手法整复获得满意的复位。但因为骨盆骨折的复杂性,治疗时要根据查体结果和影像结果具体分析。

1. *急救治疗* 由于骨盆骨折后大量失血导致的失血性休克是其主要并发症和患者死亡的主要原因,因此应把抢救重点放在控制出血、纠正休克、恢复血流动力学稳定上。在患者出现休克时应当在检查床(车)上就地抢救,禁止搬动患者进行X线检查等,以免加重休克。如同时合并全身其他系统危及生命的损伤时,需请相关专业人员协助处理。

(1) 迅速控制出血:外出血用敷料压迫止血。内出血则主张使用抗休克裤压迫止血,其能将下肢800～1 000 ml血液驱向横膈以上,使血液重新分配,保证在紧急情况下心、脑、肺等最重要器官的血液供应,同时能够有效地控制腹腔和下肢出血。缺点是影响腹部检查和操作,且使用时间过长会减少下肢血流,有造成下肢缺血的危险。

(2) 快速补充血容量:迅速建立2～3个静脉通道,争取在20分钟内灌注1 000～1 500 ml平衡液,然后迅速补充新鲜血液,纠正严重休克时至少应备足2 000～3 000 ml全血。当经输血、输液后仍不能维持血压或血压上升但液体减慢后又下降,说明仍有明显的活动性出血,此时应紧急手术止血,或行数字减影栓塞止血。

(3) 临时固定:对于不稳定骨盆骨折,选择骨盆兜或骨盆外固定架,尤其是前方外固定架,可减少骨盆容积,从而减少静脉性和骨折端出血,更重要的是能够稳定骨盆,显著缓解疼痛,有利于休克的预防和纠正,是骨盆骨折急救的重要措施之一。

2. *整复方法*

(1) 稳定型骨折:对于无明显移位的骨折不需复位。髂前上棘、髂前下棘骨折有移位者,嘱患者仰卧位,患侧髋、膝关节取半曲位,医者以挤按手法将骨折块复位。坐骨结节骨折有移位者,使患者侧卧位,保持髋伸直、膝屈曲,使腘绳肌放松,医者双手拇指以推按手法使骨折块复位。尾骨骨折脱位者,嘱患者侧卧位,屈髋屈膝,医者戴手套,将示指或中指涂抹液体石蜡后伸入肛门内,扣住向前移位的尾骨下端前侧,拇指压住骶骨下端后侧,两指同时相对提按,将尾骨骨折远端向后复位。

(2) 部分稳定型骨折:受前后方向挤压暴力的"开书样"损伤,一侧或两侧的髂骨翼外旋、耻骨联合分离,复位时嘱患者仰卧位,若骨折有纵向移位,需两名助手协助牵引。一名助手在患者的上方,双手把住患者两腋窝向上牵引;另一名助手在患者的下方,双手握住患者的患侧下肢足踝部向下牵引,以纠正患侧骨盆的纵向移位。然后,医者用两手对挤髂骨部,使髂骨翼外旋、耻骨联合分离复位。或者使患者侧卧于木板上,患侧向上,用推按手法对骨盆略加压力,使分离的骨折段复位。

受侧方挤压暴力损伤的骨折,髂骨翼内旋、联骨联合向对侧移位、下肢短缩明显(＞2.5 cm)且有明显内旋者,复位时嘱患者仰卧位,医者将患者的患侧膝、髋关节屈曲并外展、外旋髋关节,同时向外、向后推按患侧髂嵴,分离骨盆,以矫正髂骨翼的内旋和耻骨联合的重叠移位,使骨折复位。如还残留向上移位,可使一名助手在患者的上方,双手把住患者两腋窝向上牵引,另一名助手在患者的下方,双手握住患者的患侧下肢足踝部向下牵引,以纠正患侧骨盆的纵向向上的移位。对"桶柄样"骨折的复位和下肢不等长的矫正,需要注意纠正半侧骨盆的旋转,否则单纯垂直向下牵引患肢效果不理想。

(3) 不稳定型骨折:不稳定型垂直剪切损伤,骶髂关节脱位或骶髂关节周围的骶骨骨折、髂骨骨折,可采用下肢牵引的手法复位。患者仰卧位,一名助手在患者的上方,双手把住患者两腋窝向上牵引,另一名助手在患者的下方,双手握住患者的患侧下肢足踝部向下牵引,医者向下推按髂骨翼复位。

3. *固定方法* 无明显移位的骨盆骨折,卧床3～5周即可,不必固定。对于髂前上、下棘骨折,复位后可采取屈髋屈膝位休息,同时在伤处垫一平垫,用多头带或绷带包扎固定,3～5周去固定,可下床练习活动。骶尾部骨折一般不需固定,如仰卧位可用气圈保护,4～5 周多可愈合。

(1) 多头带包扎或骨盆兜悬吊固定：受前后方向挤压暴力的“开书样”损伤,一侧或两侧的髂骨翼外旋、耻联合分离者,手法复位后可应用多头带包扎或骨盆兜带悬吊固定(图 10－49),急救时亦可使用床单捆扎临时固定,固定时间 4～6 周。多头带包扎及骨盆兜带悬吊固定不适于侧方挤压型和不稳定型骨折。

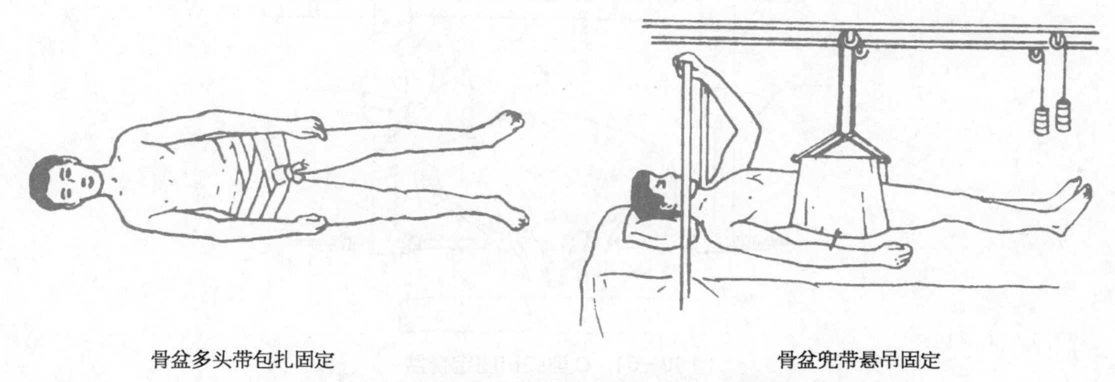

图 10－49　骨盆多头带包扎固定和骨盆兜带悬吊固定

(2) 石膏固定：对于儿童或青少年的“开书样”损伤,也可将双下肢固定在内旋位上,以髋“人”字石膏固定 3～4 周。

(3) 持续牵引：受侧方挤压暴力损伤的骨折,髂骨翼内旋、耻骨联合向对侧移位,骨盆向上移位者,复位后应采用患侧下肢持续皮肤牵引。骨盆向上移位超过 2.5 cm、下肢短缩明显者,复位后应采用股骨髁上骨牵引,牵引重量为体重的 1/5～1/7,牵引时间 6～8 周。不稳定型垂直剪切损伤,骶髂关节脱位或骶髂关节周围的骶骨骨折、髂骨骨折,复位后应采用股骨髁上骨牵引,酌情配合使用外固定,牵引重量位为体重的 1/5～1/7,牵引时间 6～8 周。

(4) 骨外固定器：骨盆外固定器主要有前方外固定架和骨盆夹。前后挤压暴力的“开书样”损伤,一侧或两侧的髂骨翼外旋、耻骨联合分离者,可用骨盆外固定器固定。应用时在无菌和局麻下操作,在每一侧髂嵴前部的髂骨内外板之间钻入两枚或两枚以上的固定针,借助固定针手法复位后,以各型固定夹和连接杆形成梯形框架结构将骨盆固定(图 10－50)。垂直剪切暴力损伤导致骨

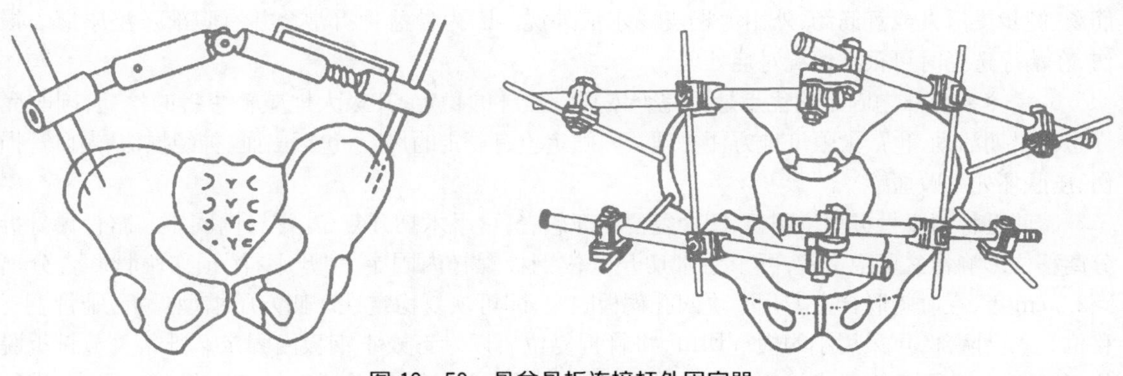

图 10－50　骨盆骨折连接杆外固定器

盆后方不稳定者，如骶髂关节脱位、骶骨纵形骨折移位，应用骨盆夹外固定，将两枚固定针分别固定在两侧骶髂关节处的髂骨外板上，收紧骨盆夹使骨盆的后方闭合(图 10－51)。外固定器的应用能有效降低骨盆容量，对符合其适应证的患者早期康复有很大的帮助，固定 6～8 周。

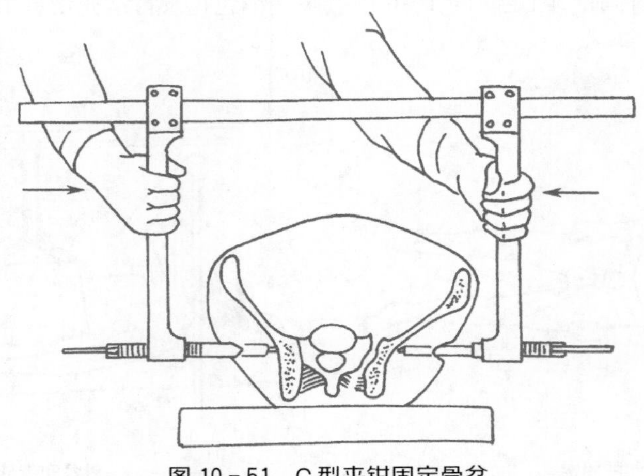

图 10－51 C型夹钳固定骨盆

4. 功能锻炼　骨盆周围有坚强的筋肉，骨折整复后不易再移位，且骨盆骨为松质骨，血运丰富，容易愈合。骨盆后弓未损伤者，伤后第 1 周练习下肢肌肉收缩及踝关节屈伸活动，伤后第 2 周练习髋关节与膝关节的屈伸活动，伤后第 3 周可扶拐下地站立活动。骨盆后弓损伤者，牵引期间应加强下肢肌肉舒缩和关节屈伸活动，解除固定后即可下床开始扶拐站立与步行锻炼。手术治疗的患者根据内固定后的稳定性决定下地活动时间，下地活动后应做影像学检查明确有无再移位。部分稳定型骨折的患者负重需持续固定至少 6～8 周以上，不稳定型骨折的患者则需持续固定至少8～10周以上。骨盆骨折患者，特别是严重骨盆骨折合并出血较多者，尽量减少不必要的搬动，卧硬板床，减少骨折端活动与出血。对卧床患者要注意预防褥疮发生。

5. 药物治疗　由于骨盆骨折合并症多，对全身影响较大，故药物治疗更为重要。若因合并大出血发生血脱者，应当急速给以大量补液和输血，急投独参汤加附子、炮姜，同时冲服三七粉或云南白药。

初期宜活血祛瘀、消肿止痛，内服复元活血汤或活血止痛汤，若局部瘀紫肿胀较重者可外用消瘀膏、消肿散或双柏散。中期以续筋接骨为主，内服接骨丹。后期应强筋骨、舒筋通络，内服补肾壮筋汤、健步虎潜丸或舒筋汤，外用海桐皮汤水煎外洗。因为骨盆骨折常合并有腹部及泌尿道的损伤，在治疗选择时可根据情况对症处理。

6. 手术治疗　内固定的优点是可完全恢复骨盆环的稳定，其极大地减轻患者的疼痛，同时允许患者早期活动，也最大限度地方便护理。内固定也有一定的风险，包括出血、神经损伤、大血管损伤、皮肤坏死和败血症。

髂前上棘撕脱骨折移位明显、闭合复位不理想者，可手术切开复位、螺钉内固定。髂骨翼骨折分离移位影响骨盆环稳定者，可予手术切开复位钢板螺钉内固定。“开书样”损伤耻骨联合分离＞2.5 cm 者，在耻骨联合上方用一块四孔钢板固定，即可恢复稳定性。侧方压缩型骨折，耻骨上支移位突入会阴部，可采用小的横行切口，将骨折复位后以螺钉或小钢板内固定。骶髂关节骨折脱位，若闭合复位不良需手术治疗。骶髂关节脱位或骨折脱位可在髂嵴上做切口经前方显露，进行

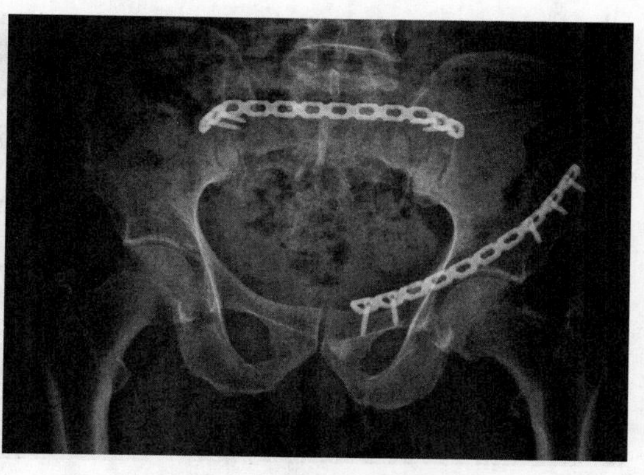

图 10-52 重建钢板与螺钉内固定骨盆骨折

复位、钢板内固定。骶髂关节周围的髂骨骨折、骶骨骨折可在髂骨后嵴的内或外侧切口经后方显露，螺钉或钢板固定。骶髂关节脱位可单独应用螺钉固定，切开或经皮穿钉。螺钉穿过骶髂关节能提供很好的固定。穿钉的位置一定要准确，穿钉过程中要透视检查(骨盆入口位、出口位、骨盆侧位)，避免螺钉进入椎管损伤马尾神经，或穿入第1骶孔损伤神经根(图10-52)。

【预防与调护】

骨盆骨折伴发静脉血栓栓塞并发症的发生率很高，有时会导致死亡。对于高危人群(包括老龄、创伤、既往静脉血栓栓塞症病史、肥胖、瘫痪、制动等)应采取积极的预防措施，术前应做全面的检查(彩色多普勒超声、MRI、静脉造影)，围手术期使用足底静脉泵、间歇充气加压装置等物理预防措施，以及足量使用抗凝药物(必须在出血已经停止之后方可应用)，从而减少静脉血栓栓塞的致残率和病死率。围手术期使用抗生素可降低感染的风险，术后发现血肿应立即清除，以减少感染风险。并要熟悉解剖关系、正确应用影像增强器，以避免医源性损伤。

饮食上给予低盐低脂、高蛋白质、高维生素、易消化的饮食，多吃新鲜蔬菜水果，清淡饮食可防止刺激性食物对血管的刺激。高热量、高纤维饮食可补足机体所需能量，亦可防止大便干燥。禁食高胆固醇食物，防止血脂偏高，增加血液黏稠度。督促患者戒烟，避免尼古丁等刺激引起血管收缩和增加血液黏稠度。建议患者多饮水、饮料，每日>2 000 ml，避免脱水而增加血液黏度。对于需要长时间卧床的患者，骨性突起部位受压后易引起压疮，应定时翻身，以每1～2小时翻身1次为宜。督促患者做上肢悬吊抬臂动作，鼓励患者卧床期间多做深呼吸和咳嗽动作，以减少肺不张。注意下肢保暖，防止冷刺激引起静脉痉挛血液瘀积。

第七节 骶骨骨折

骶骨呈三角形，将两半骨盆同脊柱相连，它由5块骶椎和退化的尾骨融合构成。另外，它通过附着的韧带在维持骨盆环的稳定性上起重要作用。

1. 骨性结构　骶骨的腹侧(骨盆面)构成真性骨盆的后壁，同直肠关系密切。骶骨有两排骶孔，正常情况下每侧都有4个，第1～4骶神经前运动神经支由此穿出，骶孔通过椎间孔同中央椎管相连，骶前孔比相对应的骶后孔要大。骶骨上方3个骶椎的外侧面形成肾形关节面与髂骨翼的关节面构成关节(图10-53)。

2. 神经和血管解剖　骶管包含骶神经和尾丛，通过骶前孔穿出骶骨。第1骶神经穿出后在骶髂关节前方加入第4、第5腰神经中。所有这些神经包绕在一个筋膜内，除了这些神经构成坐骨神经丛外，盆底还包含骨盆内脏神经，它是混合型副交感神经，控制直肠和膀胱的非随意性括约肌功

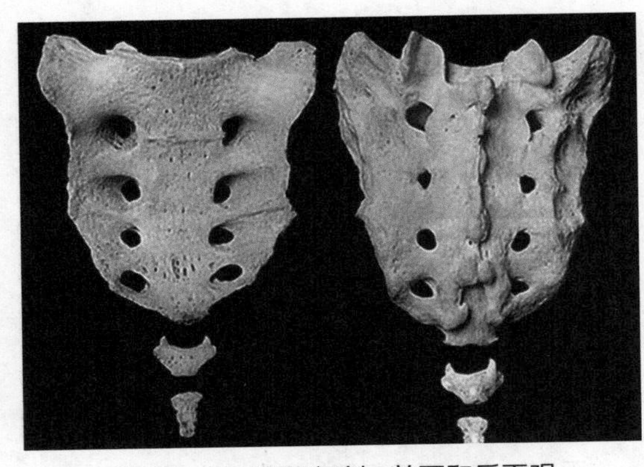
图 10-53 骶骨解剖：前面和后面观

能和阴茎、阴蒂的勃起，对性功能很重要。

【病因病机】

骶骨骨折可由直接暴力和间接暴力导致损伤。直接暴力以从高处跌下、滑落或滚下时骶部着地为多见；其次为被重物击中，或是因车辆等直接撞击局部所致。间接暴力以从下方(骶尾椎远端)向上传导的暴力较多见，而暴力从上向下传导的机会则甚少；亦可因韧带牵拉引起撕脱性骨折。合并损伤多系骨盆骨折所致，大多属直接暴力引起；而骶骨骨折的并发伤主要涉及直肠、肛门和骶神经。

骶骨骨折合并的神经损伤，可由骨片直接压迫或过度牵拉所致，因此神经损伤位置可比骨折位置高或低。通常，膝关节以下所有的肌肉和皮肤区域都由第 4 腰神经～第 2 骶神经支配。第 3～5 骶神经损伤需要特殊注意，临床上常表现为生殖泌尿系统和性功能障碍或会阴区感觉障碍(图 10-54)。

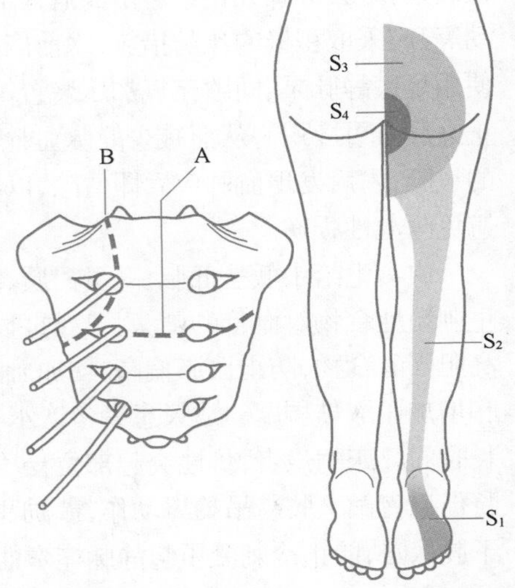

图 10-54 同时有水平(A)和垂直(B)方向的骨折常合并骶神经根损伤

根据 Müller AO/OTA 分类，骶骨骨折可分为骨折未累及骨盆环和骨折累及骨盆环。

1. A 型骶骨骨折　包括尾骨骨折或骶尾脱位，第 2 骶骨以下无移位或移位的骶骨横形骨折，未累及骨盆束带。

2. B 型骶骨骨折　包括单侧或双侧“开书样”骶骨骨折，单侧或双侧侧方挤压损伤。

3. C 型骶骨骨折　包括单侧不稳定的骶骨骨折和单侧骶骨骨折合并对侧后部 B 型骨盆环损伤。另外，双侧骶骨骨折常常是自杀性坠楼骨折。

Denis 根据骶骨 3 个分区发表了骶骨骨折广泛使用的分类方法。骶骨的外侧部分代表 1 区(经骶骨翼骨折)；2 区代表神经孔区域(经神经孔骨折)；3 区代表神经孔内侧区域(中央型骨折)。在骨折线穿过多个区域时，由骨折线的最内侧部分确定骨折类型(图 10-55)。

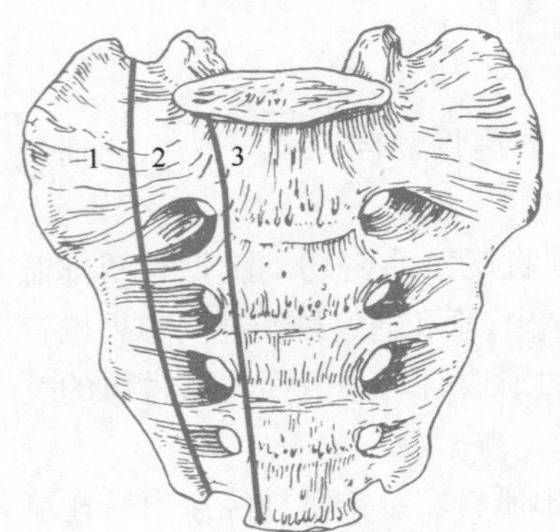

图 10-55 骶骨骨折的 Denis 分类法示意图

【诊断与鉴别诊断】

1. 临床表现　患者外伤史多为高能量创伤或高处坠落伤。注意外伤时骶部所处的位置及暴力方向，绝大多数患者在外伤后立即出现明显的局部症状，常主诉臀部着地跌倒后疼痛的病史。临床表现根据受伤程度的不同，症状差别较大，检查时应注意以下几点。

(1) 疼痛：对外伤后主诉骶骨处持续性疼痛者，应详细检查。清晰的条状压痛大多因骨折所致并可沿压痛的走向来判定骨折线。

(2) 惧坐：坐位时重力直接作用于骶尾处而引起疼痛，因此患者来就诊时喜取站位，或是一侧臀部就座。

(3) 皮下瘀血：因骶骨位置表浅，深部损伤易显露于皮下，因此在体检时可发现骨折处的血肿、皮下瘀血或皮肤挫伤、擦伤等。

(4) 肛门指诊：肛门指诊时可根据压痛部位、骨折处移位及有无出血，推测骨折线走行、有无明显移位及是否为开放性骨折等。

(5) 马鞍区感觉障碍：波及骶孔的骨折可刺激骶神经支而出现马鞍区感觉过敏、刺痛、麻木及感觉减退等各种异常现象。

(6) 其他：波及第1、第2骶神经的骨折，可出现类似坐骨神经痛的症状，包括感觉运动及跟腱反射障碍等。合并骨盆骨折者，应注意全身情况，有无休克、脂肪栓塞等并发症，并注意有无合并直肠、膀胱损伤等。

2. 体征　受伤程度不同，体征差别较大。主要包括局部疼痛、肿胀，累及神经损伤可出现感觉运动功能障碍等。

3. 并发症　主要涉及直肠、肛门和骶神经损伤。其中骶骨骨折并发神经损伤，可由骨片直接压迫或过度牵拉所致，因此神经损伤位置可比骨折位置高或低。

4. 影像学检查　通过标准的前后位骨盆片检查，88%～94%的骶骨骨折可以得到诊断，但进一步需加拍入口位和出口位X线片。对每一侧均推荐行CT扫描，尤其是额状面和矢状面重建。三维CT重建可概括放射诊断，能够提示骶骨骨折的重要标志是骶骨的弓状线中断、第5腰椎横突骨折和骶棘韧带及骶结节韧带的撕脱性骨折。

5. 鉴别诊断　骶骨骨折需要与其他类型脊柱疾病，如脊柱结核、腰椎骨折、腰椎间盘突出症等相鉴别，一般根据患者症状、体征及影像学检查进行鉴别诊断。

【辨证论治】

骶骨骨折的治疗方法取决于骨折是否稳定、骶骨骨折的类型和合并的腰骶神经损伤。

1. 骶尾骨损伤(A3.1 损伤)　尾骨损伤表现为骨折或骶骨脱位，治疗可选择保守方法，使用止痛药物和根据疼痛情况活动来进行功能性治疗。持续的不稳定者可通过尾骨切除或正中入路切开复位。

2. 无移位的骶骨横形骨折(A3.2 骨折)　不影响骨盆束带者可通过止痛药物和创伤后直接根据疼痛情况活动来治疗。

3. 移位的骶骨横形骨折(A3.3 骨折)　对于合并有骶丛病变者，建议行骶骨椎板切除神经根减压和钢板来稳定骨盆。

4. 旋转不稳定的骶骨骨折(B型骨折)　骨盆束带完全稳定，大多数患者不存在前方不稳定，因此推荐非手术治疗，包括3～6周的部分负重，时间取决于后方骨盆疼痛情况。

5. 完全不稳定骨盆环损伤(C型)　有潜在移位不伴神经损伤，可通过经皮骶髂螺钉固定技术治疗以减少手术创伤。

6. 完全不稳定骨盆环损伤(C型)　伴较大的移位和(或)神经损伤的病例推荐行切开复位、后部骶骨椎板切除、骶神经根减压和内固定稳定手术。如果患者的一般情况可以，那么在拔除引流管后可部分负重行走，完全负重需待6周后。损伤后1年，如果患者有内固定物引起临床不适症状，那么就可以取出内固定物。

【预防与调护】

虽然骶椎骨折和腰骶椎脱位的治疗可能是困难的，但是手术治疗和非手术治疗均有取得满意效果的。保守或术后通过卧床休息后很多患者都取得了满意的效果。

第八节 髋臼骨折

髋骨由髂骨、坐骨和耻骨3部分组成，其外侧面有一个大而深的窝称为髋臼，与股骨头组成髋关节。髋臼是髋关节的重要组成部分，为一不完全的半球形窝，倒马蹄形的关节面围绕着无关节面的杯状窝。髋臼窝由2个骨性支柱组成。前柱由髂嵴、髂棘、髋臼前半和耻骨组成，包括髋臼前壁(图10-56)。后柱由坐骨、坐骨棘、髋臼后半和形成坐骨切迹的密质骨组成，其起点为坐骨大切迹的致密骨(骨盆最坚硬的骨)，从髋臼的中点包括坐骨棘和坐骨结节向远端延伸(图10-57)。较短的后柱止于与前柱交叉的坐骨切迹顶端处，它的内面形成髋臼的壁，前面和后面形成髋臼的关节面。后柱很坚固，成三角形，最适合行内固定。柱的概念用于这类骨折的分型，是讨论骨折类型、手术入路和内固定的核心。

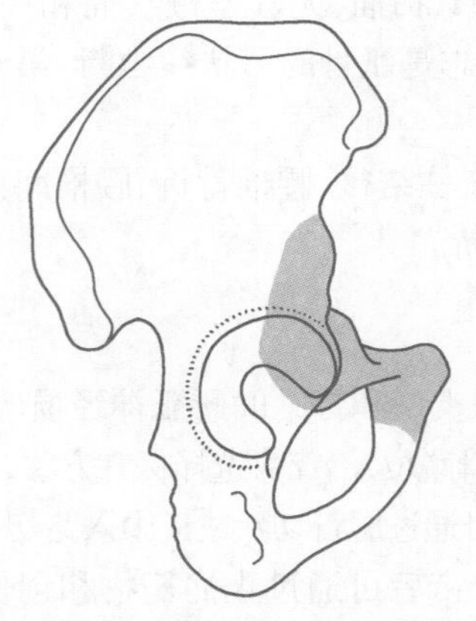

图10-56 前柱(包括髂前下棘向下延伸的部分，还包括耻骨和髋臼底的前侧部分)

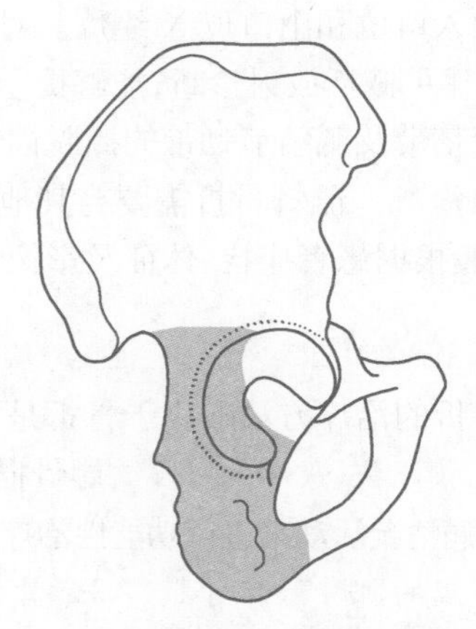

图10-57 后柱(从坐骨结节向上延伸到坐骨切迹，包括髋臼的后侧部分)

髋臼穹隆，或称臼顶，从髂前下棘后方的致密骨质延伸至后柱，为支持股骨头的关节面负重部分，是髋臼负重结构中最重要的部分。髋臼骨折手术和非手术治疗的目的均在于解剖修复髋臼穹隆，以维持与股骨头的同心性。双柱如摇篮样抱着髋臼，在内侧会合，形成内侧面，即四边体。四边体可以防止髋关节向内侧移位。髂耻隆起是直接位于股骨头上方的前柱上的隆起。四边体和髂耻隆起均较薄并邻近股骨头，限制着这一区域内可用的内固定类型。

【病因病机】

髋臼骨折由间接暴力和挤压暴力引起，多见于高能量创伤。常见于人体自高处坠落时一侧股骨大粗隆撞击地面，此时股骨头撞击髋臼可造成髋臼无移位骨折或髋臼内壁骨折块向盆腔内移位,而当屈髋屈膝时沿股骨纵轴的暴力亦可造成髋臼的后缘骨折。如果下肢处于内收位时则除了导致髋臼骨折之外还容易发生髋关节的后脱位,而当下肢外展时则可造成髋臼顶部的粉碎性骨折。此外,挤压伤亦可造成髋臼骨折。由于髋关节负重大,活动度大,因此很容易发生损伤。而髋臼骨折可由骨盆骨折时耻骨坐骨或髂骨骨折而波及髋臼,也可由髋关节中心性脱位所致。

根据骨折的严重程度,Letournel 和 Judet 分型将髋臼骨折分为两个基本类型(图 10-58),即简单骨折型和较复杂的复合骨折型,共计 10 个具体的分型。简单骨折型为伴有横形骨折的一个壁或一个柱的孤立骨折,包括后壁、后柱、前壁、前柱和横形骨折 5 型;复合骨折型骨折的几何形状较为复杂,包括 T 型骨折、后壁和后柱联合骨折、后壁和横形联合骨折、前柱骨折伴横形后柱骨折、双柱骨折等 5 型。尽管复合骨折型中有几个累及髋臼的双柱,但在这种分型中,双柱骨折特指髋臼的关节骨折块中,没有一个保留与中轴骨的连续性;骨折线使髂骨分开,骶髂关节与任何关节骨折块均不连接。闭孔斜位上显示的骨尖刺征为双柱骨折的特有病理征象,表示髂骨的残余部分仍附着在骶骨上,可见其突起于内移的髋臼外侧。

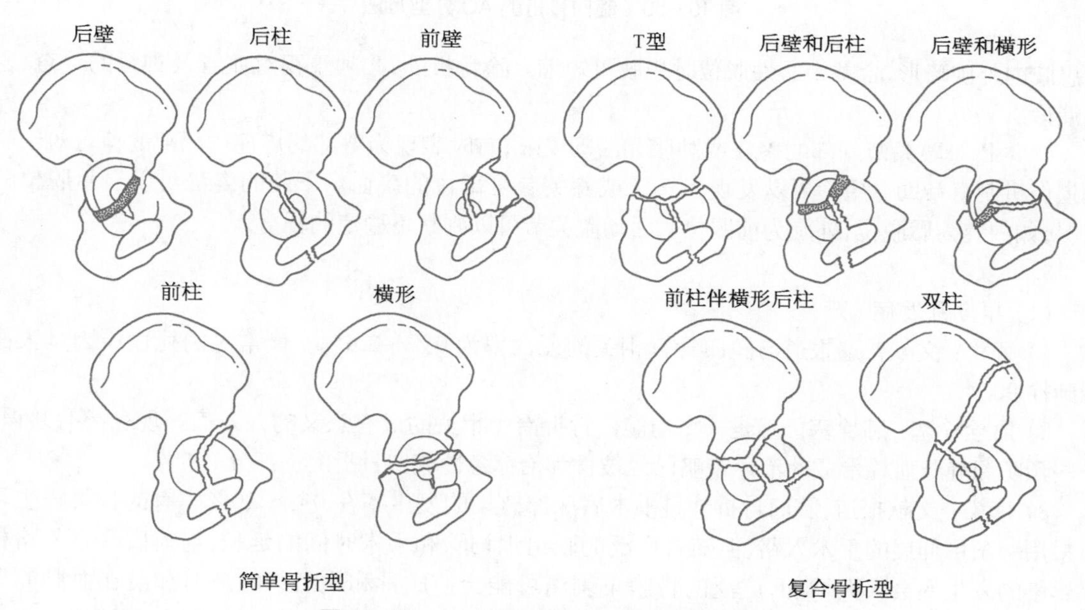

图 10-58 Letournel 和 Judet 髋臼骨折分型

AO 学派根据骨折的严重程度提出了髋臼骨折的字母与数字 AO 分型系统(图 10-59):A 型骨折包括单壁或单柱骨折,B 型骨折包含前后两个柱(横形或 T 型骨折),C 型骨折包含前后两个柱骨折,包括臼顶在内的所有关节碎块均从完整的髂骨上分离,C 型骨折即是 Latournel 和 Judet 分型中的双柱骨折。每一型骨折又依骨折的特征分为 1、2、3 亚型(如 A1、A2 或 A3)。

【诊断与鉴别诊断】

髋臼解剖结构十分复杂,所以对其骨折做出准确的诊断十分重要,这对手术入路的选择也十分重要。仔细的临床检查可以明确患者的一般情况和损伤的受力情况,但是只有完整的放射学检查才能最终显示骨折的本质。

1. 临床表现 根据患者的外伤史和髋部疼痛、下肢功能障碍的情况,可以表明髋部病变。与四肢移位骨折不同,髋臼骨折多没有异常活动和骨擦音。合并髋关节前后脱位时可出现弹性固定

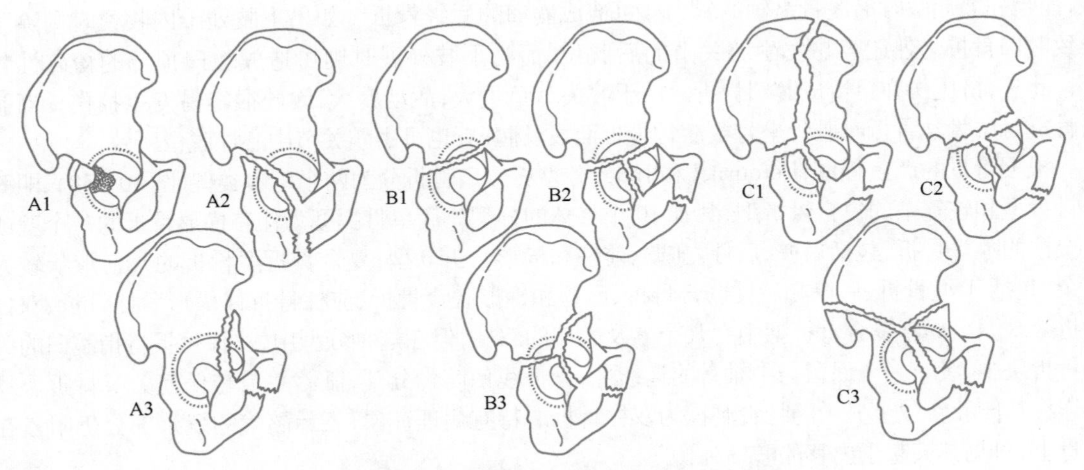

图 10-59 髋臼骨折的AO分型方法

及患肢内外旋畸形，合并中心性脱位时患肢可短缩。除骨折外，必须重视对血管及神经的检查，避免漏诊。

2. 体征　髋关节局部的疼痛或肿胀和活动受限，有时表现为臀部的疼痛。局部的检查对于明确损伤机制有帮助。望诊可以发现大转子或膝关节等部位的瘀血。下肢的姿势可以显示脱位的情况，如内旋为后脱位，外旋为前脱位。活动髋关节可以判断不稳定的程度。

3. 并发症

(1) 早期并发症

1) 死亡：文献普遍报道与髋臼骨折相关的死亡率为0%～3.6%。最常见的死亡原因是大面积肺栓塞。

2) 血栓栓塞：肺栓塞仍然是一个与髋臼骨折治疗相关的最有意义的并发症。现在已有共识，一些预防深静脉血栓形成的治疗策略已经被作为治疗急性髋臼骨折的一部分。

3) 感染：文献报道，髋臼骨折外科手术后深部感染的发生率在0%～10%。有的骨科医生习惯采用一条可伸展的手术入路，但随着广泛的软组织切除和手术时间的延长，与前后联合入路相比感染的发生率会大大增加，广泛的骨膜下剥离可能会造成骨和软组织的缺血和潜在血肿的形成。其他使术后伤口易于感染的因素还包括皮肤坏死和血肿形成。假如可能的话，导尿管也应在术前几日移除。

4) 神经损伤：神经损伤一直被作为急性髋臼骨折及其手术治疗相关的并发症。文献中对这类损伤的程度，从轻度的感觉麻痹到完全运动感觉丧失报道的很少，而这种程度的差别是非常有意义的，因为它代表患者功能情况及不同的预后。损伤神经包括坐骨神经(腓神经、胫神经)、股神经、阴部神经、闭孔神经、臀上神经和股外侧皮神经，可单独发生也可合并发生。最常见也是最有意义的是坐骨神经或其一分支的损伤，包括两种最常见类型，即坐骨神经主干损伤和单独的腓神经分支损伤。

5) 复位不良：髋臼骨折手术治疗目的是恢复髋臼负重表面的解剖对位及达到股骨头和髋臼的良好对合。相反，复位不良或股骨头半脱位会导致较差的临床预后。

6) 固定失败：内固定失败可出现在内固定不可靠的患者，理想的内固定系统应包括拉力螺钉和支持钢板。

7) 血管损伤：可导致周围血管损伤。

(2) 晚期并发症

1) 缺血性坏死：① 股骨头坏死。文献报道中股骨头缺血性坏死的发生率为2%～10%。对髋臼骨折解剖复位后出现进展性股骨头功能障碍者，要考虑股骨头缺血坏死的可能。诊断应在手术后18个月内得到明确。② 髋臼缺血坏死。在延伸入路或联合入路中，髋臼前柱的血运破坏经常发生。当采用这些手术入路时，一些软组织的附着必须保留。

2) 迟发性感染：髋臼骨折术后迟发性感染是一个非常少见的并发症。

3) 假关节形成：由于骨盆的血运丰富，发生骨折不愈合的情况特别罕见。

4) 异位骨化：是髋臼骨折术后一个广泛公认的并发症，其发生与手术广泛延伸暴露、合并股骨头损伤、延迟的开放复位内固定手术、骨折类型等因素有关。一些学者开始应用一系列预防措施，包括使用吲哚美辛、放疗或联合这两种措施来预防髋臼骨折术后异位骨化的发生。

5) 软骨坏死：术后髋关节活动后疼痛伴随早期(术后6～12个月)进展性髋关节间隙狭窄，而无股骨头及髋臼骨的异常改变。当进展性髋关节间隙狭窄被考虑为"软骨坏死"时，必须首先排除关节内金属附件残留或感染的存在。但当患者有这种并发症时，通常预后一般或较差，可能逐渐进展，需行全髋关节置换。

6) 创伤后骨关节病：① 骨赘。骨赘的出现是术后早期不良预后的一个征象，可能代表骨关节炎的前期。② 骨关节炎。为了确立髋臼骨折创伤后骨关节炎的诊断，其他一些可能的原因包括感染、缺血性坏死、关节内存在金属附件和复位丢失复位不良等必须首先排除。

4. 影像学检查

(1) X线检查：除了标准的髋关节前后位X线片，还应该拍摄闭孔斜位和髂骨斜位片(图10-60)。闭孔斜位是用楔形块将患侧髋关节抬起45°，然后X线对准髋关节拍片获得，可以看到整个闭孔。除了闭孔，这个位置的X线片还可以显示髋臼的前柱和后唇。髂骨斜位是将健侧髋关节抬起使患侧髋关节外旋45°时拍摄而来，在此位置上可以看到整个髂骨翼，但是闭孔消失，可以清楚地显示后柱(包括坐骨棘)、髋臼的前缘和整个髂骨翼。在评价可能存在微小个体差异的对称外形和决定每一影像中正常关节软骨的宽度时，前后位和上述双斜位X线片的照射范围必须包括对侧髋关节。在前后位像上，比较健侧和患侧髋关节股骨头和X线片的泪滴影之间的内侧间隙，可作为判断股骨头半脱位的指征。而经过前柱的骨折破坏髂耻线，经过后柱的骨折破坏髂坐线。3个标准投照位像，是指导骨折复位的重要资料。

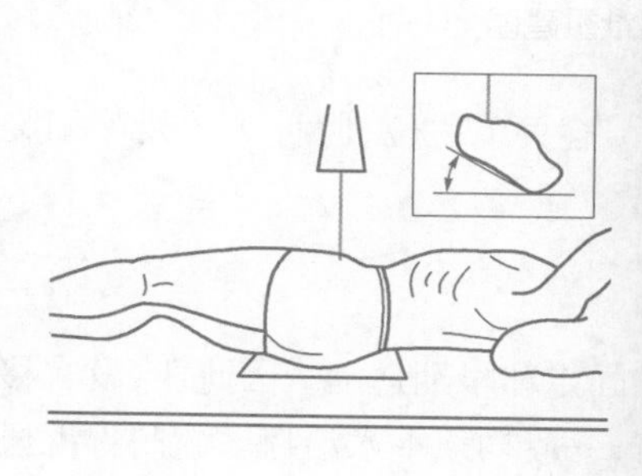
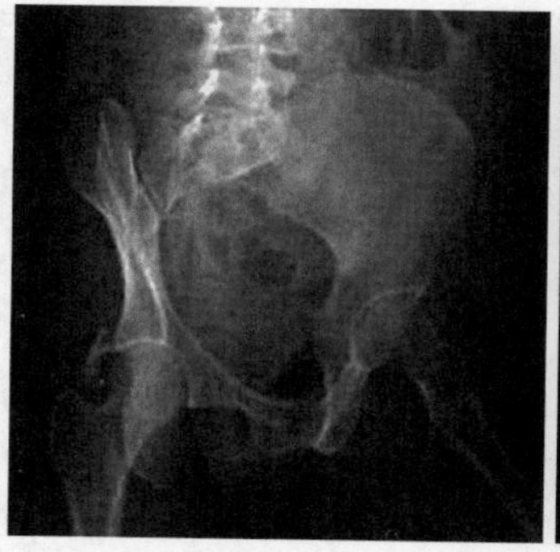
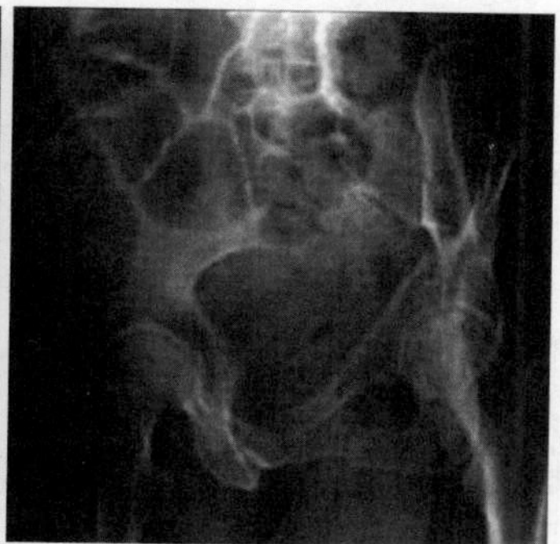

图10-60　闭孔斜位和髂骨斜位(Judet位)髋臼摄片

(2) CT 检查：在处理髋臼骨折中价值极大，扫描时轴向切面尽量采用较薄的扫描间隔。通常应包括整个骨盆，以防遗漏骨折部位。通过对连续多个层面上骨折块的研究，可理解整个骨折的真实情况，从而得到一个真正的三维图像。但自从三维重建技术出现，这一问题变得简单。三维 CT 重建技术目前在很多医院都得以开展，用于显示复杂的骨折使之变得直观，并用以显示不同骨折类型的基本特征，这样就可以显示确切的骨折类型和从各个角度观察 CT 与三维重建后的髋臼的图像(图 10－61)。

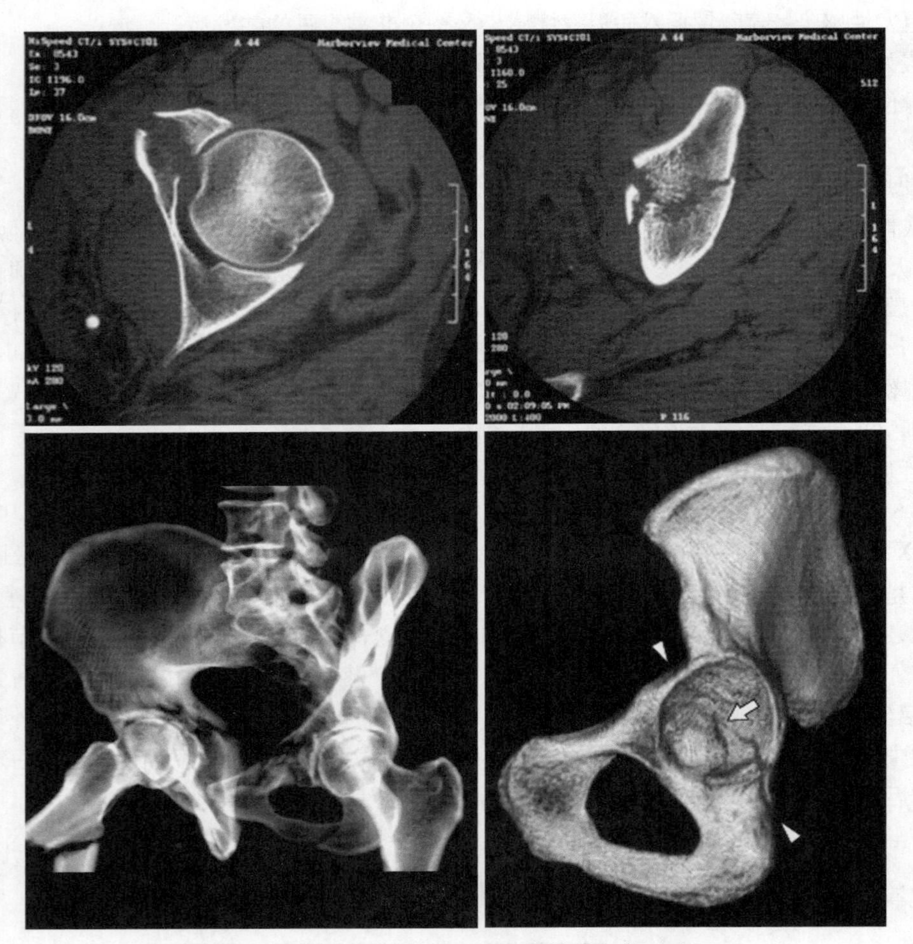

图 10－61　CT 平扫髋臼骨折冠状位及三维重建图

5. 鉴别诊断　髋臼骨折需与股骨颈骨折、股骨粗隆间骨折、髋关节脱位、股骨头坏死等相鉴别，一般根据患者症状、体征及影像学检查进行鉴别诊断。

【辨证论治】

髋臼骨折属关节内骨折，一般的治疗原则是解剖复位、可靠固定和早期运动。因此，除没有移位的髋臼骨折或者髋臼后壁不影响关节稳定性的小撕脱性骨折，一般均须手术治疗。髋臼骨折通常由高能量创伤引起，且常见严重的并发症，应重视严重创伤生命支持治疗方案。髋臼骨折的骨科处理应与治疗方案密切结合，除非髋臼骨折是开放性骨折的一部分或因患者合并有髋关节脱位需一并处理，一般髋臼骨折不应进行急诊手术。

对急性髋臼骨折可以采用手术和非手术两种治疗方案，与治疗方案有关的因素包括患者个体因素、骨折因素、伤后状态、合并损伤和对将来的期望等。如果有明确的手术指征，内固定是首选。但很多患者同时存在严重的合并损伤，髋臼重建手术不能在短期内进行。或者患者年老、骨质疏松不能承受螺钉固定，或粉碎性骨折和全身状况差，则切开复位并非最佳的选择。

为了制订治疗方案，在对患者评估之后，医生必须考虑与骨折有关的下列因素：髋关节是否稳定、股骨头与髋臼是否相称、骨折粉碎的程度如何、是否有股骨头骨折、医者是否能把骨折很好的固定起来？如果患者方面没有不良因素存在，对于不稳定或相容性差的髋关节可以采用切开复位和内固定。

1. *非手术治疗*　非手术治疗的标准包括：① 髋臼上方完整，可以通过髋臼上方 10 mm 的 CT 扫描图像进行判断。② 不牵引的情况下，在骨盆前后位、髂骨斜位和闭孔斜位的平片上，股骨头同上方髋臼保持良好的相容性。③ 没有后方不稳定的证据。④ 髋臼骨折非手术治疗的其他潜在指征包括：没有移位的髋臼骨折；骨质疏松的患者由于骨骼质量差，切开复位和内固定的效果可能丢失；严重的系统性疾病或全身多系统损伤的患者，手术治疗的风险远远大于非手术治疗和创伤后关节炎的发生。非手术治疗的方法包括采用骨牵引和在早期保证骨折稳定性的前提下进行适度运动，甚至可进行有限的和逐渐增加的负重。

2. *手术治疗*　无论骨折的解剖分类如何，只要有不稳定和(或)髋关节相容性差就有手术指征。对所有移位的髋臼骨折行切开复位和内固定治疗有明确的指征。① 累及髋臼顶部移位 >5 mm的骨折(骨折位于髋臼上部 10 mm 的 CT 扫描的软骨下弧)；② 在 3 个位置 X 线片上的任何一个 X 线片显示股骨头与髋臼的相容性丧失(半脱位)；③ 合并髋关节不稳定的后壁骨折；④ 关节内存在一个使股骨头不能同心圆复位的骨软骨块。

根据骨折情况，一般多采用髂腹股沟入路或后方 Kocher－Langenbeck 入路或前后方联合入路。内固定器材则以重建钢板和螺钉为主(图 10－62)。近年来随着影像导航、3D 打印及外科技术的不断发展，髋臼骨折的经皮螺钉内固定技术取得了较大的发展，但此项技术对医者的影像拍摄及手术经验要求较高。

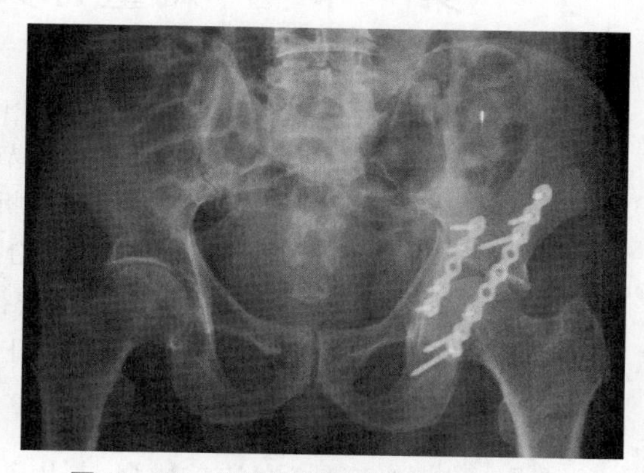

图 10－62　髋臼骨折重建钢板螺钉内固定

【预防与调护】

下列因素决定了一个髋臼骨折的预后：① 骨折移位程度以及由此造成的关节不稳定和对合不良。② 负重区的损伤程度，包括骨折的粉碎程度、关节腔碎片和股骨头关节面的损伤程度。③ 复位程度，包括后柱骨折脱位时关节稳定性的恢复情况和股骨头、髋臼对合关系恢复程度。④ 骨折晚期并发症，有些与骨折本身有关，有些与治疗措施有关，如股骨头无菌性坏死、异位骨化、软骨破坏、关节内金属、感染、坐骨神经痛、股神经或臀上神经麻痹。

髋臼骨折的特殊性决定了后期对创伤性关节炎及股骨头坏死的预防非常重要，定期复查 X 线及核磁共振有助于早期发现。坐骨神经损伤及异位骨化也是较常见的并发症，后期的治疗中应引起重视。文献报道肺栓塞的发生率为 2%～6%，下肢深静脉血栓的发生率更高，因此早期的抗凝治疗已成为常规措施。

第十一章 儿童骨折及脱位

导学

(1) 掌握儿童骨关节损伤治疗原则，肱骨髁上骨折的分型与治疗，骨骺损伤的分型、临床表现、体征、辅助检查、鉴别诊断与治疗，桡骨头半脱位的整复方法。

(2) 熟悉儿童骨关节损伤的特点与诊断。

(3) 了解常见儿童长骨干骨折的治疗方法。

第一节 儿童骨关节损伤的特点与诊断

儿童骨骼肌肉系统随年龄段变化而呈现出不同的生理功能及解剖学特征。据统计学分析，儿童比成人更容易骨折，随着年龄增长，其骨关节损伤发生率也明显增高。骨关节损伤约占儿童所有损伤的15%，男性多于女性，以前臂远端骨折最为常见，其次是颈部损伤。儿童骨骼及骨折特点与成人相比有显著区别，儿童骨骼具有较大的应力弹性，可以产生特有的青枝骨折、隆凸状骨折；其骨膜肥厚，有利于骨折复位后的稳定及减少骨折移位程度；骨骼可塑性强，可矫正与关节运动方向一致的成角畸形；具有骨骺和骺板，是骨骼中最薄弱和最易骨折的部位。

【儿童骨的创伤解剖特点】

骨骺损伤是儿童骨折特有的类型，占儿童骨折的15%～30%。骺板分化使骨纵向生长和增粗，波及儿童特有生长区的骺板或骨骺骨化中心的损伤，可引起儿童急性或慢性生长紊乱。关节损伤脱位和韧带断裂在儿童中较少发生，但邻近的骺板易继发损伤。

1. 儿童骨的解剖分区　儿童较大的长骨可明确分为不断变化的4个解剖区：骨骺、骺板、干骺端和骨干。胚胎时期，间充质细胞形成未来骨的结构，随后发生软骨化。软骨内化骨是绝大多数骨的形成方式，在胎儿期，以中央骨化为特征的初级骨化中心首先发生软骨膜下骨化，随之形成骨干和干骺端，二级骨化中心在骨的末端形成，位于两个骨化中心之间部位的软骨形成骺生长板，也称骺板。骨骺与骺板的存在是儿童骨骼发育的唯一特征，骨骺和骺板的状态是决定儿童骨骼发育的重要因素。

(1) 骨骺：位于长骨两端，在出生时为完全软骨性结构，称为软骨骺。软骨骺多在出生后数年内相继骨化，称为二级骨化中心，其中股骨远端的软骨骺在胚胎末期发生骨化，是人体骨化最早的软骨骺。各部位的骨骺二级骨化中心出现的时间不同，但又是基本恒定的。骨骺软骨自中心向外连续不断地进行成骨活动，软骨细胞骨化，使得骨骺中骨的成分持续增加，而软骨成分逐渐减少。二级骨化中心形成并逐渐扩大，至青春期后，整个骨骺仅关节面保留一薄层的关节软骨，其余部分均转化为骨组织。在与骨骺邻接的骺板区形成一明确平行于干骺端的软骨下骨板，此骨板形成具有透X射线特性的“骺线”。骨骺的外表由关节软骨或软骨膜构成，肌纤维、肌腱和韧带直接附着在软骨膜上。软骨膜紧密地附着在其下的透明软骨上，不断促进骨骺离心性扩大，并同时转化成骨膜。

根据骨骺所在部位及生理功能，可将其分为压力性骨骺和牵拉性骨骺两种。压力性骨骺在四肢关节部直接承受应力并向骨干传导，是四肢骨的纵向生长区。牵拉性骨骺则多为肌肉或肌腱附着部，常因肌肉牵拉而撕脱损伤。

骨骺的营养有两种血供方式。一种是血管经附着在骨骺上的软组织直接进入骨骺，且进入的血管往往是数条，此时在骨骺分离时，血管不易损伤。另一种是整个骨骺在关节内，为关节软骨所覆盖，血管通过紧贴骺板边缘的关节软骨进入骨骺，一旦骨骺分离，血管常遭破坏，引起骨骺和骺板缺血。

(2) 骺板：又称骨生长板，是位于骨骺二级骨化中心与长骨干骺端之间的软骨结构，是出生前后软骨内化骨的主要结构。骺板在生长过程中由原始球形骺板逐渐变为扁平盘状骺板，分为生长层、成熟层(包括肥大区和钙化区)及软骨细胞转化层。在光镜下观察骺板的纵切面，从骨骺向干骺端依次可分为4个细胞层。① 静止细胞层：又称生发细胞层，是圆形或椭圆形的小而密集、生长不活跃的幼稚软骨细胞。② 增殖细胞层：是软骨生长活跃区，细胞大而扁平，顺长骨纵轴方向成柱状排列，基质丰富，强度较好。③ 肥大细胞层：又称钙化层，是软骨成熟区，由于软骨基质相对减少，强度减低，故为外伤性骨骺分离的恒定发生区域。④ 软骨内骨化层：是软骨细胞崩解，软骨基质骨化区，标志着软骨的消亡和骨的新生，由于基质骨化而强度较高。

通常将通过骺板的软骨细胞增殖与成骨活动产生的垂直骺板增长能力称为骺板的生长潜力，这种潜力在同一骨和各骨之间为一恒定的比例，使骨骼发育得以相称地进行。一般说来，骨化越早的骨骺其骺板生长潜力越大。在上肢肩和腕部的骨骺生长潜力明显大于肘部，而在下肢则膝部生长潜力大于踝部，髋部最小。骺板的损伤可引起生长障碍或紊乱，表现为生长迟缓、生长停止、生长不对称及过度生长。

骺板有两组供血系统，一组由骨骺动脉的分支穿过骺板进入增殖细胞层为软骨提供营养，故骨骺的血供破坏可直接影响骺板增殖层细胞的增殖能力。另一组血供来源于干骺动脉，其终末支进入骺板的软骨内骨化层，可促进新骨沉积，有利于软骨内成骨过程的顺利完成，此组血管损伤可致软骨基质不能钙化。

(3) 干骺端：干骺端是骨干两端的部分，此处骨皮质变薄，二级松质骨的骨小梁增多，广泛的中央和周围软骨再塑形成初级松质骨，并继续转化为更成熟的二级松质骨。干骺端皮质骨随骨发育而改变，干骺端皮质较薄且具有很多小孔，这些皮质骨孔中有纤维血管软组织成分，该成分与骨髓腔和骨膜下区相连接。在主要快速生长的长骨中，骨小梁呈纵向排列，青春期骨生长减慢时，骨小梁近似横形排列，这种排列方向的不同影响着干骺端和骺板区对异常应力的反应，导致干骺端与骺板易发生骨折。

(4) 骨干：骨干是构成长骨的主要部分，通过骨膜膜内成骨过程，使骨细胞聚集在原有软骨化骨的基础上形成，膜内成骨逐渐代替由软骨化骨演化而来的原始骨、骨化中心和初级骨小梁，初级骨小梁在干骺端区由二级骨小梁代替。新生儿股骨干是体内唯一在出生前已经历从胎儿骨转化为具有骨单位(薄层骨)的比较成熟的板层骨的骨干。由骨膜调控的膜内成骨和骨内膜塑形作用使骨干直径增大和骨皮质不同程度的增厚,并形成骨髓腔,固有的反复骨内膜塑形形成的成熟板层骨逐渐成为骨干的主要特征。骨的生长发育改变了骨单位结构,骨细胞外出现大量基质、骨硬度增加、横截面上骨孔相对减少等特征性变化不断改变着儿童对各型骨折的易感性。

(5) 骨膜:儿童骨膜较厚,在大部分骨干上附着较松,在骺板的外周(Ranvier 区)附着紧密牢固。骨折损伤时骨膜易于从骨干上分离,但极少呈完全环形破裂,在损伤的凹侧常保留有一部分具有重要作用的连续骨膜,相连的骨膜成合页或套管状,限制了骨折块的移位程度,且有助于骨折复位。

(6) 骨结节:由于胫骨结节组织形态学成分与其他骺板不同,其骨折类型也与其他骺板的骨折不同。骨结节最初发育成张力性结构,骨的次级骨化中心作为并列的骨组织出现在胫骨结节的远端,容易在牵拉张力下发生骨折而出现部分骨化中心分离现象。在未移位的次级骨化中心上,移位骨折块愈合形成有症状反应的过度生长的骨性结节。青少年的胫骨结节在其闭合晚期遭受过度牵拉应力,同样可导致整个胫骨结节分离。

2. 骨折修复　发育中的骨骼损伤包括骨、纤维组织和软骨 3 种成分的损伤。治疗这些骨组织损伤的效果不但取决于组织类型,而且取决于骨骼发育的成熟程度。

(1) 骨性愈合:未成熟骨的骨折修复可分成紧密相关但又独立序贯相连的 3 个阶段:① 炎症反应阶段;② 愈合阶段;③ 重塑形阶段。儿童重塑形阶段时间比成人长,生理活动也更活跃。

(2) 骺板愈合方式:骺板修复能力优先,最初有软骨内成骨和软骨形成修复,逐渐受损的干骺端血管长入,并最终替代增厚的骺板。

(3) 儿童创伤后的塑形发育:成长中的儿童,在其骨塑形过程中可能修复移位的骨折断端,这使儿童骨折的复位标准与成人标准不同。尽管某些成角畸形可自行纠正,但仍应争取解剖复位。骨与软骨塑形作用受正常体重、应力、肌肉牵拉、关节活动和骨膜等因素作用的影响。如果患儿幼小,骨折部位接近骺板,成角畸形与其关节运动方向一致,则其自发完全纠正骨折的潜能非常大,这一特性在枢纽性关节如膝关节、踝关节、肘关节及腕关节处更为显著,在其他方向的成角畸形则很难自发完全纠正,如肱骨髁上骨折继发肘内翻畸形,同样,旋转畸形不能得到自行纠正。

(4) 生长刺激:根据实验结果,骨折后通过干预骨膜和骺板生长的生理性调控及增加干骺端、骺板、骨骺的血运,可刺激骨生长延长,也可发生离心性过度生长。

【儿童骨关节损伤的病因特点】

儿童骨折主要由三类原因引起,即意外伤害、非意外伤害(虐待儿童)和病理因素。

1. 意外伤害　意外创伤可发生于许多不同的背景下,其中许多背景可能相互重叠。骨折多发生在以下五种环境中:家庭、学校、户外活动、游戏娱乐过程、交通事故,以及不常见的原因包括枪弹伤等。

2. 儿童虐待　儿童虐待是指儿童受到父母或监护者的不良对待,包括身体虐待、性虐待、情感虐待,也包括身体和情感方面照顾的疏忽或怠慢。值得注意的是,在问及该类儿童损伤具体情况时,家长或监护人极大可能隐瞒病史,而用意外伤害等原因就诊。

3. 病理因素　各种原因造成骨质异常而产生的骨折,称为病理性骨折。其内因是肌肉骨骼系统肿瘤造成骨破坏和成骨发育不良引起骨质减少等,外因则与破坏骨结构完整性的因素有关,如放疗或活检引起的骨质缺损。当存在基础疾病的骨骼发生复合伤时,诊断和治疗比较复杂。对于发生在轻度外力伤害后的骨折,应警惕病理性骨折的可能。

【儿童骨关节损伤的诊断】

1. 病史　小儿通常不能正确描述自己的主观症状，常需家长介绍发病情况，因而掺杂了家长的个人主观性，需认真分析。分析病史要从整体考虑，要正确处理患儿、家长和医生三者之间的关系，与患儿和家长建立良好的关系和达到有效的沟通是顺利完成医疗工作的首要环节。

2. 体格检查　儿童骨科的许多疾病通过详细的体检即可做出明确诊断，无需特殊和昂贵的器械检查。检查应结合局部检查、全身一般情况检查、骨科检查、特殊体征，从患儿的站立姿势、步态、畸形、关节活动范围和肌肉收缩及特殊阳性体征等几个方面进行检查，并结合神经系统和血管的检查，才能对患儿病情全面了解，避免漏诊与误诊的发生。

3. 实验室检查　这在儿童骨关节损伤中的作用有限，主要用于某些感染或肿瘤性疾病的鉴别。

4. 影像学检查　影像学的发展使临床上对疾病的诊断更全面、准确，影像学必须结合临床症状、体征，有时还需结合实验室检查，综合分析才能提高诊断的准确度。

(1) X线检查：是目前诊断儿童骨关节损伤的主要影像学手段，其他任何检查方法都是在此基础上的进一步补充，但应防范放射损害，除拍摄骨盆X线外应尽量遮挡患儿下腹部及会阴部，以免损害生殖系统功能，并避免无明确临床目的或用途的摄片。要选择合适的拍摄体位，避免不必要的投照，阅片要排除技术性失误因素。

(2) CT检查：可以提供清晰的骨骼和软组织影像，经计算机技术处理后形成的三维重建影像可以使骨骼的病理改变和骨骼间相互关系直观地展示出来。脊柱和骨盆损伤、关节内骨折、观察骨桥时，可行CT扫描或三维重建。

(3) MRI检查：可清楚显示软骨、肌腱、脊髓、骺板等软组织影像。该检查对机体没有不良损害，但需时较长，患儿需镇静甚至麻醉，价格高昂，不应作为儿童骨科首选和常规的辅助诊断方法。尽管如此，在观察软骨和生长板损伤时，或在脊柱损伤尤其是脊髓损伤时，MRI的作用无可替代。

(4) B超检查：该技术无创伤、经济，可反复观察，对小儿发育性髋关节脱位的早期诊断和治疗效果观察很有帮助，但对技术要求较高，且诊断标准不统一。

第二节　儿童骨关节损伤的治疗原则

【手法复位和夹板固定是主要治疗方法】

因儿童成角畸形的骨愈合有再塑形趋向，多数儿童骨折都能够成功地实施闭合复位，很少需要手术治疗，但骨折累及骺板时需切开解剖复位。某些“临危性骨折”如肱骨外髁骨折、股骨颈骨折和胫骨远端骨骺损伤，同样需手术治疗。

【解剖复位是骨骺损伤和关节内骨折的治疗目标】

骨骺损伤和软骨骨碎片应解剖复位，任何偏离将会引起骨桥形成和关节面的不匹配，避免反复手法整复而加重骨骺损伤。骨骺和骺板是儿童骨骼最薄弱部位，易发骨折，骨骺骨折和关节内骨折如未能实现解剖复位，不仅影响关节完整性，而且可导致生长停滞产生成角畸形。

【骨折复位的时机】

尽早进行复位更易成功且能最大程度减少软组织损伤，骨折后 1～2 小时是闭合复位的最佳时机，是否实施急诊复位应考虑以下因素。

1. 复位成功的可能性　某些移位小、软组织损伤轻的骨折如桡骨远端骨折、胫骨近段干骺端骨折等，手法整复易成功，但某些骨折如肱骨外髁Ⅲ型骨折、胫骨髁间隆突撕脱完全移位骨折，采取手法整复则很难成功。

2. 发生并发症的危险程度　儿童常见的 Gartland Ⅲ型肱骨髁上骨折，在骨折数小时后易发生严重的局部肿胀，导致手法整复难以实现满意复位，甚至可能发生神经、血管压迫或筋膜间隔区综合征。

3. 神经、血管的功能状态　复位之前应仔细检查受累肢体神经、血管的功能，如存在神经、血管损伤，需对其发生机制作出判断，从而决定是选择闭合复位还是切开复位及神经、血管探查。

4. 延迟复位可能产生不良后果　延迟 1 周以上的肱骨髁上骨折，手法整复很难成功，切开复位也存在发生骨化性肌炎的危险。累及骺板的骨折延迟 1 周以上者，闭合复位或切开复位都可能增加骨骺损伤或产生骺板骨折。

【儿童骨折复位的标准】

解剖复位是最理想的复位结果。因骨折部位、移位程度、软组织损伤等因素影响，临床上并非总能实现解剖复位。某些部位的骨折即使不能解剖复位，也可能通过塑形自行矫正某些畸形，对肢体功能没有明显影响。应根据儿童的塑形潜力、肢体功能需要，确定可接受的复位程度。累及骨骺、骺板和关节内骨折需要解剖复位，四肢长管状骨的骨干及干骺端骨折，允许存在一定的成角畸形，长骨骨折后的内翻和外翻成角可以一定程度上自行矫正，但成角过大则无法自行矫正，在四肢长骨中，尤其是下肢，外翻畸形比内翻畸形更容易被接受。

儿童骨折塑形的一般规律：塑形潜力与年龄、骨折部位、成角方向相关。具有两年以上生长潜力的儿童，邻近骺板的成角畸形、与关节运动方向一致的成角畸形，将会获得满意的塑形，上、下肢骨骼的旋转畸形几乎不发生塑形。四肢长管状骨可接受的成角、短缩畸形见表 11－1。

表 11－1　儿童可接受的骨折复位标准

骨折部位	年龄(岁)	可接受的成角及其他畸形
尺、桡骨	＜10	＜20°
	＞11	＜10°
桡骨颈	＜10	30°～45°
肱骨干	＜5	＞70°
	5～12	40°～70°
	＞12	＜40°
股骨干	＜5	内外翻 15°、前后成角 20°、短缩 20 mm
	5～10	内外翻 10°、前后成角 15°、短缩 10 mm
	＞11	内外翻 5°、前后成角 10°、短缩 10 mm
胫骨干	＜8	内翻 10°、前成角 10°、后成角 5°、短缩 10 mm、旋转 3°
	＞9	内翻 5°、向前成角 5°、向后成角 0°、短缩 10 mm、旋转 3°

【复位方法的选择】

儿童骨折很少需要切开复位和内固定,多数儿童骨折经 1～2 次的手法整复后可获得满意复位。应根据骨折发生机制、创伤产生的解剖改变,确定骨膜完整一侧的所在部位作为骨折复位的软组织合页,采用与骨折发生机制相反方向作用力的手法整复,矫正短缩、旋转、重叠和成角移位,重建骨骼连续性,恢复解剖轴线及肢体长度。

1. 手法复位　手法复位步骤及注意事项: ① 采取适当麻醉,使骨折周围肌肉松弛。② 以骨折近端为基准,实施牵引与对抗牵引,矫正短缩、旋转、重叠移位。③ 据 X 线片显示的骨骼及体表标志,矫正旋转移位。④ 矫正成角畸形。利用骨膜完整侧的软组织合页作用,通过改变关节伸屈角度,或采取加大成角,使骨折断端一侧保持接触,然后向骨折完整侧推挤,不仅可矫正成角畸形,而且能使软组织合页紧张,有助于骨折复位后的稳定。⑤ 确定复位后的稳定,复位后拍摄正侧位或特殊体位的 X 线检查。⑥ 经过一次或两次闭合复位操作,仍未能获得满意复位,提示骨折断端可能有骨膜、肌腱软组织嵌入,这是闭合复位失败的常见原因,需改变治疗方法。

2. 牵引复位　10 岁以上儿童的股骨干骨折、长管状骨折、肱骨髁上骨折伴严重软组织肿胀者,既往常规采取骨骼牵引复位,也能获得比较满意的结果,但住院时间较长,儿童配合较差,容易发生成角、旋转畸形,现临床上已较少使用,故而选择切开复位和内固定。

3. 切开复位　以下情况有切开复位的必要: ① 开放性骨折损伤。② 合并神经、血管损伤。③ 多次手法复位与保守治疗失败。④ 骨折明显旋转、成角畸形,骨折端不稳定,维持复位状态困难。⑤ 无法自行纠正畸形而影响肢体外观及功能的骨折。⑥ 关节内骨折与移位的骨骺骨折。

【复位后的骨折固定】

1. 夹板固定　夹板固定从肢体功能出发,通过扎带对夹板的约束力,固定垫对防止骨折端侧方移位和矫正成角畸形的效应力,并充分利用肢体肌肉收缩活动时所产生的内在动力,克服移位因素,使骨折断端复位后保持稳定。

(1) 夹板固定的适应证: ① 四肢闭合性骨折,包括关节内及近关节内经手法整复成功者。股骨干骨折因肌肉发达收缩力大,须配合持续牵引。② 四肢开放性骨折,创面小或经处理闭合伤口者。③ 陈旧性四肢骨折运用手法整复者。

(2) 夹板固定的禁忌证: ① 较严重的开放性骨折。② 难以整复的关节内骨折。③ 难以固定的骨折,如髌骨、股骨颈、骨盆骨折等。④ 肿胀严重伴有水疱者。⑤ 伤肢远端脉搏微弱,末梢血液循环较差,或伴有动脉、静脉损伤者。

(3) 夹板长度: 应视骨折的部位不同而异,分不超关节固定和超关节固定两种。前者适用于骨干骨折,夹板的长度等于或接近骨折段肢体的长度,以不妨碍关节活动为度;后者适用于关节内或近关节处骨折,其夹板通常超出关节处 2～3 cm,以能捆住扎带为度。夹板固定一般为 4～5 块,总宽度相当于所需要固定肢体周径的 4/5 或 5/6 左右。每块夹板间要有一定的间隙。夹板不宜过厚或过薄。

2. 石膏固定　石膏固定已有 200 余年的历史,具有塑形容易、干涸后比较坚硬、透气性好,对皮肤无刺激,以及石膏楔形切除可矫正遗留的成角畸形等优点。石膏固定的目的是维持骨折复位后稳定,为骨折愈合提供良好的环境。

其适应证包括: ① 儿童长管状骨闭合性骨折,复位后比较稳定者。② 长管状骨骨干骨折,利用石膏的三点固定原理能使骨折获得稳定者。③ 某些骨折切开复位和克氏针内固定后,因内固定不够坚强,通常使用石膏作为辅助性外固定。

石膏如使用不恰当,可能产生皮肤压疮、筋膜间隔区综合征、石膏综合征等并发症。儿童骨折愈合迅速、关节顺应性好、骨骼代谢活跃,一般不需要太长时间固定。

3. 骨骼持续牵引　主要适用于10岁以上儿童的股骨干骨折、伴有广泛软组织损伤的骨折、严重的粉碎性骨折难以使用内固定者。

4. 内固定　儿童骨骼短小且长管状骨的两端有骺板及骨骺,骨折容易愈合,塑形潜力大。儿童骨折内固定的适应证相对较少,内固定物及内固定方法也比较简单。但应注意以下几点:① 内固定适当,不应超出需要固定的范围。② 使用便于取出的固定材料。③ 使用光滑不带螺纹的针。④ 固定针不应穿过骺板。⑤ 避免固定针进入关节内。⑥ 在恢复期注意观察是否有神经、血管功能障碍。⑦ 术后使用辅助性外固定。

5. 外固定器固定　外固定器主要用于四肢开放性骨折伴有广泛的软组织损伤、粉碎性骨折、骨折伴有多发性损伤、同侧肢体的多处骨折、骨髓炎引起的病理性骨折,以及某些不适合内固定的骨折等。

基本原理:利用固定针对骨骼的把持力,将体外连接杆的机械复位和坚强固定的力量传导至体内的骨骼,使其根据骨折或关节复位的需要进行移动和固定。

外固定器固定特征:① 为骨折或关节提供比较稳定的固定。② 具有可调节机制,可矫正多种畸形。③ 经皮穿入的固定针远离骨折断端及损伤的软组织,连接杆位于肢体的侧方,有助于处理软组织损伤。④ 具有牵伸、延长、加压的功能。

第三节　儿童四肢长骨干骨折

儿童骨折包括四肢骨折和脊柱骨折、脱位等,以及累及骨骺的损伤。单纯儿童长骨干骨折不涉及骨骺,一般不产生生长停滞。因除骨骺损伤外的儿童骨折在病理机制、临床表现及治疗方法上与成人骨折均有类似之处,故在此仅选取儿童临床上常见的四肢长骨干骨折做详细讲述。

一、儿童肱骨髁上骨折

肱骨髁上骨折是发生在肱骨远端内外髁上方的骨折,是最常见的儿童肘部骨折,很可能会损伤神经、血管。绝大多数的肱骨髁上骨折为伸直型损伤,屈曲型损伤较少见,有关肱骨髁上的解剖内容参见第五章肱骨髁上骨折内容。

【病因病机】

肱骨髁上骨折70%是由高处坠落引起。3岁以下儿童常因从床上、家具上或下楼时跌落引起,年龄较大的儿童大多是由于从运动场地设施上跌落或其他高能量机制而引起。一般可分为伸直型和屈曲型损伤。

1. 受伤机制

(1) 伸直型:占95%以上,跌倒时肘关节处于半屈曲或伸直位,手掌触地,屈曲应力集中在肱骨远端，使远端骨折端向后移位，同时重力将近侧骨折端推向前方，骨折线由前下斜向后上方。骨折近端常刺破肱肌及前方软组织，甚至损伤正中神经和肱动脉。

(2) 屈曲型：肘关节在屈曲位跌倒，肘部着地，暴力由后下方向前上方撞击尺骨鹰嘴，骨折远端向前移位，骨折线常为后下斜向前上方。

2. 骨折分型　目前最常采用 Gartland 分类，Gartland 分类基于骨折部位的影像学表现分为以下类型(图 11－1)。

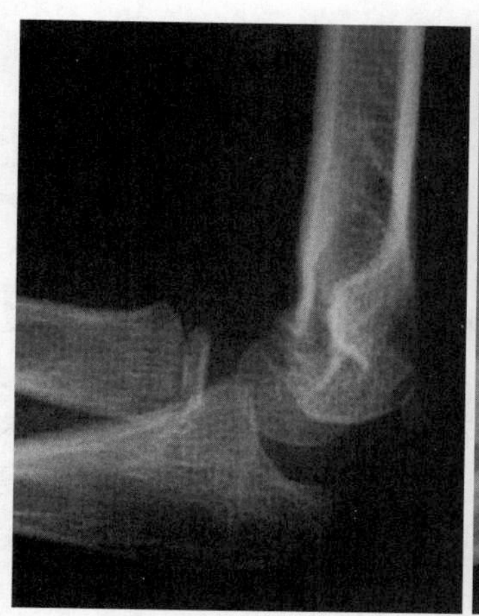
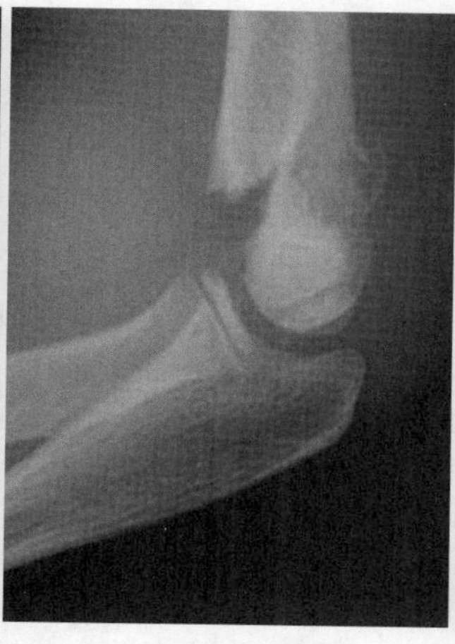
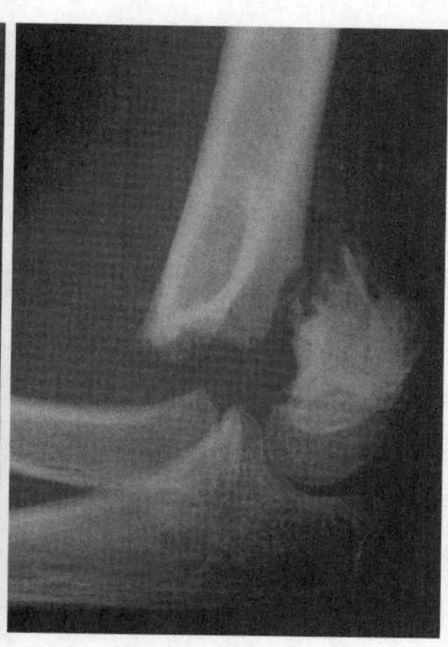

图 11－1　肱骨髁上骨折 Gartland 分型(从左至右依次为Ⅰ、Ⅱ、Ⅲ型)

(1) Ⅰ型骨折：无移位，Baumann 角(肱骨干长轴与通过肱骨小头骺板的轴线之夹角，图 11－2)正常。

(2) Ⅱ型骨折：有移位，仅一侧骨皮质断裂，后侧骨皮质保持完整，骨折断端有成角畸形。

(3) Ⅲ型骨折：前后侧骨皮质均断裂，骨折断端完全移位，骨膜可能已剥离。

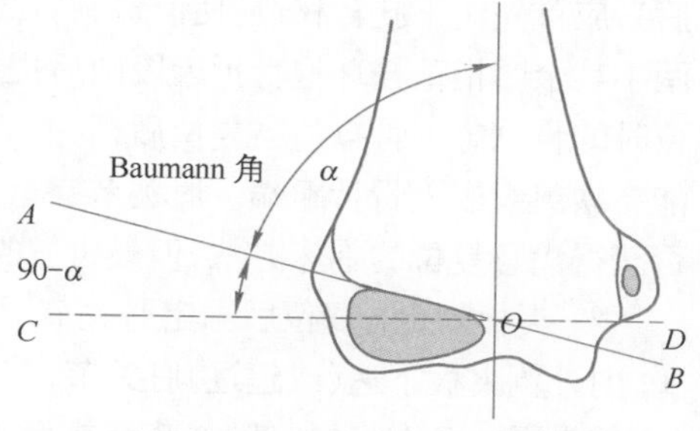

图 11－2　Baumann 角示意图

【诊断与鉴别诊断】

1. 病史　详细询问患儿及家属是否有高处坠落外伤史或摔倒时手或肘部撑地史。

2. 临床表现　当儿童跌倒后出现肘关节疼痛及上肢功能障碍时，应怀疑有前臂及上肢的骨折。表现为局部疼痛肿胀，髁上处环形压痛，肘关节活动时可闻及骨擦音、异常活动，肘后三角关系正常，严重移位的髁上骨折可伴有神经、血管损伤，无移位骨折时肘关节肿胀可能是唯一的临床症状。Ⅰ型肱骨髁上骨折肱骨远端可能出现压痛，肘前软组织凹陷、活动受限及挫伤。Ⅲ型骨折肉眼可见较明显的肘关节移位。

3. 体征　对所有患者都必须进行详细的感觉、运动及血管方面的检查。感觉检查包括桡神经支配区(虎口)、正中神经(中指掌侧)及尺神经(小指掌侧)。运动检查包括指、腕、拇指过伸(桡神经)，以及远侧指间关节及掌指关节屈曲和鱼际肌(正中神经)、蚓状肌功能。

4. 影像学检查　上肢过伸位跌倒后出现肘关节疼痛及上肢功能障碍的患者必须接受彻底的影像学检查，包括上肢全长的正侧位片，正位片一般包括肘关节伸直位的肱骨远端。MRI 和超声检查对尚未骨化的骨骺的损伤也有辅助诊断作用。

5. 鉴别诊断　幼儿需与肱骨远端骨骺分离相鉴别，骨骺分离时骨折线通过骨骺。大龄儿童需与肘关节脱位相鉴别，肘后三角关系可作为判断依据。此外，还需与肱骨外髁骨折、肱骨内上髁骨折、桡骨颈骨折等其他可引起肘关节肿胀的损伤相鉴别，肱骨外髁骨折只在肘部外侧有明显肿胀，肱骨内上髁骨折主要为内侧肿胀疼痛，桡骨颈骨折压痛点在桡骨头下方。

【辨证论治】

对所有怀疑有肘关节损伤患者的初步治疗为使用夹板将肘关节固定在舒适的体位，一般将肘关节屈曲20°～30°，应避免过度屈曲或被动伸直肘关节，否则易引起血管损伤。

1. 伸直型骨折

(1) Ⅰ型骨折：屈肘90°用夹板简单的制动，或用三角巾悬吊，或石膏外固定保护。骨折3～7日后复查X线检查明确骨折有无移位。

(2) Ⅱ型骨折：通常闭合整复即可使骨折复位，屈肘小夹板或石膏托外固定。如果整复后的位置不稳定或发生再移位，可使用经皮穿针固定结合石膏制动。

(3) Ⅲ型骨折：首选手法整复、小夹板或石膏制动。但随着患者及家属对治疗效果要求的提高，临床上为防止继发肘内翻畸形可采用经皮穿针固定结合石膏制动替代手法整复。切开复位可能导致关节僵硬和骨化性肌炎，应当慎重使用。以下情况具备切开复位的指征：开放性骨折、明确的血管与神经损伤需行探查和修补术者、多次闭合复位不满意者。

1) 闭合复位：患者仰卧位，两助手分别握住其上臂和前臂，做顺势拔伸牵引。医者两手分别握住远近段，相对挤压，先采用端挤手法矫正侧方移位，再纠正前后重叠移位。若远段旋前(或旋后)，应首先纠正旋转移位，使前臂旋后或旋前。纠正上述移位后，以两拇指从肘后推按远端向前，两手其余四指重叠环抱骨折近段向后提拉，并令助手在牵引下徐徐屈曲肘关节，常可感到骨折复位时的骨擦感。骨折适当复位后，肘关节很容易被动完全屈曲，否则表明Baumann角未能重建，可能有软组织嵌入骨折断端。肘关节完全屈曲位，前臂长轴与肱骨长轴是否重叠，也是确定骨折是否获得满意复位的临床方法，但最可靠的方法还是X线片的评价。

2) 夹板固定：复位后固定肘关节于屈曲90°～110°位置3周。夹板长度应上达三角肌中部水平，内外侧夹板下达(或超过)肘关节，前侧板下至肘横纹，后侧板远端呈向前弧形弯曲，并嵌有铝钉，使最下一条布带斜跨肘关节缚扎而不致滑脱。为防止骨折远端后移，可在鹰嘴后方加一梯形垫。为防止内翻，可在骨折近端外侧及远端内侧分别加塔形垫(图11-3)。夹缚后用颈腕带悬吊。

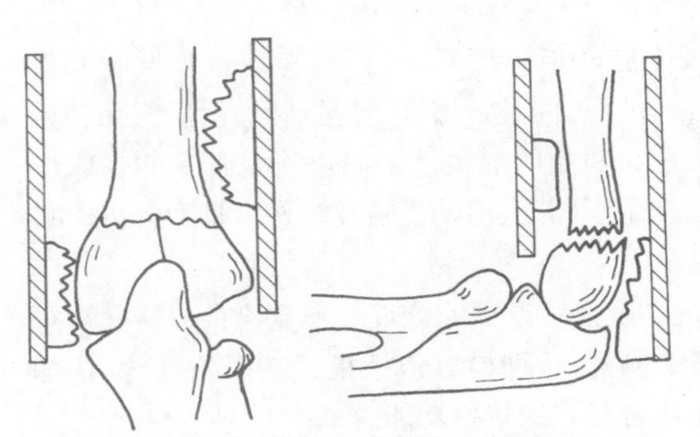

图11-3　夹板结合压垫治疗伸直尺偏型肱骨髁上骨折

3) 石膏外固定技术：除夹板固定外，也可以采用石膏外固定。“8”字形石膏外固定将肘关节维持在屈曲120°以上。如果将肘关节屈曲120°以上桡动脉搏动良好，石膏固定可以是首选的治疗方法之一。使用石膏固定期间，随着患肢肿胀消退，石膏松动，骨折远端可能发生再移位，导致骨折畸形愈合，后遗肘内翻畸形。

4) 经皮穿针内固定技术：可采用交叉钢针(图11-4)或外侧同时打2枚钢针，将针埋在皮下或穿出皮肤。

2. 屈曲型骨折

(1) Ⅰ型骨折：为无移位的稳定骨折，可以用简单的夹板或长臂石膏保护。

(2) Ⅱ型骨折：如果有轻微成角，需要在过伸位将骨折端复位，在肘关节完全伸直位制动。

(3) 不稳定的Ⅱ型及Ⅲ型屈曲型肱骨髁上骨折：复位和固定方法的选择同Ⅲ型伸直型骨折。复位手法与整复伸直型相反，应在牵引后将远端向背侧压下，并徐徐伸直肘关节。屈曲型骨折应固定肘关节于屈曲 40°～60°位置 2～3 周，以后逐渐屈曲至 90°位置 1～2 周。

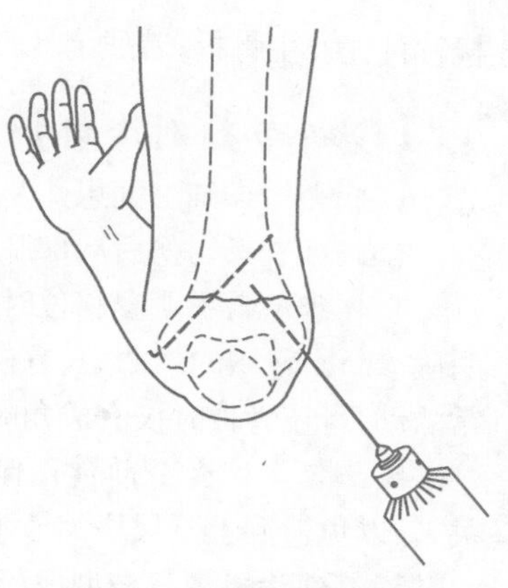

图 11-4　交叉钢针固定肱骨髁上骨折

3. 血管损伤　Ⅲ型髁上骨折有出现肱动脉损伤、血管功能障碍及筋膜区综合征的可能。肘关节损伤时应对每种并发症进行分别评估。发生急性筋膜区综合征时，密闭的筋膜区压力增高引起肌肉缺血，导致肌肉坏死及纤维化。髁上骨折并发前臂筋膜区综合征的发生率为 1%左右，5P 征是筋膜区综合征的经典诊断，如果临床上筋膜区综合征的指征比较明显时或筋膜区内的压力大于 30 mmHg，应给予及时、准确、彻底的切开减压处理。

4. 神经损伤　肱骨髁上骨折合并神经损伤的发生率在 10%～20%。正中神经、骨间前神经、桡神经或尺神经均可能损伤，混合性损伤也可能发生。当患者在急诊科发现神经损伤时，如果骨折端是可复位的，一般不实施开放复位神经探查术。神经损伤的平均康复时间为 2 个月到 2 个半月，伤后 5 个月临床和肌电图检查仍无神经恢复的征象时，需行神经松解术。

5. 成角畸形　肘内翻是肱骨髁上骨折最常见的遗留畸形。骨折时，肱骨下端除接受前后暴力外，还可伴有侧方暴力，当骨折暴力来自肱骨髁前外方时，肱骨髁被推向后内方，尺侧骨皮质受压塌陷，前外侧骨膜破裂，内侧骨膜完整，骨折远端向尺侧移位。如果整复时尺偏移位纠正不足，及整复后固定不稳产生尺侧的再移位将导致骨折畸形愈合，形成肘内翻。肘内翻可导致再次骨折的风险提高，截骨术是目前唯一能纠正肘内翻畸形且成功率较高的方法。

【预防与调护】

肱骨髁上骨折多数为伸直型骨折，早期换药、调整夹板松紧度或护送患者摄 X 线片等不可使患肘伸直，否则易引起骨折再移位。反之，屈曲型骨折早期不可随意做屈肘动作。骨折固定后，应密切观察患肢血运情况。

二、儿童尺、桡骨骨干骨折

儿童尺桡骨骨折相对常见，占所有骨折的 5%～10%，约 75%的尺桡骨骨干骨折发生在远端 1/3，15%发生在中端 1/3，5%发生在近端 1/3，孟氏骨折和其他复杂损伤约占 5%，绝大多数为闭合损伤。有关尺桡骨骨干的解剖参见第五章尺、桡骨干双骨折相关内容。

【病因病机】

儿童尺桡骨骨干骨折常由间接暴力引起，跌倒时上肢处于伸直位，暴力通过腕关节向上传导，桡骨首先发生骨折，若残余暴力比较强大，则通过骨间膜向内下方传导，引起低位尺骨斜形骨折。

【诊断与鉴别诊断】

1. 病史　详细询问患儿及家属是否有外伤史或摔倒史。

2. 临床表现　伤后局部肿胀、疼痛，压痛明显，前臂功能障碍。

3. 体征　骨折明显移位时根据疼痛、肿胀、异常活动、骨擦音、畸形和前臂旋转功能障碍即可明确诊断。轻微的弯曲型、青枝型或可塑型骨折体征很少，完全骨折时多有成角畸形、骨擦音和异常活动，青枝骨折时仅有成角畸形。

4. 影像学检查　前臂正侧位X线检查可明确骨折类型和移位方向，X线检查必须包括肘、腕关节，以免遗漏上下尺桡关节脱位的诊断。

5. 鉴别诊断　青枝型或可塑型骨折症状、体征较少，易被误诊为"扭伤"。诊断时要认真鉴别以免遗漏上下尺桡关节脱位。对于单纯性骨折者，需注意患者本身原有疾病所导致的骨骼异常或病理性骨折。

【辨证论治】

治疗青枝骨折或完全骨折的目标是完全恢复前臂旋转功能且不留下外观畸形。儿童尺桡骨骨干骨折几乎都能通过闭合复位，小夹板或石膏外固定达到满意疗效，不需要也不应该切开复位和内固定。对于生长潜力较小的大龄儿童，也应看作儿童骨折对待。骨折成角的方向会影响前臂的旋转功能，应矫正与关节运动方向不一致的成角畸形。

1. 非手术治疗

青枝骨折：闭合复位治疗效果满意。青枝骨折可表现为成角，也可表现为旋转。当顶端朝向手背（背侧顶点旋前损伤），前臂应当旋后以达到复位。当顶端朝向手掌（掌侧顶点旋后损伤），前臂应当旋前以达到复位。

完全骨折：远端骨块可向任何方向移位，近端骨块的位置由肌肉牵拉决定。因此，必须确定近端骨块的位置并使远端骨块向近端复位。

复位手法：骨折在上1/3，先整复尺骨；如骨折在下1/3，则先整复桡骨；骨折在中段时，应根据两骨干骨折的相对稳定性来决定。若骨折后出血肿胀，虽经牵引后重叠未完全纠正者，可用折顶手法加以复位。若斜形骨折或锯齿形骨折有背向侧方移位者，可用回旋手法进行复位。若桡尺骨骨折断端互相靠拢时，可用分骨手法。

固定方法：若复位前桡尺骨相互靠拢，可在两骨之间放置分骨垫；若骨折有成角畸形，则采用三点加压法。夹板的放置：掌侧板由肘横纹至腕横纹，背侧板由鹰嘴至腕关节或掌指关节。桡侧板由桡骨头至桡骨茎突，尺侧板自肱骨内上髁下达第5掌骨基底部。固定位置：近端骨折时前臂应旋后；中1/3骨折时前臂应处于中立位，远端骨折时前臂应旋前。固定时间：固定至临床愈合，为3～4周。

2. 手术治疗　开放骨折、不可复性骨折、闭合复位难以固定者、筋膜间隔区综合征、合并血管损伤需修复者或软组织嵌顿是手术的主要指征，可选用多种固定方法。

【预防与调护】

复位固定后，应注意患者远端血运情况，以及时调整夹板松紧度。在固定期间，应使前臂维持在中立位，要鼓励和正确指导患者做适当的练功活动。

三、儿童股骨干骨折

股骨干骨折约占儿童骨损伤的1.6%，男女发病之比为2.6∶1，骨折时的年龄呈双高峰分布，第1个高峰发生在儿童早期，第2个高峰发生在青少年中期，这与骨折发生原因相关。

【病因病机】

儿童股骨干骨折的致伤原因随儿童年龄不同有很大差别。行走前期儿童多有摔伤史，大龄儿童的股骨干骨折最有可能由高能量暴力损伤引起。儿童股骨病理性骨折相对少见，但成骨不全的婴幼儿由于骨质减少可发生病理性股骨骨折。应力性骨折可发生于股骨干的任何部位，其中大多数发生于参加体育运动的青少年儿童，尽管股骨干应力性骨折的发生率低(仅占儿童应力性骨折的4%)，但大腿部位疼痛的儿童要考虑到这种骨折的可能。股骨干青枝骨折是一种发生在婴儿期间的不常见的股骨骨折，多位于股骨中下段干骺端。

根据骨折线形态、骨折是否粉碎、骨折部位皮肤是否完好，股骨骨折可分为：① 横形骨折、螺旋形骨折、斜形骨折；② 粉碎性骨折与非粉碎性骨折；③ 开放性骨折与闭合性骨折。开放性骨折要根据Gustilo系统进行分类。对是否合并有血管、神经损伤均要记载，并成为描述骨折内容的一部分。儿童最常见的股骨骨折(50%以上)是单一横断的、闭合性的、非粉碎性骨折。

【诊断与鉴别诊断】

1. 病史　诊断股骨干骨折并不困难，低龄儿童常有摔伤史，大龄儿童则常有车祸等高能量损伤病史。

2. 临床表现　大多数患儿伤后不能行走且大腿肿胀、畸形、疼痛、压痛、骨擦音或触及骨擦感，以及异常活动。

3. 体征　骨折完全移位时出现缩短、成角或旋转畸形，有异常活动，触诊可及骨擦感，X线检查即可明确诊断。严重移位的股骨下1/3骨折，在腘窝部有巨大的血肿，小腿感觉和运动障碍，足背、胫后动脉搏动减弱或消失，末梢血液循环障碍，应考虑有血管、神经的损伤。

4. 影像学检查　X线检查应包括股骨全长及其上下的髋、膝关节，因为股骨骨折常合并有邻位关节的损伤。对于某些有跛行表现的嵌插型骨折或青枝骨折的患儿，有时需要借助骨扫描和MRI检查明确诊断。

5. 鉴别诊断　儿童股骨干骨折需要与股骨周围肌肉软组织损伤相鉴别，股骨干上段骨折应与股骨粗隆间骨折相鉴别。股骨干周围肌肉软组织损伤主要表现为肌肉牵拉伤，扭伤，撕裂伤等，局部肿胀压痛，抗阻力试验阳性，下肢活动稍受限，无纵轴叩击痛，无骨擦音或大腿部的异常活动。股骨粗隆间骨折主要发生在股骨大小转子之间，易于鉴别。

【辨证论治】

儿童股骨干骨折的治疗取决于患儿的年龄和体型，还需考虑损伤机制、是否伴发血管与神经损伤、软组织状态。对于青少年患儿，必须对非手术治疗存在的缺点(如牵引或石膏固定时间长、对家庭经济和社交影响大)和外科治疗中存在的潜在并发症(如感染、神经损伤、肢体短缩或过度增长，以及股骨头坏死)全面认真衡量后选择合理的治疗方案。

1. 出生后6个月内　因其骨膜厚实，股骨干骨折通常稳定。股骨中上1/3的稳定性骨折可使用简单的夹板或支具固定，婴儿不稳定性股骨骨折可尝试使用简单的夹板固定。若股骨骨折短缩超过 1～2 cm 或成角＞30°，可用髋"人"字石膏固定。在此年龄组很少使用牵引治疗。

2. 6 个月至 3 岁　可采用垂直悬吊皮肤牵引治疗。此法是把患肢和健肢同时用皮肤牵引向上悬吊，用重量悬起，以臀部离开床面一拳之距为宜，依靠体重做对抗牵引，应注意防范血液循环损伤。此法患儿能很快地适应，对治疗和护理都比较方便。一般牵引 3～4 周后，骨折可获得良好的愈合(图 11－5)。

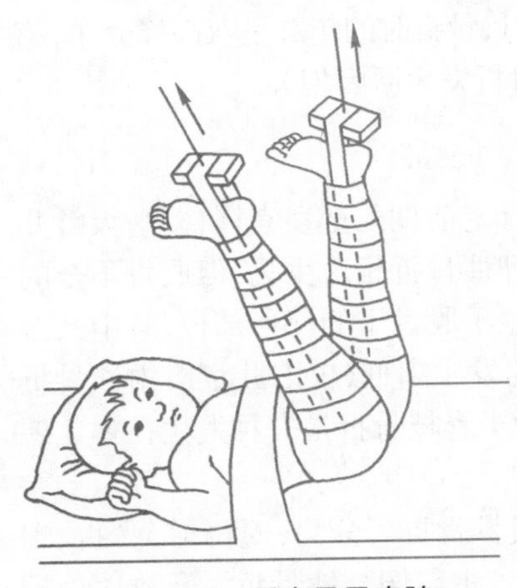

图 11－5　垂直悬吊皮肤牵引示意图

3. 3～6 岁　如果股骨骨折短缩不超过 2 cm，可早期或伤后立即用髋"人"字石膏固定治疗。若短缩超过 2 cm 或骨折明显不稳定或伤后一期髋"人"字石膏固定不能复位，则必须先做皮肤牵引或骨牵引 3～10 日，再行髋"人"字石膏固定治疗。也可在持续皮肤牵引或骨牵引下，配合夹板外固定进行治疗。对于开放性股骨骨折或合并多发性损伤的股骨骨折患儿，可用外固定架固定，以保持其骨骼稳定性。如果患儿有易发生骨折的代谢性骨病或由于骨发育不全导致多发性骨折，可使用弹性髓内钉固定(图 11－6)。另外，对于用髋"人"字石膏不能维持复位的大龄患儿，可使用弹性髓内钉固定或牵引治疗。

4. 对于 6～11 岁　此期股骨骨折治疗方法的选择存在着很大争议。如果是稳定的无明显移位的股骨干骨折，可采用一期髋"人"字石膏固定，常能获得满意的效果。如果骨折不稳定，应先行牵引，或一直在牵引下配合夹板外固定进行治疗。

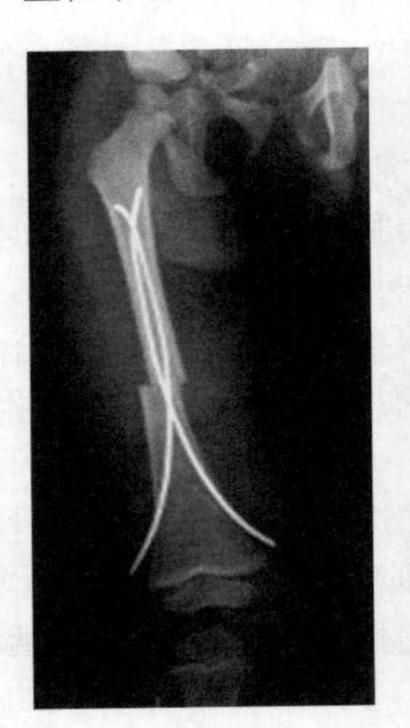

图 11－6　5 岁患儿采用弹性髓内钉固定

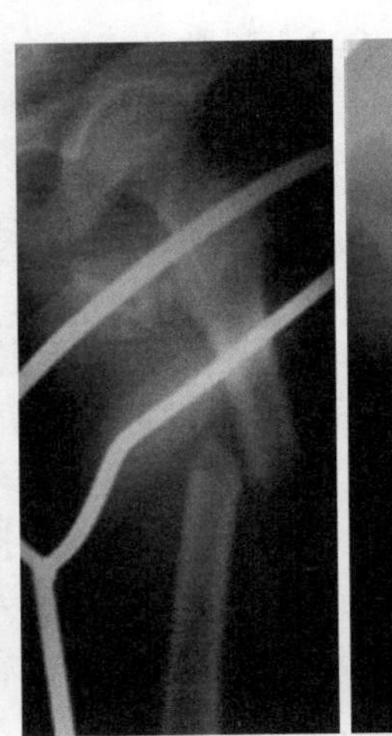

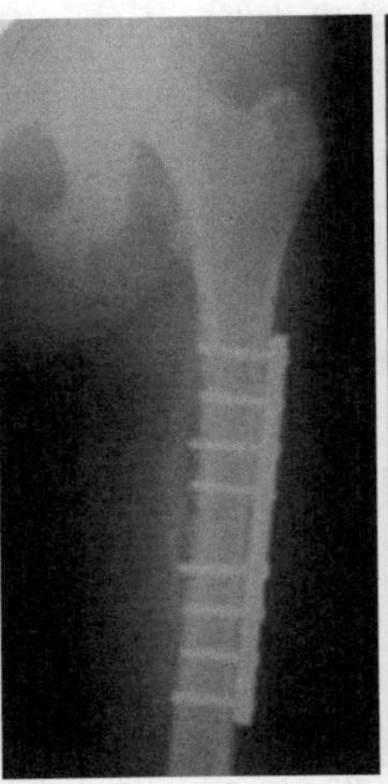

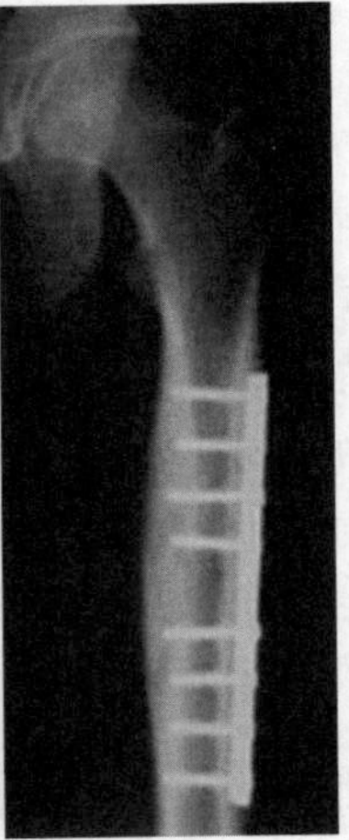

图 11－7　13 岁女孩非手术效果不佳，采用切开复位内固定

5. 12 岁至成人阶段　稳定性骨折仍可采用持续牵引或配合夹板，但需长期卧床。不稳定性骨折多选用弹性髓内钉固定、加压钢板固定(图 11－7)，以及带锁髓内钉固定等方式，如为较严重的开放性骨折可选择外固定架固定。

【预防与调护】

骨折持续牵引时，要注意牵引重量的调整、牵引力线的方向、夹板位置及扎带的松紧度。因患肢长时间放置在牵引架上，要注意股四头肌和踝、趾关节的功能锻炼，并防止皮肤发生压疮。

第四节　骨骺损伤

骨骺损伤是小儿和青少年骨骼发育停止以前的一种特殊损伤。骨骺损伤即生长板或骺板损伤，骨折线波及骺板或骨骺，在解剖上二次骨化中心（骨骺）、骨骺滋养血管和骺生长板的损伤。由于骨骺是人体骨骼纵向生长的部位，其生长潜力大，部分骨骺损伤可引起骨骺早闭而影响骨骼发育，导致肢体短缩和关节畸形。

【病因病机】

骨骺损伤多为间接外力所致，跑跳中摔倒传达外力或成角作用力，使比关节囊和韧带强度更低的骺板首先断裂分离；由高处坠落时纵向外力挤压，也可致骺板压缩损伤。另外，可因肌肉肌腱的过度牵拉，使其附着处的骺板发生撕脱性损伤。而因生发细胞层被破坏常发生骨骺早期闭合或骺板早期骨化的骨桥生成，发生于一侧的骺板早闭可致关节成角畸形；骺板中央的骨桥形成，可牵拉骨骺中央形成鱼尾状畸形；全骨骺早闭，可致肢体短缩。由于干骺端松质骨强度较低，在骨骺损伤分离过程中常合并有与其相连的干骺端松质骨骨折。

目前在国内外普遍认可和广泛应用的分类法是 20 世纪 60 年代 Salter－Harris 提出的分类法，具体如下（图 11－8）。

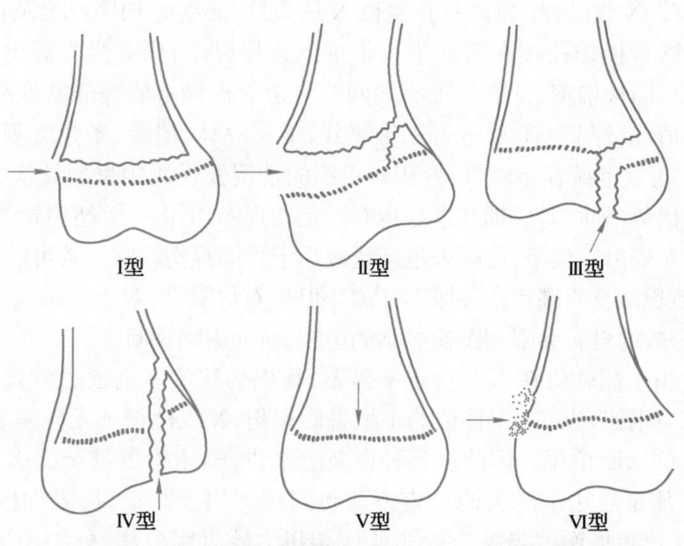

图 11－8　儿童骺板骨折 Salter－Harris 分型示意图

1. Ⅰ型　骨折线通过骺板软骨成熟区的肥大细胞层，此层软骨强度最弱，新生儿肱骨两端全骺分离、感染或佝偻病继发的病理性骨骺分离多属此型损伤。

2. Ⅱ型　与Ⅰ型损伤近似，骨折线主要通过骺板软骨肥大细胞层，到达骺板边缘之前折向干骺端,分离的骨骺侧带有小块干骺端骨片,骨片侧为软组织铰链所在,肱骨近端骺分离多见此型。

3. Ⅲ型　为关节内骨折,骨折线从关节面开始通过骨骺进入骺板软骨生长区与成熟区,然后90°转弯沿骺板肥大细胞层直达骺板边缘。此型损伤较少见,好发生于胫骨两端骨骺。

4. Ⅳ型　亦为关节内骨折,骨折线开始于关节面,经骨骺、骺板全层和干骺端3部分,肱骨外髁骨折和内踝骨折多属此型损伤。此型骨折不稳定,复位不良容易产生并发症。

5. Ⅴ型　乃垂直挤压暴力引起的骺板软骨压缩骨折,好发生于膝部和踝部骨骺,X线检查常无阳性发现,早期诊断困难,若与健侧对比可能发现骺板厚度减小。由于软骨生长层细胞严重破坏和来自骨骺营养血管广泛损伤,常导致骺板生长功能丧失,提前闭合。

6. Ⅵ型　此为骺板软骨膜环或Ranvier软骨膜沟损伤,常见于踝部被草坪除草机损伤或股骨髁部韧带撕脱骨折,X线检查显示骺板边缘骨折或缺损,骨折常涉及邻近骨骺和干骺端,造成畸形。

【诊断与鉴别诊断】

1. 病史　骨骺损伤多为间接外力所致。

2. 临床表现　由于儿童骺板的强度远不及韧带和关节囊,当作用到关节部位的暴力尚不足以引起韧带及关节囊损伤时,就已经超过了骺板所能耐受的程度而发生骨骺损伤。因此,对于儿童关节部位的损伤应首先考虑到有骨骺损伤的可能性。外伤程度重者,患儿可以表现为关节及其附近的肿胀、疼痛和功能障碍;而在损伤较轻的患儿可仅仅表现为肢体不能持物或不能负重,局部肿胀和静止痛却不明显。

3. 体征　患儿查体可见关节及关节周围的肿胀,损伤较重者可见肢体畸形,损伤关节的活动障碍,如果合并有血管和神经的损伤,可以出现血运障碍及神经损伤的体征。

4. 辅助检查　① X线检查:常规行正侧位X线摄片,必要时加照斜位及正常肢体作为对照。骨骺损伤作为一种软骨损伤往往在普通平片中难以直接显示,只有当骨骺出现了次级骨化中心后,可通过骨骺移位、骺板增宽、骨骺与干骺端间的骨边缘模糊不清等征象诊断。② CT检查:可以显示骨折的碎片情况,螺旋CT可进行三维重建,能更立体、清晰、多角度观察损伤部位细节情况。③ MRI检查:可以准确显示软骨、骨和软组织的情况及骨骺中呈裂纹状的骨折线,对诊断骨骺损伤具有明显的优势,同时对后期并发症也有一定的提示作用。④ 超声检查:肌肉骨骼超声检查具有快速、便捷、无辐射等优势,已越来越广泛应用于骨骺损伤诊断。其可以显示骨骺移位、相邻长骨对位关系、关节积液及周围组织肿胀等征象。但也有局限性,对于年龄较大患儿,随着骨化中心趋成熟化,其所形成的骨影会限制图像显示的范围,从而影响诊断。

5. 鉴别诊断　由于骺软骨在X线片上不显影,其损伤移位多需通过骨化中心及干骺端等可显影部分的移位来“间接”印证。无移位的Ⅰ型骨骺损伤,X线检查更无异常发现,此时在生长板部位的压痛是唯一的诊断依据。因此从某种意义上来讲,临床检查甚至比X线检查所提供的诊断线索更要确切。凡是应用于成人的检查方法也同样适用于儿童,局限而固定的压痛、有移动性的骨块均说明有骨骺损伤。当关节成角或旋转扭力致骨骺分离,外力消失后又自动复位,或鉴别是韧带损伤断裂还是骨骺损伤时,可在麻醉下小心地施加应力重复损伤过程,以观察关节间隙变化或骨骺移动表现,加以确诊。对肱骨远端全骺分离的患儿,特别是肱骨远端的4个骨化中心都未出现时,一定要注意与肘关节脱位、肱骨髁上骨折相鉴别,避免漏诊和误诊所造成的不良后果。

【辨证论治】

骨骺损伤的治疗目的是保证肢体功能及正常发育。显然，维持生长发育对于年幼儿更为重要，因此应争取并保持解剖复位。骨骺骨折应立即复位，延误会增加复位困难。患儿年龄越小，骨折愈合越快，延误后的复位也越困难。

1. 非手术治疗

（1）整复方法：依照 Salter－Harris 分类法，Ⅰ型骨折对骺板的损害很小，因此需行最轻微的侵袭性治疗。闭合复位及夹板或石膏固定常可取得满意的骨折对位及对线。多数Ⅱ型骨折较易闭合复位，累及骺板的干骺端骨折片可以通过使肌肉松弛而闭合复位，最好在全身麻醉或神经阻滞麻醉下进行。干骺端骨膜常能防止复位时过度牵引，通常不需内固定。对于幼小患儿，不复位比反复手法复位好。对于年龄稍大的患儿，则需更为准确的复位，因为此时自行矫正的能力已经很小。Ⅲ型骨折因为骺板各方面均受累，生长停滞较Ⅱ型稍重，可采用闭合复位，由于内固定有可能通过骺板，因此对年幼者宁可复位不完全，也不可采用累及骺板的内固定。

（2）固定方法：可采用夹板或石膏固定，固定时间不宜过长。干骺端及骺板骨折愈合很快，需3～4周即可，固定时间不需过分延长，以避免关节僵硬。但Ⅳ型损伤骨折不稳定，容易移位而影响愈合，故需摄片证实骨折已愈合后才能去除固定。固定去除后需加强关节功能锻炼，下肢应延长负重时间。

2. 手术治疗　骨骺损伤可以先采用闭合或开放的方法复位，均应动作轻柔以免加重骺板软骨损伤，应尽量避免粗暴及反复的手法闭合复位，开放复位时应避免器械压迫骺板，手术内固定时应注意选择细克氏针避开骺板插入，或尽量垂直骺板插入，切莫横向穿过骺板(图 11－9)。

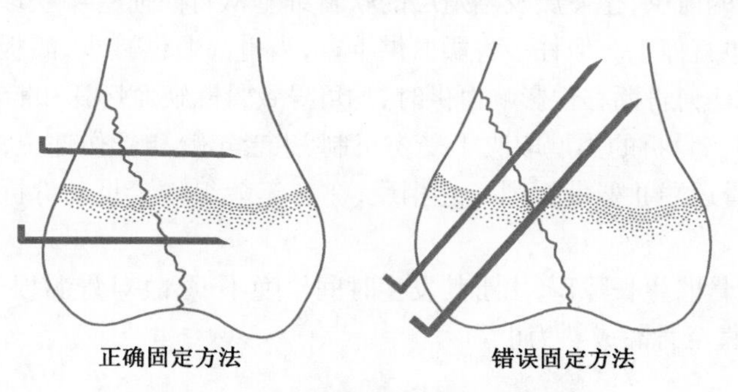

图 11－9　克氏针固定避免穿过骨骺

（1）Ⅱ型骨折：如果骨折不稳定，则应采取内固定。最好用克氏针或螺钉固定干骺端骨折块于干骺端，而不通过骺板。偶尔，因危及骺板的干骺端骨折块太小而无法固定于干骺端时，可用细小、光滑的克氏针从骨骺端通过骺板固定于干骺端。如果克氏针纵行通过骺板，仅保留3周或更短时间，如此生长停滞则较少发生。

（2）Ⅳ型骨折：骺板软骨和关节软骨面均累及，最好的治疗就是使其解剖复位，以减少儿童关节退变及生长发育障碍。通常此型骨折发生在年龄稍大的儿童，如骨骺已开始闭合，则对发育影响不大。解剖复位常需开放复位，使关节面很好显露，特别是对于年幼儿。最理想的内固定是骨骺至骨骺，对年幼患儿更应如此。

（3）Ⅴ型骨折：必须解剖复位及固定，以保持骺板及关节面的对线。如果有移位，则需开放复位及内固定。在情况允许时，亦可采用闭合复位及内固定的方法，内固定最好采取骨骺至骨干骺端至干骺端，尤其是年幼患儿。生长停滞可能发生，患儿至少应观察 1 年时间，即使是早期效果好也应如此。

(4) Ⅵ型骨折：由于是开放性损伤，均需早期清创，经常采取创面包扎及二期缝合，甚至有时需行皮肤移植。对于此类损伤患儿，应追踪观察至成年，因其中的大多数会出现成角畸形及受累骨短缩。受累骨表面常形成骨骺融合的桥连接。

3. 功能锻炼　上肢骨骺损伤在骨愈合后即可开始功能锻炼，下肢损伤则先求关节功能恢复，再行负重训练。

【预防与调护】

骨骺损伤的预后取决于以下因素，其重要性逐次递减。

1. 损伤的严重程度　高能量损伤常导致有明显移位或粉碎性、复合性骨折。严重损伤对预后的影响非常重要，任何损伤若累及骺板软骨细胞生发层及增殖层都会妨碍生长发育。

2. 年龄　患者的年龄也很重要，男性 15 岁、女性 13 岁后损伤，极少导致明显成角、短缩畸形，因为生长发育已近尾声。然而年幼儿的任何骺板损伤均有骨骺早闭的潜在可能，应追踪观察。

3. 部位　股骨远端或胫骨近端均为大而不平整的骺板，轻度分离或移位即可能影响生长，因为这些部位是身体增长的主要部位，故畸形及肢体短缩常见。相反，尺、桡骨近端和肱骨近端的类似骨折所导致的骨骺早闭却极少引起明显成角畸形和肢体长度不等。而腓骨远端的Ⅰ型骨折极少发生生长停滞；肱骨近端有非常好的塑形能力，即使有明显的成角或移位亦可不予处理。骨折的部位还决定了骺板的血供，生发层及增殖层的软骨细胞从骨骺血管中获取营养，如果血供破坏，细胞便会坏死，生长也就停止。但许多骨骺血供丰富，当骨骺血供减少，骺板周围侧支循环便会起作用(如腓骨近端)。任何骨骺移位影响血供时，均可导致骨骺缺血坏死和骺板细胞死亡。

4. 骺板损伤范围　骨折的类型取决于受伤机制、患者年龄和受伤部位，如桡骨远端Ⅱ型骨折常见于各年龄组，肱骨远端Ⅱ型骨折则与之相反，在各年龄组均罕见。骨折类型也与骺板受累范围有关。

骨骺损伤可导致骨骼生长障碍，由于其发生时间早晚不一，故对骨骺损伤的患儿应密切观察，定期 X 线检查随访，直至骨骺成熟为止。

第五节　桡骨头半脱位

桡骨头半脱位是低龄儿童常见的肘部损伤，也有命名为“保姆肘”或“牵拉肘”等，俗称“肘错环”“肘脱环”。受伤时平均年龄为 2～3 岁，有报道的最小患者为 2 个月，7 岁后罕见该病。

【病因病机】

常见的受伤机制是轴向牵拉已伸直的肘关节，多发生在抓住患儿前臂用力提起或悬摆患儿，或当患儿跌下台阶或路边时家长握住其手腕。轴向牵拉伸直的肘关节可致部分环状韧带滑过桡骨头而进入肱桡关节内，有时可撕裂环状韧带下膜(图 11-10)。

因为在前臂旋前时与环状韧带大部分相对的桡骨头外侧缘窄而且圆，故环状韧带最容易发生移位。旋后位时与环状韧带相对的桡骨头外侧嵴又宽又平，从而限制滑动，不易脱位。尽管环状韧带滑向近端，但它仍有部分覆盖桡骨头。5 岁以后，环状韧带远端附着于桡骨颈处已足够坚强，从而可防止撕裂及滑动。除以上常见的机制外，在临床上见到一些因在床上滚动时伸直的肘被屈曲压在身下所致的桡骨头半脱位，因为这个动作可造成足够的纵向牵引而使环状韧带向近端移位。

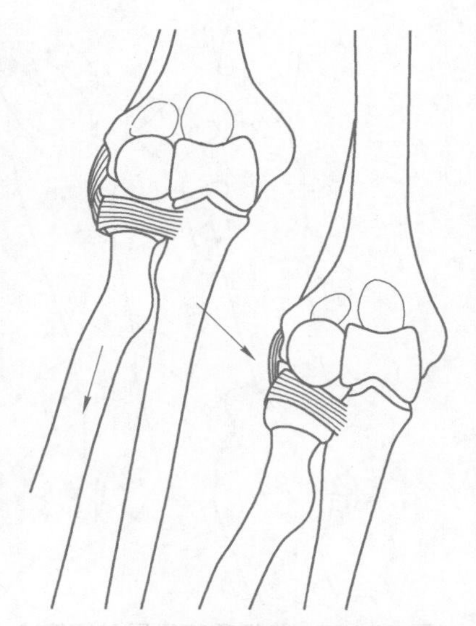

图 11-10 桡骨头从环状韧带脱出

【诊断与鉴别诊断】

1. 病史　病史对明确诊断十分重要。询问家长可知通常有突然轴向牵拉低龄儿童肘部的情况，开始时疼痛很快消失，患儿看起来并不紧张，但不愿意使用受伤的肢体，上肢常抱或垂在身边。并非所有的桡骨头半脱位都有典型的病史，有报道约 1/3 的患者没有突然纵向牵拉的病史。病史不典型的原因可能是如前面我们所说的肘被压所致的半脱位或者受伤时没有被成年人看到等。

2. 临床表现　前臂旋前，可存在有限的无痛性屈伸运动范围，但前臂旋后会产生疼痛。

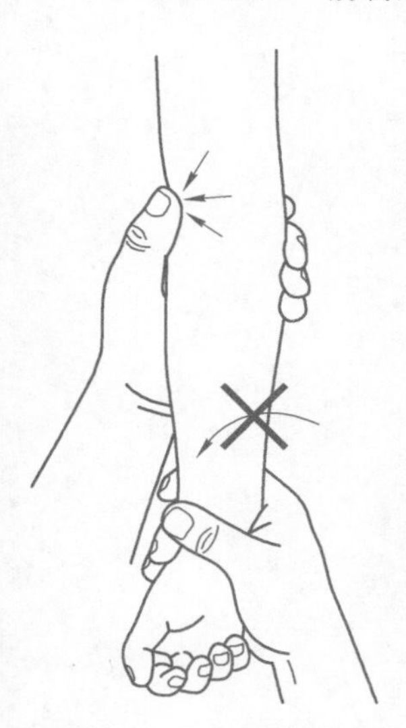

图 11-11 患儿表现肘外侧疼痛，前臂不能旋后

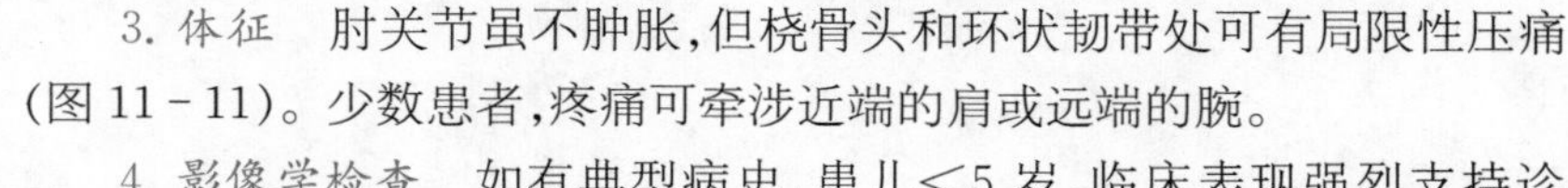

3. 体征　肘关节虽不肿胀，但桡骨头和环状韧带处可有局限性压痛(图 11-11)。少数患者，疼痛可牵涉近端的肩或远端的腕。

4. 影像学检查　如有典型病史，患儿<5 岁，临床表现强烈支持诊断，不需 X 线检查即可确诊。如果病史或临床检查不典型，复位前应摄肘关节正侧位片。当诊断不明确时，可采用进行超声检查，在肱骨小头和桡骨头关节面之间、肱桡间隙显示增加的隐性回声区域可明确诊断。

5. 鉴别诊断

(1) 肱骨髁上隐性骨折：此骨折不但无移位，而且在普通平片上看不到骨折线，容易与桡骨头半脱位混淆。但隐性骨折时疼痛及压痛部位在肱骨髁部而不是桡骨头，前臂旋后时一般不引起疼痛，肘部一般有轻度肿胀。在标准的正侧位肘关节片上可见到“脂肪垫征”，提示隐性骨折所致的关节内血肿存在。

(2) 早期化脓性关节炎：其往往由外伤诱发，很快出现寒战、高热等。病变关节迅速出现疼痛与功能障碍，浅表的关节如肘关节等局部红肿热痛明显，关节常处于半屈曲位，患者因剧痛而拒绝做任何检查。

【辨证论治】

1. 整复方法　采用手法复位一般均能成功。推荐先行旋后屈肘法复位，嘱家长抱患儿坐位，

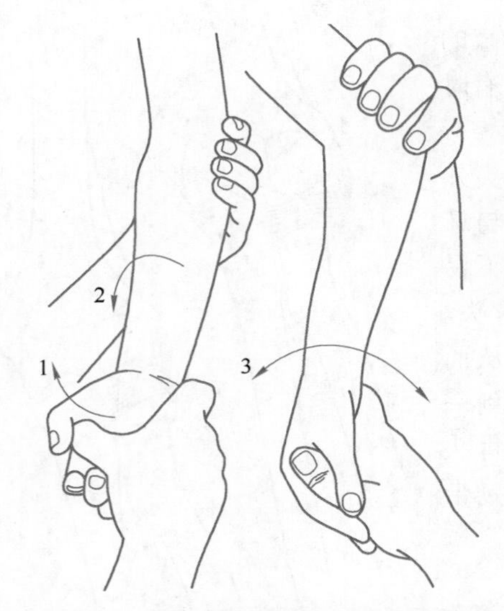

图 11－12 先选用旋后屈肘复位法，如果不能复位选择旋前伸肘法

医者面对患儿，像握手一样，用与患儿同侧的一伤肢腕部或前臂使前臂旋后，同时逐渐屈肘，另一手握伤肘，以拇指于桡骨头部位捏压脱出的桡骨头，常可听到轻微的入臼声（环状韧带突然回到其正常位置时会产生特征性的弹响），使其手触及伤侧肩部，复位即告成功，疼痛立即消失，患儿即能屈伸伤肢。若复位不成功，可采用旋前伸肘法，使患儿前臂旋前，然后伸肘位整复（图 11－12）。

2. *固定方法* 首次桡骨头半脱位成功复位后，如果患儿不觉痛苦并可正常使用上肢，无需进行上肢制动。

【预防与调护】

复位后，应向家长解释受伤机制和强调必须防止牵拉上肢，尤在为小儿穿脱衣服时多加注意，以防反复发生而形成习惯性脱位。